口腔医学精粹丛书 "十一五"国家重点图书出版规划项目

口腔疾病的生物学诊断与治疗

Biological Diagnosis and Therapeutics for Oral Disease

主编 郭伟 副主编 陈万涛 任国欣

世界图书出版公司

上海·西安·北京·广州

图书在版编目(CIP)数据

口腔疾病的生物学诊断与治疗/郭伟主编;陈万涛等副
主编.—上海:上海世界图书出版公司,2008.8
(口腔医学精粹丛书)
ISBN 978-7-5062-8932-0

I.口⋯ II.郭⋯ III.①口腔颌面部疾病-病原微生物-
实验室诊断②口腔颌面部疾病-治疗 IV.R78

中国版本图书馆 CIP 数据核字(2008)第 081074 号

口腔疾病的生物学诊断与治疗

郭 伟 主编   陈万涛 任国欣 副主编

上海世界图书出版公司出版发行
上海市尚文路 185 号 B 楼
邮政编码 200010
上海市印刷七厂有限公司印刷
如发现印刷质量问题,请与印刷厂联系
(质检科电话:021-59110729)
各地新华书店经销

开本:889×1194 1/16 印张:18.25 字数:435 000
2008 年 8 月第 1 版 2008 年 8 月第 1 次印刷
ISBN 978-7-5062-8932-0/R·214
定价:130.00 元
http://www.wpcsh.com.cn

《口腔疾病的生物学诊断与治疗》编写人员

主　　编　郭　伟

副 主 编　陈万涛　任国欣

编写秘书　叶冬霞

编　　委　（按姓氏笔画为序）

马婧媛　马　瑞　王　志　叶冬霞

申　俊　江　潞　李小彤　李生娇

李明宇　任国欣　张　丁　张　壮

张　萍　张媛媛　陈谦明　陈万涛

周曾同　周晓健　郭　伟　唐子圣

徐　骎　黄正蔚

口腔医学精粹丛书

《口腔生物材料学》

《保存牙科学》

《口腔内科学》

《临床牙周病治疗学》

《口腔药理学与药物治疗学》

《口腔颌面种植修复学》

《口腔疾病的生物学诊断与治疗》

《唇腭裂修复术与语音治疗》

《颌面颈部肿瘤影像诊断学》

《口腔颌面肿瘤病理学》

《口腔临床流行病学》

《头颈部血管瘤与脉管畸形》

《颅颌面部介入诊断治疗学》

《口腔工程技术学》

《可摘局部义齿修复学》

"口腔医学精粹丛书"编写人员

主　　编　邱蔚六

副 主 编　刘　正　薛　淼　张志愿　周曾同　张富强

主编助理　吴正一

编　　委　（按姓氏笔画为序）

王平仲　王国民　王晓仪　王慧明

毛　青　毛尔加　石慧敏　田　臻

冯希平　台保军　刘　正　孙　皎

李　江　束　蓉　杨育生　肖忠革

吴士尧　吴正一　邱蔚六　余　强

张志勇　张志愿　张建中　张修银

张富强　陈万涛　林晓曦　范新东

周来生　周曾同　郑家伟　赵怡芳

赵信义　胡德瑜　秦中平　徐君逸

郭　伟　赖红昌　薛　淼

序

自 20 世纪 90 年代以来,有关口腔医学的专著、参考书籍犹如雨后春笋,数量剧增。书籍编撰的风格各有不同。有的堪称上乘之作,但重复雷同,涉嫌因袭者亦可见到。为此,上海世界图书出版公司要组织出版一些口腔医学参考书时,我们不由得有点心中犯难,就怕写出来的东西又成了重复的陈货。经过一番思考和讨论终于确定了本丛书编写的指导原则,即以专题为主;以临床口腔医学为主;以国内外医学的新成就、新经验为主;并力图打破原来的学科界限和体系来组织编写一批高级口腔医学参考书。

口腔医学是医学中的一级学科。按照多年来的习惯,在临床口腔医学中又可分为若干个亚科,诸如口腔颌面外科学、口腔内科学、口腔正畸学、口腔修复学等等。其中有的与国外相同,如口腔颌面外科学;有的则不尽相同,例如口腔内科学。当代最具创新或创造性的成果都是产生于各学科或多门学科的相互交叉点或切点上,生命科学出现了学科间交叉、整合、重组的趋势。科学研究如此,临床医学亦莫不如此。学科的整合在基础医学方面当为在分子水平上的整合,例如"分子医学"的崛起;在其他方面则表现为学科与学科之间,科学与技术之间,以及自然科学与人文科学之间,生命科学与非生命科学之间的整合重组,近年来出现的所谓"Bio-X"中心,即生命科学与非生命科学结合的体现。为此,口腔医学的各个学科之间也面临着这一命题,而且在国外业已有一定的经验可资借鉴。在这一原则的思想指导下,我们也试图适应潮流,学习国外的先进经验,打破传统的学科系统来出版一些重新整合的专著,如《保存牙科学》《颌面颈部肿瘤影像诊断学》和与旧的"口腔内科学"概念完全不同的《口腔内科学》等,以适应新形势的需要。

本丛书的主要阅读对象定位为从事临床口腔医学的中高级医务人员及口腔医学研究生。参加本丛书编写的人员绝大多数为从事临床口腔医、教、研工作多年,且具有高级职称的医师、教师。在书中将融合进他们多年的临床经验以及科研成果,相信对临床口腔医学的发展和医疗质量的进一步提高将有所裨益。

本丛书定名为《口腔医学精粹》，是为了鞭策和督促编写者们能尽最大努力做到精心选材、精心构思、精心组织和精心撰写。但也应当看到，"精粹"的东西毕竟是少数，不可能字字精、段段新，为了书籍的完整性，也不可能只介绍新的理论和技术，而丝毫不涉及传统的、经典的理论和技术。读者阅读后如果能感觉到有一些（或不少）新鲜的东西，目的就应该达到了。

由于这是一种尝试，肯定还有不足甚至错误之处，还望读者不吝赐教，以便再版时更正。

任何书籍往往在出版之后感到尚遗留有不少遗憾，我想本书同样如此，只望遗憾愈少愈好。

在构思出版本丛书时，恰逢上海市口腔临床医学中心在上海第二医科大学附属第九人民医院成立（2001）。愿以本丛书的出版作为这一中心建设的考绩，也希望它能有益于临床口腔医务人员业务水平的提高，以造福于广大口腔颌面疾病患者。

于上海交通大学医学院附属
第九人民医院口腔医学院

前　言

　　从最初有记载的生物学诊断和治疗迄今已有100多年的历史,可见人类将它用作一种有效的诊断和治疗手段经历了漫长的发展过程。近20年来,由于细胞生物学、分子生物学、肿瘤免疫学、生物工程学等诸多理论研究的深入和生物工程技术的突破,生物治疗已成为临床治疗口腔疾患的另一重要手段。可以预见随着人们对口腔疾病发生学、病因学、免疫学、遗传学等领域认识的进一步深化,生物诊断和治疗必将迎来一个更广阔的前景。因为在所有的诊断和治疗方法中,只有生物治疗具有靶向性和指向性,而安全性和耐受性是其另一优势,这正是理想的疗法所追求的最和谐目标。

　　本书主要有三部分内容:一是基础篇,分别就口腔组织发育的细胞及分子生物学,口腔疾病的细胞及分子生物学,以及口腔细菌生物膜的概念进行了阐述,同时对口腔颌面常见疾病的免疫学特点和复合组织的移植最新进展作了介绍。二是生物诊断篇,将近年来生物技术的最新方法应用于口腔颌面常见疾病的临床诊断之中,尤其采用先进的PET‐CT影像学技术辅助检测口腔癌前哨淋巴结的动物实验和临床应用研究做了重点介绍。三是生物治疗篇,以临床应用为重点,以具体相应病种为主线,对各种口腔疾患生物治疗的临床应用进行汇总,力图使每种疗法在应用中更加个体化和具体化,以增加该书的实用性。

　　本书主要编者均是从事口腔医学基础和临床研究的专业人员。分别在美国、英国等国家进修和访问。口腔疾病生物学诊断和治疗是一个非常新颖又发展迅速的边缘学科,其基础理念涉及面广,临床应用选择面宽,众多的基础和临床应用的问题尚未解决,加之编者经验和水平所限,书中难免有谬误,敬请读者和同仁指正。

　　最后,感谢国家自然科学基金(30471898)和上海市科委重点课题(03JC14052)的资助,并感谢四川大学华西口腔医学院陈谦明教授、北京协和医科大学张丁教授以及我院参与编写的全体同仁,他们在繁忙的医教研工作中力争按时交稿。还应感谢邱蔚六老师,正是他的鼓励和鞭策,我们这批从事口腔医学基础和临床研究的年轻医务工作者才勇敢地拿起了笔,力争体现"精粹",将口腔疾病生物诊断和治疗最先进和最精华的部分奉献给读者。

郭　伟

于上海交通大学医学院附属第九人民医院口腔医学院

2007年6月

目　　录

基　础　篇

生物学诊断篇

生物学治疗篇

基 础 篇

第一章　口腔颌面细胞分子生物学

第一节　口腔组织发育的细胞及分子生物学基础

一、口腔软组织发育

口腔颌面部软组织包括皮肤、黏膜、肌肉、腺组织、结缔组织等，由它们构成了面、唇、颊、舌、软腭、涎腺、口底等组织结构。口腔颌面部软组织发育属于胚胎发育的一部分，主要在受孕后第3～8周完成发育过程。

（一）口腔软组织的组织胚胎发育

1. 神经嵴、腮弓和咽囊

胚胎发育第3周，三胚层胚盘已形成。发育中的脊索和邻近间充质诱导其表面的外胚层形成神经板。神经板发育过程中，其柱状细胞变为楔形，使神经板的外侧缘隆起，神经板的中轴处形成凹陷称神经沟，隆起处称神经褶，神经褶的顶端与周围外胚层交界处称神经嵴。在胚胎发育第4周，两侧神经嵴在背侧中线汇合形成神经管的过程中，位于神经嵴处的神经外胚层细胞，未进入神经管壁，而是离开神经嵴和外胚层进入中胚层，这部分细胞就是神经嵴细胞，神经嵴细胞是特殊的多能干细胞，位于神经管和表面外胚层之间。形成沿胚胎头尾走向的细胞带，以后分为两条细胞索，列于神经管背外侧。这种上皮-间充质的转化是胚胎发生的关键因素。

胚胎发育第4周，神经嵴细胞发生广泛迁移，衍化成机体不同的细胞并形成许多重要组织成分。神经嵴细胞的分化对于头颈部正常发育尤为重要。它们分化成的组织及细胞有：神经系统组织、内分泌组织、软硬结缔组织和皮肤组织。神经嵴细胞迁移开始的标志是细胞间黏附分子N-钙黏蛋白结合部位转化为H-钙黏蛋白结合部位。迁移的细胞还有L_1黏附分子的高表达。

由于神经嵴细胞的特殊分化潜能以及对于头颈部软组织发育的重要意义，在后文中对其还有仔细描述。

2. 腮弓和咽囊的发育

腮弓和咽囊是面部发育过程中突出的特征，与颌面部和颈部的发育关系密切。在胚胎发育第4

周时,间叶细胞增生,形成左右对称成背腹走向的6对柱状隆起,与6对主动脉弓动脉相对应,称为腮弓(branchial arch)。其中第5对腮弓形成后,很快消失。腮弓的形成来自神经嵴细胞的增殖。来自第1、第2菱脑原节处的神经嵴细胞进入第1腮弓,来自第4菱脑原节处的神经嵴细胞进入第2腮弓,来自第6、第7菱脑原节处的神经嵴细胞分别进入第3、第4、第6腮弓。第1对腮弓与面部发育关系密切,也称下颌弓。第2对腮弓与舌发育有关,称舌弓。第1对和第2对腮弓生长较快并在中线联合,第3、第4、第5对腮弓由于中线处有未发育完全的心脏而未联合。相邻的腮弓之间有浅沟,在体表侧者称腮沟,与之相对应的腮弓内侧是原始咽部,其表面衬覆的内胚层上皮向侧方增生呈囊样,形成与腮沟相对应的浅沟,称为咽囊。腮弓和腮沟的外表面被覆外胚层上皮;咽侧除第1腮弓被覆外胚层外,由内胚层被覆。腮弓内部中央为原始中胚层轴心,周围有主动脉弓动脉和相伴的神经、腮弓软骨和迁移来的神经嵴细胞围绕。

与腮弓相对应的咽囊表面的内胚层也分化出一系列组织和器官,和口腔颌面部软组织相关的主要是一些肌肉组织(见表1-1)。

表1-1　腮弓及其颌面部软组织衍化物

腮弓	肌肉衍化物
1	咬肌、腭帆张肌、鼓膜张肌、二腹肌前腹、下颌舌骨肌
2	表情肌、二腹肌后腹、镫骨肌、茎突舌骨肌
3	茎突咽肌
4	喉部肌、咽缩肌
6	胸锁肌、斜方肌

腮弓、咽囊及面部软组织发育的调控非常复杂,涉及的信号分子和基因很多。同源盒基因(homeobox, HOX)在模式发育中起主要作用,它决定在某部位产生某种特定的细胞类型及这些细胞的形态。由于HOX基因对于面部软组织发育

的重要作用,后文将详细描述。

3. 面部发育过程

面部发育与腮弓的分化和鼻的发育密切相关。包括面突的分化及面突的联合、融合。在胚胎第3周,发育中的前脑生长迅速,其下端出现了一个突起,称额鼻突。此时由于迁移的神经嵴细胞的增生,在额鼻突的下方出现下额突即第1腮弓,两侧的下颌突生长并在中线联合。在胚胎发育的第4周,下颌突两侧上方区域的间充质细胞增殖活跃,长出两个分支状突起,称上颌突(maxillary process)。此时在额鼻突、上颌突和下颌突的中央,形成一个凹陷,称为口凹,即原始口腔。口凹的深部与前肠相接,两者之间有一层薄膜即口咽膜相隔。

约在胚胎发育第3周末,在口咽膜前方口凹顶端正中出现一个囊样内陷,称拉特克囊,此囊不断加深,囊中的外胚层细胞增生并向间脑侧腹面移动,分化成垂体前叶细胞。拉特克囊与原口上皮间有上皮性柄相连,囊的起点由于原口的发育,最后位于鼻中隔后缘。此后上皮性柄和拉特克囊退化消失,此囊的残余称颅咽管。

在胚胎发育第4周,口咽膜破裂。口腔与前肠相通。同时,额鼻突的末端两侧的外胚层上皮出现椭圆形局部增厚区,称鼻板。鼻板由于细胞的增生,边缘隆起,特别是在其外侧缘,隆起更明显,使鼻板中央凹陷,称嗅窝。这样,嗅窝将额鼻突分为3个突起:两个嗅窝之间的突起称中鼻突;嗅窝两侧的两个突起称侧鼻突。侧鼻突由于嗅凹的出现,迅速向前方增生,几乎与中鼻突持平并与上颌突紧密接触。鼻凹周围组织增大使鼻凹和周围组织形成马蹄形,其下方的缺口开口于原口。鼻凹将来发育成鼻孔,鼻板细胞形成鼻黏膜及嗅神经上皮。

胚胎发育第5周,中鼻突生长迅速,其末端出现两个球形突起,称球状突。此时,面部发育所需的突起已齐备。面部即由上述突起发育而来。

面部突起是由于面部外胚层间叶细胞的增生和基质的聚集而形成，表面被覆以外胚层。突起之间为沟样凹陷。随着面部的进一步发育，突起之间的沟就会随着面突的生长而变浅、消失，此为面突的联合(merge)；有的突起和突起之间在生长过程中发生表面的外胚层相互接触、破裂、退化、消失，进而达到面突的融合(fuse)。在胚胎发育第6周，面部突起一面继续生长，一面与相邻或对侧的突起联合。中鼻突的两个球状突向下生长并在中线处联合，形成人中；上颌突自两侧向中线方向生长与球状突融合形成上唇，其中球状突形成上唇近中1/3部分，上颌突形成远中2/3部分。上颌突和球状突融合处开始时为两个突起上皮的接触，形成一个鼻鳍，为前后走向的垂直的上皮片，以后由于组织的生长使其裂解消失，两侧的结缔组织融合。侧鼻突与上颌突形成鼻梁的侧面、鼻翼和部分面颊。上颌突和侧鼻突之间的沟称鼻泪沟，以后分化为鼻泪管；上颌突和下颌突由后向前联合，形成面颊部，其联合的终点为口裂的终点——口角。下颌突在中线联合形成下唇、下颌软组织、下颌骨和下颌牙。额鼻突形成额部软组织及额骨；中鼻突形成鼻梁、鼻尖、鼻中隔、附有上颌切牙的上颌骨及邻近软组织；侧鼻突形成鼻侧面、鼻翼、部分面颊、上颌骨额突和泪骨；上颌突形成大部分上颌软组织、上颌骨、上颌尖牙和磨牙。

胚胎发育的第7～8周，面部各突起已完成联合，颜面各部分初具人的面形。但此时鼻宽而扁，鼻孔朝前，彼此分离较远；两眼位于头的外侧，眼距较宽。胎儿期颜面进一步生长，主要是面部正中部分向前生长，面部垂直高度增加，鼻梁抬高，鼻孔向下并相互接近，鼻部变得狭窄。由于眼后区的头部生长变宽，使两眼由两侧移向前方，近似成人的面形。

综上所述，面部软组织的发育来自第1腮弓和额鼻突衍化出的面突，它们是额鼻突衍化出的一个中鼻突(包括球状突)和两个侧鼻突；第1腮弓即两个下颌突及其衍化出来的两个上颌突(见表1-2)。

表1-2 面突及其衍生软组织

起 源	突 起	软组织形成物
额鼻突	中鼻突(球状突)	鼻梁、鼻尖、鼻中隔各软组织、上颌切牙牙龈、腭乳头
	侧鼻突	上唇中部、鼻侧面、鼻翼、部分面颊
第1腮弓	上颌突	上唇、上颌后牙牙龈、部分面颊
	下颌突	下唇、下颌牙龈、面颊下部

4. 腭部发育过程

腭指介于口腔和鼻腔之间的组织。胚胎早期原始鼻腔和口腔是彼此相通的，腭的发育使口腔与鼻腔分开。腭的发育来自前腭突及侧腭突。其中前腭突的发生早于侧腭突，因此称为原腭。

前腭突来自中鼻突，其最终将形成前颌骨和上颌切牙，前腭突的发育与腭骨的骨化和上颌骨等硬组织发育关系密切，将在硬组织发育一章中着重介绍。

在胚胎发育第6周末，从左右两个上颌突的口腔侧中部向原始口腔内各长出一个突起，称侧腭突。最初侧腭突向中线方向生长，但此时由于舌的发育很快，形态窄而高，几乎完全充满了原始口鼻腔，并且与发育中的鼻中隔接触，所以侧腭突很快即向下或垂直方向生长，位于舌的两侧。

胚胎发育第8周，由于下颌骨长度和宽度增加，头颅由于发育向上抬高以及侧腭突内的细胞增殖等因素使舌的形态逐渐变为扁平，位置下降；侧腭突发生水平方向的转动并向中线生长。侧腭突的转动过程通常包括侧腭突和舌的协调运动：
① 侧腭突的后部高于舌，因舌的后部附着在口底；
② 侧腭突的后部向前转动将舌压向前，舌尖伸出口腔外；③ 舌及侧腭突向前运动为侧腭突释放了空间；④ 侧腭突翻转至舌以上并逐渐向中线靠拢并融合；⑤ 舌肌分化完好后，给予腭部压力，促进侧腭突融合过程。

侧腭突到达水平位置后，出现再次快速生长，并在中线处接触。最初的接触位置在紧靠前腭突的后方或在前腭突的位置。两侧侧腭突的运动包括两个过程：最初的融合和后来的联合。在接触点处，两侧侧腭突的上皮表层脱落，基底层细胞粘连在一起，称中缝上皮，以后转化为间叶细胞，此时两侧的间叶细胞混合，即所谓的融合。从前部的接触点处开始，侧腭突与前腭突向前联合，两侧侧腭突互相向后联合，此过程持续数周。在联合过程中，突起之间的沟逐渐消失。侧腭突也同鼻中隔发生融合。前腭突和侧腭突联合的中心，留下切牙管或鼻腭管，为鼻腭神经的通道。切牙管的口腔侧开口为切牙孔，其表面有较厚的黏膜覆盖，即切牙乳头。

5. 舌的发育

舌发育自第1、第2、第3腮弓形成的隆起。在胚胎发育第4周时，两侧第1、第2腮弓在中线处联合。此时，在下颌突的原始口腔侧，内部的间充质不断增生，形成3个膨隆的突起。其中两侧两个对称的隆起体积较大，称侧舌隆突；在侧舌隆突稍下方中线处为一个小突起，称奇结节。约在胚胎发育第6周，侧舌隆突生长迅速，很快越过奇结节，并在中线联合，形成舌前2/3即舌体。奇结节由于被侧舌隆突所覆盖，仅形成盲孔前舌体的一小部分，或退化消失，不形成任何结构。同时，在第2、第3、第4腮弓的口咽侧，奇结节的后方，间充质增生形成一个突起称联合突，主要由第3腮弓形成。以后，联合突向前生长并越过第2腮弓与舌的前2/3联合，形成舌的后1/3即舌根。联合线处形成一个浅

沟称界沟。舌体表面被覆外胚层上皮，舌根表面被覆内胚层上皮。界沟所在部位就是口咽膜所在位置。

甲状腺发育自奇结节和联合突之间中线处的表面内胚层上皮。胚胎发育第4周，此部分上皮沿中线向深部增生，形成管状上皮条索，称甲状舌管。胚胎发育第7周时甲状舌管增生至颈部甲状软骨处，迅速发育成甲状腺。在甲状舌管发生处的舌背表面留下一浅凹，即舌盲孔。

胚胎发育第7周，枕部肌节细胞群已经开始分化并向前方迁移，形成舌部肌组织。这种迁移与舌的发育相伴随。同时第Ⅸ和第Ⅻ脑神经纤维也进入这部分肌群。舌肌在向前迁移时有第Ⅴ和第Ⅶ脑神经纤维的加入。第Ⅴ脑神经纤维支配舌前2/3即舌体的感觉，第Ⅶ脑神经纤维分化为味觉纤维的前部分，第Ⅻ脑神经纤维支配舌的固有肌纤维。胎儿发育到第11周左右，舌背的菌状乳头开始分化，稍后丝状乳头发生。味蕾约在胎儿第14周时开始发育。

6. 涎腺的发育

涎腺的发育主要是胚胎期间上皮和间充质相互作用的结果。除发育部位和时间不同外，所有涎腺的发育过程都基本相似。上皮-间充质相互作用是指邻近组织间的相互作用，涎腺组织的发生、细胞生长和分化是由邻近的间充质调节的，同时间充质还形成腺体的支持组织。

涎腺发育的开始是在将要发生涎腺始基处的原始口腔上皮在其深部间充质的诱导下，基底细胞向间充质增生，形成一个芽状上皮团。此上皮团借基板与邻近密集的间充质细胞分隔。上皮团不断向间充质增生，形成较长的上皮条索。最后，实性的上皮条索中央变空，形成导管系统。末端膨大的部分将形成腺泡。根据发育过程的形态变化，可将发育分为6个阶段：① 间充质诱导口腔上皮形成上皮蕾；② 上皮索形成及生长；③ 上皮索末端分支；④ 上皮

索反复分支、腺小叶形成;⑤ 前期导管形成;⑥ 细胞分化。腮腺在胚胎第 6 周开始发育,起源于上、下颌突分叉处的外胚层上皮。上皮芽最初向外生长,然后转向背侧,到达发育中的下颌升支和咬肌的表面,再向内侧进入下颌后窝。在咬肌表面和下颌后窝发育成腺体。其上皮芽最初形成处为腮腺导管的开口。颌下腺在胚胎第 6 周末开始发育,可能起源于颌舌沟舌下肉埠处内胚层上皮。上皮芽沿口底向后生长,在下颌角内侧、下颌舌骨肌的后缘转向腹侧,然后分化成腺体。舌下腺在第 7～8 周开始发育,起源于颌舌沟近外侧的内胚层上皮,由 10～20 个分开的上皮芽发育而成。小涎腺发育较晚,约在胎儿 12 周。上皮芽长入黏膜下层即分支并发育成腺体。涎腺发育过程中,与淋巴组织有密切关系,特别是腮腺和下颌下腺。腮腺发育的部位与颈部淋巴结的发育在同一区域内,所以在腮腺内和腮腺表面都会有淋巴组织并形成淋巴结。同样,在颈部淋巴结内也偶尔混有少量涎腺组织。颌下腺导管周围也有淋巴组织,但并不形成淋巴结。

7. 口腔黏膜的发育

口腔黏膜与皮肤相似,主要来自胚胎外胚层。有些部位黏膜来自内胚层,如舌根黏膜和口底黏膜。在胚胎发育第 3 周,原始口腔衬覆单层外胚层细胞。胚胎发育第 5～6 周时,上皮从单层变为双层。胚胎发育第 8 周时,前庭处的上皮明显增厚,以后增厚的上皮表面细胞退化,口腔前庭形成,唇黏膜与牙槽黏膜分开。此时口腔黏膜上皮均为复层,硬腭和牙槽嵴处黏膜的基底细胞为柱状,胞质内出现张力细丝。胚胎发育第 14～20 周,口腔黏膜上皮增厚,可辨别出棘细胞,桥粒已形成。咀嚼黏膜区上皮表层细胞扁平,含散在的透明角质颗粒并出现不全角化,正角化在出生 6 个月才出现。此期出现半桥粒和基板,咀嚼黏膜区出现上皮钉突。胚胎发育第 12 周后,黑色素细胞和朗格汉斯细胞出现,梅克尔细胞出现在第 16 周。

口腔黏膜发育也是上皮与间充质相互作用的结果。胚胎发育第 3 周即可见上皮下出现密集的间充质细胞。6～8 周时出现网状纤维;8～11 周出现胶原纤维、毛细血管;14 周时成纤维细胞出现;16～20 周出现弹力纤维。

(二) 口腔软组织发育中的多潜能干细胞

1. 神经嵴细胞

神经嵴细胞起源于胚胎发育早期神经板两侧,离开神经管背侧后向胚胎内广泛迁移,产生了各种不同的细胞类型。其在不同时期的增殖使每个腮弓分隔开来,在其迁移后形成了头颈间充质结构。预先分化决定的神经嵴细胞向腹外侧迁移,到达第 1 腮弓后被称为外胚间充质,具有干细胞特性,可分化为多种组织器官,与口腔及颌面部发育关系十分密切。神经嵴细胞衍生物具有 3 个经典胚层衍生物的性质。神经嵴细胞从早期脑中以细胞流的形式迁移,所有脊椎动物胚胎中可识别的脑神经嵴细胞流可分 3 种:三叉神经、舌骨、后耳。接着,神经基板分出的神经细胞层沿着细胞流内侧迁移。部分不表达 $Sox-10$、$ErbB_4$、$CRKL$ 等基因的突变鼠,其腮弓神经节依然不能到达后脑,这种表型缺陷很可能是神经嵴细胞行为改变的结果。进一步发现,Wnt-1 表达点的 β-catenin 突变和缺失后,神经嵴细胞正常迁移但继而凋亡消失,腮弓神经节同样不能到达后脑。更直接的证据是,七腮鳗也有嵴细胞流,它无颌但其颅感觉神经在后脑的分布与其他脊椎动物相同。也就是说,嵴细胞流协同形成颌面的骨骼和肌肉的作用很可能是基于一种更早期的功能,即组织后脑感觉神经分布。脑神经嵴细胞迁移后的定位方向在细胞形成初期就已决定。鸡胚中,细胞迁移开始于神经管闭合至中脑水平,大多数在管闭合后迁移。哺乳动物胚胎与鸡胚存在很大的区别,在哺乳动物胚胎中,神经嵴细胞迁移开始于神经管闭合之前并经过一段时间的延迟；神经嵴并不严格遵循从头到尾的迁移顺序；另外，Xenopus 阳性胚胎中，细胞流可向对迁移有抑制作用的第 3 和第 5 菱脑迁移。在分化为特定的细胞种类之前，其迁移可被生长因子信号通路及下游转化因子调控。神经嵴细胞是可分化成多种细胞的多潜能干细胞，迁移前就已存在表达基因和分化方向的特异性，但其最终的迁移、增生、分化方向受外部环境的影响。也就是说，在正常发育中，分化方向是一定程度预先决定的，但不同环境下其分化潜能无限。外周环境中细胞因子 Wnts、BMP-2、BMP-4 等都对嵴细胞分化有重要作用。所以，可通过改变外周环境诱导干细胞向不同方向分化。

神经嵴细胞在脊椎动物颌面部发育中起着主导作用。其衍生物包括颌面部软组织、牙齿及牙周组织、骨及衍生物、腮弓神经节等。脑神经嵴细胞作为一种胚胎干细胞，与颌面部肿瘤的发生有着密切关系。随着分子生物学和基因工程的研究进展，它很可能为早期肿瘤的预防、诊断和治疗提供依据。脑神经嵴细胞具有多分化潜能，但其具体作用因子及机制还不完全明了，且多为体外实验，如何将其干细胞特性用于临床还是一个有待探索的过程。如果能利用其多能性，建立颌面部组织的干细胞系，利用其在体外无限扩增的特性进行扩大培养，再通过定向诱导使细胞向各种终末细胞分化，最后将其与生物材料复合，就可为未来人工骨和外周神经的再生、牙体牙髓的修复等临床应用奠定基础。

2. 咽内胚层细胞

在腮弓发生中起着关键作用的另一重要细胞群是咽内胚层细胞。现已证明如果在神经嵴发生之前移去神经管，腮弓仍然可形成并有分区。正常的腮弓中，咽囊后内胚层空白区表达 BMP-7，咽囊前内胚层表达 FGF-8，部分咽囊背部内胚层表达 Pax-1。这些表达在非神经嵴细胞发育来的腮弓中属正常表达。另外，没有神经嵴细胞的腮弓也

有预分化决定。Sonic hedgehog（SHH）是第 2 腮弓后内胚层早期和第 3 腮弓晚期最突出的特点。同样，无神经嵴细胞时 SHH 的时空动力学不会改变。因此，内胚层可以形成适当分区的节段，这种分段不依赖神经嵴。腮弓的节段性是所有脊索动物的共性，其起源早于神经嵴的进化，咽内上皮的发生也先于神经嵴。很可能咽内胚层是比神经嵴细胞更原始的祖细胞。进一步证明内胚层引导腮弓发育的证据是，在 vgo 突变而不能形成咽囊的斑马鱼中，腮弓发育异常且神经嵴细胞来源的软骨不能正常形成。其诱因是咽囊未能正常形成而并非神经嵴细胞的缺陷。腮弓的形成是内胚层和神经嵴交互作用的结果。其中，内胚层可能起了更为重要的作用。神经嵴细胞内的各种转录因子也参与了分化，尤其是同源盒基因（homeobox, *HOX*）和同源异型盒基因（divergent homeobox gene）。其他转录因子如 Dlxs 等对细胞分化也有重要作用。因此，腮弓的形成是一个复杂的过程：来自内胚层的形态发生信息，在神经嵴细胞转录因子调控下被腮弓的神经嵴细胞不同诠释，从而分化为各种细胞。

由于外胚间充质细胞的干细胞特性，人为控制和干预其向着理想化的方向分化成为研究焦点。外胚间充质细胞作为颌面部各种组织的供体细胞，可以为未来组织工程提供种子细胞。

（三）同源盒基因在颌面软组织发育中的作用

细胞发育过程中增殖、迁移、分化、凋亡的各个时间点有着严格的规律性，这个曾被称为生物时钟的时间表可能就是同源盒基因（homeobox, *HOX*）。同源盒基因是胚胎发育的重要转录因子，共同特征是编码的同源蛋白含有用于结合 DNA 螺旋-转螺旋基序，也称同源域。同源域的识别螺旋插入 DNA 主沟，氨基端插入邻近小沟，以此来结合 DNA，并激活或抑制下游靶基因的表达。同

源蛋白还有 2 个蛋白结合区,与调节蛋白结合后,发生构象改变,以调节与 DNA 结合活性。脊椎动物同源盒基因家族分两类:Ⅰ类同源盒基因,也称 *HOX* 基因。Ⅱ类,散在分布于多个染色体上,有多个亚家族,故也称同源异型盒基因(divergent homeobox,*DHOX*),如 *CDX*,*DLX*,*MSX* 等。

1. 同源盒基因在口腔颌面部的表达

HOX 基因家族分 A、B、C、D 4 个基因簇,HOXA 位于 7p15.3,HOXB 位于 17p21.3,HOXC 位于 12q13.3,HOXD 位于 2q31。每簇 1～13 个基因位点沿 DNA 序列 $3'$～$5'$ 依次排列,长约 120 kb。

在胚胎发育期,$HOX\ 3'$～$5'$ 端的 1～13 点基因以时间先后,在特定的空间位置依次表达/静默。$HOX\ 3'$ 端位点基因在胚胎发育早期表达,促进细胞增殖和迁移,主要控制体轴近端的发育;$5'$ 端基因位点在胚胎发育晚期表达,促进细胞分化和凋亡,主要控制体轴远端和神经外胚层末端的发育,这称为 *HOX* 基因的时空共线性和前-后轴。*HOX* 的时空共线性由表遗传编码调控,组蛋白甲基化酶 TrxG 和 PcG 通过组蛋白甲基化,控制 HOX1～13 位点基因在不同时间点和严格的空间位置依次激活/静默,成为细胞发育的时间表。

在胚胎发育中,*HOX* 表达始于原肠胚期的菱脑原节,随神经嵴衍生细胞迁移入全身,其空间辖区是 HOX1～4 位点基因主管头颈、上胸部(颈椎、后脑、腮弓、舌咽会厌、甲状腺、乳腺、肺、胸腺、造血系统等)。HOX5～8 位点基因主管颈胸部(胸椎、乳腺、肺、胸腺、造血系统等)。HOX9～13 位点基因主管下胸部(肺、乳腺、胸腺)、腰骶区(腰椎、骶椎、尾椎、肛肠、泌尿生殖器)、四肢及神经外胚层的末端(皮肤、毛发、黑色素细胞等)

在文昌鱼、爪蟾、鸡等脊椎动物模型中,已证实 HOX1～4 位点基因控制腮弓区发育、分化和形成。通过 HOXC13 基因敲除小鼠实验,发现 HOXC13 控制毛发、舌背丝状乳头的发育,激活角蛋白基因表达,是角化细胞分化成熟,进行功能蛋白合成分泌的信号。因 HOXC13 主要控制神经外胚层的末端发育,所以舌背丝状乳头为其调控区域。据此推测,源自神经外胚层的口腔颌面发育也可能由 HOX9～13 位点基因控制。

HOX 与上游信号分子、下游靶基因形成复杂的正负反馈环形调控网络,控制细胞发育。

HOX1～4:人类生长激素促进 HOXA1 表达,同时,HOXA1 增加细胞周期素 Cyclin D1 和凋亡抑制因子 Bcl-2 表达,降低 $p21^{WAF1/CIP1}$ 表达,从而促进细胞增殖,抑制凋亡。HOXD3 直接激活整合素 α_3,α_4,$\alpha_5\beta$,β_3 启动子转录表达,并促进 uPA、MMP-2、N-钙黏素、β-连环素表达,抑制 E-钙黏素和 γ-连环素表达,以促进血管内皮细胞迁移和存活。核因子 Y(NF-Y)激活 HOXB4 启动子转录表达。HOXB4 促进激活蛋白 AP-1,Jun-B 和 Fra-1 表达,导致 Cyclin D1 水平增高,促进细胞增殖。HOXB4 过表达,可抑制整合素 α_2 和 CD44 细胞表面黏附分子表达。

HOX5～8:HOXA5 可经 p53-依赖途径和 caspase2、8 诱导凋亡,还能增强细胞对肿瘤坏死因子(TNF-α)诱导凋亡的敏感性。HOXA5 可促进 E-钙黏素表达。HOXA7 持续表达抑制细胞在纤维结合素上的黏附和迁移能力。HOXB7 过表达促进基质金属蛋白酶 MMP9 转录,增加基质水解。HOXB7 异位表达,诱导 bFGF 表达,上调大量血管生成刺激(血管内皮生长因子,黑色素瘤生长-刺激活性/生长-相关癌基因 α,白介素-8,血管生成素-2),以此增加细胞增殖。

HOX9～13:HOXA10 激活 $p21^{WAF1/CIP1}$ 启动子,促进转录,导致在 G1 停滞和生长抑制。HOXC10、11、13 表达抑制整合素 $\alpha_2\beta_1$,$\alpha_5\beta_1$,$\alpha_6\beta_1$ 和 ICAM-Ⅰ 表达。HOXB13 抑制成纤维细胞和角化细胞的透明质酸合成分泌,从而抑制细胞迁移。HOXC13 促进角化细胞的角蛋白合成和分泌,促进细胞分化和凋亡。

可见,HOX1~13位点基因通过控制细胞周期素家族、细胞黏附分子、凋亡相关因子和功能蛋白的转录表达,来控制细胞增殖、迁移、分化和凋亡的时间表。

2. 同源异型盒基因在颌面发育中的作用

目前,在哺乳动物的口腔颌面发育研究中发现同源异型盒基因也发挥着十分重要的作用。现已发现相关于涎腺的同源异型盒基因有:Barx2,Hmx3,Nkx3.1。相关于牙源性上皮的有:Pitx2,Oltx2。相关于牙源性间充质的有:Barx1,Dlx1、5、6,Lhx8,Pax9。与牙源性上皮和间充质都有关的有:Dlx2、3、7,Lhx6、7,Msx1、2,Pitx1。在胚胎发育期它们的错表达可导致唇腭裂和牙发育缺陷。Barx2在颌面发育和成年涎腺高度表达,Barx2突变可能导致颌面异常和Jacobsen综合征。成年后,在涎腺的腺样囊性癌中发现同源异型盒基因Retinal错表达。

(四)Sonic hedgehog(SHH)基因在颌面部发育中的作用

1. SHH基因及编码蛋白的结构

SHH基因位于人类7号染色体长臂36区(7q36),共有8 909个碱基,含3个外显子,编码462个氨基酸,是一种分子量为4 415 kDa的分泌蛋白质,自我断裂为SHH-N(19 kDa)链和SHH2C(25 kDa)链,这种分裂是由SHH-C中的酶活性区调控的,SHH所有已知的活性均与N链有关,SHH-N与细胞膜结合,其C末端进行胆固醇共价修饰。

2. SHH基因在颌面生长发育中的作用

颌面部正常发育需要许多基因协同表达,而SHH与其发育密切相关。SHH首先表达于中内胚层轴上,为早期小鼠胚胎在体节发育阶段的端脑中脑的V2P生长模式所必需,此时人SHH变异和小鼠SHH变异都会导致中线发育缺陷,神经盘异常模式如前脑无裂畸形、独眼畸形,而抑制组织对SHH反应的致畸剂如白藜芦碱也能产生独眼畸形。因此,在神经盘形成的早期阶段SHH信号的缺失对颌面形态发生影响重大,尤其随后在面部发育中,SHH在额鼻突和上颌突的外胚层表达,对形成面中上部的形态发生很关键。利用靶向基因技术阻断SHH在小鼠胚胎的表达,发现变异胚胎呈现严重的发育迟滞且缺乏正常小鼠应有的前肢和后肢结构,这种前脑和颌面结构生长缺陷严重至象眼鼻和口腔结构等正常面部特征无法辨认,惟一残留的头部外形特征是从喙中线突起的喙状伸展,同时伴发出现心脏、肺、肾、前肠发育异常。研究发现SHH信号的短暂缺失可抑制胚胎面部原始生长及导致类似距离过近、唇腭裂(前脑无裂畸形的较弱表现)。与之相反,SHH的过度表达导致额鼻突中线侧方扩宽和眼距扩宽,严重者甚至常伴面部重复,显示了SHH对整个颌面发育体系影响的多重性和深远性,扰乱SHH信号将导致一些严重颌面畸形。Schneider等用抗体短暂抑制Fgf8和SHH通路中与维甲酸结合视黄醛受体在鸡胚头部的表达,由于细胞凋亡增加及前脑、额鼻突增殖减少,造成前脑发育不良、融合眼、无额鼻突起源的结构如上喙,如再引导维甲酸或成纤维细胞生长因子及蛋白的胚胎可挽救形态缺陷。

(徐 骏)

参 考 文 献

1 于世凤,汪说之. 口腔组织病理学. 5版. 北京:人民卫生出版社,2003.

2 Montero J A, Giron B, Arrechedera H. Expression of Sox8, Sox9 and Sox10 in the developing valves and autonomic nerves of the embryonic nerves of the embryonic heart. Mechanisms of Development, 2002,118:199-202.

3 Galay，Burgos M，Llewellyn L．Analysis of the Sox gene family in the European sea bass Dicent rarchus labrax．Comp．Biochem．Physiol．Part B：Biochem．Molecular Biol，2004，137：279－284．

4 Bondos S．Variations on a theme：Hox and Wnt combinatorial regulation during animal development．Sci STKE，2006，3：38．

5 Lemons D，McGinnis W．Genomic evolution of Hox gene clusters．Science，2006，29；313：1918－1922．

6 Brugmann SA，Tapadia MD，Helms JA．The molecular origins of species-specific facial pattern．Curr Top Dev Biol，2006，73：1－42．

7 Tapadia MD，Cordero DR，Helms JA．It's all in your head：new insights into craniofacial development and deformation．J Anat，2005，207：461－477．

8 Chiang C，Litingtung Y，Lee E，et al．Cyclop ia and defective axial patterning inmice lacking Sonic hedgehog gene function1 Nature，1996，383：4072－4131．

9 Schneider RA，Hu D，Rubenstein JLR，et al．Local retinoid signaling coordinates forebrain and facial morphogenesis by maintaining FGF8 and SHH．Development，2001，128：2755－2767．

二、口腔硬组织发育

硬组织是指骨、牙齿,虽然有时候还包括软骨,但对于多数情况,软骨(尤其是与生长明显相关时),其行为像软组织,应该归入软组织而非硬组织。近些年来在细胞和分子水平对颌面硬组织生长发育的研究成果使人们对将来更好控制生长和发育充满期待。

(一)口腔颌面硬组织胚胎发育的细胞分子生物学基础

1. 口腔颌面部组织胚胎学发育模式

颌面部生长发育的早期阶段可以分为两步,一是颌面部各突起的生长分化,二是各突起的相互融合。

颌面部是由额鼻突和第1鳃弓共同发育而成的。在胚胎发育第3周时,颌面部已开始发育。在前脑的下端间充质增生向前向下膨起一个宽大的突起,叫额鼻突。在额鼻突形成的同时,其下方咽的腹外侧壁两旁间充质增生,各形成6个横列的圆柱形隆起,成为鳃弓,其中以第1对鳃弓最大,称为下颌弓,参与面部的发育。其生长特别迅速,由两侧向前、向中线生长,并在中缝处联合。稍后,在下颌突上缘,又长出两个上颌芽。上颌芽向前向上伸展,形成上颌突。这时在上界为额鼻突,下界为下颌突,两侧以上颌突为界围成一个凹陷的空隙,就是未来口腔的雏形。在胚胎发育第4周末,额鼻突向下伸展至左右上颌突之间,其末端被两个浅凹分成3个突起,中间的中鼻突和两侧的侧鼻突。此后中鼻突继续向下生长,在其末端长出两个球形突起,为球状突。随着胚胎发育,已形成的各突起继续生长,相邻的突起逐渐联合。至胚胎发育第8周时,颌面部初具人面形(见表1-3)。

因此,颌面部是由两个下颌突、两个上颌突、两个侧鼻突和1个中鼻突,一共7个突起生长、分化、联合而成的。上、下颌突起源于第1鳃弓,中、侧鼻突起源于额鼻突。

表1-3 颌面部各组织的来源

突 起	形成的硬组织	形成的软组织
额鼻突	额骨	额部软组织
中鼻突	筛骨、犁骨、前颌骨、上颌切牙、鼻骨	鼻梁、鼻尖、鼻中隔软组织、上颌前牙牙龈、腭乳头
球状突		人中、上唇中部
侧鼻突	上颌骨额突、泪骨	鼻侧面、鼻翼、部分面颊
上颌突	上颌骨、颧骨、腭骨、上颌后牙及尖牙	上唇、上颌后牙牙龈、面颊上部
下颌突	下颌骨、下颌牙	下唇、下颌牙龈、面颊下部

2. 脑神经嵴细胞在颌面部硬组织胚胎发育中的作用

颌面部胚胎发育是一个复杂的过程,其中脑神经嵴细胞(Cranial neural crest cells,CNC cells)形成是其中的关键特征之一。CNC 细胞本身具有的特异性、迁移、增殖、存活以及最后的归宿在颌面部的生长发育中起重要作用。近年来对细胞和基因水平的研究,帮助我们对其有了新的认识。

头部组织包括 3 个胚层来源的细胞:外胚层、内胚层和间充质。脑神经嵴细胞是一群多潜能细胞,在胚胎发育早期由于神经板和相邻表面外胚层细胞相互作用而起源于神经板侧缘,成为外胚间充质细胞。与躯干部神经嵴细胞不同,脑神经嵴细胞在胚胎发育过程中分成多种细胞群,生成头部的绝大部分硬组织,包括骨、关节和牙齿,而身体其他部位的硬组织则来源于中胚层细胞。遗传和环境等因素影响到 CNC 细胞的命运,将导致颌面部的发育畸形。神经嵴细胞分布于神经管的背部表面,经过上皮-间充质转化,迁移到胚胎发育各个部位,受到局部环境因素的影响和诱导作用,形成多种不同细胞类型。CNC 细胞受到局部咽内胚层、口腔外胚层等的诱导作用,在颌面部分化成不同类型。它的一个重要功能就是参与颌面部硬组织发育。

分子基因学的研究可以在活体控制某些特异的转译调控因子,或者生长及分化因子及其受体,来分析影响人或小鼠骨骼生长的变异。研究表明,骨骼型及骨的生长和发育受基因的严格控制。这些关键的调节基因的表达常严格地发生在发育过程中的特定部位、特定时间。这些基因的变异,有些只影响同一胚胎来源骨的单一部位,有些可影响不同胚胎来源骨的许多部位,有些控制生长分化及激素的基因,通过影响间充质的分化过程,可以进一步控制骨的形态及大小。

研究表明在胚胎发育过程中一些生长因子影响脑神经嵴细胞的命运和归宿。TGF-β/BMP 信号系统是脑神经嵴细胞受生长因子调控的典型例证。TGF-β 超家族成员通过调节 CNC 细胞内特定转译调节因子表达,从而决定细胞生成组织的特异性。如 CNC 细胞中的 *Msx1* 基因正常表达能维持细胞周期蛋白 D1(Cyclin D1)表达,细胞将继续保持增殖状态,而不进一步分化成组织和器官特异性细胞。在硬腭胚胎发育中,局部环境 TGF-β 表达的改变调节和影响到 *Msx1* 基因表达,进而影响细胞周期蛋白 D1,CNC 细胞进行分化而形成腭间充质。通常,TGF-β 信号通路调节下游目标基因的表达还与其他因子(如 BMP、Wnt、FGF 等)的短暂和特异性的作用,共同影响局部 CNC 细胞的命运和归宿。FGF8 信号系统改变神经嵴细胞 *Hoxa2* 表达,进而调控腮弓成形。

发育生物学的一个主要研究目标就是解释组织如何在正常部位和时间形成相应的器官。在颌面部的腮弓发育过程中,神经管外面有旁轴中胚层细胞包绕,再外面包裹有 CNC 细胞,腮弓内面是来源于咽的内胚层细胞,外面覆盖有外胚层细胞。起源不同的细胞群,随生长发生接触,相互作用、影响、诱导而在局部发育成相应的器官。这种调节机制是控制颌面复杂结构发育的一个重要方面。

目前比较明确的是外胚层在颌面硬组织发育形成中对决定 CNC 细胞命运和归宿中扮演重要角色。初期外胚层细胞独立于 CNC 细胞,随增殖、生长,两者持续、相互作用而决定所形成颌面器官的部位、大小和形态。在这一过程中 CNC 细胞中不同生长因子和转译调节因子起到其相应的作用。如外胚层细胞的 FGF8 和 BMP4 表达参与确定第一腮弓的近远中轴,在特异性阻断 FGF8 基因信号通路的情况下,导致下颌骨的近中部分缺失;*SHH* 基因和 FGF 则对建立面中上部、来源于额鼻突的神经板和表面外胚层的界限很重要。

3. 牙齿胚胎发育的分子信号调控

牙齿的发育包括一个连续的过程:牙胚的发

生、牙体组织的形成和牙齿的萌出。近年来随着细胞和分子生物学的发展推动了牙胚生长发育的研究，对牙齿生长发育的分子信号调控有了新的认识。

牙齿是由牙胚发育而来的，牙胚由3个部分组成：造釉器——来源于口腔外胚层，产生牙釉质；牙乳头——起源于外间充质，产生牙髓及牙本质；牙囊——来源于外间充质，产生牙骨质及牙周韧带。牙胚的发育过程根据上皮的形态改变概括为牙板分化、牙蕾形成、帽状期和钟状期。

（1）调控牙齿发育的部位

最新的研究表明在牙胚发生部位 FGF 和 BMP 的反馈控制是牙齿正常发育的重要保证。动物实验显示，*Pitx*2 基因水平在牙板分化阶段能调节 FGF8 和 BMP4 表达。*Pitx*2 基因缺失导致牙齿发育停滞在发育的牙板分化或早期牙蕾阶段。人 *Pitx*2 基因变异会引起 Rieger 综合征——一种常染色体异常——导致某些牙齿先天缺失和眼睛发育缺陷。而反过来，*Pitx*2 基因表达对局部 BMP4 和 FGF8 信号表达水平很敏感，表明 *Pitx*2 基因、BMP4 和 FGF8 等分子信号间存在反馈链/环。

SHH 基因是另一种重要的上皮信号分子，在牙齿发育早期调控牙釉质上皮细胞的增殖，引导牙蕾形成。而 *Wnt* 信号通路，尤其 *Wnt* - 7b 抑制 *SHH* 在非牙性口腔上皮中的表达，与 *SHH* 相互作用控制牙齿在正常部位发育。

（2）调控牙齿发育的数目、大小和形态

Ectodysplasin(EDA) 信号分子是在胚胎发育过程中影响牙齿数目的重要调节因子。它属于肿瘤坏死因子(TNF)配体家族成员。在小鼠胚胎发育中，其表达受损或变异，引起牙齿数目异常和其他外胚层器官（如发囊和外分泌腺等）发育缺陷。而 EDA 的过表达则引起磨牙区扩大和第1磨牙远中区域多生牙的发生。

BMP 是另一种牙齿数目、大小和形态的重要调节因子。研究表明 BMP 受体 1a(BMPr1a)缺失直接导致牙齿发育停滞。Noggin 是 BMP 表达阻滞剂，其在口腔外胚层的过表达，抑制 BMP 表达，引起上颌第1磨牙和第2磨牙的小牙畸形，及上颌第3磨牙和下颌磨牙发育迟缓。另外，不同牙胚的发生发育和牙尖形态的正常形成对 BMP 信号表达水平要求可能存在差异，因而对 BMP 的信号调控是牙齿数目、大小和形态正常发育的机制。

（3）上皮-间充质间持续作用与牙齿形态形成

牙齿生长发育的最初动力来源于口腔上皮，其诱导外间充质开始牙齿发育。牙板分化和牙蕾形成以后，牙齿发育的潜能转向牙间充质，同时伴随 BMP 信号系统从上皮内的表达转向间充质内表达。脑神经嵴细胞来源的外间充质与口腔上皮间相互作用和影响贯穿在整个牙胚发育过程中，在牙齿的生长发育中扮演着重要角色。在从牙蕾向帽状期发育过程中，牙釉质上皮中的多种信号分子与周围外间充质中的转录调节因子调节相关。如 *Msx*1、*Lef*1 或 *Pax*9 等基因的缺失，导致牙齿发育停滞在帽状期。异位表达和组织重组实验表明，这些转录调节因子受上皮信号调节，掌控外间充质 CNC 细胞中生长因子和其他转译调节因子的表达，再反馈调控釉质上皮。同时初步证明，CNC 细胞可能存在亚群，迁移到特定牙齿发育部位，并特异性地携带某些基因，接收上皮细胞的诱导，促使牙齿发育。有些基因，如 *Dlx*1 和 *Dlx*2 敲除实验影响上颌磨牙发育，提示其调节牙齿形成存在区域特异性。

因此上皮-间充质之间持续的交互作用是牙齿正常生长发育的重要环节。从开始的成釉细胞/成牙本质细胞分化到基质形成，这种相互作用在两种相邻组织中传递了精确信息，控制了牙齿形成的数目、大小和形态。对这个生物过程的理解为将来牙齿再生的设计和构建打下了基础。

4. 下颌的生长发育的分子信号调控

下颌骨的发育来源于胚胎第1腮弓的下颌突，

包含腮弓间(第1腮弓与其他腮弓)的演化和腮弓内的演化两个方面。目前较为明确的是各腮弓的胚胎发育特征由 Hox、Pbx 和 Otx 等同源异型框基因决定。其中相应部位 Hox 基因的表达阴性是第1腮弓的诱导演化的基础。而有关腮弓内部发育的知识还不充分,已知 Dlx 基因起非常重要的作用,但还需要进一步研究探讨其调控机制。

下颌骨发育于胚胎第8周,由口腔外胚层和 CNC 分化的间充质的相互作用开始。口腔外胚层的信号分子,如 BMP、TGF-β 和 FGF 的表达呈现部位、区域特异性,进而调控相应 CNC 分化的间充质内的同源异型框基因,如 Dlx、Lhx 和 Gsc 基因,在第1腮弓内部诱导产生早期分化。研究表明,外胚层和咽内胚层 BMP 信号缺失会导致下颌骨远端的严重发育缺陷,甚至下颌骨的完全缺失。另外,BMP 和 FGF 信号分子在相应区域的协调表达,在下颌骨的发育中也非常重要。这种协调关系通过 BMP 和 FGF 信号分子的拮抗作用,Noggin 或 Chordin 对 BMP 信号分子的抑制及 CNC 分化的间充质的反馈作用来调整。如在下颌骨的近中区域需要有 BMP 信号支持 FGF 信号表达,而在远中区域,BMP 则抑制其表达。

5. 腭部的生长发育的分子信号调控

腭部的胚胎发育包括几个步骤——原腭突和侧腭突生长、腭盖抬升、腭突中线融合和中线上皮消失。通过变异基因动物模型,研究腭裂的形成机制可能有:

(1)腭突生长缺陷

这是一种严重但少见的发育畸形。activin-βA 基因和 Fgfr2 基因变异都可能导致腭突生长阻滞,形成完全性腭裂。

(2)腭盖抬升障碍

CNC 分化而来的腭间充质受到 Pax9、Pitx1、Osr2 等基因调控,这些转录调节因子的变异或缺失会影响 CNC 细胞的命运,导致腭盖抬升障碍和

腭裂缺陷。另外 Fgf10、Tbx22 等基因的变异,导致腭突融合异常,如和舌、下颌骨等结构融合,也使腭盖无法正常抬升,形成腭裂。

(3)腭突中线融合障碍

这是最多见的腭裂动物模型。CNC 细胞中 Msx1 和 Lhx8 基因变异、特异性阻断 CNC 细胞中 TGFbr2 或上皮中 SHH 基因活性,都会阻碍腭发育,腭突在抬升后在中线融合障碍,导致腭裂。

(4)腭中线上皮持续存在

这是近年来发育分子遗传学研究的兴趣点。腭的发育结构包括 CNC 分化的间充质和咽外胚层,咽外胚层上皮覆盖在腭突表面,随腭突发育成为口腔、鼻和腭中线上皮部分。其中腭中线上皮(medial edge epithelium,MEE)通过细胞凋亡和迁移而在此消失。在分子水平,TGF-β 和 RA 等因子是 MEE 凋亡的重要诱导因子。时间顺序上,腭前部区域的 MEE 凋亡由腭突融合启动,后部区域则在接触前就已经启动凋亡程序,推测前后腭间充质中不同分子信号作用调控此过程。MEE 消失的另一种途径是其沿中线向鼻和口腔上皮迁移出中线区域。而在 TGFb3 或 EGFR 基因变异鼠模型中,MEE 细胞无法启动凋亡程序,在腭中线部位持续存在,导致腭发育不良,形成腭裂。

(二)口腔牙槽骨改建的细胞和分子生物学基础

1. 研究骨组织代谢在口腔医学中的意义

牙槽骨是人体骨组织中代谢最活跃的部分,一生都处于不断的变化之中,牙槽骨组织的健康状况直接影响口颌系统的功能与健康。

牙周病是造成牙齿缺失的最主要原因,其病理特征表现为牙槽骨的进行性吸收。如何防止牙槽骨的吸收、稳定,以至于恢复被吸收的牙槽骨组织是牙周科医师为之奋斗的目标。

口腔颌面外科常可见到由于肿瘤、外伤、唇腭

裂等原因所致的颜面骨组织缺损。为恢复颜面形态,常常要使用自体骨、异体骨以及各种骨的代用品。修复材料的选择及其与自体骨组织的相容性直接影响手术预后。另外,种植、骨牵张成骨技术的开展,使我们对于颌面部骨缺损、骨骼畸形的治疗范围及效果大大提高。

口腔修复科的患者随着牙齿的缺失,牙槽骨由于缺少功能刺激会逐渐发生萎缩,使修复体的固位发生困难。牙槽嵴增高术、种植体技术的开展,可以明显地改善修复体的固位。

口腔正畸科的目标就是要矫治各种错合畸形。通过牙齿在骨组织中的移动,以及对颌骨生长发育的控制达到矫治目的。因此,了解骨组织的代谢过程和颌骨生长发育的规律,将有助于正畸医师的诊断、设计,及对矫治效果的预后和保持。

除此以外,颞颌关节病患者髁状突软骨的修复、根尖病变的组织修复都与骨组织代谢有密切的关系。了解骨代谢的有关知识对解决口腔医学中的问题,以及口腔学科的发展有重要意义。

2. 骨改建的细胞分子生物学基础

骨改建应理解为骨吸收和骨形成的一种动态平衡,正常的骨组织状态的维持是多种细胞及其产生的局部生物因子协同作用的结果。局部骨代谢就是在局部因素作用下成骨细胞、破骨细胞相互诱导、相互制约的过程中达到平衡。

（1）成骨细胞是负责骨基质形成和钙化的细胞

在骨组织中,成骨细胞可有 4 种表现形式,即前成骨细胞、成骨细胞、骨细胞、骨衬里细胞阶段。成骨细胞在骨基质沉积活跃的部分单层排列,为立方状单核细胞,约 $20\sim30~\mu m$ 大小,胞质嗜碱性。成熟的成骨细胞胞质内含大量线粒体、高尔基体和粗面内质网,说明其合成蛋白质功能活跃。组化染色成骨细胞碱性磷酸酶呈强阳性。成熟的成骨细胞可以合成膜结合型碱性磷酸酶,又称为组织非特异性碱性磷酸酶;骨基质分子,包括多型胶原和多

种非胶原蛋白,如骨钙素(osteocalcin)、骨涎蛋白(bone sialoprotein)、骨桥蛋白(osteopontin)、蛋白糖原(proteoglycan),以及激素和生长因子的受体。

成骨细胞来源于多潜能的间充质干细胞,随着骨基质沉积,成骨细胞逐渐被包埋于钙化的骨基质中,蛋白质合成功能逐渐降低,胞质内细胞器数量逐渐减少,退化成为骨细胞。

骨细胞存在于钙化骨基质的陷窝内,在从成骨细胞退化为骨细胞的过程中失去许多成骨细胞的特点。骨细胞通过其细长的胞质突起与相邻细胞,骨表面的骨衬里细胞,以及新骨形成部位骨表面的成骨细胞相连接,推测骨组织中存在某些特定细胞感应机械刺激,并将其转化为化学信号,目前焦点多集中在骨细胞。研究表明,机械应力可以增加骨细胞、成骨细胞和骨衬里细胞 RNA 合成和糖的消耗,有人认为骨基质与骨细胞的附着是生物机械信号在骨内转化为化学信号的关键。

整合素(integrin)为细胞膜上的蛋白质大分子,参与了骨细胞与骨基质的附着。整合素由两个多肽链构成的 α 和 β 亚基组成,β_1 亚基的抗体 CAST 可以阻断骨细胞与骨基质中的蛋白成分骨桥蛋白(osteopontin)、纤维粘连蛋白(fibronectin)的附着。整合素通过黏着斑蛋白(vinculin)、骒蛋白(talin)、α-肌动蛋白原(α-actinin)与细胞骨架相连,这种整合蛋白与细胞骨架的复合体参与骨组织中应力信号向细胞内的传递。机械力导致骨基质变形,可造成整合素的物理性扭曲,导致细胞骨架重新构成。

（2）破骨细胞是进行骨吸收的主要细胞

光镜下,破骨细胞位于骨吸收陷窝内,为多核巨细胞,破骨细胞的胞体变异很大,直径可达 $10\sim100~\mu m$,胞核可以从几个到上百个,胞质嗜酸。电镜下,破骨细胞有两个独特的结构(与其骨吸收功能密切相关):① 皱褶缘(ruffled border);② 清晰区(clear zone)。

近 10 年的研究结果表明,破骨细胞来源于造

血系统的单核细胞,与巨噬细胞有共同的前体,在特定条件下融合成多核细胞。20世纪80年代初,3个经典实验,即体外循环实验、鸡与豚鼠的嵌合实验和遗传缺陷动物模型的建立,证明破骨细胞与成骨细胞的来源不同,破骨细胞的前体不存在于骨组织,而存在于骨髓或造血组织中。

明确了破骨细胞的来源,人们进一步探讨破骨细胞生成的调控,大量实验结果证实促进骨吸收的激素和细胞因子在破骨细胞的分化过程中起重要的调节作用,但是这些生物活性物质的靶细胞是成骨细胞而不是破骨细胞,成骨细胞不仅通过产生可溶的物质如M-CSF(巨噬细胞集落刺激因子)和补体C3来诱导破骨细胞生成,而且成骨细胞与破骨细胞前体的胞体接触也是破骨细胞生成所必不可少的条件。

作用于成骨细胞的细胞外信号主要是通过不同的3个信号传导通路向细胞内传递。这3个信号传导通路分别为cAMP、1,25(OH)$_2$维生素D$_3$和gpl30信号传导通路。

破骨细胞的鉴定标准:抗酒石酸磷酸酶染色阳性;降钙素受体阳性;可形成骨吸收陷窝的多核巨细胞。

破骨细胞的主要功能是吸收骨、牙本质和钙化的软骨,破骨细胞是骨吸收的惟一细胞。破骨细胞的骨吸收过程包括以下几个步骤:细胞与骨表面附着,细胞极性化,形成封闭区,形成骨吸收陷窝,脱离骨面转移到下一个吸收表面或细胞死亡。

(3)成骨细胞与破骨细胞的关系

成熟骨质的表面被覆一层扁平的成骨细胞即骨衬里细胞。如果将破骨细胞与被覆有骨衬里细胞的骨组织相接触,不能发生骨吸收现象。只有当这层骨衬里细胞发生移动,暴露了矿化的骨表面,破骨细胞才可以附着于骨表面,形成骨吸收陷窝。

① 成骨细胞参与破骨细胞在骨表面附着的调节

目前的研究表明,除降钙素受体以外,成熟破骨细胞表面无法证实存在其他激素及多种细胞因子的受体,而许多促进骨吸收因子的受体却在成骨细胞的表面存在,如甲状旁腺激素受体、前列腺素受体、白细胞介素6的受体等。覆盖在骨表面的成骨细胞受到这些骨代谢调节因子的作用之后,胞体变圆,从矿化的骨表面移开;同时,分泌蛋白酶、消化骨表面的类骨质、暴露矿化的骨面为破骨细胞的附着提供条件。在成骨细胞合成的非胶原蛋白中,骨唾酸蛋白及骨桥蛋白等物质含有Ary-Gly-Asp氨基酸序列,该序列可与破骨细胞中的玻连蛋白受体结合,从而提供破骨细胞与骨基质附着的位置。

② 成骨细胞合成破骨细胞骨吸收刺激因子,促进成熟破骨细胞的骨吸收

PGE是一种很强的骨吸收促进剂,破骨细胞本身既无PGE受体,又不产生PGE,而成骨细胞受到机械力作用后,则可产生PGE$_2$,起到促进破骨细胞骨吸收的作用;血小板衍生生长因子(PDGF)具有促进成熟破骨细胞骨吸收的功能。

③ 成骨细胞参与破骨细胞分化成熟的调节

目前认为,破骨细胞来源于造血组织中的破骨细胞前体。须田实验室通过小鼠的脾细胞与成骨细胞混合培养实验说明:在破骨细胞前体的分化成熟过程中,破骨细胞前体与成骨细胞的胞体接触是必不可少的,推测成骨细胞膜上存在诱导破骨细胞前体分化因子。1997年,人们成功分离出一种可溶性蛋白质,命名为骨保护因子(osteoprotegerin, OPG)。骨保护因子由成骨细胞/基质细胞产生,具有抑制破骨细胞分化,抑制成熟破骨细胞被激活,诱导成熟破骨细胞凋亡的作用。

过度表达OPG的转基因鼠出现严重骨硬化症,组织学表现为矿化的骨小梁增加,骨髓腔窄小。靶向敲除OPG的小鼠发生严重的骨质疏松症,股骨生长板破坏,出生后2个月内常发生复合型骨折,出生后死亡率升高。

随着OPG的发现,学者们推测OPG的配体可能就是一直在寻找的促破骨细胞生成因子,终于人们在成骨细胞膜上分离出一种跨膜蛋白RANKL,并

在破骨细胞前体的胞膜表面发现了膜受体RANK，RANK与RANKL结合发挥作用，使破骨细胞前体分化成为具有功能活性的破骨细胞。RANKL在骨代谢中的主要功能为：刺激破骨细胞分化，增强成熟破骨细胞的活性，抑制破骨细胞凋亡。

由成骨细胞分泌的OPG作为RANKL的非功能受体，竞争性结合RANKL，OPG以单聚体或二聚体形式存在，分子量分别为60 kDa和120 kDa，OPG阻止RANKL结合破骨细胞前体表面的RANK，抑制破骨细胞分化的最后阶段。对于成熟破骨细胞，OPG可抑制其骨吸收功能，拮抗1,25(OH)$_2$D$_3$、PGE$_2$、PTH、IL-1α引起的骨吸收，但与抑制破骨细胞分化的效应相比，抑制成熟破骨细胞的活性需要更高浓度。

3. 牙周膜在牙槽骨改建中的作用

(1) 牙槽骨的组织生物学特征

牙槽骨是颌骨包围牙根的突起部分，又称之为牙槽突。按照解剖部位可分为固有牙槽骨、骨皮质和骨松质。骨皮质由致密排列的胶原原纤维形成同心圆状的层板骨，胶原原纤维在相邻的层板之间垂直排列。骨松质的基质疏松多孔。骨松质与骨皮质在结构和功能上都存在区别，骨皮质起机械支撑和保护作用，而骨松质具有代谢功能。

牙槽骨是高度可塑性组织，也是全身骨骼中变化最活跃的部分，它的变化与牙齿的发育和萌出、乳牙替换、恒牙移动和咀嚼功能均有关系。在牙齿萌出和移动的过程中，受压力侧牙槽骨骨质发生吸收，而牵张侧骨质新生。临床上即利用此原理进行牙齿错合畸形的矫治。生理状态下，牙齿因牙合面磨耗及邻接面的磨耗而不断发生生理性移位，牙槽骨也随之不断地进行着吸收和增生的改建。不同部位的牙槽骨其结构不尽相同，上颌牙槽骨的唇侧面骨皮质很薄，而且有许多血管、神经穿过；下颌牙槽骨唇侧面骨皮质厚而致密，特别是外斜线所在部位，血管、神经又少，相对组织改建缓慢，这样在进行牙齿移动或扩弓时，上、下颌牙齿的移动就有差别。此外，个体差异及增龄变化也会对牙槽骨代谢的活跃程度产生影响，从而影响牙齿移动。

(2) 牙周膜的生物学特征

牙周膜又称为牙周韧带，是位于牙根和牙槽骨之间的结缔组织，主要连接牙齿和牙槽骨，使牙齿得以固定于牙槽骨内并可调节牙齿所承受的咀嚼压力，具有悬韧带作用。牙周膜中的细胞成分是细胞因子等生物活性物质的主要来源，某些细胞具备向牙骨质细胞和成骨细胞分化的潜能，成纤维细胞可以分泌基质合成胶原，对牙周组织的改建起重要的调节作用。

由于牙周膜来源于牙囊组织，所以牙周膜成纤维细胞不同于牙龈成纤维细胞，属于外胚间充质细胞。与牙龈成纤维细胞相比有很多不同，牙周膜成纤维细胞增殖能力更强，表达碱性磷酸酶活性和环磷酸腺苷更强。牙周膜成纤维细胞是牙周膜中的主要细胞，位于纤维和基质之间，其功能是分泌胶原，合成基质。

① 成纤维细胞可以产生某些细胞因子

免疫组化证明，受正畸力作用之后，牙周组织中前列腺素E(prostaglandin E，PGE)、白细胞介素1β(interleukin 1β，IL-1β)的含量增加，使体外培养的人牙周膜细胞发生机械形变，可使其培养基上清液中前列腺素的含量增加。

② 成纤维细胞又受到细胞因子的调节

已证明体外培养的人牙周膜细胞上存在IL-1β的受体，IL-1α，IL-1β、肿瘤坏死因子(TNF)、干扰素这4种生物因子均可使体外培养的人牙周膜成纤维细胞产生前列腺素，并使胞内的cAMP水平升高。

牙周膜中存在未分化的干细胞，他们具有分化为成骨细胞、成牙骨质细胞和成纤维细胞的能力。这些未分化的干细胞多位于血管周围或骨内膜周围，随着干细胞的分化逐渐向骨或牙骨质表面迁移。在牙槽骨组织的改建过程中，牙周膜也发生改建。Bumann通过对接受正畸治疗患者的牙周膜细胞进行酶联免疫分析(ELISA)发现,压力侧Ⅰ、Ⅲ、Ⅴ、Ⅵ型胶原的合成均明显增加;相反,张力侧胶原合成作用并不明显,说明压力侧除了牙槽骨的改建,随着玻璃样变消失,牙周膜的改建也十分活跃。

4. 机械力在牙周组织改建中的作用

(1) 机械力对牙周组织细胞生物学行为的影响

正畸治疗的一个最基本现象就是牙齿受力后牙周组织发生改建,牙齿移动。在这一生物变化过程中,机械力对组织细胞的作用类似激素和其他生物活性物质。压力侧牙槽骨吸收,牵张侧牙槽骨沉积。但是作为细胞是如何区分压力与牵引力的呢?1986年Sandy等人提出了细胞因子生物学假说:引起骨组织受力后是沉积还是吸收取决于以下两点:组织局部被机械力激活的细胞所产生的细胞因子种类;细胞因子的作用取决于靶细胞的功能状态。Davidovitch用免疫组化法检测到倾斜移动的猫尖牙的牙周组织中存在IL-1。首次证明了细胞因子参与正畸治疗中牙周组织的改建。临床病例观察也发现正畸治疗患者龈沟液内PGE、IL-1β、IL-6、TNF-α、TGF-β、EGF的含量均增高。机械力可以使牙周组织中胶原的代谢率发生改变,诱导牙周膜中成骨细胞的前体向成骨细胞分化。我们检测到受正畸力作用,大鼠齿槽骨的内源性PGE_2含量升高。Saito等人用免疫组化的方法证实机械力作用后,内源性的PGE主要存在于鼠牙槽骨及牙周膜中。用消炎痛阻断前列腺素的产生,则破骨细胞的数目相应减少,说明机械力诱导破骨细胞生成的作用是通过局部组织产生前列腺素来实现的。IL-1、PDGF等骨吸收促进因子的作用,也是通过前列腺素的介导来实现。离体培养的成骨细胞受到机械牵引,PGE_2的分泌量上升,同时cAMP水平上升,DNA合成率发生变化,碱性磷酸酶含量增加。人牙周膜细胞在机械力作用下,PGE_2、cAMP、IL-6水平也升高。

大量的实验结果说明,机械力可以导致牙周组织中生物活性物质的产生,并通过这些生物活性物质来调节和控制牙周组织的改建,从而完成牙齿的移动。

骨生物学中一个最基本的现象就是负重可以增加长骨的骨密度。如果宇航员在失重状态下生存一定时间,骨密度会降低。牙齿缺失患者也会因为缺少局部的功能刺激而导致牙槽骨的萎缩。但是正畸临床中牙槽骨组织对力的反应却正好相反,压力侧牙槽骨吸收,张力侧牙槽骨沉积。如何来解释这一现象?

Frost提出了机械阈值理论(mechanostat theory):力作用于牙齿,通过牙周膜传导到牙槽骨,力在牙槽骨中分布产生应变。骨组织处于一种动态的平衡中,如果应变量很小,骨代谢处于负平衡状态,以吸收为主,会导致骨量丢失。随着应变值增加,骨代谢进入正平衡状态,骨沉积增加。应变继续增大超过一定界限,骨代谢又表现为负平衡,这时骨组织中出现微小损伤,而修复的速度不能赶上损伤的速度,则骨量减少。

根据这一理论,引起牙槽骨改建的关键不是力值的大小,而是力在组织中的分布。因此牙根的形状、面积、牙槽骨的致密度以及牙齿移动的方式都会影响牙齿移动的速度。

(2) 机械力引起细胞骨架的改变

细胞骨架通过跨越细胞膜的整合素与细胞外基质发生关系,任何由于机械力或生物学因素所导致的细胞变形、细胞膜牵拉、细胞外基质的改变都可以通过细胞骨架传导到细胞内,使蛋白质大分子的亚单位结构发生改变,从而使细胞的生物学活性发生变化。例如,转化生长因子β(TGF-β)可使成骨细胞的形态改变,从而抑制成骨细胞碱性磷酸酶活性的表达,提示我们TGF-β是通过影响细胞外基质与细胞骨架的相互作用来表现其生物学功能的。对附着于弹性底面的牙龈纤维细胞施以机械牵拉力,当细胞的拉伸长度达到胞体的 2.8% 时,细胞内钙离子的浓度发生波动,这种钙离子浓度变化的持续时间可达 1 000 秒,而拉伸长度相当于胞体的 1% 时,则没有细胞内钙离子浓度的变化。应用肌动蛋白聚集抑制剂(cytochalasin D)阻断肌动蛋白的聚合,可以阻止机械变形所引起的细胞内钙离子浓度的变化,可见机械形变引起的细胞生物学反应是通过细胞骨架来传导的。

人体内存在立即早期基因(rapid early gene) c-fos、c-jun、Egr-1 等,这些立早基因对外界的反应迅速而短暂,可以解码引起细胞表型变化的迟缓反应基因的转录因子,促进或抑制转录过程。目前认为,立早基因的表达在成骨细胞的分化和增殖过程中起关键作用。超重力作用可以诱导鼠成骨细胞 c-fos 和 Egr-1 的表达,EGF 也可诱导成骨细胞 Egr-1 的表达,Dolce 的实验证明成骨细胞被牵拉变形 15 分钟后,DNA 合成增加,Egr-1 mRNA 表达加强,且与成骨细胞形变程度成正相关关系。这种 mRNA 表达的增强持续 60 分钟达到高峰,120 分钟后恢复正常。因此,机械形变诱导细胞产生生物活性物质,导致立早基因表达,从而引发一系列的细胞生物学反应。

(三) 口腔颌骨改建的临床应用及生物学基础

1. 牵张成骨术的生物学基础

牵张成骨术是指通过逐渐施加牵张力使被断开的骨段逐渐分离,从而促进断端之间新骨生成的一个生物过程。在这一过程中开始是骨段被牵引分离,随着骨痂形成,新生骨痂也被拉伸,并且这种牵张力还可以分布到连接骨断端的其他组织,从而促进新骨沿着施力的方向形成。很重要的一点是所施加的机械力不仅作用于骨组织,同时也影响到周围的软组织,包括牙龈、血管、韧带、软骨、肌肉和神经,使软组织也发生适应性再生。这种软组织的

适应性改建保证了骨骼大范围变化后不发生复发。

在骨骼自然发育的生长过程中机械牵张是一个关键的信号,牵张成骨术就是利用了这个原理。现代牵张成骨术的奠基人 Ilizarov 根据大量临床实践,总结出两个生物学规律被称为 Ilizarov 效应:牵张力影响组织的新生和生长;血供和负荷影响骨与关节的形状。根据这两条规律,缓慢地施加牵张力可以刺激并维持活体组织的生长或再生,而新形成的骨组织也会迅速地改建以形成骨的生理结构。如果血供不充分,会导致骨组织的萎缩或退行性变,反之如果血供充分随着机械负荷的增加,骨组织会发生代偿性肥大。

从临床角度,牵张成骨术包括 5 个阶段:

(1) 骨切开或骨皮质切开,根据治疗设计将骨离断但保留骨膜及软组织附着和骨段的血供

术中骨组织被分割为两段,骨皮质的连续性被破坏,激活了骨折愈合过程,这包括成骨细胞的聚集,骨的断端形成血痂,血痂逐渐被机械强度更好的层板状骨替代。

(2) 间歇期或潜伏期

一般在将骨离断后暂不加力,借助牵张器将断开的骨段原位固定 5～7 天。间歇期为骨被离断到开始加力前的这段时间。首先,血管断裂,形成血肿,聚集血凝快。在骨断端出现细胞坏死,新生的毛细血管开始向血肿中侵入以恢复血供,大量细胞增殖,类似于炎症反应,这一时期持续 1～3 天,血凝块逐渐被炎症细胞、成纤维细胞、胶原和毛细血管替代。随后进入软痂期,手术后 5 天在骨折线周围形成毛细血管网。一些成骨细胞前体聚集在新生的毛细血管周围。成纤维细胞形成纤维样组织,替换炎症组织,软骨逐渐形成。由于骨痂的形成速度快于毛细血管壁的增生,软骨组织耗氧量低,在血供尚不充分的情况下,软骨组织可以暂时起到支撑断端的桥梁作用。

(3) 牵张期

此期为牵张成骨术的关键时期,利用牵张器施

力,骨断段被逐渐分离,断端之间新骨形成。牵张期由于持续的牵张力作用,正常骨折愈合过程被打破,持续性的牵张力影响到细胞水平和亚细胞水平,表现为生长刺激作用(growth stimulating effect)和塑形作用(shape forming effect)。生长刺激作用包括刺激结缔组织中生物活性物质的释放,增加成纤维细胞的增殖和生物合成;塑形作用改变成纤维细胞的形态,使其细胞体肥大,发生极化,形成胶原,并沿着施力的方向排列,纺锤状的成纤维细胞也以相同方向排列在胶原之间。在牵张期的第3~7天,新生的毛细血管迅速向纤维性骨痂中心生长,其生长速度快于断端被牵张分离的速度,比一般骨折愈合过程中毛细血管生长速度快10倍。在毛细血管的末端迅速有纤维组织填入提供低分化的细胞,这些细胞分化为成纤维细胞、成软骨细胞和成骨细胞。在牵张的第2周,编织骨形成,位于胶原周围的成纤维细胞分泌类骨质,在第2周末,类骨质开始矿化。牵张期骨断端中心矿化度低,是牵张应力最大的区域,胶原纤维、成纤维细胞、未分化的间充质细胞沿牵引力方向排列于基质中。在这一区域的两端为成纤维细胞增殖中心。纤维组织和软骨组织交织存在,说明在骨形成过程中既有膜性成骨也存在软骨成骨。在外周可见到初期骨小梁的排列,并覆盖一层成骨细胞,这一区域为生长区,在整个牵张过程中不断形成新骨。

(4)固定期

此期不再施加牵张力,利用牵张器将断端固定,以利于新骨改建,形成生理性骨小梁和骨皮质。固定期是指停止牵张直到去除牵引器的这一段时间。这一期间在牵张期新生的组织完全钙化。虽然牵张成骨主要为膜性化骨,但仍可以见到一些独立的软骨岛,说明有软骨形成。另外还可以见到某些矿化的骨基质周围有软骨细胞,说明还有第3种成骨形式。

(5)改建期

这期开始对新骨施以功能性负荷直至完成骨组织结构的改建。是指使骨组织行使全部功能以完成新骨的改建,骨皮质和骨髓腔恢复,哈佛系统形成。新形成的骨完全改建为正常骨的结构大约需一年的时间。

2. 口腔种植学的生物学基础

在种植技术的发展过程中,种植体埋于牙槽骨中的形态曾有很多种类。如根形种植体、叶状种植体等,根据不同用途选用不同的种植体。认为种植体植入牙槽骨后,与牙槽骨组织的结合表现为3种形式:骨结合(osteointegration)、骨保存(osteopreservation)和骨膜结合(periosteal integration)。但是,随着临床实践,学者们的观点逐渐趋于统一,只有根形种植体的骨结合形式才能保证种植的成功。

在口腔种植学中,种植体所能承受的力主要为功能性负荷,假设一个固定的负荷状态,种植体与周围组织的界面越大则应力越分散,从这个意义上来讲,追求最大的骨接触面积有利于种植体的稳固。种植失败多是由于种植体承担了过大的负荷,超过了骨的生理极限,导致牙槽骨吸收,种植体与牙槽之间非骨膜性质的胶原纤维区进行性加宽所致。

比较一个骨性固连(ankylosis)的牙齿A和一个正常的牙齿B在受力后的反应,作为一个正常有牙周膜的牙齿,牙齿B受到咬合作用后,牙齿会发生下沉,牙周膜中的液体会被排出,因此牙齿B所受到的实际力值相对较低,并且在一个相对较长的时间内被分散。而固连的牙齿A由于无牙周膜缓冲,牙齿受力的峰值较高。外力去除后又迅速消失。

骨融合是种植体愈合后,在承载负荷的种植体表面与活性骨组织发生直接的有结构和有功能的结合,是惟一可以用于根形种植体的愈合方式。如果根形种植体的界面直接骨沉积不充分,纤维组织进行性增加,就会导致种植失败。所谓骨整合并非

100％的在界面有骨组织沉积，电镜观察，在种植体表面与骨组织之间存在一些有机成分，为骨髓或胶原纤维组织。骨融合这种愈合方式应力缓冲能力有限，在承受较大功能性负荷时，由于骨组织的黏弹性较差，容易造成界面的断裂，因此种植体的材料宜选择弹性相对比较大的，而不宜采用生物陶瓷。骨融合根形种植体几乎无动度，叶状的种植体可有轻微动度，但是，对骨融合愈合的种植体而言，由于没有牙周膜，其特征就是没有动度。因此，从理论上不能将骨融合愈合的种植体与自然的基牙一起做冠桥修复。因为自然的基牙受力后产生的生理动度对骨融合愈合的种植体而言将产生杠杆作用导致种植体失败或冠桥失败。

3. 引导组织再生生物膜技术的发展

1976 年，Melcher 在牙周病病损的手术治疗中提出了引导组织再生的概念（guided tissue regeneration，GTR），主要是采用不可吸收的微孔滤膜获得牙周组织的新附着和骨再生。20 世纪 80 年代后期，随着种植学的迅速发展，GTR 技术也引入到种植体周围的骨缺损修复治疗。

骨组织缺损的修复通常是从缺损的边缘开始，骨细胞在骨的表面形成网状骨，逐渐向缺损的中央扩展，修复速度取决于再生血管化和成骨恢复的速度以及骨缺损区域的大小。但是纤维结缔组织和上皮组织的生长速度往往快于骨组织的生长速度，如果骨缺损的空间主要由纤维结缔组织占据，则影响缺损的骨性修复。因此，在骨修复的过程中用生物膜覆盖新鲜骨缺损创面，形成一道屏障，阻止成纤维细胞和上皮细胞长入，同时固定血凝块使其稳定不脱落，维持骨生成空间，允许骨生成细胞缓慢生长完成骨缺损修复。

（张　丁　李小彤）

参 考 文 献

1　Willim RP，Henry WF. Contemporary Orthodontics. Third Edition. Missouri，U. S. ：Mosly，Inc. 2000.

2　Yang Chai，Robert E，Maxson JR. Recent advances in craniofacial morphogenesis. Developmental Dynamics，2006，235：2353.

3　Kang P，Svoboda KKH. Epithelial-mesenchymal transformation during craniofacial development. J Dent Res，2005，84：678.

4　Suda T，Udagawa N，Takahashi N. Principles of Bone Biology. San Diego，CA：Academic Press. 1996.

5　Simonet WS，Lacey DL，Dunstan CR，et al. Osteoprotegerin：a novel secreted protein involved in the regulation of bone density. Cell，1997，89：309.

第二节　口腔疾病的细胞及分子生物学基础

一、龋病的分子生物学

（一）变形链球菌基因组

基因组学（genomics）是在分子生物学技术、电子计算机技术和信息网络技术等研究手段的辅助下，研究生物体内的所有基因，在整体水平上探索生命活动的内在规律及其内外环境影响机制的科学。它对所有基因进行基因组作图、核苷酸序列分析、基因定位和功能分析。基因组学对口腔医学发展的推动作用主要体现在对口腔致病微生物的基因组学研究。龋病是口腔的常见病多发病，变形链球菌（*Streptococcus mutans*，*S. mtuans*）是人类龋病主要致病菌，*S. mutans* 基因组已完成测序工作，对其研究进展做一简介。

1. 变形链球菌结构基因组学研究

结构基因组学(structural genomics)是经基因作图,核酸序列分析来确定基因的组成,是基因组学研究一个很重要的部分。1999 年获得比较完善的 S. mutans GS-5 菌株的物理图和遗传图。2002 年 Ajdic 等完成对 S. mutans UA159 菌株的全基因组测序。S. mutans 全基因包括 2 030 936 bp,有 1 963 个开放阅读框(ORP),其中 63% 的功能未知,21% 的 ORP 与其他菌的定位相似但功能未知,有 16% 的 ORP 是 S. mutans 所特有的。比较 S. mutans 和其他 G$^+$ 细菌的 ORP 发现 S. mutans 基因与肺炎链球菌、酿脓链球菌基因具高度同源性。S. mutans 利用各种类型的碳水化合物所通过的非氧化代谢途径及相关的转运系统均已明确,其中转运系统相关基因占整个基因组的 15%。与胞外多糖的合成、耐酸能力相关的基因以及黏附素、蛋白酶、溶血素基因也已明确。S. mutans 含有参与感受态和密度感应调节的基因。现在 S. mutans 基因组序列可从网上获得,其基因库号为 AE014133。S. mutans 全基因组序列的测定使得人们能更好地理解此菌基因的复杂性和特异性,更好地理解 S. mutans 如何摄取营养,抵抗宿主防御以及抵抗其他细菌竞争,以适应口腔环境,这些发现为将来新药物的开发和新的防治龋病措施的发现奠定了基础。

2. 变形链球菌功能基因组学研究

随着人类基因组计划(human genomic project,HGP)的顺利进行,生命科学研究已进入后基因组时代,基因组学研究也已从结构基因组学研究转向功能基因组学研究。功能基因组学(functional genomics)是后基因组时代最前沿、最具挑战性的研究领域之一,是指由基因、蛋白质组成的生物系统的功能研究。

(1) 通过基因的插入灭活技术研究

Diaz-Tones 等插入灭活 S. mutans 的 htrA

基因后导致细菌在液体培养基中集聚,菌落形态学发生改变,细菌抵抗高温,pH 急剧变化的能力及抗氧化能力下降,说明 htrA 基因参与了 S. mutans 的应激反应。利用质粒 pSA3 将 S. mutans 壁相关蛋白 WapA 编码基因转化给血链球菌,将使此蛋白质在血链球菌细胞表面表达,并使血链球菌在有蔗糖存在的条件下能集聚、黏附到光滑的玻璃或塑料表面,间接证实了 WapA 在 S. mutans 蔗糖-依赖性黏附中起作用。

(2) 变形链球菌基因多态性研究

早在 1989 年 Kulkarni 等就开始用限制性片段长度多态性分析方法来研究不同患龋病个体口腔中 S. mutans 临床分离株的基因型,证实 C 型 S. mutans 菌株之间存在基因多态性。Napimoga 等从 8 个无龋者和 8 个高龋患者口腔中分别获得 155 个和 144 个 S. mutans 分离株,对这些分离株进行基因多态性分析,确定细菌所产生水不溶性葡聚糖的量,并检测细菌的产酸能力和黏附能力。结果显示高龋组 S. mutans 包括 8 个基因型,明显高于无龋组,而且其合成水不溶性葡聚糖的能力也明显高于无龋组。但两组 S. mutans 的黏附能力和产酸能力则无统计学上的差异。高龋组能定植更多基因型的 S. mutans,可能与这部分个体经常摄入可发酵的碳水化合物有关,而许多致龋力不同的多种基因型菌株的协同作用可能更增加了患龋病的危险。Kamiya 等对患龋病者和无龋病者基因多态性进行分析,发现不同基因型菌株产生变链素的能力与细菌基因多态性相关。针对各毒力因子的编码基因也进行了基因多态性的研究,spaP、gtf、gbp 等基因多态性均可见报道。同时还发现基因多态性与细菌的传播有关。

(3) 变形链球菌基因表达调控研究

S. mutans 不同菌株的致龋毒力存在很大差异,有研究认为这种差异主要与该菌致龋毒力因子的表达水平密切相关。同时生长环境的不同影响着 S. mutans 的基因表达和表型。近来,

S. mutans 基因表达调控的研究备受学者关注。已确定在 *S. mutans* 中存在一个包含 TCSTS 的密度感应信号系统。2002 年 Li 等又在 *S. mutans* 中发现了一个新的 TCSTS——HK/RR11，它在调节 *S. mutans* 的生物膜形成和酸耐受中起重要作用。此外，还在 *S. mutans* 中发现了 LuxS 介导的密度感应系统、VicRK 信号传递系统和一个孤立的反应调节蛋白 TarC。TarC 是 gtfD 和 gbpC 转录抑制因子。也有研究发现 CcpA 和 BrpA 能调节生物膜形成相关基因的表达。

S. mutans hk11 突变株和 rr11 突变株的表型不同，rr11 突变株并不像 hk11 突变株对酸那样敏感，提示相关感受器之间可能存在对话，组氨酸激酶感受蛋白可将 pH 信号传递给一个或更多其他系统的反应调节蛋白。

（二）变形链球菌抗氧化相关基因

口腔细菌的耐氧性对于其生存非常重要。当细菌接触一些氧化剂如超氧化阴离子、过氧化氢、次氯酸、氧化亚氮和有机过氧化物等时，其蛋白质、核酸及细胞膜将遭到破坏，从而影响其生长及功能。氧对不同菌株生存能力的影响有很大差别。变形链球菌缺乏细胞色素和含亚铁血红素的蛋白，包括过氧化氢酶和亚铁血红素过氧化物酶，这与细菌的氧耐受性不一致，因此其耐氧机制成为研究热点。

1. nox-1 基因和 nox-2 基因

这两个基因编码的蛋白是还原型烟酰胺-腺嘌呤二核苷酸（NADH）氧化酶的两个亚单位。研究表明 NADH 氧化酶在甘露醇有氧代谢的调节中起非常重要的作用。

（1）nox-1 基因

nox-1 基因编码的蛋白质是 H_2O_2 形成氧化酶（nox-1），是烷基过氧化氢还原酶（AhpR）系统的成分之一。AhpR 是一抗氧化防御系统，其含有 AhpF 和 AhpC 两种成分。nox-1 分子量 55 kDa，催化 NADH 对 O_2 二价电子的还原。研究 nox-1 在变形链球菌中作为 AhpF 的各种性质，它能有效维持还原型 AhpC 的量，且可作为一种 NADH 依赖性过氧化物酶与 AhpC 联合起作用。但 nox-1 无论是作为 NADH 依赖性氧化酶还是与 AhpC 一起作为过氧化物酶，它在耐氧菌株的有氧能量代谢中的作用可能被其他抗氧化系统的交叠作用所掩饰。从变形链球菌基因中删除 nox-1 和 ahpC 基因突变株的抗氧化能力无明显改变，提示变形链球菌中除烷基过氧化氢还原酶系统外还存在其他抗氧化的蛋白质，有待进一步研究。

（2）nox-2 基因

nox-2 基因含有 1 371 bp 碱基，其编码的多肽含 457 个氨基酸，相对分子量是 49 919。nox-2 基因编码的蛋白质是 H_2O 形成氧化酶（nox-2），nox-2 可催化 NADH 对 O_2 四价电子的还原，其活性不依赖于自由黄素腺嘌呤二核苷酸。nox-2 与 NAD^+ 的再生有关，它在变形链球菌耐氧菌株的有氧能量代谢中起非常重要的作用。nox-1 和 nox-2 基因在染色体 DNA 上的位置不同且其对应的氨基酸序列相似之处也很少，由此推测这两种酶截然不同。

2. dpr 基因

dpr 基因是一种抗氧化基因。在变形链球菌的抗氧化能力方面起着不可或缺的作用。dpr 基因编码蛋白 Dpr，其分子量是 20 kDa，可与铁原子结合，形成球形低聚物，直径约 9 nm，分子量约 223～292 kDa。每分子 Dpr 能结合 480 个铁原子和 11.2 个锌原子。比较 Dpr 和 Dps 家族蛋白的氨基酸序列时发现 7 个氨基酸位点在两者间具有保守性，说明 Dpr 是 Dps 家族的一员。Dps 家族蛋白一个重要的保护作用是 DNA 结合作用。DNA-Dps 共结晶形式通过隐蔽 DNA 而起保护作用。但 Dpr 与其家族成员不同，不能与 DNA 结合，其可能起的一个保护性作用就是存储铁离子,通过抑制铁催化的 Fenton 反应,保护细胞免受过氧化物损伤提供耐氧性。细胞内游离铁离子浓度的严格调控对于微生物在有氧环境中生存非常重要。Dpr 对细胞内游离铁库的调节是变形链球菌获得耐氧性的必要条件。

3. gor 基因

gor 基因即谷胱甘肽还原酶基因,含 1 300 bp 碱基,编码的蛋白质含 450 个氨基酸。变形链球菌的 gor 基因产物氨基酸序列与原核生物和真核谷胱甘肽还原酶氨基酸序列有很大保守性。gor 基因产物在变形链球菌抵抗氧损伤中是很重要的。

4. degP 基因

degP 基因也称为 htrA 基因。对变形链球菌进行基因序列分析时,检出应激蛋白酶 degP(htrA)家族的类似物,并发现插入灭活的变形链球菌的 degP(htrA)基因后,将导致细菌在液体培养基中集聚、菌落形态学发生改变、细菌抵抗高温和 pH 急剧变化的能力及抗氧化能力下降。所有 G^+ 菌的 DegP 蛋白及类似物都含有 1 个 PDZ 结构域,而 G^- 菌含有紧邻的 2 个 PDZ 结构域。PDZ 结构域与蛋白质和蛋白质、蛋白质和底物之间的相互作用有关。G^+ 菌的 DegP 类似物含有 1 个氨基终止序列,可能与蛋白酶在细胞膜上的锚定有关。DegP 蛋白酶对于 G^+ 菌在高温、氧化环境中生存是必不可少的。

5. ohr 基因和 glutathione peroxidase 基因

AhpR 是参与将有机过氧化氢转变为酒精的主要的微生物酶,其分布广泛。在变形链球菌 AhpC 缺陷型菌株中,虽缺乏过氧化氢酶但仍能抵抗氧化剂的作用,提示变形链球菌除含有 AhpC 以外至少有一种其他的诱导型有机过氧化氢抗性基因,可能包括一种与 Xanthomonas campestris pvphaseoli 的有机过氧化氢抗性基因相似的 ohr 基因以及谷胱甘肽过氧化物酶(glutathione

peroxidase)基因。Mongkolsuk 等分离鉴定出了一种新的有机过氧化氢抗性基因 ohr 基因,编码一种分子量为 14.5 kDa 的蛋白质,其突变株对生长抑制浓度和灭杀浓度的有机过氧化氢敏感性增加,但对于超氧化物或过氧化氢以及其他氧化剂敏感性未见提高。证据显示 Ohr 是一种新型抗有机过氧化氢的蛋白质。谷胱甘肽过氧化物酶基因含有 2.8 kbp 碱基,包含 7 个外显子。

综上所述,变形链球菌能在低 pH 条件下、高温、氧化环境及其他恶劣环境中生存,这些特点与其致龋性密切相关。

(三)变形链球菌表面蛋白 V 区的结构和功能

变形链球菌是主要的致龋菌,表面蛋白是变链菌的重要毒力因子之一。关于表面蛋白结构和功能的研究主要集中在两个保守区:富含丙氨酸的 A 区和富含脯氨酸的 P 区,而对可变区(V 区)的研究多是结合 A 区和 P 区进行的,单独对 V 区的研究报道并不多。1997 年 Jeakinson 等针对口腔链球菌的整个表面蛋白质家族,依其初级结构将其氨基酸序列更具体的分为 7 个区:信号肽(SP,~38 aa);N 末端(N,~80 aa);富含丙氨酸区(A,~320 aa);可变区(D 或 V,~360 aa);富含脯氨酸区(P,~180 aa);C 末端(C,~500 aa);细胞锚定区(CWA)。

表面蛋白 V 区的晶体结构:① V 区的范围。不同学者认识不同。Brady 等确定的 V 区是指 A 区和 P 区之间的一段编码约 150 个氨基酸残基的肽段(aa679~823);而 Nathalie 等认为 V 区应是紧邻 A 区和 P 区的整个中间部分(亦即 extended - V,SrV+),长约 360 个残基(aa457~843)的肽段。② 基本结构。Nathalie 等用多波长异常衍射相技术(multiwavtlength anomalous diffraction)首次对变链菌 OMZ175 的 V 区肽段(aa464~840,

简称 SrV+）的晶体结构进行测定,发现 V 区由一个扭转的 β-三明治结构（distorted β-sandwich）,二叶和一个液相暴露的臂（solvent-exposed arm）组成。β-三明治结构由 16 条 β-链组成,分成两层,每层 8 条链,反向排列成三明治状;二叶分布在 β-三明治结构的一侧,其间有一裂缝（crevasse）;液相臂由 N 末端呈长螺旋肽段（H1,40,aa465～492）和一延长的 C 末端肽段（aa 827～840）组成。该臂突出于 β-三明治结构外,长螺旋肽段同 A 区相连,C 末端肽段同 P 区相连,像链环一样将 V 区同 A 区和 P 区连成一个牢固而灵活的结构。③ 糖结合位点。SrV+区蛋白结构的典型特征是在二叶间有一裂缝,该裂缝中有金属离子和水分子,类似于植物凝集素样折叠。已有实验证实,SrV+能与岩藻糖、唾液酸化的碳水化合物结合,表明其含有相应的配体,提示 V 区的裂缝结构含有碳水化合物的结合位点,即预成的糖结合位点（a preformed, highly hydrated, putative carbohydrate-binding side）。

　　根据 V 区结构至少可以得出这样的结论:V 区、A 区和 P 区的连接是以保守序列相连,V 区在菌株种族间及在致龋菌间都有很高的同源性,并且同样具有黏附和凝集作用。其功能的发挥主要是在 A 区或 P 区的协同作用下完成的。同时 V 区能结合单核细胞并激发其释放 TNF-α 因子。变链菌表面蛋白 V 区结构和功能的研究,进一步丰富了人类对致龋变链菌表面蛋白的认识。V 区结构中糖结合位点的发现和 V 区结合单核细胞并激发其释放 TNF-α 因子,为合理设计抑制糖依赖性黏附的防龋疫苗和阻止局部炎症介质释放的可感染制剂提供了客观依据。

（四）基质金属蛋白酶与龋病

1. 基质金属蛋白酶参与龋损形成

　　在龋病进程中,首先是口腔致龋菌产酸,无机物脱矿,随后是牙本质有机基质崩解,龋洞形成。

过去,有机基质的降解被认为是细菌产生的蛋白酶作用的结果。但最近的研究结果显示,从龋损部位收集的细菌在体外并不能降解胶原;在牙本质龋损中检测到了 MMP-2、MMP-8、MMP-9 的存在,而宿主唾液中的 MMPs 被降低 pH（4.5）所激活;Martin 等还发现牙本质形成后,明胶酶 A（MMP-2）结合到了矿化的牙本质基质中的胶原上而不是羟基磷灰石晶体上,并仍然保持活性。由此可以推断:仅凭细菌本身并不足以造成龋损的形成,细菌产酸使矿物质被去除,有机基质暴露,继而激活宿主 MMPs;脱矿达到一定程度后,由于唾液的缓冲作用,pH 逐渐回升,MMPs 的活性也随之增强,进而使有机基质崩解。这个致龋模式为龋病的预防和治疗开辟了新的思路,如果将来的研究能进一步证实宿主 MMPs 所造成的牙本质基质降解的确能引起和促进龋损的形成,即可通过局部应用基质金属蛋白酶抑制剂来阻断龋病的进程。

2. 基质金属蛋白酶影响修复性牙本质形成

　　一旦龋损形成,随着牙本质有机基质的崩解,潜伏于其中的 TGF-β₁ 得以释放,而 TGF-β₁ 能抑制成熟的成牙本质细胞对 MMP-8 的表达,新合成的前期牙本质基质中的 Ⅲ 型胶原则得不到有效的清除,这可以用来解释为什么修复性牙本质基质构造不规则并含有较多 Ⅲ 型胶原。

（五）龋病易感基因

　　人类疾病都直接或间接地与基因有关,基因是大多数人类疾病主要病因的观点越来越多地被人们所接受,龋病也不例外。研究龋病相关易感基因,不仅能更好地理解龋病发生的病理生理过程,而且对进一步揭示龋病的病因,指导龋病的早期诊断、预防和治疗均有重要意义。

龋病的易感性为一数量性状,Townsend 等首次提出用数量性状位点(quantitative trait locus,QTL)分析法研究龋病易感基因,目前该方法已广泛应用于有关龋病易感基因的基因座在染色体上的定位研究中。

1. 位于主要组织相容性复合体上的龋病易感基因

人类的 MHC 称为人的白细胞抗原系统(human leucocyte antigen,HLA),位于第 6 号染色体的短臂上长约 3 500 kb,共有数十个基因座。HLA 基因根据结构与功能不同可分为 3 类:① HLA-Ⅰ类基因,包括 HLA-A、HLA-B、HLA-C;② HLA-Ⅱ类基因,包括 HLA-DR、HLA-DP、HLA-DQ;③ HLA-Ⅲ类基因。与龋病易感性有关的基因为 HLA-Ⅱ类基因。HLA-Ⅱ类基因靠近染色体着丝点,3 个亚区-DR、-DQ、-DP 都含有基因 A 和 B,A 基因编码 α-多肽,B 基因编码 β-多肽,α 和 β 多肽组成有功能的 αβ 复合体。HLA-Ⅱ的特异性由 B 基因决定,具有高度多态性。Lehner 等首先报道了 MHC 与龋病的联系,用 1~1 000 ng 链球菌抗原(SAⅠ/Ⅱ)作用于龋病易感者和抗龋者,发现低剂量的 SAⅠ/Ⅱ作用于抗龋者可使淋巴细胞释放大量活性辅助因子(helper factor,HF),产生抗链球菌抗体,而大剂量的 SAⅠ/Ⅱ才能使龋病易感者释放大量 HF,这与 HLA-DR 抗原有明显关系。其中 HLA-DRw6、1、2、3 与低剂量的 SAⅠ/Ⅱ产生 HF 有关,HLA-DR4 与高剂量的 SAⅠ/Ⅱ产生 HF 有关。因此可以认为 HLA-DR4 为龋病易感基因,而 Wallengren 等也认为 DR4 抗原与变形链球菌的定植与聚集有关。

对 106 名日本成人的研究表明等位基因 HLA-DQA1 * 0102、DQB1 * 0604、DRB1 * 0802、DRB1 * 1302 与唾液中乳杆菌的数量相关(P<0.05),HLA-DQB1 * 0601 与唾液中链球菌的数量相关(P<0.01)。2 个 HLA-Ⅱ单体型 HLA-{DRB1 * 0802-DQA1 * 0301-DQB1 * 0302}和 HLA-{DRB1 * 1302-DQA1 * 0102-DQB1 * 0604}与唾液中的乳杆菌数量相关。提示上述基因可能与龋病的易感性有关,但发现变形链球菌和 DR4(DRB1 * 0401)之间没有联系。de Vries 等对 59 名军队士兵的研究发现在抗龋者和龋易感者中 HLA-DR 抗原无明显差异,认为 HLA-DR 与龋病的发生无关。这同已往研究结果不一致,可能是不同种属的变形链球菌的抗原具有特异性,或许在过去的研究中包括了不同种属的变形链球菌,以及 HLA 多态性造成这些研究结果的不一致。近期研究发现 DR8(DRB1 * 0802)、DR5(DRB1 * 1101)、DR6(DRB1 * 1402 和 * 1405)等基因与变形链球菌表面蛋白抗原(PAc)有很强的结合。最近也报道了在非洲及美洲妇女中 DRB1~4 等位基因与口腔变形链球菌水平有关。同时还有学者发现在 DRB1 * 0401 和 * 0404 中唾液对链球菌的抗体水平较低。

2. 位于其他染色体上的龋病易感基因

有学者利用龋易感和龋抗感品系回交鼠,通过 QTL 分析法微卫星标记识别了与龋易感基因连锁的染色体位点,即 chr1、chr2、chr7、chr8,并且探测了包括易感基因的染色体区域。分别在第 1、2、7、8 号染色体的 D1Mit21、D2Mit255 和 D2Mit311、D7Mit31、D8Mit208 和 D8Mit280 附近。在第 1、2、7 号染色体上发现了 3 个提示性 QTLs,在 2 号染色体上发现了一个显著性 QTL,在 8 号染色体上发现了一个高显著性 QTL。并且用区间作图成功地将易感基因于已探测的 QTL 上定位。Uematsu 等通过龋病易感小鼠和抗龋小鼠遗传杂交,使用 DNA 探针的方法也发现在小鼠的 2 号染色体上存在龋病易感基因。选用 C3/HeJ 和 C57BL/6J 小鼠作为亲代品系研究龋病遗传易感性,C3/HeJ 和 C57BL/6J 和 F1 子代平均龋损评分分别为 3.1

±2.6、39.8±12.6 和 17.6±13.2,F2 子代平均龋损评分为 18.4±16.5,范围为 0～68。由于 F2 子代不符合孟德尔遗传定律,因此可以认为龋病易感性不由单基因决定,而是由多基因所决定。

龋病的发生发展除了传统的四联因素外,遗传基因对宿主龋病易感性的影响也不可忽视,对龋病易感基因的研究可以为了解宿主对龋病的防御机制提供线索,对龋病的早期预防,易感高危人群的特殊口腔卫生指导以及龋病的基因诊断,基因治疗和防龋基因药物的研究都有重要意义。但龋病易感性是由多基因联合决定的,而目前对龋病易感基因的研究还处于起步阶段,因此对其认识还需要进一步深入研究。

二、牙周病分子生物学

牙周病是口腔疾病中仅次于龋病的第二高发疾病,牙周病病程长,危害大,最终导致牙齿的松动脱落。牙周病的始动因子是牙周微生物,当牙周微生物的致病作用超过宿主免疫的耐受程度,就表现为牙周病的发生。虽然我们对牙周病的病因和发病机制有了基本的了解,但在许多环节上仍不太清楚。因此牙周病的研究近年来一直非常活跃,新的研究成果层出不穷,很多研究都深入到分子生物学水平,力图来揭示出牙周病的发病机制。

(一) 牙周微生物的分子生物学

1. 牙周常见微生物的细菌基因组

(1) 牙龈卟啉单胞菌

牙龈卟啉单胞菌 W83 测序成功补充证实了已知的毒力因子,如半胱氨酸蛋白酶和其他的蛋白酶。在基因的组装阶段,当大量潜在的可插入序列(IS)正确地连接在一起便产生一个克隆重叠群。这些 IS 或 IS 片段与毒力因子相关。在 W83 菌株中至少有 96 个完整的 IS 或 IS 片段拷贝,这些 IS

片段属于 12 个家族,在许多临床或实验菌株中广泛存在 IS 片段。牙龈卟啉单胞菌是噬纤维菌/黄杆菌/类杆菌属(Cytophaga/Flavobacter/Bacteroides,CFB)中第一个被克隆的细菌,它的序列揭示了一些在其他黄杆菌和类杆菌属中存在的毒力因子的编码基因,包括一些免疫反应性表面蛋白,如 TonB 的有关蛋白 RagA 是由 bat 操纵子编码的蛋白质,此外,它还能够通过转座子 Tn5520 与类杆菌进行基因交换。

(2) 齿垢密螺旋体

齿垢密螺旋体 ATCC35405 已完成测序,有一个环状染色体,约 2.84 个 Mb,GC 含量为 37%,2 767个编码蛋白,52 个结构 RNA。

(3) 具核梭杆菌

口腔内最先一个测序的具核梭杆菌是 ATCC25586,这个菌种有一个环状的染色体,约 2.17个 Mb,GC 含量为 27%,大大低于口腔内其他细菌,研究表明具核梭杆菌可能属于低 GC 含量的 G+ 菌。然而,16Sr RNA 序列显示它为 G⁻菌中的一个门类,因为它具有 G⁻菌的内膜和外膜。ATCC25586 不含有质粒,而在 ATCC10593 中含有 3 个质粒,这些质粒将是基因转移的候选载体。具核梭杆菌是正常或牙周病相关牙菌斑的重要结构成分,是黏接桥生物,其表面蛋白的作用包括黏附及和其他细菌的共聚集。在分析 ATCC25586 基因组的结构中,认为外膜蛋白是可能的共聚集蛋白、毒力因子和候选疫苗。不同毒力表型的同一族细菌的基因组在许多区域有差异,即呈现基因组序列的多态性,称为多基因组序列。在口腔细菌中,具核梭杆菌是目前已知的惟一一种具有完整多基因组序列的细菌。

(4) 中间普雷沃菌

中间普雷沃菌基因测序尚未完成,现主要寻找开放阅读框架并利用软件寻找同源性。中间普雷沃菌同牙龈卟啉单胞菌和其他拟杆菌在 CFB 类的亲缘关系显而易见,因为许多预知的开放阅读框架在这些细菌中均有同源性。

（5）伴放线放线杆菌（Aa）

测序的细菌 HK1651 是一个临床分离株,已知88 个克隆重叠群的序列,预期的蛋白质与其他微生物有高度同源性,接近 43% 的基因与嗜血流感杆菌有同源性,与巴氏杆菌有 41% 同源性,巴氏杆菌中 7.6% 为已知 Aa 的蛋白质。在基因序列上,巴氏杆菌和 Aa 的基因序列高度保守,与嗜血流感杆菌基因组也有同源性,16Sr RNA 序列分析表明,Aa 与嗜血流感杆菌有近的亲缘关系。

2. 牙周可疑致病菌对口腔黏膜上皮的黏附和侵入

黏附是细菌致病的前提。牙周可疑致病菌对上皮组织的侵入主要有两种方式,一种是直接侵入上皮细胞,通过细胞内途径侵入宿主组织,即黏附至细胞表面,侵入（即细菌的内化）以及细菌成为胞内物在宿主细胞内生存。Belton 等研究发现牙龈卟啉单胞菌感染上皮细胞 20 分钟后即完成对细胞的侵入,而伴放线放线杆菌可以在感染细胞的 30 分钟就与其表面的火山口样结构结合,进入细胞。目前认为细菌可以通过两种机制侵入细胞。第一种就是触发机制,即细胞的表面有大量突起,在入侵的位置引起细胞膜的内陷,形成空泡,细菌蛋白直接进入宿主细胞,引起细胞肌动蛋白的重排,从而导致细菌被摄入,如伴放线放线杆菌、牙龈卟啉单胞菌和具核梭杆菌。第二种是细菌能水解局灶接触成分,黏附结合蛋白以及黏附信号分子等,如牙龈卟啉单胞菌。

第二种细菌入侵方式是通过表面蛋白入侵。牙周可疑致病菌中某些表面蛋白可以作为黏结素使细菌附着至上皮表面,启动上皮衬里的细菌集聚。其中对牙龈卟啉单胞菌的研究比较深入。牙龈卟啉单胞菌的菌毛通过整合素受体介导其对牙龈上皮细胞的黏附。牙龈卟啉单胞菌可分泌牙龈素黏附于细胞外基质蛋白,直接影响细菌在牙周组织的定植。另一方面牙龈素还可通过影响菌毛的肌动蛋白各单位的生物合成来间接调节细菌对上皮的黏附。此外牙龈素能按照时间和剂量依赖性的模式通过直接水解作用有效的降低细胞间黏附分子 - 1（intercellular adhesion molecule - 1,ICAM - 1）的表达,从而阻碍 ICAM - 1 依赖性多形核白细胞对细胞的黏附。③ 囊泡是细菌重要毒力因子,但是它可降低细菌的疏水性并且覆盖一部分菌毛结构,从而降低细菌的黏附能力。研究发现 IV 型囊泡的牙龈卟啉单胞菌显示出比其他类型更高的黏附能力。④ 还有一些其他结构与牙龈卟啉单胞菌黏附和侵入有关。Ansai 等从牙龈卟啉单胞菌 381 克隆了一种命名为 Pepo 的异常内肽酶。缺乏 *Pepo* 基因的细菌变异型缺乏内肽酶活性,其对上皮的侵入效能仅为野生型的 1/4,这提示 Pepo 与早期致病相关,从而影响细胞入侵速率。Narimatsu 等从牙龈卟啉单胞菌分离出 gtfA 编码的转糖酶 GTFA,由 248 个氨基酸组成,分子量为 28 kDa。研究发现缺乏 gtfA 的变异型缺乏成熟的菌毛,其黏附能力大大受损,从而推测 GTFA 通过调节牙龈卟啉单胞菌的黏附来影响其致病性。除了牙龈卟啉单胞菌外,其他牙周细菌如具核梭杆菌被发现可通过半乳糖结合黏结素黏附至细胞以及与其他的细菌共聚,这种黏附可以被乳糖、N-乙酰半乳糖所抑制。细菌胞膜上的精氨酸特异性血凝素也参与了具核梭杆菌与细胞和其他细菌的黏附过程。伴放线放线杆菌的黏附和侵入过程则与细菌的外膜蛋白、小囊泡以及胞外的无定形基质等有关。

目前有关牙周可疑致病菌对上皮黏附和侵入的分子机制不十分清楚,但是大量的研究显示整个过程要求宿主肌动蛋白、微管系统、信号转导系统以及能量代谢的参与。这些研究结果提示,牙周细菌侵入上皮细胞的整个过程是一个多阶段、动态、主动侵入的过程。多种结构和因子参与了这个过程,且相互作用,其确切的致病机制有待进一步研究。

研究表明,部分侵入细胞的细菌仍然保持活力,并且能够分裂复制,牙周细菌侵入细胞的时间延长至 24 小时后细胞即出现形态学改变,但是它们仍然可以保持生理上的完整性而不会凋亡。细菌侵入细胞后,为了适应环境的变化,许多细菌基因的表达也发生了变化(包括毒力因子以及侵入相关分子等)。Park 等用差异显示逆转录聚合酶链反应的方法研究了侵入人牙龈上皮细胞中的牙龈卟啉单胞菌的遗传反应,从其基因转录产物中分离出 20 多种与牙龈卟啉单胞菌 ATCC33277 不同的产物。其中,编码内肽酶的 Peop,编码 ATP 结合盒输送器的基因以及编码一种阳离子输送的 ATP 酶(与转送阳离子穿过细胞膜的蛋白质相似)的表达在牙龈上皮细胞中出现了上调,由此可以推测 Pepo、ATP 结合输送器以及阳离子输送的 ATP 酶对牙龈卟啉单胞菌的侵入及其在细胞内的存活有重要意义。

被细菌入侵后,牙龈上皮细胞发生一系列细胞反应,如细胞的形态从有较强活性的伸展状态变为活性较低的图形,同时细胞的某些功能受损。信号系统反应:细菌黏附或者侵入上皮细胞以后会导致一系列下游信号系统的反应,包括灶性黏附激酶的聚集和激活,胞内 Ca^{2+} 水平会出现一过性的升高,c-Jun 氨基端激酶的磷酸化以及胞外信号调节激酶的下调,最终影响相关基因如编码 IL-8 基因的转录活性。细胞因子反应:上皮除了构成物理性的屏障外,还有传感器的作用,可以感受细菌的存在。细菌和细胞相互作用能调节各种致炎因子的产生以及各种相关因子的表达。体外实验中发现伴放线放线杆菌能上调牙龈上皮细胞 IL-1α/β、IL-8 及 ICAM-1 的表达。在高剂量感染或者持续感染的条件下,牙龈卟啉单胞菌等能抑制 IL-8 的产生,而在低浓度或者相对较短的感染时间里牙周可疑致病菌,如中间普氏菌等对 IL-8 的分泌影响很小。Ansai 等用酶联免疫吸附测定和逆转录

聚合酶链反应的方法,发现在牙龈卟啉单胞菌侵入的上皮细胞中内皮素-1(Endothelin-1,ET-1)、IL-1β,IL-8 以及 ICAM-1 的表达呈现时间依赖性的改变,其中 ET-1 的表达呈现出上升调节,并参与细胞因子反应的调节以及牙周病变部位的细胞间的黏附过程。

对上皮细胞的黏附和侵入是牙周可疑致病菌致病的重要机制之一,它既可借此躲避宿主的防御又可直接造成组织的破坏和损伤。在牙周病的发展过程中,最起始的阶段即是细菌对细胞的黏附和侵入,并且贯穿整个病程。将黏附现象深入到分子水平,对揭示细菌起始致病的本质有重要意义。在分子水平上寻找到抑制细菌起始黏附和侵入的靶点,以阻断牙周生物膜形成来控制牙周微生物感染,找寻控制牙周炎的方法已经成为新的研究方向。

3. 牙龈卟啉单胞菌及伴放线放线杆菌的研究进展

(1) 牙龈卟啉单胞菌脂多糖引起牙周炎症的机制和特点

脂多糖(LPS)是牙龈卟啉单胞菌重要毒力因子之一,Pg-LPS 含有脂质 A 和多糖,其基本化学组成和结构与典型的内毒素相似,但是否含有 2-酮-3-脱氧-辛酮糖酸报道不一。Pg-LPS 脂质 A 种类呈多样化特点,故可同时激活 Toll 样受体(TLRs)4 和 2,Pg-LPS 脂质 A 磷酸化和酰基化形式差异很大,故其激活小鼠 C3H/HEJ 细胞能力及内毒素毒性明显低于大肠杆菌 LPS 脂质 A。

① Pg-LPS 首先与细胞表面受体结合

通常 LPS 首先结合一种急性炎症期的血浆蛋白-脂多糖结合蛋白,该蛋白将所结合的 LPS 转移到膜 CD14 或可溶性 CD14。LPS 通过脂多糖结合蛋白和 CD14 形成复合物后方能进一步发挥作用,其中 CD14 介导细胞识别并捕获 LPS,同时将信号向细胞内传导,激活细胞应答。CD14 在介导单核-

巨噬细胞识别 LPS 的过程中发挥重要作用,最终可使细胞合成和分泌各种细胞因子。牙龈成纤维细胞表面是否表达 CD14 报道不一。

另外一方面,CD14 缺少跨膜区,不能向细胞内传递信号,而 TLRs 存在于细胞膜上,是一种跨膜受体。有研究结果证实,Pg‐LPS 是经 TLR2 而非 TLR4 激活宿主细胞。人牙周组织细胞可表达 TLR2、TLR4 和 CD14,不同炎症程度的牙周袋上皮下结缔组织中均以 TLR2 阳性细胞比率最高。然而也有报道,Pg‐LPS 可与 HGF 的 TLR4 结合,从而促进细胞分泌炎性细胞因子。最近有文献指出另一种称之为核苷酸结合寡聚化结构域(nucleotide-binding oligomerization domain,NOD)蛋白主要存在于胞内的识别 LPS 受体,有 NOD1 和 NOD2 两种亚型,以含有核苷酸结合位点和亮氨酸重复序列富集区为结构特征,可被天冬氨酸特异性半胱氨酸蛋白酶激活,并以 TLR4 非依赖途径介导核转录因子 KB 信号通路的活化。由于 LPS 可直接穿越胞膜进入胞内,NOD 是否参与 Pg‐LPS 的致炎过程及其机制值得探讨。

② 牙龈卟啉单胞菌脂多糖激活的胞内信号转导通路

LPS 启动的靶细胞炎症信号传导通路是一个复杂的网络系统,除 TLRs 相关的信号通路是一个复杂的网络系统,除 TLRs 相关的信号通路外,丝裂原蛋白激酶(mitogen-activated protein kinase,MAPK)、蛋白激酶 C(protein kinase C,PKC)和磷脂酰肌醇‐3 激酶(phosphatidylinostol 3 kinase,PI‐3K)通路也可参与。TLRs 相关信号通路主要有 NF‐κB 和 c‐Jun 氨基末端激酶(c‐Jun N‐terminal kinase,JNK)两条。NF‐κB 通路传递炎症信号的主要程序是 MyD88→肿瘤坏死因子受体相关因子 6(tumor necrosis factor receptor-associated factor‐6,TRAF6)→核转录因子 κB 抑制因子→NF‐κB→核内→分泌炎症性细胞因子。JNK 通路向细胞内传递炎症信号的主要程序是

TRAF6→胞外信号调节激酶(extracellular signal-regulated kinase,ERK)的激酶→ERK→JNK→核内→分泌炎性细胞因子。

③ 巨噬细胞、成纤维细胞和上皮细胞等受 LPS 作用后,可合成并分泌 IL‐1、IL‐6、IL‐8、肿瘤坏死因子(TNF)、前列腺素 E(PGE)等多种炎性细胞因子

有文献报道,Pg‐LPS 可使 HGF 的 IL‐1 和 IL‐6 分泌水平明显增高。Pg‐LPS 脂质 A 诱生 IL‐1β和 TNF‐α活性较低,但诱生 IL‐α₁ 和 IL‐6 活性较强。此外,PG‐PLS 能阻止中性粒细胞凋亡,加入 IL‐10 也不影响该延缓凋亡的活性,而大肠杆菌 LPS 加入 IL‐10 后能诱导中性粒细胞凋亡,从而延缓炎症发展,导致发生慢性破坏性牙周炎。

(2)牙龈卟啉单胞菌与宿主细胞作用的信号转导

牙龈卟啉单胞菌有多种毒力因子,如菌毛、脂多糖、蛋白酶等,当其通过相应受体作用于牙周组织细胞时,引发细胞的先天非特异性免疫反应并通过多种信号传导途径激活相应转录因子,造成多种炎症细胞因子基因的转录表达并释放,调节炎症反应。

① 牙龈卟啉单胞菌与宿主细胞作用的主要受体

A. 牙龈卟啉单胞菌菌毛的受体簇

包括 CD14、整合素家族成员、TLRs。Hajishengallis 等发现 CD14 和整合素家族成员与菌毛结合后,活化并募集 TLR‐2,而 TLR‐2 又通过其他途径使整合素家族成员转为高活性,进而与 CD14 高效率结合菌毛并将其信号传导入胞内。

B. 蛋白酶活化受体(protease activated receptor,PAR)

是一种 G 蛋白偶联受体,介导细胞对胞外蛋白酶的反应。Chung 等研究发现,牙龈卟啉单胞菌蛋白酶包括蛋白酶,精氨酸与赖氨酸特异性的牙龈素可通过 PAR‐2 介导的信号传导途径直接调节 HGEC 产生 hBD‐2,这一研究提示并支持 PAR‐

2 在上皮细胞对牙龈卟啉单胞菌天然免疫中的作用。

C. 牙龈卟啉单胞菌 CpG 基序相关受体

细菌 DNA 中含有一些具有免疫增强功能的短核苷酸序列,其特征结构是非甲基化胞嘧啶鸟嘌呤二核苷酸（cytosine phosphate-guanosine, CpG）,通常 CpG 上游为 2 个嘌呤,下游为 2 个嘧啶,即为 5'- PurPur - CG - PyrPyr - 3' 结构,此特定结构定名为 CpG 基序（CpG motif）。该基序在细菌和病毒基因组中出现的频率较高。牙龈卟啉单胞菌中含有这种序列,并且多项研究显示牙龈卟啉单胞菌-CpG 基序作用于 HGFs 及巨噬细胞产生 IL-6 等细胞因子是通过 TLR-9 起作用的。

② 牙龈卟啉单胞菌激发宿主细胞内信号转导的相关途径

牙龈卟啉单胞菌相关毒力因子通过相应的受体簇作用于细胞后引发的胞内信号传导途径主要集中在以下几条。A. Toll 信号转导通路。B. 磷脂酰肌醇 3 -激酶-丝氨酸-苏氨酸激酶途径。C. 细胞分裂素活化蛋白激酶信号转导途径。

近年来有关牙龈卟啉单胞菌与宿主之间相互作用的信号转导引起了学术界的广泛关注,但还有很多问题尚无定论。信号转导本身呈网络化,交互作用很多,增加了其研究难度,但是信号转导是细胞活化以及免疫炎症反应的必经之路,对它的研究必将为更好的控制免疫炎症反应,以及为牙周病的治疗提供新的思路。

（3）牙龈卟啉单胞菌与免疫细胞凋亡

近年来发现免疫细胞的凋亡在牙周病发生和发展中起着重要作用,牙龈卟啉单胞菌及其毒力因子与牙周免疫细胞凋亡之间有一定的关系。目前认为有 2 个基因与免疫细胞凋亡密切相关,且伴有 Caspase 蛋白的激活。牙龈卟啉单胞菌的毒力因子脂多糖、纤毛、代谢产物丁酸等与免疫细胞凋亡的关系为：① 通过促进淋巴细胞凋亡,降低免疫细胞数量,使机体免疫功能受损,降低对外来细菌清除能力,有利于微生物的存活,从而加重对牙周的破坏,促进牙周疾病的发展。② 通过抑制中性粒细胞的凋亡,延长它的寿命,放大它的吞噬效应,从而加重牙周炎症反应。

（4）伴放线放线杆菌菌毛研究进展

关于伴放线放线杆菌菌毛形态、功能及菌毛基因的组成、表达和调控一直是牙周病细菌学关注的焦点之一。

① 菌毛相关基因和蛋白质

与伴放线放线杆菌菌毛合成和装配有关的一组基因全长 12 kb,由 14 个基因组成,可能属于一个操纵子,以多顺反子 mRNA 转录。flp - 1 基因编码 Flp1 菌毛蛋白,位于这一组基因的第一位。

flp - 1 基因具有种系发生和遗传多态性。根据 DNA 序列的不同 flp - 1 基因共分为 7 型,编码的氨基酸在 Flp1 蛋白的 C 端有差异。Flp1 蛋白可能是Ⅳ型菌毛蛋白的新亚型,具有Ⅳ型菌毛蛋白特有的 3 个结构区域：即阳性 N 端前导序列、螺旋状的疏水 N 端和 C 端变化区域,其中 C 端变化区域对菌毛成束和附着能力非常重要。因此认为 Flp1 加工和装配到菌毛中的机制也和Ⅳ型菌毛相似。Flp1 蛋白存在翻译后加工,在 C 端有 7 个丝氨酸和天冬酰胺糖基化,这 7 个氨基酸可能在黏附中起重要作用。

flp - 2 下游相隔的 2 个基因是 rcpA 基因和 rcpB 基因,其编码的 RcpA 蛋白和 RcpB 蛋白是粗糙型菌株独有的外膜蛋白。RcpA 蛋白可能是一种Ⅱ型分泌途径相关蛋白,也可能是一种孔蛋白在菌毛生物合成的终止阶段起作用。RcpB 蛋白功能不清,推测与 RcpA 的转录和功能有关。这些表明伴放线放线杆菌菌毛的分泌与Ⅱ型分泌途径有类似之处。在 rcpA 和 rcpB 的下游间隔一个 ORF 有一个 tad 基因组（tadA -G）,与 Flp1 的合成和分泌有关。TadA 多肽位于细胞内膜和细胞质内,类似Ⅳ型分泌途径的 ATP 酶,可能与 Flp1 合成和分泌中的能量合成有关。

② 菌毛基因表达的调控机制

许多细菌菌毛的表达受到环境因素的影响,如pH、温度、氧浓度和离子浓度等。最近的研究表明粗糙型菌株和光滑型菌株菌毛相关基因在转录水平上存在着差异。粗糙型和光滑型菌株都有菌毛相关基因转录,但光滑型菌株菌毛相关基因的转录可能发生了下调或转录产物迅速降解。影响转录的因素还不清楚,需进一步研究。菌毛表达调控与伴放线放线杆菌的致病机制是否有关还不清楚。

③ 菌毛的致病作用

伴放线放线杆菌致病是以黏附于口腔开始的。伴放线放线杆菌的附着机制不同于一般的菌斑细菌,不是蛋白黏附素-受体机制,而是非特异性复合糖介导的类似于生物膜的机制。粗糙型菌株细胞表面有成束的菌毛,使细胞能紧密黏附到各种固体物质表面形成致密的生物膜,对于伴放线放线杆菌的定植和黏附有重要作用。菌株的表型还影响伴放线放线杆菌白细胞毒素的分泌形式。粗糙型伴放线放线杆菌不分泌白细胞毒素,而光滑型分泌,两者都具有活性。白细胞毒素的分泌形式和菌株类型的关系可能与伴放线放线杆菌的致病机制有关。

④ 菌毛的免疫原性

伴放线放线杆菌菌毛具有良好的免疫原性,能刺激机体的免疫应答,产生特异性抗体。菌毛抗体有助于从牙周袋内清除伴放线放线杆菌,阻止伴放线放线杆菌继续感染。血清菌毛抗体效价高的牙周病患者不能检测到伴放线放线杆菌。人工合成的菌毛素多肽的多克隆抗体可以有效抑制有菌毛株和部分抑制无菌毛株伴放线放线杆菌,对口腔上皮细胞、牙龈成纤维细胞和唾液包被羟基磷灰石的附着。

(5) 伴放线放线杆菌产生的细胞致死膨胀毒素

① 细胞致死膨胀毒素的分子及基因结构

CDT 为一种热不稳定蛋白,由不同亚单位构成的三聚体,亚单位 CDTA、CDTB、CDTC 的分子量分别为 25 kDa、32 kDa、21 kDa。每个亚单位组分都携带 1 个信号蛋白。CDT 主要的活性成分 CDTB 是由 283 个氨基酸残基构成的蛋白质,分子量 32 kDa,此外还包含一个 22 个氨基酸残基的信号序列。不同伴放线放线杆菌菌株间的 CDT 氨基酸序列具有高度同源性。CDT 主要由 cdtA、cdtB、cdtC 3 个相邻的基因编码。*cdt* 基因在伴放线放线杆菌菌株间高度同源。伴放线放线杆菌是口腔中惟一携带 *cdt* 基因并表达 CDT 蛋白的细菌,但与引起人类疾病的其他致病菌具有高度的同源性。

② 细胞致死膨胀毒素的生物学活性

改变细胞形态;引起细胞周期阻滞;诱导淋巴细胞凋亡;诱导细胞因子分泌。

③ 细胞致死膨胀毒素与牙周病的关系

伴放线放线杆菌可能是牙周致病菌中惟一产生 CDT 的细菌。侵袭性牙周炎以快速附着为特征,伴放线放线杆菌是该病的主要致病菌之一。伴放线放线杆菌及其细胞毒性因子可能透过牙周袋上皮扩散到结缔组织中,由于 CDT 能抑制成纤维细胞生长,而伴放线放线杆菌的其他热休克蛋白成分能引起上皮细胞增殖,伴放线放线杆菌可能双向地破坏组织稳态,即促进结合上皮根向生长的同时,抑制牙周结缔组织的增殖,进而形成牙周袋。其次,由于伴放线放线杆菌产生的 CDT 主要释放在其生存的牙周袋内,能诱导活化的淋巴细胞凋亡,破坏宿主的局部免疫,帮助牙周致病菌逃避宿主免疫,从而导致牙周病的发生和发展。伴放线放线杆菌还能通过释放 CDT 促进 PDLC 合成细胞因子,如 IL-1β、IL-6 和 IL-8 等,这些炎性细胞因子不仅能直接导致牙周组织的破坏,还可以进一步影响炎症和免疫反应进程,加重牙周组织的破坏。

4. 菌斑代谢产物在牙周病中的作用

(1) 菌斑挥发性脂肪酸对牙周组织的免疫抑制作用

挥发性脂肪酸(volatile fatty acid,VFAs)是

牙菌斑重要的代谢产物,由细菌利用碳水化合物在无氧酵解的反应中生成。VFAs属于短链脂肪酸,分子量小,对热稳定,可渗透过生物膜。VFAs具有免疫抑制作用,在牙周病和与牙周病相关全身疾病的发生中起着重要作用。

① 挥发性脂肪酸的产生

在牙周炎患者龈沟液中可以检测到VFAs,其主要成分为丙酸、丁酸、异丁酸和琥珀酸(丁二酸),而且VFAs的浓度和牙周炎的严重程度成正比。

② VFAs的免疫抑制效应

VFAs可以抑制牙龈成纤维细胞的增殖,还可以明显降低中性多形核白细胞(poly-morphonuclear neutrophil leukocytes,PMN)的代谢活动,抑制PMN的功能。这些现象提示,VFAs可能对细胞免疫功能有抑制作用。VFAs对鼠和人的牙龈成纤维细胞的增殖均有抑制作用。VFAs可以通过抑制这些免疫细胞来影响机体正常的免疫应答反应,促进疾病的发生和发展。VFAs对免疫系统细胞的作用主要通过诱导细胞凋亡进行。这些结果提示VFAs能抑制PMN向炎症部位的聚集和行使正常杀菌功能,降低其吞噬作用,减弱牙周组织的天然屏障作用。VFAs通过诱导细胞凋亡来抑制单核细胞的增殖,从而降低宿主免疫功能。VFAs能明显的抑制淋巴细胞的增殖。各种VFAs对淋巴细胞的抑制能力为:丁酸>异戊酸>丙酸。VFAs通过抑制细胞因子产生,影响细胞因子激发抗体产生,导致宿主防御功能的降低。综上所述,牙菌斑致病菌通过其代谢产物脂肪酸,尤其是短链的挥发性脂肪酸,诱导免疫细胞发生细胞凋亡,从而调节免疫细胞的数量,导致宿主的免疫防御机制和牙周微生物之间的失衡,促进细菌对感染部位的入侵,是牙周病发生发展的机制之一。

(2) 挥发性硫化物在牙周病发生发展中作用

① 挥发性硫化物(volatile sulfur compounds,VSCs)对口腔黏膜通透性的影响

牙周组织屏障完整性的破坏是牙周病早期病理变化之一。龈沟上皮和结合上皮等非角化上皮是牙周组织屏障最薄弱的部位,细菌利用蛋白质产生的VSCs作用于该部位,导致该处上皮组织和结缔组织以及两者之间基底膜的通透性增加,促进细菌的抗原成分,各种酶、毒素及多种代谢产物穿透牙周组织屏障,进入结缔组织深处,引发一系列炎症反应。VSCs导致口腔黏膜通透性增加的机制是:A. VSCs与基底膜发生结合反应,导致其结构改变而改变其渗透性。B. 细胞外基质中的蛋白多糖复合物构成的分子筛具有调节基质中分子的扩散和液体的流动的作用,VSCs可以裂解蛋白多糖复合物中的二硫键,从而使黏膜通透性增加。因此,VSCs可与作为牙周病始动因素的菌斑产生协同作用,在牙周组织疾病的起始阶段发挥作用。

② VSCs对胶原代谢的影响

牙周病时胶原在形态、数量和型别上均发生明显变化,在早期就有胶原结构变化和胶原丧失。胶原合成的减少和分解的加剧,都可以导致正常胶原含量的减少,同时还伴有非正常胶原的增多。Johnson等证实,甲硫醇可抑制脯氨酸的转运,减少人的牙龈成纤维细胞中胶原蛋白的合成,同时影响胶原合成后的加工修饰过程,导致前胶原的堆积。脯氨酸残基和赖氨酸残基羟基化是胶原合成的重要过程,铁离子是脯氨酸残基和赖氨酸残基羟化酶所必需的辅助因子,甲硫醇中的巯基可以与铁离子发生反应,影响酶的活性,进而抑制胶原正常合成。甲硫醇还可以直接活化胶原酶。胶原酶增多,导致胶原分解加剧。甲硫醇可以通过非酶性改变直接影响正常胶原的溶解度,使其更容易被酶降解。但甲硫醇可通过抑制前胶原肽酶活性来改变胶原的合成,导致不成熟的胶原前体堆积。

③ VSCs对纤维粘连蛋白的影响

甲硫醇可改变人的牙周膜细胞和牙龈成纤维细胞胞外基质中纤维粘连蛋白的分子结构,抑制形成正常的二聚体,导致纤维粘连蛋白单体增多。其机制可能与甲硫醇直接与纤维粘连蛋白二聚体反

应,裂解其中的二硫键,或者抑制形成二聚体的连接反应的酶有关。纤维粘连蛋白介导了细胞和周围环境之间的大量反应,甲硫醇通过改变纤维粘连蛋白的正常结构,破坏这些反应过程,从而参与牙周病的发展过程。

④ VSCs 对细胞内 pH 的影响

甲硫醇可降低牙周膜细胞的胞内 pH,进而抑制其生长和移行,最终抑制牙周组织修复过程。甲硫醇降低胞内 pH 的机制可能是由于甲硫醇抑制蛋白质的合成,从而使维持胞内 pH 稳定所需的酶缺乏。VSCs 对 IL-1、PGE_2 合成的影响:Ratkay 等证实甲硫醇可刺激成纤维细胞合成 PGE_2,刺激单核细胞产生 IL-1。

综上所述,有较充分的证据证明 VSCs 参与了牙周病的发生和发展过程。对患者口腔中 VSCs 的浓度进行监控,对牙周病等疾病的预防、诊断、治疗以及病理机制的研究也具有重要意义。

(二)基质金属蛋白酶与牙周膜细胞外基质代谢

牙周组织是由细胞和细胞外基质(extracellular matrix,ECM)组成,两者的附着是细胞行使功能的基础,作为参与 ECM 蛋白代谢的主要蛋白酶类中的基质金属蛋白酶/金属蛋白酶组织抑制因子(MMPs/TIMPs)系统在此过程中发挥着关键性的调节作用。

1. MMPs 简介

MMPs 是一组锌离子依赖性内肽酶,其主要功能在于降解构成 ECM 主要成分的胶原、纤维连接蛋白、层连接蛋白以及黏蛋白等物质。它们大小各异,底物不尽相同,但至少都含有信号肽、前肽和催化区 3 个结构域。依据其结构及作用底物的特异性,目前一般将 MMPs 分为四大类:胶原酶类、基质溶解素类、明胶酶类和膜型基质金属蛋白酶

类。同一种 MMP 可降解多种细胞外基质成分,而某一种细胞外基质成分又可被多种 MMP 降解,但不同酶的降解效率可有差异。

2. MMPs 的调节

MMPs 的调节受多种因素的影响,包括酶原基因的表达与调控,酶原的生物合成、分泌、激活及其抑制因子的作用等。MMPs 作为细胞因子、生长因子和激素的应答产物,生长因子和细胞因子等活性介质是酶原合成阶段最主要的调节因素。同时机械应力作为一种影响细胞结构和功能的重要的外界信息,对 MMPs 基因表达亦发挥着关键的调节作用。虽然 MMPs 酶原活化的具体机制尚不完全明了,但比较公认的是纤溶酶原激活放大机制。纤溶酶原在尿激酶型或组织型纤溶酶原激活因子(urokinase type plasminogen activator/tissue type plasminogen activator,uPA/tPA)作用下可转变为纤溶酶,纤溶酶可激活基质溶解素和部分激活 MMP-1。而基质溶解素又可激活间质胶原酶原。研究结果表明,MMP-3 又称基质溶解素-1,不仅单独降解构成 ECM 的大部分成分,同时又可以激活 MMP-1、MMP-8 及 MMP-9 的活性。MMP-2 的体内激活途径与其他 MMPs 不同,不被 uPA/tPT 系统激活,而是通过其 C 末端与位于细胞膜表面的膜 I 型基质金属蛋白酶相互作用而激活。在人体组织中也证实 MT_1-MMP 表达与 MMP-2 活化之间密切相关,支持 MT_1-MMP 结合并激活 MMP-2 的观点。MMPs 可被多种特异或非特异因子抑制,其中最重要的抑制因子为 TIMPs。TIMPs 在体内分布广泛,目前已经发现了 4 种,分别为 TIMP-1、TIMP-2、TIMP-3、TIMP-4。TIMPs 结合于活性 MMPs 的催化部位,抑制 MMPs 对 ECM 的降解。TIMPs 有各自独立的基因表达,功能也有所不同,但有较高的同源序列,并都可以与活性 MMPs 形成化学计量比为 1∶1 的复合物,从而抑制 MMPs 活性,一些作

用于 MMPs 的细胞因子也同样调节 TIMPs 的表达。可见,MMPs 的众多调控因素,构成微妙的调节网络,正是这种精确的调控机制,保证了体内生理状态下 ECM 重建。如果调节失控,MMPs/TIMPs 平衡破坏,则可引发各种病理过程。

3. MMPs 与牙周膜细胞外基质降解

近年研究认为 MMPs 与牙周组织 ECM 的降解过程密切相关。通过免疫荧光技术研究 MMPs、TIMP-1 在慢性牙周炎中的分布,发现胶原酶、明胶酶 A、基质溶解素及其抑制因子 TIMP-1 都同时出现在组织重建部位的组织细胞中。在炎症状态下,MMPs 的合成及分泌增加,牙周炎患者其龈沟液 MMP-1、MMP-8、MMP-2 的水平明显高于正常者。且炎症程度愈厉害,牙周袋愈深,其活性 MMPs 及其衍生的产物就愈多。而通过成功的牙周治疗后,MMPs 的降解活性明显降低,TIMPs 活性升高。因此在临床治疗牙周炎效果的评价上,抑制 MMPs 活性提高 TIMPs 活性可作为临床治疗方法的一个评价依据。Nakaya 等运用反转录聚合酶链式反应及免疫组化的方法,研究不同浓度 IL-1β 对人牙周膜细胞 MMP-3 转录及蛋白质水平的影响发现:IL-1β(0.1ng/ml,1.0ng/ml)能显著增高 MMP-3 在人牙周膜细胞中 mRNA 和蛋白质水平上表达,而双膦酸盐可以明显抑制人牙周膜细胞 MMP-3 的表达,为炎症细胞因子介导基质金属蛋白酶在牙周膜 ECM 降解中的作用提供了直接的证据。MMP-1 启动子基因的单核苷酸多态性可以提高 MMP-1 基因转录水平和蛋白质的表达,从而利于细胞外间质的降解,MMP-1 启动子基因的单核苷酸多态性可能与牙周病存在相关性。

4. 机械力对牙周膜细胞外基质代谢的影响

机械力可以调节 MMPs 及 TIMPs 的表达,影响 ECM 的代谢过程,并且通过影响细胞膜上蛋白受体的表达,实现机械-生物信号的转导。MMPs 在牙周膜细胞外基质代谢过程中起着重要作用。进一步研究 MMPs/TIMPs 系统在正畸牙周组织改建中的调控机制,探索临床干预的可能性和方法,有望为正畸牙周组织改建机制研究及缩短矫治疗程开辟一条新的途径。

(三) Toll 样受体与牙周病

1. Toll 样受体生物学特性

TLRs 属于 I 型跨膜蛋白,具有富含亮氨酸的重复序列(leucine-rich repeats,LRR)的胞外段和与 IL-1R 同源的胞内段,称为 Toll/IL-1R 同源域(TIR)。LRR 主要与识别特异性配体病原相关模式分子有关,胞内段主要负责信号转导。与胞内段相比,TLR 的胞外段 LRR 序列更为多变,这与宿主对感染反应的特异性有关。TLR 可识别病原体相关分子模式(pathogen-associated molecular patterns,PAMPs)。PAMPs 结构是多种引起天然免疫的微生物共有的一类分子结构,包括 G^- 菌的脂多糖(LPS),G^+ 菌的肽聚糖、磷壁酸、脂磷壁酸,分枝杆菌的脂糖,真菌的甘露聚糖,病毒 RNA,表面蛋白和存在于分枝杆菌、G^+ 菌、螺旋体中的脂蛋白。TLR4 主要识别 G^- 菌的 LPS;TLR2 可识别 G^+ 菌、分枝杆菌及真菌的 PAMP;TLR9 识别细菌特殊序列胞嘧啶磷酸鸟苷(CpG-DNA);TLR5 是细菌鞭毛蛋白。

2. Toll 样受体在牙周组织中的表达

目前研究较为深入的与牙周病关系密切的 TLRs 有 TLR2、TLR4、TLR9。Nonnenmacher 等用逆转录多聚酶链反应方法证明人牙龈成纤维细胞表达 TLR9。Mori 等用免疫组织化学方法研究了 TLR2、TLR4 在牙周炎患者牙龈组织中的表达情况。研究发现 TLR2 和 TLR4 均在炎性牙龈组织中表达,TLR2 阳性细胞比例在重度牙周炎牙周袋上皮下结缔组织中最高,TLR4 阳性细胞比例在重度牙周炎中高于轻、中度牙周炎。

3. Toll 样受体在牙周病发病中的意义

TLRs 可能赋予牙龈成纤维细胞对牙周病原菌 LPS 的反应性,从而导致促炎细胞因子的产生,引起牙周组织的破坏。大肠杆菌 LPS 可通过 TLR4 途径增强成骨细胞中破骨细胞分化因子基因表达,这个途径可能在牙周炎的骨质吸收中发挥重要作用。

(四)白细胞介素-8(interleukin-8,IL-8)和 IL-8R 与牙周炎关系

IL-8 是人们在牙周组织中新发现的一种细胞因子,它能趋化中性多形核白细胞(PMN)、T 淋巴细胞、嗜碱性粒细胞、嗜酸性粒细胞和单核细胞,并能诱导 PMN 上黏附分子的表达,引导它穿越血管内皮,介导炎症反应。IL-8 是经由 PMN、微血管内皮细胞和牙龈角化细胞上特殊的 IL-8 受体(IL-8R)而增强它们的位移,起到趋化作用的,因此,IL-8 和 IL-8R 在牙周炎的发病机制中占重要地位。

1. IL-8 和 IL-8R 的生物学特性

IL-8 是 Cys-X-Cys 亚家族趋化因子的代表,是一种内源性趋化因子,属于诱导型细胞因子。它在体内主要由单核细胞产生,但在 T 细胞、内皮细胞和成纤维细胞中亦有表达。成熟形式的 IL-8 对 T 细胞、PMN 具有强烈的趋化作用,它可以使细胞表达表面黏附分子,释放储存酶,引发呼吸爆发,生成活性氧化代谢产物,从而发挥溶酶体酶活性和吞噬效应。同时 IL-8 还可诱导正常人表皮细胞、血管平滑肌细胞、人成纤维细胞的趋化。IL-8 有两种受体:CXCR-1 和

CXCR-2,以前称为 IL-8RA 和 IL-8RB。CXCR-1 对 IL-8 有高度的特异性,CXCR-2 对 IL-8 不是特异的,还可与其他细胞因子结合,如生长相关肿瘤基因。IL-8 是经由 PMN、微血管内皮细胞及上皮细胞上的特殊 IL-8R 加强细胞位移,起到趋化作用。Chuntharapai 等研究了人类中性粒细胞上 IL-8RA/B 表达的调节,结果 IL-8 对 CXCR-2 的亲和力比 CXCR-1 高出 2～5 倍。推测在炎症反应过程中,在炎症扩散透过组织到达血管远端的部位有 IL-8 分泌,然后 CXCR-2 收到信号(因为 IL-8 在远端位置对它有高亲和力,但其浓度低),最初中性粒细胞向炎症部位移动,当接近炎症部位时,CXCR-1 就成了介导 IL-8 信号的主要受体。

2. IL-8 与牙周炎的关系

IL-8 是牙周炎组织中的一种重要的炎症介质,在牙周炎中,组织接触牙周病原菌后,牙龈角化细胞、PMN、微血管内皮细胞和血管平滑肌细胞表达 IL-8。在细菌感染中,单核细胞和多形核巨噬细胞是宿主防御的主要成分。最近研究表明:细胞因子能补充和激活巨噬细胞,特别是 IL-8 吸引多形核白细胞。它主要通过调节 PMN 在牙龈组织中的补充和激活而在牙周炎的慢性炎症中起中枢作用。IL-8 可引起 PMN 的形变、游走,还能促进 PMN 向内皮细胞黏附和迁移,上调人 PMN 表面补体受体 1 和 3(CR1 和 CR3)。IL-8R mRNA 水平与牙周炎的严重程度相关。IL-8 在接近感染微生物的连接上皮处表达最多,只有在上皮层发现主要的 IL-8 抗原的同时,PMN 浸润最明显。牙龈角化细胞是体内与体外 IL-8 的来源,IL-8 经由特殊的受体调节 PMN 趋化性、血管发生和上皮增殖。与其他宿主细胞相比,CXCR-1 和 CXCR-2 主要由牙龈角化细胞表达,且牙周炎症调节其表达。

（五）肿瘤坏死因子与牙周炎

肿瘤坏死因子（tumor necrosis factor，TNF）分为两种，即 TNF - α 和 TNF - β，其细胞来源范围较广，包括单核-巨噬细胞、T 细胞、B 细胞、天然杀伤细胞、内皮细胞、成纤维细胞及朗格汉斯细胞等。编码 TNF - α 和 TNF - β 的基因分别称为 TNF - α 基因和 TNF - β 基因，与主要组织相容性复合物（major histocompability complex，MHC）基因紧密相锁，TNF - α 基因和 TNF - β 基因位于 HLA - DR 和 HLA - B 位点之间的 HLA - Ⅲ 抗原基因簇，即 6p21.3。

有研究发现健康及牙周炎个体中分离出的外周血单核细胞和口腔含漱液白细胞分泌的 TNF - α 水平存在个体差异，而且个体患牙周炎的易感性及严重程度与基因控制的 TNF - α 产量有关。大量的研究证实 TNF - α 在牙周炎的发病机制中起重要作用，因为 TNF - α 是一种促炎症反应的免疫调节剂，能促进炎症细胞侵入感染部位，导致金属蛋白酶的释放，降解细胞外基质蛋白，促进牙槽骨吸收和胶原纤维的破坏，还能调节牙龈与牙周膜成纤维细胞的增殖。而且 TNF - α 水平在健康和治疗成功的位点较低，而在活动性破坏的位点较高。由于 TNF - αA 等位基因携带率小（1%～15%）且存在种族差异性，目前实验选择的研究人群、采用的方法不同，且均存在样本量过小的问题，故不足以排除牙周炎和健康者之间的统计误差。

（六）前列腺素 E₂ 受体 EP 亚型在牙周炎发病机制中的作用

前列腺素 E₂（prostaglandin E₂，PGE₂）是有效的骨吸收刺激因子，与牙周附着丧失密切相关。PGE₂ 具有各种各样的功能，而 PGE₂ 作用的多样性和特异性依赖于细胞上表达的具有不同功能的 PGE₂ 受体亚型 EP 的激活。已有研究表明 EP 介导了 PGE₂ 在炎症和骨吸收中的作用。

EP 是前列腺素受体家族的成员。其中 PGE₂ 受体 EP 有 EP1，EP2，EP3 和 EP4 共 4 种亚型。EP 是 G 蛋白偶联受体，具有 7 个跨膜结构域，与 G 蛋白相连。它们由不同的基因编码，共同组成了视紫红质受体超家族的亚家族。研究表明在第 3、7 个跨膜结构域和第 2 个细胞外环状区存在着高度保守的区域，这些区域有可能参与了与前列腺素配体结合。关于 EP 在牙周组织细胞中的表达机制和定位还不十分明确。

1. EP 对炎症和细胞功能的调节

牙周炎结缔组织的破坏主要是由于基质金属蛋白酶（matrix metalloproteinases，MMPs）降解细胞外基质而引起的。Ruwanpura 等研究发现 PGE₂ 能通过 EP2 和 EP4 下调 IL - 1β 诱导正常 HGF 的 MMP - 3 产生，通过 EP1 上调 IL - 1β 诱导炎性 HGF 表达 MMP - 3。Noguchi 等在用 IL - 1β 刺激来自正常牙周组织的 HGF 中加入 PGE₂ 发现细胞内 Ca²⁺ 水平和 cAMP 水平显著提高。在加入不同的 EP 激动剂后，发现 PGE₂ 是通过 EP1 介导的 Ca²⁺ 依赖的信号通路来上调 IL - 6 合成，通过 EP2/EP4 介导的 cAMP 依赖的通路下调 IL - 6 的合成。

2. EP 与牙槽骨吸收

PGE2 通过 cAMP 和 RANKL（receptoractivator of nuclear factor - κB ligand）参与的机制来刺激骨吸收和促进破骨细胞形成的。在 PGE₂ 的受体中，EP2 和 EP4 能刺激腺苷酸环化酶形成。所以在介导 PGE₂ 骨吸收过程中起重要作用。

牙周韧带细胞具有成骨细胞的表型，在 IL - 1 的刺激下能产生 IL - 6 和 PGE₂ 等破骨因子，并能在 mRNA 和蛋白质水平表达 RANKL。Nukaga 等分别用 EP 2 和 EP 4 增效剂作用于 IL - 1β 刺激的 HPDL 细胞，发现两者均能刺激 RANKL 表达，但是 EP2 的作用效应稍高于 EP4。这表明 PGE_2 刺激 RANKL 的表达是由 EP2/EP4 和 cAMP 依赖性的蛋白激酶 A 介导的。目前对受体 EP 及其信号通路在牙周炎中的作用机制未完全阐明,明确牙周炎密切相关的 EP,作为药物作用的靶标来阻断疾病的进展,将有重要的意义。

（唐子圣）

参　考　文　献

1　樊明文.口腔生物学.2 版.北京：人民卫生出版社,2004.

2　姜颖,刘天佳,杨锦波.变形链球菌基因组研究进展.国际口腔医学杂志,2006,33：413.

3　欧阳玉玲,吴亚菲.牙龈卟啉单胞菌与宿主细胞作用的信号传导.国际口腔医学杂志,2006,33：428.

三、黏膜病的分子生物学

（一）细胞黏附分子的分子生物学

1. 细胞黏附分子的基本特征

细胞黏附分子（cell adhesion molecules，CAM）是由细胞合成,存在于细胞表面或细胞外,介导细胞-细胞和细胞-基质之间相互作用的一大类分子的总称。其主要作用为维持组织的完整性和调节细胞的运动,促进细胞黏附、增殖、移动和浸润；调节大多数生理和病理过程,包括胚胎发育、伤口愈合、内环境稳定、炎症、骨吸收和肿瘤生长与转移等。根据 CAM 的结构和功能将其分为 6 大类：整合素（integrins）家族；选择素（selectins）家族；免疫球蛋白超家族（immunoglobulin superfamily）；钙黏附素（cadherins）家族；CD44；细胞外基质分子。

（1）整合素家族

整合素是一族由 α 链和 β 链通过非共价键连接的糖蛋白。α 亚单位的分子量介于 120～180 kDa 之间,β 亚单位的分子量介于 90～110 kDa 之间。α 亚单位和 β 亚单位都是跨膜蛋白,具有疏水跨膜片段和与细胞骨架作用的胞浆结构域。

① 分类

目前,已发现 16 个 α 亚单位和 8 个 β 亚单位,它们组合成至少 20 种异二聚体整合素。每个 α 亚单位可以和一个以上 β 亚单位结合,而且 α 链和 β 链存在选择性剪接,因而增加了这一家族的复杂性。Hynes 依据一个共同的 β 亚单位,把整合素家族分为整合素亚家族（表 1-4）,每一亚家族内由独特的 α 亚单位决定配体特异性。

表 1-4　哺乳动物整合素受体家族

β-亚单位	亚家族或来源	α-亚单位	配　　　体	RGD* 敏感性
β_1	细胞外基质受体（最晚期抗原,VLA）	α_1	层粘连蛋白,Ⅰ 和 Ⅳ 型胶原蛋白	－
		α_2	Ⅰ～Ⅳ 型胶原蛋白,层粘连蛋白	－
		α_3	层粘连蛋白,Ⅰ 和 Ⅳ 型胶原蛋白,纤连蛋白	－
		α_4	纤连蛋白（Ⅲ CS）,血管内皮细胞黏附分子-1	－
		α_5	纤连蛋白	＋
		α_6	层粘连蛋白	－
		？	肌腱蛋白	＋
β_2	LAF（Leucams）	α_L（LFA-1）	细胞间黏附分子-1,2	－
		α_M（MAC-1）	C3bi,x 因子,纤维蛋白原	＋

续 表

β-亚单位	亚家族或来源	α-亚单位	配 体	RGD* 敏感性
		α_X(P150/95)	?	—
β_3	细胞黏附素	α_V	玻连蛋白,纤维蛋白原,骨桥蛋白,von Willebrand 因子,血小板反应蛋白	+
		α II b(gp)	纤维蛋白原,von Willebrand 因子,玻连蛋白,纤连蛋白	+
β_4	上皮,Schwann 细胞	α_6	层粘连蛋白?	
$\beta_{5(s,x)}$	骨肉瘤	α_V	玻连蛋白	+
β_n	成神经细胞瘤	α_V	I 型胶原蛋白,纤连蛋白	+
β_p	淋巴细胞	α_4	?	?

② 与口腔黏膜相关的整合素亚家族及其功能

β_1 整合素亚家族中的 $\alpha_3\beta_1$ 整合素对层粘连蛋白、I 型、IV 型胶原蛋白和纤连蛋白有显著的亲和力。与 $\alpha_2\beta_1$ 整合素一样,配体- $\alpha_3\beta_1$ 整合素的关系对含 RGD 的肽不太敏感。与其他含 β_1 亚单位的整合素相比,$\alpha_3\beta_1$ 整合素通常在各种转化细胞系中表达较高,此现象的意义并不清楚。但是,Rouslahti 和 Gioncoatti 认为,$\alpha_3\beta_1$ 整合素可能是一定的转化细胞系中纤连蛋白-细胞相互作用的初级介质,$\alpha_3\beta_1$ 整合素对纤连蛋白的亲和力,较经典的纤连蛋白受体- $\alpha_5\beta_1$ 整合素(通常见于正常细胞)对其亲和力小得多。实际上,尽管 $\alpha_3\beta_1$ 整合素在放射免疫检测中明显与纤连蛋白结合,但其在生理状态下并不结合完整的纤连蛋白。如果 Rouslahti 和 Gioncoatti 的假设正确,那么转化细胞中低亲和力的 $\alpha_3\beta_1$ 整合素的优势表达,可解释这些细胞无力把纤连蛋白集中在其表面上。

β_1 整合素亚家族中的 $\alpha_5\beta_1$ 整合素见于多种类型的细胞,是纤连蛋白的主要受体,表现高度的配体特异性,只以 RGDS 依赖方式结合纤连蛋白,亲和力为中度(解离常数:8×10^{-7} M)。研究认为,$\alpha_5\beta_1$ 整合素的表达减少可能与细胞转化时获得锚着非依赖性有关。

③ 整合素介导的信号传导和细胞功能的控制

整合素不仅起黏附分子的作用,而且作为激活细胞内信号传导途径的受体。几种胞浆蛋白与整合素有明确关系,包括踝蛋白、α-辅肌动蛋白、黏着斑蛋白和浆膜蛋白 IAP-50 及大量的细胞浆激酶。因此,整合素是胞外基质和细胞骨架间跨膜连接的桥梁。

整合素介导的细胞对细胞外基质蛋白的黏附可由外向内传递信号,引起整合素胞浆结构域的变化,从而产生多种后配体结合事件,如细胞分化、细胞移动、细胞增殖、局部黏附形成和诱导基因表达。整合素-配体相互作用引起的细胞内事件包括 Na^+/H^+ antiporter 的活化、酪氨酸蛋白的磷酸化、钙流的改变、转录因子的活化、桩蛋白(paxillin)的磷酸化、局部黏附激酶和其他几种胞浆蛋白的磷酸化。细胞黏附到纤连蛋白时成纤维细胞激酶活化,核转录因子磷酸化亦被激活。

相反,在由内向外的信号传导中,基本的细胞信号通过整合素胞浆结构域调节细胞外结构域的配体结合性质。整合素的 α 链和 β 链的胞浆结构域中存在酪氨酸、丝氨酸和蛋氨酸残基,提示它们可能是酪氨酸和丝氨酸/蛋氨酸激酶的底物。整合素磷酸化的变化将影响其黏附功能和与细胞骨架蛋白的关系。

④ 口腔黏膜中整合素的表达

复层鳞状上皮主要表达整合素 β_1 家族和 $\alpha_6\beta_4$ 和 $\alpha_v\beta_5$,这些整合素参与细胞-细胞和细胞-基质间的相互作用、细胞移动和细胞复层化,有助于终末分化(表1-5)。

表1-5 鳞状上皮细胞表达的主要整合素

整合素	主 要 配 体	黏 附 功 能
$\alpha_2\beta_1$	I和IV型胶原,层粘连蛋白	细胞-基质(同型)
$\alpha_3\beta_1$	层粘连蛋白1和5,纤连蛋白,胶原	细胞-基质(同型)
$\alpha_5\beta_1$	纤连蛋白	细胞-基质
$\alpha_6\beta_4$	层粘连蛋白1和5	半桥粒
$\alpha_v\beta_5$	玻连蛋白	细胞-基质
$\alpha_v\beta_6$	纤连蛋白,肌腱蛋白	细胞-基质

口腔黏膜内 α_2、α_3、α_6、β_1 和 β_4 亚单位呈高表达,而 α_5 和 α_v 亚单位的表达弱而且可变化。所有亚单位在基底层表达最强,在基底上层也有广泛表达,特别在口底和舌侧缘,反映了口腔上皮更新率增加。α_2、α_3、α_5、α_v 和 β_1 亚单位通常分布于细胞周围,而 $\alpha_6\beta_4$ 整合素则集中于基底细胞的基底面,$\alpha_v\beta_5$ 整合素表达于基底层、基底上层和棘细胞层。整合素在口腔内的不同部位表达相同。在创口愈合过程中,α_v 表达显著增加,$\alpha_v\beta_6$ 整合素从头表达。

除上述整合素外,在口腔黏膜中,角质细胞整合素也发挥着重要的作用。其功能包括:黏附细胞外基质;介导细胞-细胞黏附;调节上皮复层化;调节终末分化;控制细胞移动;作为真正的信号受体。

（2）选择素家族

与植物血凝素结合的蛋白质在白细胞和内皮细胞相互作用中起着重要的作用,根据这些蛋白质的选择性分布和氨基末端有植物血凝素结构域,学者们把这些蛋白质命名为选择素。选择素由1个末端的植物血凝素结构域,1个上皮生长因子样结构域,1个补体结合结构域,1个跨膜区和1个胞浆区组成。目前已发现3种选择素,根据选择素原始来源细胞类型的不同,分别称为L-选择素(来源于白细胞)、P-选择素(来源于血小板)、E-选择素(来源于内皮细胞)。选择素参与白细胞、血小板和内皮细胞之间的黏附。

（3）免疫球蛋白超家族

免疫球蛋白超家族是同源分子的大家族,介导细胞识别。这一家族的突出特点是结构域中有一个被二硫键包绕的多肽链的压缩区域。其家族成员包括:细胞间黏附分子ICAM-1、ICAM-2、ICAM-3、淋巴细胞功能相关抗原-3(LFA-3)和血管细胞黏附分子-1(VCAM-1)。

（4）钙黏附素家族

钙黏附素家族为钙离子依赖型黏附分子,广泛存在于细胞表面,均为单链跨膜糖蛋白,主要参与特定组织或器官同型细胞间黏附。该家族既可作为受体,也可作为配体,在钙离子存在时,钙黏附素主要是通过同型分子相互作用介导细胞与细胞黏附,在邻近细胞间建立分子连接,在黏着连接部位形成拉链样结构。基于结构和功能的相似性,钙黏附素被认为是一个超家族,包括一系列成员。

① 分类

根据其组织分布特性,钙黏附素家族分为4类:E-钙黏附素,P-钙黏附素,L-钙黏附素和N-钙黏附素。

根据其序列特征,钙黏附素家族亦分为4类:经典钙黏附素,桥粒钙黏附素,原钙黏附素和原钙黏附素相关蛋白。

② 各种钙黏附素亚家族的结构和功能特征

A. 经典的钙黏附素亚家族

其N端的信号序列连接1个含有蛋白酶的前序列K/RRXKR,前序列的N端是细胞外结构域,前序列的C端是胞内结构域,两者由一跨膜片段连接。成熟经典钙黏附素的细胞外结构域有5个重复序列,每一重复序列除具有共同特性外,还各有其特性。N端第一个重复序列(EC1)含有介导钙黏附素特异性黏附的结构域。5个重复序列形成4个钙黏附素结合"袋"。钙黏附素必须与钙离子结合形成复合体才具有黏附功能,且可防止细胞外蛋白酶的作用。所有的经典钙黏附素均具有高度保守的胞内结构域,约含 150 个氨基酸,是连环蛋白的结合部位,连环蛋白连接钙黏附素与细胞结构蛋白。

E-钙黏附素是经典钙黏附素的一种,它是 120 kDa的细胞表面跨膜糖蛋白,主要由内皮细胞表达。人类的 E-钙黏附素基因位于染色体 16q22.1 上。E-钙黏附素与连环蛋白结合成复合体而行使功能,该复合体主要位于同种细胞侧面细胞连接处。连环蛋白主要分为 α-连环蛋白(102 kDa)、β-连环蛋白(88 kDa)、γ-连环蛋白(82 kDa)3 种类型。α-连环蛋白的正常表达是 E-钙黏附素行使正常功能的重要条件,具有正常 E-钙黏附素表达而缺乏 α-连环蛋白的细胞,不能够相互黏附聚集,α-连环蛋白基因缺失和蛋白质突变均可导致细胞解聚而失去黏附。

E-钙黏附素在正常的细胞中的表达是稳定的,但在癌细胞中的表达则常不稳定。E-钙黏附素的功能调节障碍与肿瘤的浸润和转移有关。E-钙黏附素或连环蛋白的异常致肿瘤细胞容易解离,增强了肿瘤细胞的侵袭性。E-钙黏附素被认为是甲状腺癌、鳞癌、子宫内膜癌和胃癌的一种分化标志,E-钙黏附素的表达随肿瘤的不同等级和病理类型而不同。

B. 桥粒钙黏附素亚家族

其结构与经典钙黏附素非常相似,但桥粒钙黏附素的胞内结构域较长,与经典钙黏附素同源性差。这种独特的胞内序列可能有利于桥粒直接或间接地与细胞中间丝蛋白相互作用。它是角质细胞的主要细胞黏附分子。

C. 原钙黏附素和原钙黏附素相关蛋白亚家族

该亚家族存在于许多非脊椎动物,如果蝇、线虫、海胆、水螅和涡虫,推测每一种多功能性的细胞生物均表达原钙黏附素或原钙黏附素相关蛋白。其结构与经典钙黏附素的结构相似,但没有前序列。其胞外结构域含有 5 个以上的,在长度和序列

特性方面非常相似的重复序列,这些重复序列与经典的钙黏附素的 EC2s 或 EC4s 相似,但不具有经典钙黏附素 EC3s 和 EC5s 的特性;其胞内结构域序列差异较大,表明家族成员具有明显的异质性。

(5) CD44

CD44 是近年来研究较多的黏附分子家族,是一种几乎普遍表达的跨膜糖蛋白,由单一基因编码。CD44 介导淋巴细胞归巢、活化、细胞迁移、炎症以及肿瘤转移等。CD44 至少包括两种 CD44 分子和 14 种分子量不同的 CD44v 分子,执行不同的生物学功能,如作为透明质酸受体、参与淋巴细胞再循环和介导多种细胞黏附、影响 T 细胞激活和增强 NK 细胞活性以及 CD44 变异体和肿瘤的转移有关。CD44 的生物学功能多样性可能由 CD44 蛋白的异源性所决定。

(6) 细胞外基质分子

① 层粘连蛋白

A. 结构

层粘连蛋白是高分子量且重度糖基化的蛋白,糖基化约 25%～27%(w/w),分子量约 890 kDa。层粘连蛋白包含 3 个亚单位:A 链(440 kDa)、B1 链(220 kDa)、B2 链(230 kDa)。A 链含 RGD 序列,B1 链含有可结合细胞层粘连蛋白受体的 YIGSR 序列。电镜观察发现层粘连蛋白呈十字型结构。层粘连蛋白上有Ⅳ型胶原、硫酸肝素蛋白聚糖、肝素、触觉蛋白和层粘连蛋白受体结构域,以及负责细胞黏附、有丝分裂效应、细胞移动、神经生长和骨分化的结构域。

B. 分布和功能

层粘连蛋白存在于所有的基底膜,介导上皮细胞对Ⅳ型胶原的黏附。层粘连蛋白是一种多功能蛋白,参与基底膜结构、细胞黏附、伤口愈合、转移、细菌黏附、神经生长和其他生物学功能。目前,仅知道糖基化有促进肿瘤细胞黏附的作用。

体内研究证实,层粘连蛋白具有多种功能。神经损伤致层粘连蛋白的产生增加,并伴随神经元再

生增加；外源性层粘连蛋白可促进人牙龈上皮细胞的移动，因而可能在伤口愈合中有作用，而层粘连蛋白抗体可抑制上皮细胞的移动，故层粘连蛋白具有趋化能力；层粘连蛋白具有与牙本质表面结合的能力，体外实验发现层粘连蛋白促进上皮细胞在牙本质表面附着，因而研究者提出了这样的假设：层粘连蛋白在上皮细胞根向移动形成牙周疾病深袋过程中起作用，层粘连蛋白抗体用于终止牙周疾病的进展具有潜在的应用价值。

在临床研究中，层粘连蛋白在肿瘤相关的基底膜中量增加，在肿瘤转移时层粘连蛋白的血清水平增加，因而层粘连蛋白可以作用为肿瘤发生和转移的可能标志。再者，重组基底膜检测已用于诊断肿瘤细胞的浸润性。

层粘连蛋白可结合几种革兰阳性细菌，在金黄色葡萄球菌中也证实有层粘连蛋白受体。这些研究表明层粘连蛋白可能在牙周疾病、龋病和多种其他需要细菌黏附的感染过程中有重要作用。

② 胶原蛋白

A. 结构

胶原蛋白共同的基本结构为 3 条卷曲链形成 3 条螺旋，每一圈螺旋含 3 个氨基酸，甘氨酸位于每个的第 3 位。分子末端的球形区在组织的处理和分子的稳定性中起重要作用。根据其亚分子结构，胶原蛋白分为纤丝形胶原蛋白（Ⅰ、Ⅱ、Ⅲ、Ⅴ和Ⅺ）和非纤丝形胶原蛋白（Ⅳ、Ⅵ、Ⅶ、Ⅷ、Ⅸ、Ⅹ、Ⅻ和ⅩⅢ）。

B. 功能

胶原蛋白是纤维蛋白的一个家族，纤维蛋白提供结缔组织的结构框架。胶原蛋白除具有支持作用外，也提供基质特异性细胞附着位点。介导许多细胞的移动、分化和增殖。胶原蛋白直接与细胞作用的途径至少有 3 条：通过识别 Arg-Gly-Asp-Thr 序列的整合素受体；通过纤连蛋白和层粘连蛋白等黏附蛋白；通过蛋白聚糖。胶原蛋白对细胞分化的影响，根据胶原蛋白的表型和特殊的细胞类型

而不同。

③ 纤丝形胶原蛋白

包括Ⅰ、Ⅱ、Ⅲ、Ⅴ和Ⅺ型胶原蛋白，最具胶原蛋白特征。纤丝形胶原蛋白与蛋白聚糖、糖胺多糖和纤连蛋白作用，形成复杂的细胞外基质，为组织提供特异的功能。所有的纤丝形胶原蛋白均有结合纤连蛋白的结构域，并通过纤连蛋白的 RGD 序列与特异性高亲和力的细胞表面受体结合。

④ 非纤丝形胶原蛋白

在结构和功能上，非纤丝形胶原蛋白尽管具有异质性，但其主要结构域仍然保留纤丝形胶原蛋白基本的 Gly-X-Y 重复序列。可分为软骨特异性胶原蛋白（Ⅸ、Ⅹ、Ⅺ和ⅩⅢ）和混杂胶原蛋白（Ⅳ、Ⅵ、Ⅶ、Ⅷ和Ⅻ）。与口腔黏膜关系较密切的非纤丝形胶原蛋白主要是混杂胶原蛋白中的Ⅳ型和Ⅶ型。

⑤ Ⅳ型胶原蛋白

Ⅳ型胶原蛋白见于基底膜，在基底膜处构成巨大的三维弹性网，网上有上皮细胞的结合位点。Ⅳ型胶原蛋白分子在胚胎发生和血管发生过程中对细胞移动和分化起关键作用，它也有层粘连蛋白、硫酸肝素蛋白聚糖和纤连蛋白的特异结合位点。这些成分按一定程序相互作用，以至于在合适的条件下共同孵育，自我装配形成类似体内基底膜致密板的结构。编码Ⅳ型胶原蛋白两条链的基因位于13 号染色体上，头对头排列，被 130 bp 的Ⅳ型胶原蛋白基因的启动子序列分隔开。正性和负性的 cis 成分和 trans 活化因子，联合调节Ⅳ型胶原蛋白基因的转录。

⑥ Ⅶ型胶原蛋白

Ⅶ型胶原蛋白是上皮基底膜致密板中锚状纤维的主要成分，增强上皮基底膜对结缔组织基质的附着。在患退缩型营养不良性表皮松解性大疱病的婴儿中，惟一的异常特征是Ⅶ型胶原蛋白的异常或缺乏。

2. 细胞黏附分子和口腔大疱性皮肤病

近年来,已深入研究了角质细胞之间和角质细胞与基底膜复合体的细胞外基质间的黏附分子。黏附分子负责维持细胞的稳定性,是负责细胞的形态嵌合体,在细胞的分化、移动和信号传导中有重要作用。当各种黏附分子突变,或它们成为免疫球蛋白结合、补体固定和白细胞释放的蛋白水解酶的靶子时,细胞即丧失稳定性。

角质细胞间的连接装置为桥粒,角质细胞与基底膜复合体的连接装置为半桥粒。天疱疮和类天疱疮是异质性的疾病实体,其表现型可能相似。

(1) 黏附分子与天疱疮组疾病

① 桥粒和桥粒蛋白的分子生物学

桥粒为细胞的黏附复合体,其作用为将相邻的上皮细胞相互连接并将角蛋白丝附着于上皮细胞表面。桥粒存在于所有的上皮细胞以及某些特化的组织,如心肌。它们主要由两组蛋白组成:一组是桥粒钙黏素(desmosomal cadherins),另一组是桥粒芯蛋白(desmogleins)与桥粒芯黏蛋白(desmocollins)。这些蛋白质横跨胞浆膜和位于桥粒细胞浆面的蛋白相连,组成电镜下所见的所谓桥粒斑的结构,其作用在于实现桥粒钙黏素蛋白与细胞质角蛋白丝的连接。这些桥粒斑的主要成分是桥粒斑蛋白,包括:斑珠蛋白(plakoglobin)、桥粒斑蛋白(desmoplakins)、plakophilins、envoplakin以及 periplakin。它们都属于 plakin 家族,具有相似的结构,中央为 α-螺旋结构域,能介导同源二聚体的形成,而其 N、C-末端则可与其他蛋白结合。桥粒钙黏素和许多出现在黏着连接(adherens junctions)的经典钙黏素一样,其功能在于介导细胞间的相互连接;其功能的发挥有赖于钙离子与细胞外蛋白成分的相互作用。除桥粒外,上皮细胞还存在着其他形式的黏着连接。这些连接是由跨膜的 E-钙黏素蛋白以及 P-钙黏素蛋白通过一些中间蛋白成分而与位于细胞质的细胞的骨架蛋白——肌动蛋白相连。

② 相关疾病

A. 天疱疮

四型天疱疮中,研究最深入的是寻常型(pemphigus vulgaris, PV)和落叶型(pemphigus foliaceus, PF)。它们都属于获得性(自身免疫性)发疱性疾病。其典型的病理表现都是棘细胞的分离(棘层松解),即细胞间连接的减少,部分或全部的角蛋白丝附着的丧失,并同时伴有抗-桥粒芯蛋白循环抗体的出现。由于这些抗体黏附于角质细胞的表面,因此可通过直接免疫荧光法对这种疾病进行诊断。但两型疾病具有明确不同的发病部位:寻常型主要攻击口腔黏膜,落叶型主要攻击表皮组织。导致同种疾病不同亚型攻击靶组织不同的原因,是由于所累及的主要的自身抗原的区别:PV主要攻击 3 型桥粒芯蛋白(desmoglein 3),这种蛋白质在许多复层上皮中都有表达;而 PF 的靶抗原桥粒芯蛋白 1(demoglein 1)则存在于表皮中且很少在口腔黏膜中表达。

B. 线状 Ig A 沉积症

线状 Ig A 沉积症是另一种上皮下大疱性疾病。它的特征是在基膜带(BMZ)区域存在病理记忆性(pathomemonic)的线性 Ig A 沉积。Ig A 自身抗体附着于 BMZ 的透明层(lamina lucida)。这些自身抗体攻击半桥粒的跨膜糖蛋白 BP180(ⅩⅦ型胶原,一种 120 kDa 的锚状蛋白)、LAD-1以及其他一些分子量为 200 kDa 和 280 kDa 的抗原。正是由于这些自身抗体对半桥粒和基膜结构成分的蛋白质造成破坏,从而造成上皮附着的丧失。

(2) 黏附分子与类天疱疮组疾病

① 半桥粒和半桥粒蛋白的分子生物学

半桥粒是另一型细胞黏附复合体,其作用在于使上皮基底细胞及其相关的角蛋白丝锚状固定于基膜带,从而将上皮与上皮下的黏膜固有层(或皮肤的真皮层)垂直向相连接。

半桥粒结构中的主要结构蛋白质为网蛋白（plectin）、大疱性类天疱疮抗原 180（BP180，或称 XVII 型胶原）、大疱性类天疱疮抗原 230（BP230）及 $\alpha_4\beta_6$ 整合素等。基底细胞通过其半桥粒中的跨膜蛋白 BP180 和 $\alpha_4\beta_6$ 整合素，与基膜中的层粘连蛋白 5（laminin-5）以受体和配体的关系相结合，然后，再通过 laminin-5 与 VII 型胶原的连接与结缔组织相互作用，构成了细胞和细胞外基质连接的通道。通过此通道，调节着上皮细胞的分化、增殖、迁移等过程。这些蛋白质成分以及这些连接的异常，将影响细胞的分化和增殖，从而可能为上皮癌前损害的发生及发展提供条件。

② 相关疾病

非角蛋白型大疱性表皮松解症（epidermolysis bullosa，EB）：此类疾病的特征在于损害累及皮肤以及其他上皮的基膜区或基膜区下（或者真皮-表皮连接）的部位，并使黏膜皮肤易脆，从而发疱。根据皮肤发疱的部位以及受累的基因将非角蛋白 EB 的类型分为 3 个不同的类型：半桥粒型（hemidesmosomal forms）、连接型和营养不良型（dystrophic）。半桥粒型涉及半桥粒中几种成分的突变，此结构的作用在于使上皮基底细胞及其相关的角蛋白丝锚状固定于 BMZ 的细胞黏附复合体；连接型涉及 3 个编码 laminin-5——一种 BMZ 致密层（lamina densa layer）成分的基因的突变；营养不良型 EB（dystrophic EB）涉及 VII 型胶原——真皮乳突中锚状纤维的主要蛋白质成分突变。

口腔的受累情况可随疾病的严重程度而不同，并可累及口腔中的软硬组织。患有广泛性退行性营养不良型 EB（generalized recessive dystrophic EB）累及口腔组织情况最为严重。表现为前庭闭锁、舌粘连及小口畸形。随着年龄的增长，反复水疱的出现及瘢痕的形成，会造成腭部皱折及舌乳头严重的畸形。在半桥粒型和连接型 EB 中，口腔很少受累，且发疱和组织受累的严重程度也普遍轻于营养不良型，但仍可出现牙和黏膜的异常，包括釉质发育不全和龋坏率的增加。然而，在连接型中，常常存在广泛性的釉质发育不全的表现，以及与此相关的高龋齿易感性。

（二）细胞角蛋白与口腔黏膜疾病

1. 细胞角蛋白的基本特征

细胞骨架由微丝（直径 7～11 nm）和微管（直径 25 nm）组成，中间丝蛋白因其直径介于微丝和微管之间而得名，是细胞骨架的主要组成成分之一。Moll 等将中间丝蛋白分为 5 种：① 细胞角蛋白（cytokeratin），是上皮细胞的特征。② 波形蛋白（vimentin），见于间充质衍生的细胞如星形细胞、血管平滑肌细胞等。③ 结蛋白（desmin），见于肌细胞。④ 神经纤维丝（neurofilaments），见于神经细胞。⑤ 胶质纤维丝（glial filaments），见于星形胶质细胞。

（1）细胞角蛋白的分类和结构

① 分类

细胞角蛋白是中间丝蛋白（又名居间纤维）的组成成分。根据其分子量和等电点分为 2 型，I 型细胞角蛋白呈酸性，分子量较小，为 40～60 kDa，等电点为 4.9～6.1，包括编号为 9～20 的角蛋白多肽；II 型细胞角蛋白呈碱性或中性，分子量较大，为 50～70 kDa，等电点为 6.0～7.8，包括编号为 1～8 的角蛋白多肽。

通常，细胞角蛋白以"角蛋白对"的形式在组织中出现，角蛋白对有一个 I 型角蛋白分子与另一个分子量比其高约 8 kDa 的 II 型角蛋白分子组成。

② 结构

角蛋白多肽由氨基末端结构域（头部）、杆状结构域和羧基末端结构域（尾部）组成，中间杆状结构域由 α-螺旋组成，含 310～315 个氨基酸残基，其大小、二级结构和序列具有很大的保守性，而各多肽之间主要表现为氨基和羧基末端的大小和序列不同。

(2) 细胞角蛋白的基因结构及其表达调控

① 基因结构

细胞角蛋白是由多基因家族编码,非常复杂。尽管不同角蛋白的基因差别较大,但不同种的相同角蛋白基因,尤其是内含子,却具有高度保守性。人细胞角蛋白基因位于不同的染色体上,Ⅱ型角蛋白基因位于 12 号染色体上,Ⅰ型角蛋白基因位于 17 号染色体上。目前获得的角蛋白基因通常从人 cDNA 文库中克隆而来。一般Ⅰ型角蛋白基因有 8 个外显子和 7 个内含子,但 K19 例外,有 6 个外显子和 5 个内含子。Ⅱ型角蛋白基因有 9 个外显子和 8 个内含子,K8 亦例外,只有 7 个内含子。两型角蛋白基因图谱分别位于不同的染色体上,意味着"角蛋白对"的联合表达,不是因为两型角蛋白基因在染色体上位置接近或偶联的关系,可能是通过共同的反式作用因子在转录水平调节其共同表达。反式作用因子可与 AA(Pu)CCAAA 序列结合。

在所有角蛋白基因序列翻译起始密码的上游约 30 bp 处,均包含有 TATA 盒(RNA 聚合酶Ⅱ的结合位点),但在上游序列中没有发现明显相同的,编码基底细胞和基底上层细胞表达的角蛋白的序列。但是,在人、牛和鼠的角蛋白基因序列中发现了一致序列 AA(Pu)CCAAA,此序列亦存在于人套膜蛋白基因和一些乳头瘤病毒基因中,但不存在于单层上皮角蛋白基因中。该序列作为复层上皮特异因子(如 CEⅠ和 CEⅡ结合蛋白)的结合位点,对角蛋白组织特异性表达可能有重要作用。影响转录的其他序列有时位于内含子内。K10 的第一个内含子有 1 段具有调节功能的保守序列。其他的调节序列可能直接或间接调节维 A 酸、钙等联合调节角蛋白对表达的反应。

② 基因表达调控

细胞角蛋白的表达具有区域特异性和分化特异性,其表达受到精密的调节,说明角蛋白基因内一定存在调节表达的关键序列。与基因相互作用并调节基因表达的可溶性蛋白因子称为反式(trans)信号(转录激活物和阻抑物),而基因上游调节区域内的基因成分称为顺式(cis)信号。

A. 转录水平调控

转染研究和转基因小鼠的研究,已用于探索角蛋白基因内的调节序列,该两种技术通过缺失分析研究基因的部分上游调节区域。

转染研究是依赖于含上游调节元件的重组 DNA 克隆的构建,重组 DNA 克隆还含有目的基因或容易检测到的报告基因,常使用氯霉素乙酰转移酶(CAT)基因。只有转录激活物存在于转染细胞,和它们的结合位点被包括在转染构建体内时,CAT 基因才活跃表达。这是决定启动子区域大小和证实增强子序列的有效检测方法。

细胞角蛋白基因启动子位于紧邻基因编码序列的上游,包含以组织特异性、发育特异性和分化特异性方式转录必需的结合位点。许多基因有 1 000 bp 大小的启动子。增强子是短的 DNA 序列,可离启动子稍远,或者位于启动子、内含子内,或者甚至位于 3′ 侧翼序列上。增强子元件以独立位置方式增强转录,即增强子可位于下游或更上游或在非编码链上,但仍然起作用。用 CAT 报告基因检测,Blessing 等发现牛角蛋白基因Ⅳ(与 K6 相似)的启动子约 600 bp,在 −600 和 −800 位置之间有 1 个与 mRNA 转录开始有关的区域。该区域容许角蛋白基因在牛和小鼠上皮细胞中表达,而不能在成纤维细胞中表达,因而它激活细胞型特异性表达。杂交基因构建体含牛Ⅰa(K1)和Ⅵb(K10),在此基因控制下,Ⅳ启动子和增强子稳定地转染入单层上皮细胞并高表达。受体单层上皮细胞正常时不表达这些角蛋白。

尽管转染的效率很低(2%~5%),但暂时性转染仍是用来探讨角蛋白表达的有效方法。成纤维细胞中Ⅱ型角蛋白 K5 的表达导致Ⅰ型伴侣 K14 的表达,与正常分化时Ⅱ型角蛋白的表达先于Ⅰ型角蛋白伴侣表达的现象一致。说明角蛋白表达存在一些类似的交叉对调节信号,此调节似乎发生于转录后水平。当 K8/K18 联合表达于成纤维细胞或转化细胞时,两者均稳定,并形成纤维,而单独存在时,每一种均不稳定。

转基因小鼠的研究:用显微注射法把克隆 DNA 注入受精的小鼠卵中产生转基因小鼠,是证实组织特异性基因需要的顺式作用调节序列的一种方法。研究携带约 2 kb 上游调节序列的人 K1 基因在转基因小鼠中的表达,发现人 K1 基因的表达见于皮肤,但不表达于胃、肝脏和脑。在皮肤内,K1 mRNA 和蛋白质主要见于基底上层细胞,此外,人 K1 基因在发育 15 天时表达,与小鼠中 K1 基因表达的时间相同。提示此含 K1 基因和 2 kb 上游序列的 DNA 片段,有一些组织特异性、分化特异性和发育特异性的信号,这些信号对小鼠上皮中的转录激活物起反应。与此相似,携带约 2.5 kb 上游侧翼序列的 K14 基因,在转基因小鼠中以组织特异性的方式被调节。此基因正常时随分化而下调,转基因小鼠的表皮基底上层细胞显著下调,而舌和食管中的 K14 则变化较多。

B. 翻译水平调控

通常认为,角蛋白基因的调控是在转录或转录后水平,但也有在翻译水平调控的报道。用免疫组织化学和原位杂交的方法,检测口腔上皮和食管上皮 K4、K8、K14、K15、K18、K19 蛋白和 mRNA 的表达,发现 mRNA 阳性的分布较广,蛋白阳性不与 mRNA 阳性平行。配对的 K8 和 K18 在食管上皮不同层次中,其 mRNA 浓度不同,说明 K8 和 K18 的合成不是偶联的。

免疫组织化学的方法可以确定蛋白在细胞和组织中的位置,可表明蛋白起作用的部位。原位杂交可确定所研究蛋白的 mRNA 的位置,因而证实活化基因转录部位。特殊角蛋白的 mRNA 的定位,与用免疫组织化学定位的蛋白不一定相符,因为一些蛋白质在缺乏活跃的合成时仍存在于细胞内,而 mRNA 的寿命通常很短;相反,mRNA 可储

存但不翻译。K5 和 K14 的 mRNA 在表皮和口腔黏膜的基底细胞中能检测到,但其水平在基底上层细胞中下降,尽管可用生化的方法检测到其蛋白质。因而,当细胞进展到其分化表型时,基底细胞的 mRNA 即不再表达,遗留的 K5 和 K14 的 mRNA 被降解。

所有研究可得出 3 个结论:① 基底细胞特异角蛋白 mRNA 表达随分化而下调。② 分化特异性角蛋白的表达调节主要发生于基因的转录水平。③ 不同角蛋白 mRNA 的表达不同反应了组织特异性分化的区域复杂性和精细。

2. 细胞角蛋白的表达部位及其抗体

(1) 细胞角蛋白的表达部位、抗体及其影响因素

① 表达部位

细胞角蛋白通常以"角蛋白对"的形式表达于上皮细胞,在任何上皮细胞中,至少有每一亚家族的 1 个成员表达。特殊的角蛋白对通常表达于不用类型的上皮组织中,最低分子量的角蛋白存在于单层上皮和腺上皮中,中间大小的角蛋白存在于复层上皮,最大分子量的角蛋白存在于角化上皮。细胞角蛋白是上皮分化的标志(见表1-6)。

表 1-6 上皮分化的角蛋白标志

分化类型	角蛋白	
	Ⅱ型(碱性)	Ⅰ型(酸性)
复层上皮	5	14
角 化	1/2	10/11
非角化	4	13
过度增殖	6	16
角 膜	3	12
单层上皮	8	18,19

② 细胞角蛋白表达的抗体

目前,已研制出多种角蛋白抗体,其抗原特异性、染色部位和染色形式如下(见表1-7)。

表 1-7　角蛋白抗体小结

生物标志	抗体	抗原	组织染色形式		
			腭	颊	表皮
所有上皮(多种角蛋白)	AE1：K10,11,14,15,19(大多数Ⅰ型)		(基底)基底上层	基底层	基底层
	AE3：K1,2,3,4,5,6,7,8(大多数Ⅱ型)		所有层	所有层	所有层
复层上皮一般基底层	LP34		所有层	所有层	所有层
	34BE12	K5	所有层	所有层	所有层
	PKK1	K19(K8,K18)	基底层	基底层	基底层
	PKK2	K19			
基底上层(角化)	AE2	K1,10	基底上层	阴性	基底上层
	SC10	K1			
	KL1	55~57 kd 角蛋白			
	LH2,3	K10			
	RKSE60	K10			
基底上层(非角化)	8.60	K10			
	AE8	K13	基底上层斑片状	基底上层	阴性
	1C7	K13			
	2D7	K13			
	6B10	K4			
过度增殖	GB10	K4			
	LMM3	K16	基底上层	阴性	阴性
	抗 psi3		基底上层	NT	阴性
角膜	AE5	K3			
毛发	AE13		舌背乳头	舌	
单层上皮	LE41,M20	K8	分离的 Merkel 细胞	阴性	阴性
	CAM5.2	K8			
	35BH11	K8			
	LE61,MC28	K18			
	PKK3	K18			
	RCK105	K7			
	LP1K	K7,8			
单层和部分复层上皮	PKK1	K8,18,19			
	LP2K	K19	分离的 Merkel 细胞	基底层	阴性
	抗 40K	K19	上皮钉突尖处的基底细胞	基底层	阴性
	KS19.1	K19		基底层	阴性

③ 影响角蛋白表达的因素

复层上皮的分化调节受许多因素的影响,包括邻近的间充质、细胞外基质成分、生长因子和维A酸。

A. 结缔组织的作用

a. 结缔组织对成人口腔上皮的影响

即使在成人中,结缔组织对口腔上皮分化形式仍有影响。通过异型组织重组,以及对组织结构、角蛋白纤维形式和细胞表面抗原的分析获得了更多的证据,提示结缔组织可对口腔上皮提供允许信号和指导信号。

腭部结缔组织埋入牙槽黏膜下的实验证实,体内结缔组织对成人口腔上皮有影响。在移植的结缔组织上再生的上皮变为角化咀嚼上皮,浅层结缔组织似乎影响角蛋白的表达:出现 K1 和 K10,而 K4 和 K13 缺失。而皮下移植研究证实,深层结缔组织对维持和引导上皮分化无影响。这些结果表明上皮和结缔组织之间的相互作用,对于决定结缔组织中控制上皮分化形式和基因表达的因子有重要作用。对上皮和间充质相互作用的分子基础需要进一步研究,角蛋白及其他分化标志是此项研究中极端重要的工具。

b. 结缔组织对发育中的腭部的影响

在发育过程中,上皮—间充质的相互作用控制许多上皮组织和上皮衍生结构的发生。腭部的器官培养是一个良好的研究系统,通过中间边缘上皮细胞的程序性死亡而使两块腭板融合。腭板相背的两面上,鼻上皮表达 K8/K18,而硬腭上皮表达 K10。腭板融合需要几个信号,包括 cAMP、上皮生长因子(EGF)、细胞外基质成分、其他生长因子和类维生素 A。上皮的一些变化只在间充质存在时才发生,强调了此系统中上皮—间充质相互作用的重要性。Ⅸ型胶原蛋白是细胞信号传导的加速因子,转化生长因子 TGF-α 和 TGF-β 可调节其表达,在中间边缘分化的信号传导时表达于细胞表面。尽管此系统比较复杂,但此系统对进一步研究上皮—间充质相互作用、细胞外基质和生长因子在调节上皮分化中的作用以及探讨特异性的基因对这些因子的反应有巨大的潜力。

B. 维生素 A 和类维生素 A 的作用

a. 对皮肤和口腔黏膜的影响

维生素 A(视黄醇)和其相关的化合物是上皮分化的重要调节因子。类维生素 A 过多对胎儿和成人的口腔上皮和皮肤均有影响,但以对口腔的影响更大。皮肤局部应用维 A 酸可导致毛发脱落、皮肤脆性增加和角化不全,其作用与类维生素 A 的剂量和特殊类型有关。伴随维生素 A 的水平升高,仓鼠(hamster)颊囊经历黏膜化生和角化抑制的组织学变化。啮齿类胎儿的口腔和皮肤上皮也对类维生素 A 显示分化反应。培养 6～13 天的皮肤显示表皮变薄和毛囊数量减少,但角化速度与体内相似。与之对照,腭和舌的移植物首先形成角化层,然后脱落,随后分泌黏液和形成杯状细胞。因此,过量的维 A 酸对口腔上皮分化的影响较对表皮分化的影响更大。

b. 体外维 A 酸对分化特异性上皮产物表达的影响

培养的角质细胞对类维生素 A 的反应与维生素 A 在终末分化中的调节作用相一致。与 3T3 饲养细胞共同培养的新生儿角质细胞的早期研究显示,脱脂除去培养血清中的维生素 A 可增强复层化和表达 K1、K10/K11。对表皮、结合膜和阴道上皮的角质细胞的研究也得出相似的结果。加入视黄醇乙酸(retinyl acetate)可逆转这些效应。当过量类维生素 A 存在时,K13 和 K19 的表达增加。

维生素 A 可调节角蛋白基因转录。类维生素 A 存在时,培养的角质细胞不产生 K1 和 K10 的 mRNA。维 A 酸可上调 K13、K15 和 K19,轻微下调 K6、K16 和 K17,而 K4、K5 和 K14 不受影响。说明各个角蛋白对类维生素 A 的反应不同。类维生素 A 是间接调节角蛋白的表达。

c. 类维生素 A 对上皮分化机制的调节

体内维生素 A 以与血清视黄醇结合蛋白(SRBP)结合成复合体的形式参与循环,在血清中由运甲状腺素蛋白(transthyretin,一种前清蛋白)携带。类维生素 A 在靶组织中与细胞相互作用,进入细胞后则与另一种胞液中的结合蛋白形成复合体。维 A 酸进入细胞核,可通过核受体蛋白与靶基因作用。

(i) 细胞结合蛋白

在许多类型细胞中均发现,类维生素 A 有两种细胞内结合蛋白——细胞视黄醇结合蛋白（CRBP）和细胞维A酸结合蛋白（CRABP）。两种蛋白的分子量均约为15.5 kDa，可加速细胞内视黄醇的运输。几种类维生素A结合蛋白结构上的相似性提示，它们是相关类维生素A和脂肪酸结合蛋白家族的成员。

CRBP少量存在于表皮、真皮和口腔黏膜。CRABP在对维A酸敏感的组织中含量非常丰富，在皮肤、肾上腺、睾丸和子宫中，CRBPA的浓度高，定位于皮肤的表皮；也存在于培养的角质细胞，并在分化的角质细胞中显著增加。CRABP在上皮的分化中可能有重要作用，可调节维A酸转移至细胞核内。但是，过多的类维生素A会抑制终末分化，因此表皮中存在大量的结合蛋白仍存在一定矛盾。可能的推测是CRABP隔绝维A酸，阻止其进入细胞核内。结合维A酸的CRABP与未结合维A酸的CRABP的比率，对类维生素A的功能或类维生素A转移至核受体蛋白中可能起关键作用。

口腔黏膜对类维生素A的代谢和反应不同于表皮。颊黏膜含CRABP是正常成人表皮含CRABP水平的4倍，但二者含CRBP的水平相似，均为低水平。在颊黏膜中活化的SRBP停留于组织内；而表皮中，类维生素A的结合能力丧失。因而，SRBP在介导组织内类维生素A的效应中可能起重要作用。下述研究结果支持这一观点：在黏膜生化检测中，用结合有SRBP的类维生素A处理培养器官显示弱效应；表皮细胞与复合物同培养时摄取的视黄醇，为与游离类维生素A同培养时摄取的1/15～1/20倍。但是，有关类维生素A的转运和组织利用的一些重要问题尚待进一步研究。

（ii）核受体

维A酸进入细胞核，在细胞核内与染色质或核蛋白相互作用。此过程涉及核维A酸受体蛋白，最初，这些受体蛋白是用激素受体DNA结合结构域的探针从λgt11 cDNA文库中克隆出来的。

据推测，类维生素A受体与其他核受体蛋白，特别是激素和甲状腺结合受体相似，可能有DNA结合结构域。这些受体属于DNA结合蛋白超家族，对能与维A酸反应，称为维A酸受体（RARs）。

从人和啮齿动物文库中克隆出多种不同的RAR：RARα普遍表达，RARβ强烈表达于肾脏、脊索、脑皮质、前列腺和胚胎，RARγ是皮肤的主要受体。组织特异性和分化特异性的类维A酸效应，很可能是由此核受体家族介导。

（2）口腔黏膜上皮的角蛋白表达

黏膜是身体和外环境的相互沟通的重要环境。黏膜分为3种主要类型：牙龈和硬腭的咀嚼黏膜；颊和唇的衬里黏膜；舌背和唇红边缘的特殊黏膜。尽管每种黏膜均有一定抵抗机械损伤的能力，但其上皮在组织学明显不同。其作为防止有害物质或治疗物质穿透的屏障的有效性也明显不同。上皮由不断更新的角质细胞群构成，其增殖局限于基底细胞层。基底上层细胞经历区域特异性的形态学和生化变化：咀嚼上皮的成熟细胞出现角化；而衬里黏膜不角化，但仍然有不同的分化形式，称为非角化分化；特殊区域呈现混合分化形式。细胞角蛋白是上皮分化的标志物之一，其表达具有组织特异性、区域特异性和分化特异性。

① 正常口腔上皮中细胞角蛋白的表达

免疫组织化学和生化技术的研究阐明了口腔组织中细胞角蛋白的分布特征。所有复层上皮的基底层表达角蛋白K5/K14，细胞离开基底层后即开始表达分化标志。细胞角蛋白的表达反映了口腔上皮的复杂性。

A. 颊和舌腹上皮中细胞角蛋白的表达

颊和舌腹上皮均为非角化上皮，其基底层细胞表达角蛋白K5/K14，在部分区域还散在表达K19，基底上层细胞开始表达非角化标志K4/K13。

B. 牙龈上皮中细胞角蛋白的表达

牙龈上皮的基底层细胞表达角蛋白K5/K14；附着龈上皮为角化上皮，其基底上层细胞表达K6/

K16 和 K1/K10;龈沟上皮和龈缘上皮与非角化的颊黏膜一样,表达 K4/K13。结合上皮角蛋白的表达与基底细胞更相似。因此,从结构蛋白标志可见牙龈的 3 种不同上皮成分显示不同的分化形式。

结合上皮是独特的组织,其作用为黏附软组织到牙表面。结合上皮细胞表达典型的复层上皮的 K5 和单层上皮的 K8/K18 角蛋白,也表达 K19。K19 均匀地分布于结合上皮的根尖部分,但是,在结合上皮的冠方,K19 在邻近结缔组织的基底细胞和直接黏附于牙表面的细胞中呈强阳性表达,但在结合上皮内表达较弱。尽管根据形态学标准通常把结合上皮描述为不分化的上皮,但其不同部位角蛋白表达的不同形式表明结合上皮存在分化,提示当结合上皮细胞离开结缔组织或牙面时可出现分化。

C. 硬腭上皮中细胞角蛋白的表达

硬腭上皮为角化上皮,其基底层细胞表达角蛋白 K5/K14,基底上层细胞表达 K6/K16 和 K1/K10。

D. 舌背上皮中细胞角蛋白的表达

舌背的特殊黏膜上皮是口腔组织具有复杂的形态学和角蛋白表达形式的典范。在啮齿类动物中,舌背分化形式的区域变化尤其显著,丝状乳头的前份和后份以及乳头间区域各显示独特的角蛋白表达。乳头后份形成硬表面,含独特的与毛发相同的角蛋白;乳头间区域角蛋白表达与颊上皮一样;乳头前份,从角质素和角化方面来看,与硬腭和牙龈最相似;用免疫组织化学和原位杂交方法检测,发现其与颊上皮的角蛋白表达相似,也与一些表皮型角蛋白相似。与典型的 K1/K10 共表达形式不同,K1 和 K10 似乎分别表达于舌的不同区域。在乳头后份,K10 可与类似毛发角蛋白的角蛋白形成复合体;而在乳头前份,K1 可与 K13 相互作用。K13 在正常情况下与非角化分化有关。

E. Merkel 细胞

Merkel 细胞是牙龈、唇和腭黏膜内的特殊细胞,具有触觉受体功能或与上皮的神经支配有关,对它们所在组织的分化形式不起作用。Merkel 细胞可用神经内分泌细胞标志检测。此外,角蛋白抗体也可使 Merkel 细胞染色。Merkel 细胞含典型的单层上皮角蛋白 K8/K18 和 K1。Merkel 细胞中含有角蛋白这一特点,支持 Merkel 细胞是由上皮而非神经嵴细胞衍生而来的这一观点。

② 口腔角蛋白和其相关疾病

A. 口腔角蛋白

a. 口腔角蛋白的分子生物学

角蛋白是一组相关结构蛋白的总称。在所有的上皮中,角蛋白都是主要的细胞骨架蛋白,为胞浆蛋白,属于中间丝超家族。角蛋白可分为两型(Ⅰ型和Ⅱ型),两者的区别在于氨基酸序列以及生物化学特性的差异。它们在上皮细胞中总是成对地表达,由Ⅰ型和Ⅱ型各一个成员组成,并自身聚集形成三维锚状丝,从细胞核延伸至细胞膜。这些蛋白丝的作用就像是上皮细胞内的压力承受装置,对维持细胞的形状及生存起着关键的作用。当缺乏适合的角蛋白对分子时,角蛋白分子将变得不稳定,易被蛋白降解酶(蛋白酶)所降解。

角蛋白的表达具有典型的组织和细胞特异性。在诸如表皮和口腔黏膜这样的复层鳞状上皮中,角蛋白是最丰富的细胞蛋白。角蛋白丝通过桥粒(一种特化的细胞黏附结构)黏附于细胞的表面,并通过桥粒将细胞相互连接起来。根据细胞的类型以及所处分化阶段的不同,上皮组织表达不同的角蛋白对。因此,大多数复层上皮在邻近基膜的增殖层中表达的角蛋白对为角蛋白 5/角蛋白 14(K5/K14);这一层通常是惟一的有丝分裂细胞层。这样,复层上皮组织同表皮一样,不断地从表面脱落,并由来源于增殖基底细胞区域(多能干细胞所在部位)的新细胞所替代。

随后的(基底上)细胞层,即棘细胞层,通常是处于有丝分裂后期并已处于分化过程,开始表达不同的角蛋白对:角化型上皮如牙龈组织为角蛋白

K1 和 K10 角蛋白,而非角化上皮如颊及软腭则在基底上层细胞表达 K4 和 K13 角蛋白。而邻近牙表面的结合上皮则产生一组不同的角蛋白对。在更上层的上皮层中,也有其他的角蛋白的表达,例如 K2e 的表达;在牙龈及硬腭组织的分化上层中则有 K6、K16 和 K2p 的表达。

b. 相关疾病

(i) 单纯型大疱性表皮松解症(epidermolysis bullosa,EB)

单纯型大疱性表皮松解症是一种已被深入研究的发疱性疾病,主要累及表皮,亦可累及口腔黏膜。口腔的损害特点为偶发的水疱并无瘢痕地愈合。该病呈常染色体显性遗传,即在 2 个基因拷贝(等位基因)中只需有 1 个发生突变,其机制在于控制基底细胞层 K5 和 K14 角蛋白对表达的基因发生突变。正是由于突变蛋白(约 50% 是源于突变角蛋白等位基因)的加入而导致角蛋白丝异常,主要表现为角蛋白丝不能正常地聚集,或表现为角蛋白丝易碎并倾向于断裂,并因此而发生细胞溶解。进一步的分析发现,在许多病例,都是由于位于蛋白中心 α-螺旋轴功能域的某一单独的氨基酸残基的突变而导致,而此区域对于角蛋白丝的正常聚集以及装配都起着关键作用。

(ii) 白色海绵状斑痣(white sponge nevus,Canon's 病)

白色海绵状斑痣,又称口腔白色角化症,系常染色体显性家族遗传性黏膜疾病,口腔的表现包括口腔内的白色海绵状斑块(口腔白色角化症),并伴棘层松解以及棘细胞层的角蛋白丝的断裂(核周聚集)。现已明确,该疾病系由控制角蛋白 K4 或 K13 蛋白对的基因突变而造成。

B. 角化细胞膜套的蛋白质

a. 角化细胞膜套的蛋白质的分子生物学

角化细胞膜套(cornified cell envelope),简称角化膜套(cornified envelope,CE),为复层上皮的表层细胞提供了一层坚韧的外套。它厚 15 nm,由交联蛋白和脂质聚集组成,并且,在细胞的终末分化过程中形成。在角化上皮中,这一结构完全取代了胞浆膜,并且成为表皮和角化口腔上皮的上皮屏障的一个基本的组成部分。因此,复层鳞状上皮的角质层由具有蛋白质膜套的细胞所组成,这些蛋白膜套既与细胞内的角蛋白细胞骨架交叉连接,也与外层表面特化的脂质相交叉连接。过去研究人员在研究角化上皮中所提到的"蛋白膜"或"脂质膜",现在则都认为系上皮渗透性屏障的重要组成部分。

蛋白膜套的所有成分在角化上皮的基底上层细胞中都有表达,且通常表现为前体或非活性的形式;继之,这些蛋白在细胞角化过程中或由颗粒层移行为角化层的过程中整合到角化上皮层,此过程涉及到结构的有序交联。该交联依赖于 Ca^{2+} 依赖性转谷氨酰胺酶的作用。此酶催化赖氨酸与角化上皮蛋白中的谷氨酸盐残基形成的共价键,转谷氨酰胺酶 1 和 3 在角化上皮的形成中表达和发挥;这一酶系家族中的其他成员在其他生物过程中,如在血液凝结(XIII 因子)的部位促进纤维蛋白凝结的形成以及在诸如细胞凋亡(细胞死亡)和伤口愈合(转谷氨酰胺酶 2 或组织转谷氨酰胺酶)中发挥作用。

角化细胞膜套有许多组成成分,其中一些成分是在上皮细胞内特殊形成的,然后被整合进 CE。而其余成分,则主要因为其他功能而著称,如作为桥粒蛋白(如桥粒蛋白、膜蛋白、plakoglobin、桥粒芯蛋白),或作为与分化和(或)膜/细胞骨架的功能(如 S100 钙连接蛋白、膜联蛋白、毛透明蛋白、filaggrin)相关联的蛋白质。

在非角化口腔上皮的表面,可能会形成一些改良或不完全形的 CE,然而,在非角化的口腔上皮,其屏障的渗透性和角化区域相比,具有很大的区别,这对药物的传运有着重要的意义。

b. 相关疾病

兜蛋白角化皮肤病(loricrin keratoderma)。

在 CE 成分中,虽其形成过程各具特点,但仅有兜蛋白和上皮疾病有关。兜蛋白基因的突变可导致其所编码的蛋白突变,从而出现框架(frame shift)结构的改变,而这种改变使兜蛋白在细胞核中出现聚集,而不是在角化细胞膜套中聚集。兜蛋白基因突变所导致的兜蛋白角化皮肤病(loricrin keratoderma)是一种罕见的皮肤疾病,其特点是掌跖过度角化(手掌和脚底角化层的增厚)及伴有不全角化,以及环绕手指和足指的收缩带(constracting bands)。

(三) 表观遗传学及其在口腔医学领域的应用

1. 表观遗传学的相关概念

DNA 双螺旋结构的发现和重组 DNA 技术、PCR 技术的产生促进了分子遗传学的发展。几十年来人们一直认为基因决定着生命过程中所需要的各种蛋白质,从而决定了生命体的表型。但随着研究的深入,科研人员发现在相应基因碱基序列没有变化的情况下,一些生物体的表型却发生了明显的改变。这样的现象无法用传统的遗传学理论加以阐明。由此,引出了一个新的前沿领域——表观遗传学(epigenetics)。

表观遗传学是与遗传学(genetics)相对应的概念。遗传学是由于基因序列改变所导致的基因表达水平的变化。而表观遗传学是在 DNA 序列未发生改变的情况下,出现的遗传基因表达水平的变化。这种变化是细胞内除了遗传信息以外的其他可遗传物质的改变,而且这种改变在发育和细胞增殖过程中能稳定传递。目前,有关表观遗传学的研究方兴未艾,其主要方向涉及 DNA 甲基化、组蛋白密码和染色体重塑。

DNA 甲基化是研究最为深入的表观遗传学机制。DNA 甲基化由 DNA 甲基转移酶 Dnmt1 催化。在脊椎动物中,CpG 二核苷酸是 DNA 甲基化发生的主要位点。CpG 常成簇存在,人们将基因组中富含 CpG 的一段 DNA 称为 CpG 岛(CpG island),通常长度在 1~2 kb 左右。CpG 岛常位于转录调控区附近,DNA 甲基化的研究与 CpG 岛的研究密不可分。在 DNA 甲基化过程中,胞嘧啶突出于 DNA 双螺旋并进入与胞嘧啶甲基转移酶结合部位的裂隙中,该酶将 S-腺苷甲硫氨酸(SAM)的甲基转移到胞嘧啶的 $5'$ 位,形成 5-甲基胞嘧啶(5-methylcytosine, 5MC)。通过 DNA 甲基化及去甲基化,再加上下面将要提到的组蛋白修饰,直接制约基因的活化状态。

染色质的基本单位为核小体,核小体中部是由 4 种组蛋白(H2A、H2B、H3、H4)各 2 个分子构成的八聚体核心,N 端尾部为单一的 H1。核小体周围绕着两圈长约 166 bp 的 DNA,之间的连接 DNA 约 10~80 bp,并通过组蛋白 H1 缩成直径为 30 nm 的纤丝。研究中,人们发现组蛋白在进化中是保守的,但它们并不是通常认为的静态结构。组蛋白在翻译后的修饰中会发生改变,从而提供一种识别的标志,为其他蛋白与 DNA 的结合产生协同或拮抗效应,它是一种动态转录调控成分,称为组蛋白密码(histone code)。这种常见的组蛋白外在修饰作用包括乙酰化、甲基化、磷酸化、泛素化、糖基化、ADP 核糖基化、羧基化等等,它们都是组蛋白密码的基本元素。在组蛋白的修饰中,乙酰化、甲基化研究最多。乙酰化修饰大多在组蛋白 H3 的 Lys9、Lys14、Lys18、Lys23 和 H4 的 Lys5、Lys8、Lys12、Lys16 等位点。对这两种修饰结果的研究显示,它们既能激活基因也能使基因沉默。甲基化修饰主要在组蛋白 H3 和 H4 的赖氨酸和精氨酸两类残基上。研究也显示,在进化过程中组蛋白甲基化和 DNA 甲基化两者在功能上被联系在一起。

染色质重塑(remodeling)指染色质位置和结构的变化。主要涉及密集的染色质丝在核小体连接处发生松解,造成染色质解压缩,从而暴露基因转录启动子区中的顺式作用元件,为反式作用蛋白(转录因子)与之结合提供了一种称为可接近性(accessibility)。

大量研究表明 DNA 甲基化、组蛋白甲基化和乙酰化及染色质的重塑之间存在相互作用,它们共同调控着基因的转录。通常,DNA 甲基化、组蛋白甲基化和染色质的压缩状态与 DNA 的不可接近性,以及基因处于抑制和静息状态相关;而 DNA 的去甲基化、组蛋白的乙酰化和染色质压缩状态的开启,则与转录的启动、基因活化和行使功能有关。这意味着不用改变基因本身的结构,而是改变基因转录的微环境条件就可以左右基因的活性,或者令其静息,或者使其激活。

2. 表观遗传学在人类疾病研究中的应用

如前所述,表观遗传的改变涉及诸多的调控机制。任何一方面的异常都将影响染色质结构和基因的表达,从而导致疾病的发生发展。和 DNA 的改变不同,许多表观遗传的改变是可逆的,这为疾病的治疗提供了乐观的前景。

(1) 肿瘤

在各种类型的肿瘤中,DNA 甲基化的调控普遍处于异常的状态,通过基因组水平的分析发现:肿瘤中 DNA 甲基化整体水平是下降的,但是在单个的 CpG 岛,其甲基化水平却通常上调。这种异常状态将导致基因组的不稳定(如染色体的不稳定、可移动遗传因子的激活、原癌基因的表达),从而与肿瘤的发生密切相关。把癌基因组学与表观遗传学的研究结合起来,是癌症研究的发展趋势。人类的癌症常出现整个基因组 DNA 的低甲基化,但人们并不清楚这种表观遗传变化是肿瘤产生的诱因还是结果。研究者构建了携带低表达水平 Dnmt 1 基因的小鼠,对它的研究结果显示,DNA 低甲基化可能通过提高染色体的不稳定性来促进肿瘤的形成。还有学者提出:鉴于 DNA 甲基化等表观遗传学改变的信息远较 DNA 序列更容易受

到包括营养等外界因素的影响,故其异变很可能是肿瘤发生、发展的早期事件。

虽然目前有关 DNA 甲基化肿瘤特异性异化谱式信息仍极有限,但其在肿瘤诊断、化疗敏感性和预后评价中的巨大潜力已开始得到重视。例如,以 MGMT 基因的启动子 CpG 岛的高甲基化的状态来预期恶性胶质瘤对烷化剂类化疗药物的敏感性临床 I 期试验提供了令人鼓舞的结果。此外,对体液(血清和痰,或尿中脱落细胞)中 DNA 甲基化谱式的分析,似可提高肿瘤的早期检出率。而在肺癌确诊 10～35 个月前从痰(含有大量的血单核细胞和少量异形增生的肺上皮细胞)DNA 中,可检出其启动子 CpG 岛高甲基化的抑癌基因 p16INK4a 和 MGMT 基因(正常对照中这两个基因均处于去甲基化状态)。另外,通过各种体液或固态排泄物进行 DNA 甲基化谱式分析对肿瘤高危人群的普查已被提上日程。

DNA 甲基化的肿瘤异化状态是远较 DNA 顺序改变类的遗传性损伤容易纠正的缺陷,因此,与基因突变不同,肿瘤发生中 DNA 甲基化等表观遗传学事件的发生是可以逆转的。在肿瘤和癌前病变中通过去甲基化处理可以恢复某些关键性抑癌基因的功能,而起到预防和治疗肿瘤的作用,这将是一极有潜力的肿瘤治疗策略。

(2) 免疫性疾病

免疫系统被认为是一个解析表观遗传学调控机制的良好模型,而且免疫细胞的分化及功能表达和表观遗传学的联系甚密,无疑使这一交叉领域的发展一开始就置身于一片沃土之中。

免疫学中表观遗传学调控所发挥的影响,波及基因、细胞和应答等不同的水平。研究表明表观遗传调控通过 DNA 甲基化、组蛋白的乙酰化和染色质的重塑完成包括抗原受体基因、淋巴细胞的发育和分化、NK 细胞受体的表达等免疫细胞的分化和功能的调节,可调节 Th1 和 Th2 的分化和相应细胞因子的表达;通过调节转录辅助激活因子来调节

MHC 基因的表达并与一些自身免疫性疾病密切相关。

以目前研究较多的自身免疫性疾病系统性红斑狼疮（systemic lupus erythematousus，SLE）为例，多个证据均表明 DNA 甲基化异常可能与 SLE 发病有关。在动物身上和人群中进行了 DNA 甲基化与 SLE 间关系的研究，结果显示在人和老鼠 SLE 发病过程中，许多特异基因或器官间 DNA 甲基化程度存在差异。然而，DNA 低甲基化似乎在 SLE 病因方面起着重要的作用：① 可检测到 SLE 患者的淋巴细胞低甲基化（尤其是 T 细胞），包括 *Dnmt*1 的 mRNA 表达减少，说明 DNA 调节序列的低甲基化可能与 B 和 T 淋巴细胞的激活与分化有关。② SLE 患者血浆中低甲基化基因组 DNA 片段，可能模仿了微生物 DNA，诱导了抗 dsDNA 抗体的生物合成。③ 通过甲基化抑制因子如 5 - 氮杂脱氧胞苷，在体内外诱发了 SLE 样的自身免疫。④ 与 SLE 发病密切相关的人类内源性逆转录病毒（human endogenous retrovirurses，HERVs）转录过程中的低甲基化状态。虽然上述证据尚未完全阐明有关 SLE 的发病机制，但为这一类自身免疫性疾病的研究提供了一个非常重要的线索。鉴于 DNA 甲基化状态与 SLE 的密切关系，甚至有人提出 SLE 是一类抗原驱动的表观遗传学疾病。

总之，表观遗传学的研究为免疫学研究开拓了新的领域。虽然表观遗传学调控并不具有抗原特异性，但其作用的靶点，却可以是特定细胞类型的特定基因座位，及其在特定时空下的表现。这反映了另一种层次的调节途径，并必将有助于发展新型免疫干预手段运用于免疫性疾病的治疗。

（3）表观遗传学相关的检测方法

表观遗传学的研究正逐渐成为新的研究热点，与之相伴随，各种检测方法也不断地被开发出来以满足不同的研究需要。以甲基化的研究为例：根据研究目的甲基化的检测方法可分为基因组整体水平的甲基化检测、特异位点甲基化的检测和新甲基化位点的寻找。根据研究所用处理方法不同可以分为基于 PCR 的甲基化分析方法、基于限制性内切酶的甲基化分析方法、基于重亚硫酸盐（bisulfite）的甲基化分析方法和柱层法等（见表 1 - 8）。

表 1 - 8 甲基化检测方法概括

基因组整体水平甲基化分析	特异位点的甲基化分析		新甲基化位点的寻找
	单 CpG 位点分析	多 CpG 位点分析	
HPLC	MS - RE - Southern	MS - MLPA	MS - AP - PCR
SssI 甲基转移酶法	MS - RE - PCR	直接基因组测序	MSRF
免疫化学法	直接基因组测序	MS - DGGE	DMH
HPCE	MSP	MS - SSCA	MCA - RDA
氯乙醛法	COBRA	Metheylight	RLGS
	Ms - SnuPE	MS - MCA	AMS
	Methylight	MS - DHPLC	MBD 柱层法
	MethyQuant	MSO	
		MS - DBA	
		MBD 柱层法	

研究甲基化的方法之多，侧面说明了甲基化研究难度之大。从最初单个甲基化的分析，到逐

渐基因组整体水平的高通量分析,各种甲基化的检测方法都存在自身的优缺点。因此,面对具体问题,选择最合适的解决方法就显得尤为重要。首先,根据研究目的进行选择是研究整体水平的甲基化还是特定位点的甲基化,或是要对全基因组中新的甲基化位点进行寻找;其次,根据客观条件进行筛选,如:目标的序列是否已知,研究是否要求定量,样本来源及数量如何,是否需要高通量的样本检测方法;最后,全面分析,选取敏感、可靠、经济、简便的方法,以达到理想的效果。

除甲基化检测外,还有一些对染色质的修饰状态,例如组蛋白的修饰进行检测的方法。其中,染色体免疫沉淀技术(ChIP)是最常用的检测方法之一。它的基本原理是在活细胞状态下固定蛋白质-DNA复合物,并将其随机切断为一定长度范围内的染色质小片段,然后通过免疫学方法沉淀此复合体,特异性地富集与目的蛋白结合的 DNA 片段,通过对目的片段的纯化与检测,从而获得蛋白质与DNA 相互作用的信息(见图 1-1)。ChIP 可以检测体内组蛋白的各种共价修饰与基因表达的关系。而且,ChIP 与其他方法的结合,扩大了其应用范围:ChIP 与基因芯片相结合建立的 ChIP-on-chip 方法已广泛用于特定反式因子靶基因的高通量筛选,有利于确定全基因组范围内染色体蛋白的分布模式以及组蛋白修饰情况。

3. 利用表观遗传学对口腔疾病的研究

目前,表观遗传学(主要是有关 DNA 的甲基化状态研究)已涉及的口腔疾病研究主要集中在以下两个方面。

(1) 对口腔黏膜上皮癌变过程的研究

由于 DNA 的甲基化等表观遗传的改变被认为是肿瘤发生发展的早期事件,因此,可以设想在从正常到异常的口腔黏膜癌变过程中,存在表观遗传的调控因素。

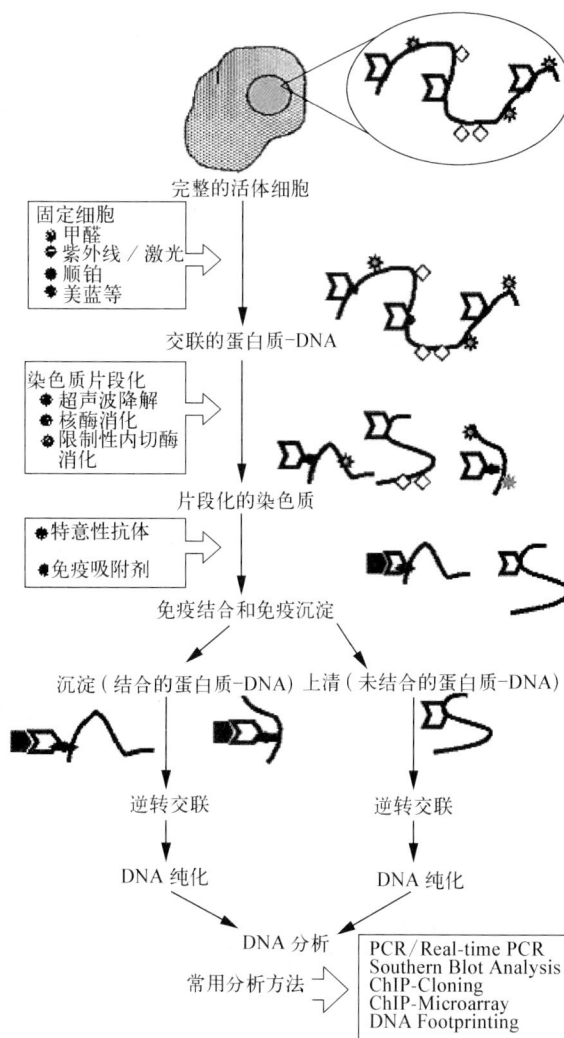

图 1-1　染色质免疫沉淀(ChIP)技术示意图

已有的一些研究即有力地支持了表观遗传调控在口腔黏膜上皮癌变过程中所扮演的重要角色:在癌前病变(白斑)以及与肿瘤组织相邻的正常组织内可以检测到某些肿瘤相关基因的高甲基化状态,例如细胞周期调控基因 $P15$、$P16$ 等。此外,研究还显示这些基因的甲基化状态又和头颈部肿瘤的危险因素,包括烟草和酒精的使用密切相关。

上述研究说明染色体所携带的表观遗传信息可能起到了桥梁的作用,受诸多外界环境的影响,将环境因素与各种遗传因素联系在一起,共同参与到从正常到异常的口腔黏膜上皮的癌变过程,促使正常的口腔黏膜上皮最终转化为癌上皮。

（2）对口腔肿瘤的研究

在有关口腔鳞癌的研究中，基因的甲基化研究仍然是一个较新的领域。其中有 4 个基因目前研究得最多，即 CDKN2A、CDH1、MGMT 和 DAPK1。

CDKN2A 基因位于染色体 P21，被认为可能是肿瘤抑制基因之一，与细胞周期的调控相关。在头颈部肿瘤中，有关该基因启动子的甲基化状态研究得最早、最多。一系列实验对头颈部原发肿瘤或细胞株进行了有关 CDKN2A 的研究。来自口腔鳞癌细胞株的实验显示：有 17%～43% 的口腔鳞癌细胞出现 CDKN2A 启动子的甲基化，而在头颈部原发肿瘤中，该检测率为 23%～67%。实验结果说明：该基因甲基化状态的检测可以作为口腔肿瘤检测标记物之一。

CDH1 是与细胞间黏附相关的基因，该基因的缺失或者表达的丧失将导致肿瘤侵袭或转移能力的增加。有研究在 18 例不表达 CDH1 的口腔原发性肿瘤中发现有 17 例都出现了 CDH1 的甲基化，而在 5 例表达 CDH1 的肿瘤中发现有 1 例未出现 CDH1 的甲基化。两方面的结果都说明 CDH1 启动子的甲基化是导致该基因沉默的重要原因。综合有关 CDH1 的研究，0%～85% 的口腔肿瘤检测到 CDH1 基因启动子的甲基化，分析这种检测结果巨大的差异可能是由于肿瘤分期的不同，也可能是由于肿瘤处于口腔之中的不同部位，因为有研究报道来自口腔不同部位的肿瘤标本其甲基化状态存在明显的差异，这也从一个侧面说明了甲基化同时受到多因素的影响，并非只是一个静止的状态。

MGMT 是有关 DNA 修复的基因之一，它可以阻止 DNA 烷化物的形成，从而作为预测肿瘤化疗敏感性的指标。在一个包括结肠肿瘤、肉瘤和头颈部肿瘤的大型研究中，MGMT 的甲基化检测率达到了 38%。而综合仅包括口腔肿瘤的研究，这一检测率在 25%～52% 左右。

DAPK1 是与死亡相关的蛋白激酶（death-associated protein kinase）基因，也属于肿瘤抑制基因之一，与凋亡相关。在口腔肿瘤，有关该基因启动子甲基化的检测率在 7%～68% 之间，这与 CDH1 基因有相似之处，都出现了比较大的结果差异。

除此外，尚有 E－cadherin、P14ARF、CDKN2B、RAR、RASSF1、MLH1 等诸多基因也进行了甲基化的研究。所有的研究结果提示我们：肿瘤相关基因在口腔肿瘤中的甲基化异常状态是一个普遍存在的现象，这一方面的研究在口腔肿瘤领域正在逐步地扩大和深入。

（3）甲基化检测样品的来源及临床应用潜力

随着甲基化检测方法的不断改进，研究中所采用的检测 DNA 甲基化的样品也越来越多样化。概括起来，目前在口腔肿瘤领域研究所用的样本包括了肿瘤组织、血清、唾液及漱口液。

肿瘤的 DNA 片段虽然可以多种形式存在于人体之中，但是受技术等的限制，想从各部分循环 DNA 中确定与原发肿瘤相关的基因变异一直以来都存在很大的困难。高敏度的 DNA 甲基化的检测方法，使这部分循环 DNA 在口腔肿瘤中的检测得以实现。

在口腔肿瘤中，最早进行血清 DNA 的甲基化状态和原发肿瘤相关性分析的研究见于 2000 年。研究者采用 MSP 法对 P16、MGMT 和 DAPK 基因进行了甲基化的检测，结果发现：42% 的血清样品与原发肿瘤具有一致性，24% 血清阳性的患者逐渐发展到肿瘤的远处转移，而在血清阴性的患者，这一转移率仅有 3%。由此，研究者认为血清中的 DNA 的甲基化检测可以成为良好的肿瘤标记物。在此之后，又有一些类似研究，进一步支持采用血清作为样品检测的可行性。除了血清以外，唾液、漱口液也被用于 DNA 甲基化的检测，运用此类样品对口腔癌前病变和口腔肿瘤进行监测的作用也得到了一些研究的证实。

运用上述循环 DNA 作为检测标本的一个最大的优点在于其无创性,再加上敏感特异的甲基化检测方法,对高频率的甲基化异常基因进行联合检测,有望成为口腔肿瘤早期诊断、监测的一个重要指标。但是,在研究过程中,学者们也发现表观遗传改变在肿瘤内以及原发和转移瘤之间仍然是存在异质性的。这说明肿瘤细胞是以一种动态的过程,根据环境的变化选择不同的调控方式,导致相关基因的沉默或者激活,这对我们进一步研究特定环境条件下表观遗传的改变提出了新的要求。

(4)以表观遗传改变为靶标的干预治疗

改变基因表观遗传学代表了一种新的临床治疗肿瘤的方法,可以通过改变沉默基因状态来阻止或者治疗肿瘤疾病。如在嘧啶的 C-5 位置修饰的胞嘧啶类似物:5-氮胞苷、5-氮-2-脱氧胞苷可以作为 DNA 甲基化的抑制剂。它们抗肿瘤的效应归于两种机制:细胞毒性和诱导低甲基化。这种化合物可以取代胞嘧啶嵌入核苷酸中,通过共价键俘获甲基转移酶,从而消除细胞 DNA 的甲基化。目前临床上采用低剂量治疗骨髓性白血病,有显著疗效。有研究证实了运用该类药物作用于口腔鳞癌细胞可以使抑癌基因 P16 重新被激活。但是需要注意的是:这种导致 DNA 低甲基化的治疗方式,可能在防止一些癌症发生的同时,也会造成基因组的不稳定并增加其他组织罹患癌症的风险。这些都是需要继续深入研究的问题。

另一类药物为组蛋白去乙酰化酶抑制剂。该类药物被证实具有抑制多种肿瘤细胞增殖、细胞周期、诱导细胞分化及促进细胞凋亡的作用。目前部分药物已经进入到 II 期临床试验阶段。但是在口腔肿瘤的研究目前多局限于体外实验,尚还需要进行更多深入实验研究。此外,去甲基化的药物与组蛋白去乙酰化酶抑制剂联合应用,在口腔鳞癌细胞发现具有协同作用,提示用药方式上的多样性。

随着人类基因组计划的完成,生命科学正在阐明遗传信息是如何通过基因的选择性表达,保证生命活动的正常进行和对环境变化的有序应答。在后基因组时代,表观遗传学的兴起为解开生命奥秘及征服肿瘤等疾病带来了希望。将表观遗传学的研究引入口腔疾病,特别是口腔肿瘤的研究领域,为研究口腔癌前病变,以及头颈部肿瘤发生、发展的机制,确立药物作用靶点,实现临床干预奠定了基础;为肿瘤早期诊断、治疗反应监测及预后估价提供了新的分子生物学手段,具有广泛的临床应用前景。同时,这也为我们研究其他口腔疾病提供了线索和参考。

(陈谦明 江潞 申後)

参 考 文 献

1 陈谦明. 口腔分子生物学. 北京:军事医学科学出版社,2000.

2 陈谦明,江潞,李秉琦. 口腔黏膜上皮的结构蛋白及相关疾病. 上海口腔医学,2004,13:564-568.

3 Smith F. The molecular genetics of keratin disorders. Am J Clin Dermatol, 2003,4:347-364.

4 Porter RM, Lane EB. Phenotypes, genotypes and their contribution to understanding keratin function. Trends Genet, 2003,19:278-285.

5 Presland RB, Jurevic RJ. Making sense of the epithelial barrier:what molecular biology and genetics tell us about the functions of oral mucosal and epidermal tissues. J Dent Educ, 2002,66:564-574.

6 Kalinin AE, Kajava AV, Steinert PM. Epithelial barrier function: assembly and structural features of the cornified cell envelope. Bioessays, 2002,24:789-800.

7 Ishida-Yamamoto, Takahashi AH, Iizuka H. Lessons from disorders of epidermal differentiation-associated keratins. Histol Histopathol, 2002, 17:331-338.

8 Presland RB, Dale BA. Epithelial structural proteins of the skin and oral cavity:function in health and disease. Crit Rev Oral Biol Med, 2000,11: 383-408.

9 Kitajim Y. Mechanisms of desmosome assembly and disassembly. Clin Exp Dermatol, 2002,27:684-690.

10 Hahn BS, Labouesse M. Tissue integrity:hemidesmosomes and

resistance to stress. Curr Biol,2001,11:858-861.

11 Amagai M. Desmoglein as a target in autoimmunity and infection. J Am

Acad Dermatol,2003,48:244-252.

四、口腔颌面-头颈肿瘤及类肿瘤的分子生物学

随着分子生物学的发展,目前对头颈部肿瘤和类肿瘤的分子机制有了新的认识。现在认为肿瘤是一种复杂的遗传性疾病,其发生为多因素、多基因共同作用的结果。增殖、分化、凋亡是细胞最重要的生命活动现象,它们既相互联系又相互制约,并受到一系列基因的调控。细胞癌变正是由于这些失控所致。研究细胞增殖的基本规律及其调控机制是研究癌变发生及逆转的重要途径。

(一)癌细胞的增殖和凋亡

1. 癌细胞的基本特征

细胞经增殖和分化形成不同类型,并构建成为有机体的各种组织和器官。细胞分化的过程同时伴随着细胞的分裂,但即使在精确的复制与修复机制下,基因的碱基突变频率也能达到 $1/10^6$。从进化的角度看突变是自然选择的结果,具有积极的意义。但如果在人的一生中,体细胞要分裂 10^{16} 次,就可以推断在人基因组中每个基因都可能发生突变。基因突变的结果可能导致某些分化细胞的生长与分裂失控,脱离了死亡的正常途径而成为癌细胞。癌细胞的细胞类型趋于一致,破坏机体的正常组织和器官;癌细胞和正常分化细胞的不同之处就在于,不同类型的分化细胞都具有相同的基因组,而癌细胞的细胞类型和形态相似,却具有不同形式的突变。癌细胞的主要特征为:细胞生长与分裂失去控制;具有侵袭性和扩散性;细胞间相互作用的改变;蛋白表达谱系或蛋白活性的改变;mRNA 转录谱系的改变;体外培养呈恶性细胞转化。

2. 癌细胞的增殖

尽管癌细胞表现出各种各样的表型和不均质性,但产生这种变化的原因却是为数不多的一些关键性事件:能够促使肿瘤细胞无限增殖的病变和维持其生存的一些基因突变。事实上所有的肿瘤细胞都有一些关键性调控细胞增殖的信号系统的异常。概括起来有以下几类:① 细胞对外界的有丝分裂信号依赖性下降,丝裂原如受体酪氨酸蛋白激酶或 G-蛋白信号传递分子如 Ras 等的激活突变。② 作用于有 pRB 控制的 G1 期末检查点的基因突变。这类信号系统的改变可能在人类肿瘤中广泛存在,包括 RB 基因本身的缺失,以及因 CDKs 的过度表达或使其抑制子的基因丢失引起 CDKs 异常。26%～39% 口腔癌中有 CCND1 基因的扩增。③ Myc 基因表达失控引起的细胞周期失调。在正常细胞中,Myc 基因的表达严格受到有丝分裂信号的控制,而在肿瘤细胞中常常出现表达异常或是升高。Myc 基因对细胞增殖的调节通常表现为多向性,一方面可促进细胞生长,调控细胞周期;而另一方面,Myc 基因也能诱导凋亡,特别是在外界压力、基因毒性损伤或是生长因子耗尽的情况下。

3. 癌细胞的凋亡

凋亡代表了一种不同于死亡的生理性细胞死亡,参与维持机体平衡和各种病理过程。肿瘤发生中的普遍规律有两个:能无限增殖的肿瘤细胞和能维持其生存的各种补偿性突变。尽管肿瘤的许多其他特性也能提供治疗靶点,但几乎在所有的肿瘤组织中,细胞的增殖失控和凋亡受阻都成为肿瘤发展的基础。凋亡是基因控制的程序性死亡,主要表现为独特的半胱天冬氨酸蛋白酶(caspase)家族的激活。Cheng 等用荧光原位末端转移酶标记技

术检测含有口腔黏膜上皮脱落片段的唾液,证实了凋亡细胞存在于所有口腔癌前病变和恶性病损患者的唾液中,显示凋亡与口腔白斑有关。所以鉴定和了解肿瘤发展中的这些关键步骤的分子机制,直接针对这些机制进行治疗是目前研究的热点。经对凋亡的研究表明其主要涉及如下效应分子。

(1) Bcl‑2 家族

bcl‑2 最早在滤泡性淋巴瘤中发现,被认为是一类癌基因,随后发现其与 CED‑9 同源,功能直接与凋亡有关,能阻止各种刺激条件如生长因子剥夺、放疗、各种抗癌药物诱导的哺乳动物细胞的凋亡。目前已经鉴定了一系列 Bcl‑2 家族成员,认为其参与凋亡发生中对线粒体的调控,但机制尚需进一步明确。根据对细胞凋亡的影响不同,可将 Bcl‑2 家族分为两类:一类促进细胞凋亡,如 Bax、Bcl‑xs、Bad 等;另一类抑制细胞凋亡,如 Bcl‑2、Bcl‑xl、Bcl‑w 等。bcl‑2 是一种重要的凋亡抑制基因,它通过抑制凋亡而延长细胞存活时间,另外 bcl‑2 还可与 c‑myc 协同转化细胞,抑制 c‑myc 所致的细胞凋亡。bax 为编码 Bcl‑2 相关蛋白 X 的基因。Bcl‑2 蛋白与 Bax 蛋白共同作用于细胞凋亡通路,形成同源二聚体或异源二聚体,两者之间的比例决定细胞凋亡或增殖:若 Bcl‑2 占多数,则 bax 受到抑制,细胞存活、增殖;若 Bax 占多数,则 bcl‑2 受到抑制,细胞凋亡。Bcl‑xl 与 Bcl‑2 同源,且功能相同,可抑制凋亡,而 Bcl‑xs 正相反。Bcl‑2、Bax 与 Bcl‑x 三者形成一调控系统,调控细胞凋亡。Piattelli 等研究 Bcl‑2、细胞增殖和凋亡指数分别在正常口腔黏膜、白斑和口腔鳞状细胞癌中的表达,发现 Bcl‑2 与细胞增殖和凋亡指数升高的相关性较弱。

(2) Caspases 及其抑制剂

半胱氨酸蛋白酶与哺乳动物的 ICE 基因产物同源,在凋亡中起重要作用。这一类蛋白酶被称为 Caspases,参与凋亡过程中特有的蛋白特异性切割信号的启动及其下游系统的激活。凋亡抑制蛋白

家族 IAP 是另一种哺乳动物细胞内源性死亡调节因子。以 survivin 为例,在许多类型的肿瘤中高度表达,并可预示预后。

(3) 线粒体

线粒体功能受损是细胞凋亡的一个早期特征,包含线粒体的多种生化改变如氧自由基的生成、Ca^{2+} 的外泵、caspase 的激活、线粒体膜电位丧失、细胞色素 C 的释放。目前认为至少有 8 种线粒体蛋白与凋亡有关,包括 capsase‑2、capsase‑3、capsase‑8、capsase‑9 及凋亡启动因子 AIF、SM‑20、Smac 和 cytC。

(4) 死亡受体和它们的配体

Fas 是 FasL 的受体,TNF 受体家族的成员之一。该家族成员包括 TNFRs、淋巴毒素受体、神经生长因子受体、CD40、CD27、TRAIL‑Rs、DR3、DR6、TAJ 和 CD30。TNF 既能使细胞死亡又能诱导细胞凋亡。当机体处于炎症等多种病理状态下,体内 TNF 合成和分泌增加,可诱导细胞凋亡,清除受损细胞。TNF 对敏感细胞的凋亡效应,是通过与靶细胞膜上特异性受体结合,触发细胞内信号转导,即通过活化半胱天冬氨酸蛋白酶家族 caspase 丝裂原活化蛋白激酶(MAPK)、c‑JunN 端激酶、核转录因子 AP21 和核转录因子 NF‑κB 而发生。正常口腔黏膜中偶尔可见 TNF 阳性细胞,而 TNF 存在于口腔扁平苔癣、白斑和口腔鳞状细胞癌的全部上皮细胞中。TNF 受体则仅见于正常口腔黏膜深层上皮细胞的细胞膜上。目前在口腔癌中发现了大量凋亡相关机制的改变,由证据显示肿瘤细胞可经过细胞间相互作用,诱导 T 细胞凋亡。而另一方面,许多控制细胞凋亡的蛋白质如 stat3、整合素等在口腔癌中表达增加,导致肿瘤细胞凋亡受阻。因此,在头颈部肿瘤中凋亡调节可能有重要的临床意义。

(5) survivin 基因

survivin 基因与效应细胞蛋白受体‑1 基因的编码序列高度互补,位于 17q25 的同一区。

survivin 基因全长 14.7 kb,由 4 个外显子和 3 个内含子组成。*survivin* 基因编码产生一个由 142 个氨基酸组成的分子量为 16.5 kb 的胞浆蛋白,survivin 蛋白结构在 IAP 家族中非常独特,它是同源二聚体,每个单个分子 N 端仅含有一个较为保守的富含半胱氨酸/组氨酸的杆状病毒 IAP 重复序列 BIR,BIR 结构域中含有对抑制凋亡有重要作用的氨基酸残基 Trp^{67}、Pro^{33} 和 Cys^{84},C 端含有一个长度为 6.5 nm,由 40 个氨基酸组成的两性 α 螺旋结构,主要调节 survivin 的定位分布。Conway 等在人和鼠的组织内发现了 survivin 的异构体 survivin-140、survivin-128 和 survivin-40,但只有包含 BIR 结构域的 survivin-140 和 survivin-128 能抑制 caspase-3 的功能,从而抑制细胞凋亡。survivin 在细胞中的表达具有严格的细胞周期依赖性-G2/M 期特异性表达。survivin 是 caspase-3 和 caspase-7 的直接抑制因子,使 caspase-3 不能有效地水解微管结构蛋白,因而维持了纺锤体的完整性,确保胚胎细胞有丝分裂正常进行,而肿瘤组织中过度表达的 survivin 却促使肿瘤细胞不断分裂增殖,加快肿瘤的生长。此外,survivin 与细胞周期蛋白激酶 cdk4、$p34^{cdc2}$ 相互作用阻断凋亡信号转导通路,survivin 依赖细胞增殖信号进入核内与 cdk4 结合,导致 cdk2/cyclinE 激活和 Rb 磷酸化,Rb 磷酸化后启动细胞进入周期,加快 G1-S 期的转换,同时使 P21 从 cdk4 中释放出来,释放的 P21 易位到线粒体与 procaspase-3 形成复合物,抑制 caspase-3 的活性,阻断线粒体释放细胞色素 C 从而抑制细胞凋亡。最近发现 survivin 是周期蛋白激酶 $P34^{cdc}$-cyclinB1 的有丝分裂底物,survivin Thr^{34} 位点磷酸化后与 caspase-9 结合并抑制其活性,阻断 caspase-9 依赖性的细胞凋亡传导。在鼻咽癌中报道 survivin 阳性率高达 87%,与扁桃腺癌、喉癌临床分期、肿瘤转移和预后相关;在正常口腔黏膜中为阴性,口腔癌前病变中阳性率约为 33%,而在口腔鳞癌中阳性率为 100%,推测其是口腔癌基因中的一个早期标志,其表达强度与微血管密度显著相关。

(二)癌基因、抑癌基因、DNA 修复基因

在分子水平,癌症是由于细胞内 DNA 变异造成。证据如下:癌细胞将其癌性特征传递给其子代细胞;大多数已知的突变剂也是致癌剂,以 DNA 为作用靶点;肿瘤细胞的核型明显存在染色体的异常和病理性重排。癌症是由携带遗传信息 DNA 的病理变化而引起的疾病,但与遗传病不同的是,癌症主要是体细胞 DNA 突变,而不是生殖细胞 DNA 突变。

现在普遍接受的观点是,癌症的发生是由于某些极重要基因的活化或抑制。这些基因能调控细胞周期,维持基因的完整性,促进细胞增殖和分化,并保持克隆增殖的稳定性。在肿瘤的发生、发展中,常常伴有癌基因、抑癌基因、DNA 错配修复基因等的异常扩增、缺失、重排和易位等现象。肿瘤抑制基因如 *Rb*、*APC*、*P53* 等能控制细胞的增殖和调节其凋亡;DNA 错配修复基因如 *XP*、*MMR*、*ATM*、*BRCA1*、*BRCA2* 等能维持细胞基因组信息的稳定性。通过细胞增殖相关基因和抑制细胞增殖相关基因的协同作用,共同调节细胞的正常增殖过程。肿瘤细胞的基本特征之一是细胞增殖失控,恰恰也是这 3 类基因的突变,破坏了正常细胞增殖的调控机制,形成了具有无限分类增殖潜能的肿瘤细胞。

1. 癌基因

癌基因是调控细胞生长和分裂的正常基因的一种突变形式,能引起正常细胞癌变。最早发现的癌基因是 Rous 病毒携带的 *src* 基因,该基因对病毒繁殖并不是必需的,但当病毒感染禽类后可引起

细胞癌变。后来发现在鸡的正常基因组中也有一个与病毒 src 基因同源性很高的基因片段。鸡体内的 src 基因编码一种与细胞分裂控制相关的蛋白激酶，不具有致癌能力，但由于其与病毒基因的高度同源性，因而被称为细胞癌基因或原癌基因。对多种致癌的反转录病毒的研究均导致正常细胞中原癌基因的发现，其中很多原癌基因的产物都是细胞生长分裂的调控因子，是在某些人类肿瘤发生特异性改变的细胞活化基因。尽管与人类肿瘤发生相关的许多原癌基因已经被克隆，但在原发肿瘤和细胞系的癌变中却极少发现原癌基因的直接改变。除了点突变可以活化 ras 等癌基因外，扩增也是原癌基因活化的一个重要机制。现已发现，11q13 扩增与 CCND1 基因扩增有关。目前已发现的原癌基因有 ras、src、raf、kit、jun、fos、CCND1 等。在上皮性肿瘤中，原癌基因的作用机制还不明确，在原发性头颈部肿瘤中很少检测到 ras 突变。应用新的细胞遗传学技术有助于发现参与头颈部肿瘤更常见的重要原癌基因。

目前已经分离了 100 多种癌基因，其表达产物大致可归为蛋白激酶、多肽类生长因子、生长因子受体、信号转导分子、转录因子、类固醇和甲状腺激素受体、核蛋白等几个类型，对细胞增殖和分化起重要的调控作用。癌基因的异常表达可导致细胞转化、增殖异常，甚至癌变。细胞分化和静止的信号转导过程涉及许多生长因子、生长因子受体、细胞内信号传递系统、转录因子，原癌基因的激活可导致这些信号通路异常。要深入了解原癌基因是如何影响正常细胞的生长控制，需要在这些信号传递通路中检查原癌基因的功能。

（1）生长因子

体内有多种生长因子参与调控细胞的生长，有些起正调节作用，有些起负调节作用。这些生长因子的基因和蛋白质的差异表达会导致细胞增殖的异常，从而影响肿瘤的发生和发展。近年来发现了大量的生长因子，如血小板衍生生长因子、胰岛素样生长因子、表皮生长因子，以及与其结构和功能同源的转化生长因子等。生长因子通过与细胞表面特殊的受体结合影响其有丝分裂，导致一系列下游基因表达上调。这些基因被称为立即早期基因，如 fos、myc、jun 等，其中有些是细胞生长的多向调节因子。表皮生长因子受体系统（EGFR - EGF、EGFR - TGFα）在肿瘤的发生、发展中起重要的作用，HNSCC 往往存在 EGFR 的高表达。TGF - β 对肿瘤生长起抑制作用，在一些头颈部肿瘤细胞系中发现 TGF - β 的突变。在头颈鳞癌中，维 A 酸受体对肿瘤的生长起负调控作用，对原发性头颈鳞癌患者给予顺式维 A 酸预防性治疗后，降低了第二原发肿瘤的发生率。

（2）生长因子受体

目前研究得最多的生长因子受体之一是表皮生长因子，最初被认为是一种配体激活的酪氨酸蛋白激酶。随后发现其含有一段细胞外 EGF 结合域，23 个氨基酸组成的跨膜结构，以及胞质内特异性酪氨酸蛋白激酶活性结构域。EGFR 胞质段酪氨酸蛋白激酶结构域的突变导致其转化生长能力丧失，表明酪氨酸激酶活性对恶性转化是必需的。大量研究表明，酪氨酸在正常的信号传递过程中起重要作用，如 c - erbB - 2，与 EGFR 同源的跨膜糖蛋白，在基因扩增或是跨膜区点突变引起其酪氨酸活性升高的情况下可表现为癌基因。头颈部肿瘤中有 42%～80% 的 EGFR 过度表达。

（3）细胞内信号传递系统

30 多年前对 cAMP 的发现导致了第二信使激素调控学说的提出，此后发现大量细胞内其他分子，包括 Ca^{2+}、磷酸肌醇的代谢产物等都可以作为第二信使发挥作用。在大多数情况下，第二信使是由一类异源三聚体 G 蛋白家族所激活。一种受体结合一种 G 蛋白的特异性决定了一种细胞能够对一种特定刺激做出反应的能力。以原癌基因 ras 家族为例，它们编码一组密切相关的 21 kDa 的蛋白质，对正常细胞的增殖分化起到重要的调节作用。Ras 蛋白能够与 GDP 及 GTP 结合，定位在细胞膜的内表面，从而有人推断 Ras 蛋白与 G 蛋白可能功能相似。

（4）转录因子

很多原癌基因的产物都定位在细胞核，从而认为它们可能在细胞增殖的信号传递系统中处于最后阶段。目前研究最清楚的是癌基因 $c-myc$，最初发现其与禽类髓细胞组织增生病毒 MC29 的转化序列具有同源性，随后发现其在多种类型的癌组织中均有扩增。

2. 肿瘤抑制基因

肿瘤抑制基因的表达产物对细胞增殖起负性调节作用。抑癌基因是在肿瘤发生过程中面临功能丧失的基因，在肿瘤发生中由生殖细胞或体细胞突变造成失活。抑癌基因现在已经扩展到包括在细胞周期中起调节作用以及具有其他多种细胞功能的基因。目前认为，肿瘤细胞内的等位基因缺失或染色体缺失往往提示该区域内有重要的基因失活。通过比较肿瘤 DNA 和正常 DNA 高度多态性的微卫星标志，可对等位基因丢失进行快速鉴定。肿瘤抑制基因的丢失或失活会导致细胞生长抑制丧失，表现为细胞的选择性优势生长。而抑癌基因功能丧失则意味该基因双拷贝丧失或失活，因为只有在这种情况下，细胞才会表现出恶性表性。在具有遗传倾向的肿瘤如视网膜母细胞瘤中，这种基因突变的一个位点是从生殖细胞继承而来，而且常常发病较早。目前已经鉴定了一系列抑癌基因丧失或失活的机制，包括基因丢失导致产物全部丧失、基因易位影响了基因编码区、点突变抑制了基因的功能，或是蛋白质产物变短、基因印记导致的基因表达异常等。

（1）$P53$ 基因

$P53$ 基因是目前公认的抑癌基因，也是目前头颈部肿瘤中研究最多的生物标记物。野生型 P53 蛋白参与 DNA 合成、复制的负性调控，具有抑癌功能，而突变型 P53 不仅失去了野生型 P53 的生长因子作用，而且本身又具有癌基因的功能。野生型 $P53$ 基因长 20 kb，含有 11 个外显子，定位于 17p13 上，编码分子量 53 kDa 的一种蛋白质，能调控细胞转录、DNA 合成和修复、调节细胞周期及诱发凋亡。目前主要被当做抑癌基因，其可能的途径是在 DNA 受损时上调 p21$^{WAF1/CIP1}$，从而导致细胞停滞于 G1 期，以实现对受损 DNA 的修复，限制了可能诱发癌症的异常基因扩增；在 DNA 损伤无法修复时，诱导凋亡。P53 正常功能的丢失最主要的方式是基因突变，现认为约 50% 的肿瘤细胞中有 $P53$ 基因突变，为人类癌症中突变频率最高的一个。大部分 $P53$ 基因突变表现为等位基因的一个错义突变和一个缺失突变，符合由 Knudson 提出的抑癌基因的原则。在某些癌前病变如角化棘皮病、光化性角化病中都可以找到 $P53$ 基因的突变，说明 $P53$ 基因的突变和肿瘤抑制功能的丧失使许多皮肤肿瘤发生早期的重要步骤。其异常导致对突变细胞的检查点机制失效，基因不稳定性增高。目前文献报道在头颈癌患者中，$P53$ 基因过度表达率为 37%～76%，基因突变与口腔癌患者的生存率呈负相关。在舌鳞癌中 P53 突变是频发事件，提示它是舌鳞癌发生过程中的一个重要环节。在比较口腔鳞癌、白斑、扁平苔癣中 P53 的表达后发现 $P53$ 基因突变可能发生在口腔癌恶变的早期。P53 阳性表达与头颈癌的发生、转移、生存期明显相关，推测在头颈癌的发生中 $P53$ 基因的失活导致了细胞凋亡的抑制；同时其他癌基因，如 RAS 基因的突变则促进了细胞分裂、增殖，加上其他因素的影响，最终导致肿瘤的发生。

（2）$P16$ 基因

另外一种重要的抑癌基因，它的缺失和突变与多种肿瘤的发生有关。对头颈部肿瘤综合等位基因分型及分选后发现，在大多数浸润性头颈鳞癌中常发生染色体 9q21 纯合性丢失，在某些早期的局限性病变，包括原位癌、发育不良等病变中 9q21 丢失频率也很高。这种缺失是人类肿瘤最常见的遗传学改变之一。P16 基因就位于这一区域内。头颈鳞癌中很少检测到 P16 基因的突变（10%～15%），但约 1/4 的头颈部肿瘤患者有 P16 纯合性丢失和 5′CpG 甲基化。该甲基化与 P16 转录过程的完全阻断有关，可能是 P16 失活的常见机制，P16 可直接作用于 CDK/CCND1 复合体，与其中的 CDK4 和 CDK6 竞争性结合，造成 CDK4/CCND1 和 CDK6/CCND1 复合体的解离，导致细胞周期阻滞，从而抑制细胞的生长和分化。当 P16 基因突变或缺失而不能正常表达时，一方面不能竞争结合 CDK4、CDK6，难以阻止细胞分裂；另一方面，增加 CDK4、CDK6 与 CCND1 结合的机会，刺激细胞分裂，造成细胞增殖的失控，向癌变方向发展。中国医科大学第一临床医学院提出 P16 基因失活是口腔鳞癌发生中发生频率最高的分子事件，口腔鳞癌中抑癌基因的失活并非单一基因失活。第四军医大学口腔医学院采用细胞周期蛋白 A 正、反义基因对于人舌鳞癌细胞系 Tca8113 增殖的影响和调控证实了转染反义 CCNA 基因的细胞系生长速度、DNA 合成、细胞增殖和代谢能力均下降，而转染了正义 CCNA 基因的细胞系则有相反的结果。

（3）PTCH 基因

是近年从果蝇属分离出的一种果蝇体节极性基因的人类同源物，也是一种肿瘤抑制基因，定位于 9q22.3。它作为细胞生长和分化过程中的信号转导分子，在皮肤肿瘤形成中有重要作用。50%～60% 的 DNA 修复缺陷型基底细胞癌和着色性干皮病患者体内可以找到 PTCH 基因的点突变。但在鳞癌中没有发现该基因突变。

（4）P27 基因

P27 基因是抑癌基因，P27 蛋白含有 198 个氨基酸残基，能抑制几乎所有的 cyclin - CDKs 复合物的激酶活性，抑制细胞从 G1 期向 S 期的过渡，使细胞停滞在 G1 期，抑制细胞的增殖，导致癌前

肿瘤细胞的凋亡，阻止肿瘤的发展。P27 在口腔白斑中的表达率为 42.0%，口腔鳞状细胞癌为 31.1%，P27 阳性白斑的凋亡指数明显高于 P27 阴性白斑。目前认为 P27 过度表达可以通过诱导 Bax 表达升高而诱发凋亡，与肿瘤发展有一定关系，在不同类型白斑中的阳性率可作为癌变预测因素之一。

3. DNA 修复基因

口腔癌的发生是遗传因素和环境因素共同作用的结果。尽管许多头颈癌患者有长期接触烟、酒的历史，但这些致癌剂不能完全解释这些癌症的发生，因为还有很多头颈癌患者没有烟酒嗜好。因此，宿主的因素可能在头颈癌的发生中起到重要作用。近年来的研究表明，有遗传性基因不稳定的患者更容易患头颈部肿瘤。在人一生中，体细胞持续进行复制和分裂，而 DNA 的复制表现出令人吃惊的准确性。据估计人类基因有 $3×10^9$ 个碱基对，而复制错误的发生率仅为 $1/10^9$～$1/10^{11}$。这是因为有各种检测点参与维持基因的稳定性。经碱基互补原则，DNA 聚合酶采用高度特异性的模板以增加转录的准确性，同时鉴别并且除位于 3′ 端的碱基错配。

DNA 错配修复酶参与维持基因转录的准确性。在人类基因中存在一些片段，具有多态性并随机重复出现，称为微卫星。微卫星遍布于人类整个基因组；在 DNA 复制时，会因复制错误，在子代 DNA 中形成一些额外的重复序列。在正常情况下，机体内的 DNA 修复酶会检测到这种错误，并对之进行修复。目前已经鉴定了 6 种 DNA 错配修复基因：hMSH2、hGTBP/hMSH6、hMSH3、hMLH1、hPMS1、hPMS2。这些错配修复基因的异常会引起 DNA 稳定性的下降。

氧自由基的形成会造成 DNA 损伤。氧自由基既是细胞代谢的一种内源性产物，又可能是细胞接触某些致癌剂的结果。在正常情况下机体内有

各种系统以维持细胞正常氧化还原的平衡,并产生一些天然的抗氧化剂,经一些酶系统以中和氧自由基,如过氧化物歧化酶可将过氧自由基转化成过氧化氢,进一步经过过氧化物酶转化为水。该系统受损会引起过氧化氢在体内聚集,而过氧化氢在体外是一种致癌剂。

在细胞的生命周期中,经常暴露于DNA可能受损的环境中。DNA修复系统则主要负责修复这种损伤,其在癌症发生中的重要性已逐渐为人们所认识。最早观察到关于DNA修复缺陷和癌症发生间可能存在关系是在大约20年前,发现着色性干皮病患者患皮肤癌的概率增加。但这一领域重要突破是由于克隆到了人类的错配修复基因 hMSH2,与酵母的MSH2同源。随后发现其在遗传性非息肉结肠癌家族患者中为突变性。自此,DNA修复基因的失活被认为是肿瘤发生的一个起始事件。DNA修复基因的突变会造成基因组的内在不稳定性,随后导致一些其他突变发生,如肿瘤抑制基因的失活等。各种氧活性物质能引起DNA的继发性损伤,如果允许损伤后的DNA发生错误的无限制复制,则会引起原癌基因和抑癌基因的突变,进而导致肿瘤的形成。各种免疫反应、个体抗氧化剂的基础防护水平、特殊的病毒感染、遗传因素等均可能参与或调节DNA的有效修复,从而影响癌症的发生过程。目前认为造成DNA损伤的原因可能有3个方面:环境致癌物如紫外线、电离辐射及各种基因毒性化学物;正常细胞新陈代谢副产物,如各种过氧化物酶及氧自由基等;在生理情况下,DNA自发的一些化学键的改变,如核苷水解导致无碱基位点的出现。DNA损伤产生的后果不一,一般而言是不利的;即刻反应为DNA复制受阻,细胞周期停滞及细胞死亡;长期的反应会导致DNA不可逆的突变及肿瘤发生。哺乳动物在长期的进化过程中形成了高度调控机制,以避免在自发突变中造成DNA损伤、DNA合成时碱基的错配及紫外线、γ线、活性代谢产物对DNA造成的各种氧化合烷基化。

目前有4种公认的人类遗传性疾病与染色体的不稳定性和癌症的发生有关,表现为较高的自发性染色体断裂。它们是Bloom综合征、Werner综合征、Fanconi贫血和共济失调-毛细血管扩张症。Bloom综合征及Werner综合征表现为DNA解旋酶RecQ蛋白家族缺陷,直接影响DNA修复;而Fanconi贫血及共济失调-毛细血管扩张症则是间接影响DNA修复。以ATM基因缺陷为例,ATM基因参与对DNA损伤的识别,活化相关的DNA修复基因;在不能成功控制损伤时则诱发凋亡。有ATM基因缺陷的患者表现为自发性染色体断裂,对电离辐射高度敏感。临床上ATM纯合子患者表现为进行性神经肌肉退行性改变、血管扩张。高发性的淋巴网状系统恶性肿瘤及头颈部恶性肿瘤,通常在20~30岁死亡。Fanconi贫血是一种很罕见的染色体异常,表现为染色体敏感性增加,特别是对DNA交联剂如双环氧丙醚和丝裂霉素C等。这类患者40岁前白血病的发病率为52%,而体肿瘤发病率的报道显著升高,如舌癌、牙龈癌和下颌骨恶性肿瘤。

(三)肿瘤的发生机制

肿瘤的发生是基因突变逐渐累积的结果。根据DNA复制过程中的基因突变率和细胞分裂次数推断,在人的一生中,其基因组中每个基因都可能会发生$1/10^{10}$次突变。如果再考虑生活环境中的致癌因素,如辐射、紫外线、化学致癌剂、肿瘤病毒感染等生物因素,令人们感到吃惊的并不是细胞为什么会癌变,而是肿瘤发生的频率为什么会如此之低。

根据大量病例分析,癌症的发生一般不是单一基因的突变,而至少在一个细胞中发生了5~6次基因突变,才能赋予癌细胞所有的特征。即癌细胞不仅增殖速度很快,而且其子代细胞能够逃脱细胞衰老的命运,取代相邻正常细胞的位置,不断从血液中获取营养,进而穿越基底膜与血管壁,在新的组织部位安置、存活与生长。因此,细胞基因组中与肿瘤发生有关的某一原癌基因的突变,并非马上成为癌细胞,而是继续生长直至细胞群体中产生新的偶发突变。某些在自然选择中具有竞争优势的细胞,经过类似的过程,逐渐形成具有癌细胞一切特征的恶性肿瘤。如直肠癌发生的病程中,早期的基因突变仅在肠壁形成多个良性的肿瘤,进一步突变才发展为恶性肿瘤,全部过程通常需要 $10\sim20$ 年或更长的时间。因此从这一点上看,癌症是一种典型的老年性疾病,它涉及一系列的原癌基因与肿瘤抑制基因的累积突变。在人的二倍体细胞中肿瘤抑制基因有两个拷贝,只要其中 1 个基因拷贝正常,便可以保证正常的调控作用,两个基因都丢失或失活才能引起细胞增殖的失控;而原癌基因的两个拷贝中只要有 1 个基因发生突变,便可能起到与癌基因类似的作用。在某些癌症病例中,其生殖细胞中原癌基因或肿瘤抑制基因发生致癌突变,致使体内所有体细胞的相应基因都发生变异。在这种情况下,癌变发生所需要的基因突变积累时间就会减少,携带这种基因突变的家族成员更易患癌症。

1. 癌症的多阶段性

目前多数学者认为,肿瘤的发生是一个多步骤过程,是单个细胞内基因突变累积的结果,呈"多阶段"表现,在肿瘤发生、发展的不同阶段,涉及到不同基因的改变。对人类癌症的分子学分析显示,其属于典型克隆,有大量基因异常,包括原癌基因的激活和抑癌基因的失活。这些基因损伤积累的结果是细胞的正常增殖失控,细胞持续进入细胞周期并分裂。直肠、结肠癌为研究这种多步骤肿瘤发生提供了一个理想模型。临床极易识别直肠、结肠肿瘤的不同进展阶段,通常由广泛的细胞异常增殖后形成良性肿瘤病灶,随后腺体的体积逐渐增加,侵犯基底膜成为癌症,进一步发展导致远处转移。这种临床阶段进展背后的基因改变很大程度上与关键性的一些抑癌基因失活和特定癌基因的激活密切相关,正是它们的协同作用形成了恶性肿瘤。经在肿瘤群体中的进一步优势型生长,使那些获得所需要基因突变的细胞具有较快的生长速度,与其他细胞相比具有选择性优势,结果是肿瘤的恶性程度增高,最终从原发部位扩散并转移到身体的其他部位。经典的大肠癌癌变模型中,肿瘤的发生、浸润和转移需要 7 个或更多基因突变(APC、ras、DCC、$TGF\beta$-R、$P53$ 等),APC 基因突变的患者可首先在该基因发生第二次突变,继之在 ras 或 $P53$ 基础上促生长突变。不同患者在此发生突变的顺序不同。Califano 在许多浸润前病变和浸润性头颈鳞癌中,检测了 10 个最常见的等位基因丢失,以建立肿瘤分子生物学发生模式。头颈部肿瘤的发生涉及到许多公认的抑癌基因位点的失活。染色体 9p 的 LOH 发生在早期,与从正常向良性增生的转变有关;3p 及随后 17p 丢失则与上皮异常增生有关;原位癌和鳞癌则以 4q、6p、8p、11q、13q 和 14q 的额外丧失为特征(见图 1-2)。在浸润前到浸润病变的发生过程中,可见 $P53$ 基因突变,其他遗传学改变发生在肿瘤发展的后期,主要在浸润性病变中检测到,如 $CCND1$ 基因的扩增和 $P16$ 的失活,它们在头颈肿瘤发生多阶段模式中的确切顺序尚未明确。

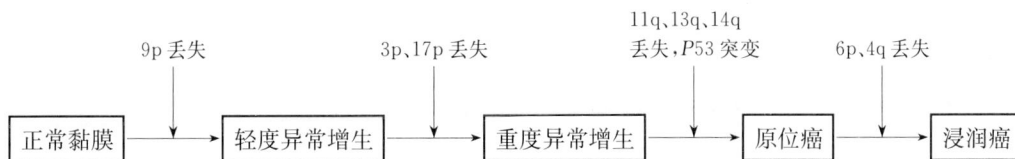

图 1-2 口腔癌分子生物学发生模式

2. 端粒、端粒酶与癌症

端粒是指真核生物染色体的天然末端。真核生物染色体末端都是由特定的基本序列单元即端粒序列大量重复构成的。对于一个给定的真核生物物种，它具有一定的特征性端粒 DNA 序列，人类的这段序列为 TTAGGG。端粒是细胞必需的遗传组分，因为它能够补偿染色体末端遗传信息的丢失。在复制过程中，染色体末端的碱基对缓慢丢失。这种丢失是必须的，因为 RNA 引物需要一定量的 DNA 序列作为模板来开始自身的复制过程。由于染色体末端有了端粒，从而使得复制从端粒开始，而不是从实际的染色体开始，这样便可以避免有意义的编码序列的丢失。细胞经过多次复制分裂后，端粒可能会被耗尽，端粒酶具有端粒特异性末端转移酶的活性，可以不依赖于 α-DNA 聚合酶和 DNA 模板，使端粒序列自我复制从而延长并维持端粒长度。研究得知，端粒酶是由小分子 RNA 和蛋白质组成的一种罕见的核糖核酸蛋白酶。其中，镶嵌在蛋白质内部的核酸为端粒酶将六聚体核苷酸连接到染色体末端提供模板，是端粒酶呈现活性的必需部分。不少学者发现人恶性肿瘤细胞中染色体的端粒和端粒酶活性均不同于正常体细胞：在许多正常体细胞中检测不到端粒酶的活性，而几乎在所有的人恶性肿瘤中端粒酶均有活性。统计资料表明，84.4% 的恶性肿瘤具有活化状态的端粒酶，而仅在 4.2% 的正常组织、癌旁组织和良性肿瘤组织中端粒酶呈阳性。这似乎告诉人们，端粒酶活性的变化也许是伴随细胞恶性而产生的。许多学者在对细胞进行研究的过程中发现，永生化是癌细胞所具有的突出行为，也就是说，癌细胞具有端粒酶被激活的细胞所具备的特征。上海交通大学医学院附属第九人民医院自 1999 年起对口腔肿瘤细胞癌变过程中相关基因表达变化进行了一系列研究，结果发现在正常黏膜、单纯性增生、轻中度异常增生、重度异常增生、原位癌、鳞癌的 RARβ mRNA

阳性率递减，分别为 100%、87.5%、75%、72.2%、45.5% 和 18.8%，而端粒酶阳性率递增，分别为 0%、12.5%、25%、66%、72.7% 和 93.8%。实验结果表明端粒酶的激活和 RNRβ mRNA 的下调表达与口腔癌细胞异常分化、癌变密切相关，是口腔癌形成的重要环节，端粒酶活性与端粒长度维持染色体稳定、细胞"永生化"有着密切联系。维 A 酸已被证实是上皮分化及保持正常功能所必需的"肿瘤生理性抑制剂"，而维 A 酸受体正是维 A 酸的作用靶点。维 A 酸受体-β 基因联合维 A 酸及维 A 酸联合 IFN-γ 能协同抑制口腔鳞癌细胞增殖和诱导凋亡。其中维 A 酸受体-β 是起作用的关键基因，IFN-γ 能够上调 RARβ 基因转录表达。

3. 头颈部鳞癌中染色体的异常

癌基因的激活和抑癌基因的失活在实体瘤中很常见。癌基因通常是显性作用细胞因子，正常情况下参与调控细胞的生长和增殖。当癌基因的 1 个拷贝突变，通常会导致细胞增殖的失控。在头颈癌中常涉及的癌基因有 CCND1 和 Myc 等。肿瘤抑制基因通常是细胞增殖的隐性作用基因，抑制细胞增殖或促进细胞凋亡。当其在体细胞内纯合性丢失、突变或失活时，细胞生长失控。在头颈部鳞癌中最常见的抑癌基因有 TP53、RB1 和 CDKN2A。此外，还有一个基因家族在头颈部癌症的发生中也起重要作用，就是 DNA 修复基因，包括 ATM、MSH 和 MLH1，维持着基因的完整性，在 DNA 复制过程中起关键作用；DNA 修复缺陷和微卫星的不稳定性在头颈部肿瘤中已有报道。肿瘤的发生是多种癌症相关基因共同调控的结果，通常认为需要 3~6 个基因的改变才足以造成肿瘤的发生。另外还有一些基因的突变可引起细胞的增殖、紊乱，肿瘤发展、进犯和转移。Fearon 和 Vogelstein 第一次提出了一个以进行性的肿瘤抑制基因失活和癌基因的激活为基础的结肠癌病理基因诊断图谱，随后 Califano 等提出了头颈部鳞癌的基因进展模式。他们用分子生物学分析手段来检测癌旁组织中抑癌基因的表达情况,发现有同样的基因缺失。而且,发现组织病理分级程度越低,肿瘤抑制基因越易丢失。

头颈部鳞癌的核型复杂,常由接近于三倍体的多克隆组成,有大量染色体结构的异常。染色体丢失频率超过获得频率。染色体丢失常常是抑癌基因丢失的结果,为细胞提供了一种生长优势。在头颈部鳞癌中最经常的染色体改变是 3q、8q、9q、20q、7p、11q13、5p 的获得以及 3p、9p、21q、5q、13q、18q、8p 的丢失。初步研究表明,18q 的丢失预示肿瘤预后较差。另外,包括 1p22、3p21、8p11 和 14q 远端在内的多个染色体断裂与肿瘤放射敏感性降低有关。

(1) 3q 获得

3 号染色体长臂的获得是头颈部鳞癌中最常见的遗传学改变之一。精确定位是在 3q26 - q27。AIS 基因也称为 p40/p73L 基因,定位于 3q 远端,表现为基因拷贝数的增加,在鳞癌细胞中基因水平和蛋白质水平均为高表达。其过度表达可造成大鼠细胞转化。

(2) 8q 获得

Yin 等在 34 例头颈部鳞癌细胞系中发现,Myc 基因(8q24.12 - q24.13)拷贝数增加或扩增率为 24%,而且其表达水平与肿瘤的复发显著相关。Agochiya 等的研究结果也显示在多种原发性肿瘤,如头颈部鳞癌、肺癌、乳腺癌及结肠癌细胞系中均有 Myc 和 PTK2(局部黏附激酶,定位于 8q24)拷贝数增加。

(3) 20q 获得

20q 扩增通常与乳腺癌的组织学分级差、异倍体和高 S 期分数、肿瘤的复发和转移相关。该区域的 BCAS1 和 ZNF217 基因在乳腺肿瘤中常常过度表达。目前关于这些基因在头颈部癌中的表达尚未见报道。

(4) 7p 获得

1/3 头颈部鳞癌细胞系中有 7p12 - p22 基因拷贝数的增加。定量点杂交分析发现 EGFR(定位于 7p12)拷贝数增加出现频率为 7/34。Grandis 等研究发现 EGFR 和其配体 TGFα 的表达水平与患者的预后显著相关;在头颈部鳞癌中,EGFR 表达水平升高导致整合素持续性激活,并经过抗凋亡机制引起肿瘤生长。

(5) 11q13 扩增

11q13 内有 CCND1 的位点,在 30%～50% 的头颈部鳞癌中有其扩增。CCND1 蛋白在口腔癌的发生中有直接作用,是细胞从 G1 期到 S 期的一种关键性周期调节蛋白。CCND1 与周期依赖性蛋白激酶 CDK4 或 CDK6 结合,磷酸化并失活 pRB,结果是使与 pRB 结合的 E2F 转录因子释放,细胞进入 S 期。CCND1 过度表达引起细胞对生长因子依赖性降低,缩短了细胞周期的 G1 相,快速通过 G1 - S 阶段,导致基因突变的积聚和细胞的选择性生长优势。在头颈部鳞癌中,CCND1 蛋白过度表达常常伴随着肿瘤的早期复发、淋巴结转移和生存率降低。

(6) 3p 丢失

3 号染色体短臂缺失在头颈部肿瘤中常有报道,同时在口腔发育不良性病灶中也观察到了 3p 的缺失,提示其在头颈部肿瘤发生的早期即发生了改变。Susanne 等检测了位于该区的 FHIT 基因(肿瘤抑制基因,定位于 3p 14.4),结果发现在 26 例头颈部肿瘤细胞系中 22 例至少有一个位点的突变。而另外一些研究者也发现在原发性头颈部肿瘤及癌旁组织中有 FHIT 基因及蛋白表达的改变。

(7) 9p 丢失

van der Reit 等报道在 72% 的早期头颈部鳞癌中有 9p21 - p22 的丢失,而且在许多其他原发性肿瘤和细胞系中也有相同的改变。随后发现 p16/CDKN2A 基因定位于该区。而另外一些周期依赖性蛋白激酶抑制基因定位于 9p21,包括 p15/CDKN2B、p18/CDKN2C 和 p19/CDKN2D。

CDKN2 - D 基因编码的一种 G1 周期依赖性蛋白激酶抑制基,通过与 cdk4 和 cdk6 结合,阻断其与 CCND1 结合,抑制 pRB 磷酸化,使细胞停滞于 G1 期。*CDKN2A - D* 基因的失活会导致细胞周期检查点失控,随之引起细胞增殖失控。

(8) 11q 缺失

目前对该区域内的分子遗传学研究表明可能涉及到 D11S924、D11S939(位于 11q23)、D11S912,D11S910 之间的 11q24 区的缺失。因此,推测其可能至少涉及两类抑癌基因,尚需进一步研究。

(9) 18q 缺失

18 号染色体长臂丢失在头颈癌中也很常见。目前已有 5 个位点被鉴定:18q12、18q21.1、18q21.1 - q21.3、18q22.2 和 18q23。相应的一些抑癌基因被定位于该区,包括 *DCC*、*DPC4*、*MADR2*、*PI5*、*SCCA1*、*SCCA2* 和 *Headpin* 等基因。*Headpin* 基因在正常的口腔黏膜、皮肤和培养的角质细胞中均有表达,但是在口腔鳞癌中表达降低。目前尚不清楚上述基因中哪一个是关键因素,但总的看来,18q 的丢失常常预示着头颈部肿瘤预后不佳。

(10) 8p 丢失

在多种肿瘤中都有 8 号染色体短臂的丢失,包括头颈部肿瘤。等位基因丢失集中在 3 个区域:8p23.3、8p22 - p23 和 8p21,提示至少有 3 种抑癌基因参与了头颈部鳞癌的发生。40%～50%的头颈部鳞癌表现为 8p23 区等位基因丢失,提示该区存在着肿瘤抑制基因。

4. 头颈部肿瘤中的基因多态性

1995 年 Shah 等人报道,在世界范围内,头颈部癌约占全身恶性肿瘤的 35%。大量证据表明头颈部癌发病的环境因素与烟、酒等刺激有关,但目前关于头颈部癌发病的宿主遗传因素尚不明了。显然宿主因素在头颈部癌发病中起了重要作用,环境致癌因素明显受到宿主因素的影响。一些宿主遗传因素与烟草诱发的恶性肿瘤密切相关,如细胞色素 P450 异构酶、N-乙酰转移酶、谷胱甘肽 - S - 转移酶的多态性等。这些酶参与细胞对多种致癌剂的激活和解毒,呈现高度的遗传多态性,与肺癌、膀胱癌、结肠癌等的发病率相关,但在头颈肿瘤中尚无定论。目前讨论较多的有如下几种:

(1) GSTM1

谷胱甘肽硫基转移酶 M1 异构酶是 Phase Ⅱ 类解毒酶。在美国和欧洲研究发现约一半是纯合性丢失,是与肺癌发病相关的危险因素。有报道认为其缺失突变可增加头颈部肿瘤的发病率。

(2) CYP1A1

主要为单碱基突变,第 462 位,第 7 外显子,编码 Ile 或是 Val,其中 Val 型可增加肺癌发病率 2 倍。在头颈部肿瘤中的意义尚有争议。

(3) GSTP1

在人的结肠、胃、泌尿系统、子宫颈、食管、肺的恶性肿瘤中高表达,多态性位点是 313 位氨基酸。有研究认为头颈部肿瘤的发生率与 GSTP1 纯合性突变有关。

5. 病毒和头颈部肿瘤

迄今人们已经从口腔-头颈部肿瘤中分离出 EB 病毒和 HPV 病毒。目前认为 EB 病毒与鼻咽癌关系密切。有报道口腔红斑和原位癌中 EB 病毒检出率分别为 50%和 40%,但 EBV 到底是一种致癌因素,还是因为肿瘤相关的免疫抑制使得 EBV 水平增加,目前仍有争议。关于 HPV 在口腔癌前病变中的作用已有很多研究。从人类口腔病变中分离出 16 种 *HPV* 基因,其中大多数是与口腔良性病变有关的低度危险性 HPV。高度危险性 HPV(如 16、18、31、33、35)具有使正常上皮恶性转化的潜能,与口腔上皮的不典型增生及口腔鳞癌有密切关系。在 HPV 阳性的口腔鳞癌中,高度危险性 HPV(16 及 18 型)的检出率(80%)远远高于低度危险性 HPV(6,11 型)的检出率,HPV16 是与口腔鳞癌关系最为密切的一种类型。HPV16、HPV18DNA 的早期基因 E6、E7 具有使细胞永生化的能力。上海交通大学口腔医学院建立了 16 型 HPVE6E7 诱导的永生化口腔上皮细胞系,并证实高危型 HPV 的 E6、E7 蛋白分别作用于 P53 和 Rb,继而影响其他调节因子,使细胞周期发生紊乱,引起细胞恶变。湖北医科大学提出 HSV-1 和 HCMV 可能也参与了口腔鳞癌的发生和发展,与 HPV16 有协同作用。

6. 口腔黏膜癌前病变标志物的研究进展

口腔黏膜癌前病变与口腔癌的关系密切,是口腔癌发生的必经阶段。口腔白斑、扁平苔藓同属口腔斑纹类疾病,并有一定的癌变倾向。白斑是公认的癌前病变,扁平苔藓也被世界卫生组织定位可能的癌前状态,早期诊断并阻断癌前病变的发展是预防口腔癌的重要内容。近年来随着分子生物学的发展,发现了一些重要的细胞和分子标志。① 谷胱甘肽 S 转移酶 GST,包括大鼠 P 型和人类 π 型。GST-π 在正常黏膜和过度反应纤维增生中无表达,在白斑、黏膜下纤维性变、瘤样增生和癌组织过度表达。在实验性口腔黏膜癌变过程中,GDT-π 可作为癌变检测的早期标志之一。② 鸟苷酸脱羧酶是在细胞增殖和恶性转化中起重要作用的酶。有报道表明鸟苷酸脱羧酶表达水平与口腔癌的预后呈负相关。③ 端粒酶是合成端粒的核糖核蛋白酶。Mao 等发现在头颈鳞癌中 100% 的细胞系、90% 的浸润癌、100% 的癌旁异常增生中存在着端粒酶活性,而正常和单纯过角化无活性。④ 维 A

酸受体 β(RARβ)表达下降被认为是口腔癌发生的早期标志及白斑恶变监测和阻断效应的生物学标志。一般认为,正常组织、癌前病变和癌旁组织、鳞癌的 RARβ 水平一次降低。维 A 酸治疗可提高白斑组织的 RARβ 水平,且与治疗效应呈正相关,可作为白斑化学预防的中介标志。⑤ Bax 最近发现在口腔白斑、扁平苔藓的病变及癌变过程中,随着上皮不典型增生的逐渐加重,其细胞凋亡指数呈上升趋势。而鳞癌组织的凋亡指数高于不典型增生组织。Bax 参与了白斑癌变的早期事件,而 Bcl-2 在不典型增生转化为鳞癌的阶段未发挥作用。⑥ 微卫星不稳定性/杂合性缺失(LOH)在癌前病变中用微卫星标志发现有部分位点的 LOH。Patridge 等使用微卫星标志和 RFLP 限制性片段长度多态性标记分析 3p21、8q21-q23、9p21 以及抑癌基因 Rb(13q14.2)、p53(17p13.1)、DCC(18q21.1),发现 73% 的患者等位性不平衡,55% 存在微卫星不稳定性,LOH 主要出现在 3p 和 9p 上,出现频率分别为 58% 和 48%。目前认为早期口腔癌前病变有 3p14 和 9p21 两个特定染色体等位性不平衡或杂合性缺失。Rosin 等从 116 个单纯增生或轻中度异常增生的患者组织活检中,检测了 7 个染色体(3p、4q、8p、9p、11q、13q 和 17p)处的 LOH 与癌变危险性的关系,发现 3 个危险群:低度危险性 LOH 方式(保留有 3p 和 9p);中度危险性 LOH 方式(3p 和/或 9p 处有 LOH);高度危险性 LOH 方式(3p 或 9p 处有 LOH,加上 4q、8p、11q、13q 或 17p 处有 LOH)。

(张 苹)

参 考 文 献

1 Fujii M, Ishiguro R, Yamashita T, et al. Cyclin D1 amplification correlates with early recurrence of squamous cell carcinoma of the tongue. Cancer Lett, 2001,172: 187-192.

2 周璁. 口腔白斑中细胞凋亡的研究进展. 广东牙病防治, 2006,14: 151-152.

3 Piattelli A, Rubini C, Fioroni M. Prevalence of p52, bcl-2, and Ki-67 immunoreactivity and of apoptosis in normal oral epithelium and in premaligant lesions of the oral cavity. J Oral Maxillofac Surg, 2002,60: 532-540.

4 Nagler RM, Kerner H, Ben-Eliezer S. Prognositc role of apoptotic, Bcl-2, c-erbB-2 and p53 tumor markers in salivary gland maligancies.

Oncology，2003，64：389 - 398.

5 Conway EM，Zwerts F，Van Eygen V. Surivin-dependent angiogenesis in ischemic brain：molecular mechanisms of hypoxia-induced up-regulation. Am J Pathol，2003，163：935 - 946.

6 Engels K，Knauer SK，Metzler D. Dymamic intracellular survivin in oral squamous cell carcinoma：underlying molecular mechanism and potential as an early prognostic marker. J Pathol，2007，211：532 - 540.

7 Ekberg T，Nestor M，Engstrom M. Expression of EGFR，HER2，HER3，and HER4 in metastatic squamous cell carcinomas of the oral cavity and base of tongue. Int J Oncol，2005，26：1177 - 1185.

8 Alsner J，Sorensen SB，Overgaard J. TP53 mutation is related to poor prognosis after radiotherapy，but not surgery，in suqmaous cell carcinoma of the head and neck. Radiother Oncol，2001，59：179 - 185.

9 Califano J，Ahrendt SA，Meininger G. Detection of telomerase activity in oral rinses from head and neck squamous cell carcinoma patients. Cancer Res，1996，56：5720 - 5722.

10 Rubin GJ，Melhem MF，Gooding WE. Levels of TGF - alpha and EGFR protein in head and neck squamous cell carcinoma and patient survival. J Natl Cancer Inst，1998，90：824 - 832.

11 Sdek P，Zhang ZY，Cao J. Alteration of cell-cycle regulatory protein in human oral epithelial cells immortalized by HPV E6 and E7. Int J Oral Maxillofac Surg，2006，35：653 - 657.

五、口腔颌面发育异常的分子生物学

口腔颌面部的发育是一个复杂的过程，这一过程中有多种基因、多个信号转导通路的参与。在此过程中发生的基因改变或信号转导功能异常，都将最终导致口腔颌面部的发育异常。在前面的章节中，我们已经了解了口腔颌面部正常发育的机制，随着研究技术和实验方法的改进，我们对口腔颌面部发育异常分子生物学机制的认识也在不断深入。

在口腔颌面部的发育过程中，外胚间叶组织或外胚间充质都来自于外胚层的神经嵴细胞。在神经嵴细胞的迁移和分化过程中，受到多种信号分子和基因的调控，在此过程中任何内外因素的干扰都可能导致口腔颌面部的发育异常。例如维A酸综合征，就是因为母亲在妊娠早期服用过量13-顺式维A酸，造成神经嵴细胞迁移前和迁移过程中的死亡，导致了此综合征的发生。临床症状表现为外耳、中耳发育异常，下颌骨发育不全，有时有腭裂、小脑发育缺陷等，常在出生后数年内死亡。DiGeorge综合征（DiGeorge syndrome）又称先天性胸腺发育不全（congenital thymic hypoplasia，CTH），是由于患者染色体22q11.2的缺失使神经嵴细胞的分化受到影响，致使第Ⅲ、Ⅳ对咽囊发育不全所致；少数可能是由于酒精中毒，严重影响神经嵴细胞黏附分子L1的表达，使神经嵴细胞死亡，导致此综合征的发生。临床症状表现为胸腺、甲状腺、主动脉弓、耳发育异常，不同程度的上、下颌骨发育缺陷；患儿具有鱼状唇、眼间距宽和耳朵位置偏低等面部特征；患者T细胞数目降低，缺乏T细胞应答。目前认为发生半侧面部过小畸形的原因是第2腮弓神经嵴细胞选择性死亡，同时也影响到其他的神经嵴细胞所致。此外，头部神经的异常也可以影响到神经嵴细胞。例如Treacher Collins综合征，其病因可能是神经节原基细胞死亡，邻近的神经嵴细胞吞噬了许多死亡细胞的碎片，影响了本身的迁移和分化，从而导致发育上的异常。临床症状表现为外、中耳轻度发育异常，颧骨对称性发育不全或缺失，上、下颌骨后部发育缺陷，约35%的患者可出现腭裂，以软腭裂为主。

神经嵴细胞迁移和分化后发生增殖，形成腮弓及咽囊。腮弓及咽囊是面部发育过程中突出的特征，与颌面部及颈部的发育关系密切。腮弓、咽囊及面部发育（包括舌）的调控非常复杂，涉及很多的信号分子和基因。主要的信号分子有维A酸受体（retinoic acid receptors，RARs）、成纤维细胞生长因子（FGF）、转化生长因子（TGF - α，TGF - β）、SHH基因等；主要的靶基因有Hox基因家族、Msx基因、Dix基因家族、Pax基因、Ap - 2和Twist等。这些调节因子在面部的模式发育、面突和腮弓的分化融合过程中有严格的时间和空间表达顺序。如 *Hox* 基因在模式发育中起主要作用，它决定在某部位产生某种特定的细胞类型,并决定这些细胞的形态。在腮弓的发育过程中,第2腮弓快速生长,覆盖第2、第3、第4腮弓间的腮沟形成暂时性的颈窦结构。如果在发育过程中,某些原因造成颈窦未消失则形成出生后的颈部囊肿。如果囊肿与外部相通即形成腮瘘,其开口可位于颈部胸锁乳突肌前缘任何位置。第1腮沟和第1、第2腮弓发育异常时,可在耳屏前方形成先天性的耳前窦道或同时与深部相通的耳前瘘管。

在颌面部的发育过程中,还涉及腮弓和面部突起表面的外胚层上皮和间充质细胞的相互作用。这种相互作用对于腮弓和面部的发育是必需的。在此过程中任何信号分子和基因的异常都可导致口腔颌面部发育异常的发生。下面我们就不同的口腔颌面部组织来分别介绍其发育异常发生的可能分子生物学机制。

口腔颌面部的发育异常大致包括下面4个方面:牙的发育异常,颌骨的发育异常,口腔颌面部软组织的发育异常,先天性的唇裂、腭裂和面裂。

(一)牙的发育异常

牙发育异常可以发生在出生前,也可发生于出生后;可以是遗传性的,也可以是后天获得性的。牙发育异常主要包括:牙数目和大小异常,牙形态异常,牙结构异常,其他异常如牙萌出异常、牙变色等。

1. 牙数目和大小异常

(1)牙数目异常包括先天性缺牙或少牙,也包括多生牙

在不同国家,先天性缺牙的患病率有所不同。其临床表现为牙的数目先天不足,缺牙数目可以是1个或几个,甚至是全口无牙,可伴或不伴综合征。有许多研究已证明,先天性缺牙的发生与遗传因素有关,但在确切的遗传方式和发生机制上,各国研究学者还未达成最终的共识。

对于非综合征性先天缺牙相关基因和蛋白质研究发现:少数牙的先天性缺失主要与位于4p16.1上的一个同源异型盒基因(homeobox1,$Msx1$)突变或缺失有关,$Msx1$基因敲除小鼠的病变表现也证实了此点。多数牙先天缺失则与位于14q12 - q13上的成对盒基因9(paired box 9,$Pax9$)密切相关。这2个基因所编码的蛋白质均为牙发育起始阶段存在于牙体间叶组织中的转录因子,在牙发育中起关键作用。在牙发育的蕾状期,两者均在间充质表达,其功能对于骨形态形成蛋白4(bone morphogenetic protein 4,BMP4)表达是必须的。BMP4信号参与釉结(一种短暂的指导牙发育进入下一阶段的上皮信号中心)的形成。BMP4缺乏的牙发育停留在蕾状期,所以上述两种基因的异常可以阻止牙胚发育的正常完成。此外,还有学者研究发现,转化生长因子α基因(transforming growth factor alpha,$TGF\alpha$)也与多数牙的先天性缺失相关,但具体的作用机制还不明了。我国学者在2001年发现了一种致病基因位于10q11.2的家族遗传先天性恒牙缺失疾病,并命名为贺-赵缺失症,获得了国际医学界的认可。

伴有综合征的先天性缺牙常为全身性发育异常在口腔的局部表现,最常见的是以先天性外胚层结构缺失为特征的遗传性外胚叶发育不全。此综合征包括150个病种和11个临床亚型,随遗传模式不同而表现出遗传异质性。遗传模式可为X染色体隐性遗传、常染色体显性遗传、常染色体隐性遗传等。其中最常见的类型为少汗型,少汗型患者除全身症状外,口腔表现为可有几个牙存在,但这些牙萌出迟缓、变形、牙冠呈圆锥形。目前研究确定的几种主要外胚叶发育不全综合征相应基因定位(见表1-9)。这些基因的突变可能导致了外胚叶发育过程中的各种相关蛋白和信号分子的功能异常,但具体的分子致病机制还有待于进一步的研究确定。

表 1-9　外胚叶发育不全综合征的相应致病基因

类　型	少汗型	缺指畸形伴唇腭裂型	唇腭裂型	色素失禁型	少汗型伴免疫缺陷
基因定位	Xq12-q13.1	7q11.2-q21.3	11q23-q24	Xq28	Xq28

其他可以引起先天性缺牙的综合征包括 Rieger 综合征、Down 综合征、Wolf-Hirschhom 综合征。Rieger 综合征的致病基因是定位于 4q25-q26 位置上的同源异型盒转录因子 Pitx2；Down 综合征的病因为 21 号染色体的全部或部分关键位置变为三倍体；Wolf-Hirschhom 综合征的发生是因为 4 号染色体远端短臂上靠近 Msx1 基因附近的大约 165 kb 区域被删除。

多生牙又称为额外牙，是指比正常牙列多的牙。多生牙可发生于任何生牙区，最常见的是位于上颌前牙区的正中牙，占全部多生牙的 90% 以上。此外还可以发生在前磨牙区和磨牙区。一般认为多生牙的发生可能是一种返祖遗传现象，也可能是牙板功能的过度活跃或者是牙板剩余的功能被激活，也可能是由于牙齿发育起始阶段成釉器的分裂提供了多余的牙蕾。或者也可能与基因突变和某些发育缺陷有关，如唇腭裂、锁骨发育不良综合征（此两种病变将在下文中介绍）及 Down 综合征、Gardner's 综合征、Nance-Horan 综合征等有关。有研究报道在同一家族中可能存在两个或以上多生牙患者，但多生牙病变是否存在家族遗传性目前还没有定论。

（2）牙的大小异常

主要指过大牙和过小牙，过大牙和过小牙分别指较正常大或小的牙。但实际上牙齿的大小在不同种族、不同性别之间都存在差异，牙正常大小的界限并不十分明确。牙的大小异常往往是某些全身系统性疾病在口腔颌面部的局部表现，而且牙的大小异常经常和牙数目异常同时存在。所以对单纯牙齿大小异常的相关基因和致病分子机制研究很少。

2. 牙形态异常

牙形态异常可累及牙冠、牙根，或两者均累及。牙尖数目的增多或减少在前磨牙、磨牙很常见。牙根的数量、走行、形态、大小的变化也非常多见。

发育过程中两个牙结合在一起可导致牙形态异常的发生。根据结合程度不同，异常可仅累及牙冠或牙根，或牙冠、牙根同时累及。根据病因不同，病变可分为双生牙（单个牙胚未完全分裂，形成的牙有两个牙冠，但通常共有 1 个牙根和根管，牙列中牙的数目正常）、融合牙（为两个分别发育的牙胚联合，导致两个牙融合，两牙的牙本质相连，牙列中牙的数目减少）和结合牙。结合牙可以是发育性的，也可以是炎症性的。关于发育性结合牙的发生，现在的观点认为，在发育过程中如果两个牙靠得很近，牙骨质可以发生结合。在临床上由于第 2 磨牙的牙根距邻近阻生第 3 磨牙的牙根很近，所以这种发育性的结合牙常累及第 2 磨牙。

牙尖的异常包括畸形舌侧尖、畸形中央尖等，其他的牙形态异常还包括牙内陷、异位釉质、弯曲牙、牛牙症等。

由于临床上牙形态异常的发生率较低，并且对机体的危险性相比较其他的发育异常来说要小得多，所以现在对牙形态发育异常的基因和分子发病机制研究得较少。

3. 牙结构异常

目前对牙结构异常的研究是牙齿发育异常研究领域的热点。这方面的研究主要集中在牙釉质结构异常和牙本质结构异常上，对牙骨质结构异常的研究比较少。可能是因为牙骨质结构异常比较少见。牙釉质的结构异常可以是遗传性，也可以是非遗传性；而牙本质的结构异常大部分为遗传性。

（1）釉质结构异常

包括釉质形成不全和釉质矿化不全。釉质形成不全是因为成釉细胞发生变化，不能产生正常量的釉基质，但形成的釉基质仍然可以正常矿化，在临床上表现为釉质表面出现窝状、沟状凹陷，或整个釉质厚度降低。釉质矿化不全是由于成釉细胞未能使形成的基质完全矿化，在临床上表现为釉质呈现白色不透光，并且在牙萌出后容易色素沉着并很快剥脱。

① 非遗传性的局部因素引起釉质结构异常

常见有 Turner 牙、釉质混浊症等，全身因素引起的釉质结构异常常见的有先天性的梅毒牙、氟牙症、釉质形成缺陷症等。

Turner 牙是指乳牙相关的感染或创伤通过某些机制引起继生恒牙牙胚中成釉细胞的损伤，导致继生恒牙釉质形成不全或矿化不全。

釉质混浊症指在釉质平滑面上出现白色、不透光的混浊斑块，萌出后可伴有色素沉着而呈现成棕色，但釉质厚度并不减少。

先天性梅毒牙是由于来自母体的梅毒螺旋体感染胚胎，侵犯牙胚的成釉器使釉质发育障碍，在恒切牙、第 1 恒磨牙釉质产生特征性的发育不全改变。病变牙齿可同时伴有牙本质发育不全。

牙齿发育过程中，机体如果摄入过多氟可造成牙釉质形成不全和矿化不全，从而形成氟斑牙。造成氟牙症的确切机制尚不明了，以往认为氟主要影响了分泌期及成熟期的成釉细胞，现在有研究表明氟同时影响了分泌前期的成釉细胞和牙乳头细胞，其可能机制是抑制 bcl－2 表达从而诱导细胞凋亡。此研究同时提示氟对牙齿发育的影响既有牙釉质方面，又有牙本质方面。

② 遗传性牙釉质发育不全（AI）

患病率约为 1∶700～1∶14 000，在不同国家有所不同。主要临床表现为牙釉质数量和质量的缺陷，可累及乳牙列和恒牙列。根据临床表现不同，可分为 3 型：釉质发育不全、釉质成熟不全及釉质矿化不全。根据遗传方式不同，可分为常染色体显性、常染色体隐性和 X-染色体连锁性 3 种。

常染色体显性牙釉质发育不全（ADAI）最常见，约占 85%。对 ADAI 家族进行的基因突变研究发现，最可能与此病相关的基因是定位于 4q21 的釉质基因（enamelin；ENAM），其编码的釉蛋白（enamelin）为釉基质蛋白的一种，其在釉基质中含量相对较少，通过一系列的蛋白水解作用分解为几种多肽，可能参与釉质晶体的成核、延伸及晶体性质的调控。目前确定了 5 种不同的 enamelin 基因突变，其中 g.8344delG 可能为突变热点，但未发现基因型和表现型之间存在相关性。目前人们已经成功建立了 5 号染色体突变（对应于人类 4q21 位点）的 ADAI 小鼠模型，期望能进一步确定 ADAI 小鼠的具体突变位点，从而进一步揭示人类 ADAI 的发病机制。

X-连锁性釉质发育不全（XAI）约占 5%。现在已经明确，位于 Xp22.3 的编码成釉蛋白的 amelogenin（AMELX）基因与此病的发生有关，对 AMELX 基因敲除小鼠的研究也证实了此点。成釉蛋白是成釉细胞分泌的最主要的釉基质蛋白，占釉质发育阶段有机基质的 90%，在形成正常的釉质厚度和结构中发挥重要作用。在 XAI 家族中进行的突变分析已经确定了 14 种不同的 AMELX 突变，包括错义突变、无义突变、片段缺失等。最新的研究证实，位于成釉蛋白编码区的不同突变，可以对成釉蛋白的翻译产生不同影响，从而产生不同临床症状，提示 XAI 的基因型和表现型之间存在强相关性。

常染色体隐性牙釉质发育不全（ARAI）较少见，目前通过对 1 个 ARAI 家族的突变分析，发现 ARAI 的发生与位于 19q13.4 的 Kallikrein 4（KLK4）基因突变有关，此基因所编码的蛋白又称为釉基质丝氨酸蛋白酶，此蛋白质被认为是在牙发育成熟阶段降解釉质蛋白的主要酶。此蛋白质功能的异常可能导致釉质矿化异常,但 ARAI 的具体发病机制还有待进一步研究。

(2) 遗传性牙本质发育不全

为常染色体显性遗传性疾病,患病率为 1:6 000～1:8 000,主要临床表现为牙颜色异常,呈现浅蓝色至深褐色。釉质正常或发育不全,易与牙本质剥离,釉质剥脱后造成牙本质外露和迅速磨损,乳恒牙均可受累。临床上可分为 3 型:Ⅰ型伴骨发育不全,即遗传性乳光牙本质;Ⅱ型遗传性牙本质发育不全,即遗传性乳光牙本质;Ⅲ型为发生于马利兰州的 3 个隔离民族群中特殊的遗传性乳光牙本质。

Ⅱ型较为多见,具有几乎完全的外显率和较高的基因表现度。现已确定,其相关致病基因为定位于 4q21 的 dentin sialophosphoprotein(DSPP)基因,其编码产物为 2 种釉质特异基质蛋白:dentin sialoprotein(DSP)和 dentin phosphoprotein(DPP)。DSP 是一种含硅铝酸较多的糖蛋白,占牙体细胞外非胶原基质蛋白的 5%～8%,但其三级结构和功能尚不清楚。DPP 是主要的细胞外非胶原基质蛋白,富含天冬氨酸和丝氨酸,但其三级结构不清。当前期牙本质转变为牙本质时,成牙本质细胞分泌 DPP 到矿化前端,所以 DPP 蛋白可能参与牙体基质蛋白的矿化起始。DPP 广泛磷酸化并结合大量的钙离子,可能在晶核形成中起主要作用。中国学者通过对 1 个乳光牙本质家族进行突变分析,定位克隆了 DSPP 基因。目前已经发现多种 DSPP 基因突变,推测在 3 个不同种族乳光牙本质家族中同时出现的(c. 52G→T,P. V18F)突变为可能的突变热点,并且发现突变型和基因型之间存在相互关联。

Ⅰ型遗传性牙本质发育不全的病因为广泛的 Ⅰ型胶原基因突变,导致编码蛋白结构或功能被破坏,引起骨、牙本质发育不全。其致病基因初步定位于 4q21 的 DSPP 基因、17p21 的 COL1A1 基因、7q22.1 区的 COL1A2 基因。国内学者对 1 个单纯Ⅰ型病变家族和 2 个伴有耳聋家族的突变研究提示,伴和不伴耳聋家族的 DPSS 基因的突变位点不同,提示该病变可能是多基因突变的结果。

对Ⅲ型遗传性牙本质发育不全的研究较少,最近在 DSPP 基因敲除的小鼠中发现了类似于此型的牙本质病变,提示此型的发生也与 DSPP 基因的异常有关。有学者提出,此型可能也属于Ⅱ型,只是病变表现有所不同。

(3) 其他的牙结构异常

区域性牙发育不良是一种牙局部性、非遗传性发育异常,此类病变比较少见。在此病变中,釉质、牙本质、牙髓、牙囊均存在发育障碍,但此类病变的病因还不明了。现在较被认同的理论认为此病与血供改变有关,如病变可见于口腔颌面部血管病变的患者。在动物实验中,限制进入颌骨的血流也可诱发类似病变。区域性牙发育不良乳恒牙均可受影响,无明显种族差异。病变多见于上颌前牙的数个相邻牙,多累及单侧。

4. 其他的牙发育异常

牙萌出及脱落异常主要指牙齿的早萌、迟萌、牙阻生、乳牙滞留等。牙齿的早萌是由于牙胚发生在颌骨的较表面。迟萌、牙阻生、乳牙滞留则与某些综合征特别是锁骨发育不良综合征有关。发育异常有关的牙变色主要是指四环素牙,是由于在牙发育期全身性应用四环素导致四环素在牙本质中沉积。

(二)上、下颌骨的发育异常

颌骨发育异常是在个体生长发育过程中逐渐显现的一类病变,可最终导致颌骨的体积、形态以及上下颌骨之间及其与颅面其他骨骼之间的关系异常。颌骨发育异常通常是由先天性的遗传因素或后天性的环境因素,或者是两者联合影响所导致的。临床所见的颌骨发育异常可以是独立存在,也可以是某些先天性遗传发育异常的疾病在口腔颌面部的局部表现。颌骨的发育完成主要是在出生后,并持续至成年,在这一过程中繁多的各种内外因素的干扰都可影响颌骨发育从而导致发育异常。由于病因的复杂性,目前我们对上下颌骨发育异常的分子生物学机制了解很少,下面我们就常见的颌骨发育异常病变分别进行简单介绍。

1. 下颌骨前突

单纯下颌骨前突是临床上比较常见的颌骨发育异常。前突的下颌体积比较大,位置较正常状态靠前,从而导致颏部过分外突。此外,由于上、下颌骨的相对位置异常,导致上、下牙齿位置异常,常见前牙的反合。至今在此种病变中,还没有明确的病变基因被揭示。临床上常见同一家庭中,患者的父亲或母亲也存在下颌骨前突的症状,所以现在学者认为单纯性下颌骨前突可能是一种遗传问题,是随着下颌骨生长而逐渐发生的。

2. 单侧髁突发育不全

单侧髁突发育不全患者的临床症状表现为,病变侧髁状突相对短宽,下颌支较对侧处于靠前的位置,喙突的位置相对固定,下颌切迹狭窄,下颌体小,患侧面部相对饱满;而在正常侧,下颌体相对较长,面部相对扁平;口腔内存在错位咬合,下颌中线偏向患侧。单侧髁突发育不全的病因是包括局部损伤在内的各种内外因素影响下,一侧髁状突的发育停止。

3. 半侧颜面萎缩症

在进行性的半侧颜面萎缩症中,单侧颜面三叉神经分布区内的骨组织和软组织发生进行性退行性变,包括皮肤、皮下脂肪、肌肉、软骨和骨组织,舌头和软腭也会受到影响。这种病症常常开始于青春期,并持续到成人。其病因至今不明,推测可能

与神经营养退化或者是创伤有关系。

4. 骨纤维异常增殖症

发生在颌骨的骨纤维异常增殖症表现为颌骨发育不良,颌骨内纤维组织增生,其中有未成熟的骨小梁形成,受侵的骨组织存在不同程度的吸收破坏。该病变的病因及发病机制尚不清楚,有研究证实 20 号染色体长臂的 *Gsa* 基因突变与该病变的发生有关。

5. 家族性骨纤维异常增殖症

又称为家族性巨颌症,系常染色体显性遗传性疾病。临床表现多为无痛性颌骨肿大,造成畸形,主要累及下颌骨。目前所确定的可能致病基因为定位于 4p16.3 上的 *SH3BP2* 基因,此基因编码 SH3 结合蛋白(SH3BP2)。此蛋白质在多种组织中表达,可能通过其 SH3 结构域与 c - Abl 相结合,从而调节 c - Abl 的功能,但其具体作用机制尚不清楚。

6. 颅缝早闭综合征

主要类型为 Crouzon 综合征和 Apert 综合征,为常染色体显性遗传性疾病,临床表现为颅骨骨缝过早闭合、面骨发育不全等,Apert 综合征中还伴有对称性手足并指(趾)。两种综合征的致病基因均为定位于 10q25.2 - q26 的成纤维细胞生长因子受体 2 基因(*FGFR2*),只是突变点不同。Crouzon 综合征的突变在 7~9 号外显子,而 Apert 综合征的突变在第二、三位点。具体发病机制不明。

7. 锁骨颅骨发育不良综合征(CCD)

为常染色体显性遗传性疾病,临床表现为锁骨发育不良或缺如、颅缝闭合晚或持续存在、出牙晚、咬合错乱畸形或上颌发育过小、下颌发育过度情况发生等,其致病基因为定位于 6p21 的 runt 相关转

录因子 2 基因(*RUNX2*),其所编码的转录因子-核心结合因子 A1(CBFA1)在成骨细胞形成和分化过程中起重要调控作用。在至少 3 个家系中检测到的 R190W 错义突变可能为此病的致病基因突变。

8. Rieger 综合征(Rieger syndrome)

一种少见的常染色体显性遗传性疾病,估计患病率为 1/200 000,此综合征的临床表现为颜面骨部分缺损,前颌骨发育不足,上颌前牙先天性缺失,角膜、虹膜发育不全。推测其发生与胚胎神经嵴细胞的发育紊乱有关。遗传学研究已经确认此综合征的发生与 4p25 上的 *PITX* 基因有关,此基因编码的转录因子通过黏附于其他基因的调节区发挥作用,控制胚胎发育过程中其他基因的表达,从而在眼、颌、面的正常发育中起重要作用。此综合征是一种遗传异质性疾病,研究所找到的它的第 2 个位点位于 13q14 上,推测其中的果蝇叉头基因的同源基因 GKHR 是此综合征的候选基因。

9. 外生骨疣

这是一种非肿瘤性的发育异常,由于成熟的骨组织向表面局灶性增生而成。发生在颌骨的外生骨疣主要包括腭隆突和下颌隆突。如果局灶增生之表面以骨软骨瘤覆盖,称为骨软骨性外生骨疣,在颌骨主要见于髁突和喙突。腭隆突是指发生在腭部正中,呈扁平、分叶或结节状的骨隆起。下颌隆突是指发生在下颌前磨牙区舌侧面的骨隆突,通常为双侧性,也有多发性的。推测可能与人种、遗传和过大咬合力等有关。

此外,还有多种颌骨发育异常的病因还不明确,例如:单纯性的下颌髁突增生、无明确外伤史的下颌骨过小、面中部即上颌骨发育不足、双颌前突等,推测可能与颌骨发育相关基因的改变有关系。

(三)口腔颌面软组织发育异常

口腔颌面部软组织发育异常主要包括发生在口腔颌面部的血管瘤或脉管畸形、舌部发育异常、涎腺发育异常,以及颌面部的各类发育性囊肿等。

1. 血管瘤和脉管畸形

血管瘤多见于婴儿出生时或出生后不久,约 60% 发生于口腔颌面部,其中大部分发生于面颈部皮肤、皮下组织,极少数见于口腔黏膜。血管瘤的生物学行为是可以自行消退,经过增生期、消退期及消退完成期后,通常在患儿 12 岁前消退完成。一般认为此病变是由于个体血管发生学上的异常导致的。但确切的发病机制至今不明,存在多种不同的学说。可溶性细胞因子学说认为血管瘤的发生是因为病变局部存在一种可溶性因子,引起了血管内皮的非正常增殖,但是此种可溶性的细胞因子未被分离确定。基因突变学说认为血管瘤的发生与基因突变有关,并且是不完全外显率的显性遗传。其发生与 5q 的杂合性缺失、*FGFR - 4*、*VEGF*、*bFGF* 基因的突变有关。内皮祖细胞学说认为血管内皮祖细胞在病变局部的存在是血管瘤发生的原因。血管瘤自行消退是细胞凋亡的结果,而其快速增殖与凋亡抑制基因 *P53*、*bcl - 2* 表达下调有关,但是目前对凋亡相关基因功能的调控机制仍不清楚。

脉管畸形可分为静脉畸形、微静脉畸形、动静脉畸形、淋巴管畸形、混合型脉管畸形。脉管畸形的病因至今还不明确,可能与调节正常血管树形成的传导通路异常有关系。近年来发现脉管畸形存在一定的家族聚集性,推测遗传因素可能在此类疾病的发生发展中起重要作用。

在静脉畸形的研究中,通过对多个病变相关家族的基因定位和连锁分析,目前已经确定其可能的相关基因定位于 9q21 - q22、1p21 - p22、7q21 - q22 上,对这些部位候选基因的研究有希望部分阐明静脉畸形的发生机制。

在微静脉畸形中,遗传性出血性毛细血管扩张症为常染色体显性遗传性出血性疾病,累及口腔颌面部时,主要临床表现为唇、舌、腭及牙龈、面部、鼻孔、耳及头皮的毛细血管性皮疹,可造成自发性出血。目前已确定了2个与此病相关的基因位点,一个是位于9q34的endoglin基因(ENG),另一个是位于12q13的受体样激酶基因(A receptor type-like kinase 1,ALK1)。2种基因主要在内皮细胞表达,其蛋白产物调节TGFβ的结合和信号转导,而TGFβ在血管内皮的形成和修复中起重要作用。但具体的TGFβ作用机制不明。

淋巴管畸形好发于儿童及青年的舌、唇、颊及颈部。可分为大囊型和微囊型两大类。病变主要发生在黏膜层和黏膜下层,由扩张的内衬非增殖内皮细胞的淋巴管组成大小不等的囊腔。淋巴管畸形的病因还不十分明确,目前的研究认为可能与淋巴管生长发育过程中某些基因的变异有关。通过对存在淋巴管畸形症状的遗传性疾病的研究发现,与淋巴管畸形的发生有关的突变基因主要是VEGFR-3、FOX-C2和SOX-18。VEGFR-3和FOX-C2在胚胎发育的晚期,对淋巴管的形态发生起到重要作用。SOX-18是脉管发育的重要调节因子,在内皮细胞的分化中起到关键作用。

2. 舌发育异常

舌的发育异常包括分叉舌、正中菱形舌、沟纹舌等。

分叉舌的形成,是因为在舌的发育过程中两侧的侧舌隆突没有联合或联合不全。

正中菱形舌表现为舌背人字沟前方出现界线清楚、色泽深红的菱形或椭圆形病损。正中菱形舌的发生可能是舌部发育不全的遗迹。可能是胚胎奇结节未消失,或者是两侧的侧舌隆突联合不全,导致奇结节在舌盲孔前露出而形成正中菱形舌改变。近年研究证明正中菱形舌的发生可能与局限

性慢性真菌特别是白色念珠菌感染有关。

沟纹舌以出现在舌背上的不同形态、不同排列、不同深浅、不同长短、不同数目的沟纹或裂纹为特征。对于沟纹舌的发生原因,目前还没有一致肯定的意见。过去多认为此病变系先天性舌发育异常所致。由于舌肌发育异常,舌黏膜随舌肌发育的裂隙出现沟纹。不少患者有家族发生倾向,所以认为与遗传因素有关。但近年通过对患者自体细胞的遗传学分析,未发现患者染色体数目、结构方面有特异性改变或存在染色体畸变率异常增高的现象。也有学者认为可能是遗传因素和环境因素共同作用所致。现在也不排除后天因素,如地理环境、饮食营养等因素的影响,因为本病可见地区性发作,并且常为后天发现。病毒感染、迟发性变态反应、自主神经功能紊乱等,也被认为可能为其致病因素。

3. 涎腺发育异常

涎腺的发育异常是一类少见的疾病,其中包括涎腺先天缺失与发育不全、副涎腺和先天性涎腺肥大、涎腺导管发育异常、涎腺异位及迷走涎腺、多囊涎腺等。其发生推测是在胚胎内涎腺的发育过程中,某种致病因素的存在导致涎腺组织的发育受到不同程度的障碍。由于此类病变很少见,所以现在对它们发病机制的研究报道比较少。目前认为先天性涎腺缺失可能与遗传有关,并且可能是具有较高外显率的常染色体显性遗传。

4. 口腔颌面部的各类发育性囊肿

发生在口腔颌面的发育性囊肿包括发育性牙源性囊肿、发育性非牙源性囊肿、甲状舌管囊肿、鳃裂囊肿、畸胎样囊肿等。

(1) 发育性牙源性囊肿

是在牙发育和萌出过程由于某些异常形成的,来源于牙形成器官的上皮或上皮剩余。目前人们对于发育性牙源性囊肿的组织来源和发病机制的认识还不深入。目前认为不同的囊肿可能来源于

不同的上皮剩余。发育性的牙源性囊肿包括牙源性角化囊肿、含牙囊肿、萌出囊肿、婴儿"龈囊肿"、发育性根侧囊肿、成人龈囊肿、腺牙源性囊肿等。

牙源性角化囊肿由于患病率高,生长方式独特,术后复发率高,并且还可与常染色体显性遗传性疾病——痣样基底细胞癌综合征有关,所以一直受到学者的关注。目前认为散发或伴综合征的角化囊肿的发生可能都与 hedeghog 信号通路上的 *PTCH* 基因异常有关,但具体机制还不完全明了。大多数人认为牙源性角化囊肿来源于牙板上皮剩余,也有学者认为可能来源于口腔黏膜。

含牙囊肿是指囊腔内包含一个未萌芽的牙冠、囊壁附着于该牙牙颈部的囊肿,其发生是因为牙冠形成后,缩余釉上皮和牙面之间液体蓄积而成。

萌出囊肿是发生在骨外软组织内的含牙囊肿。婴儿龈囊肿表现为新生儿或 2 个月内胎儿的牙槽黏膜出现多个白色或浅黄色结节,来源于牙龈内断离的牙板剩余。

成人龈囊肿表现为牙龈软组织内的囊肿,来源于牙板上皮剩余。

发育性根侧囊肿是指发生于活髓牙根侧或牙根之间的囊肿,可能来源于缩余釉上皮、残余牙板或 Malassez 上皮剩余。

腺牙源性囊肿是一种少见的颌骨囊肿,可能来源于牙板剩余。

(2) 发育性的非牙源性囊肿

包括鼻腭管囊肿、鼻唇囊肿等。鼻腭管囊肿常常表现为腭中线前部的肿胀,其来源为切牙管内的鼻腭导管上皮。鼻唇囊肿比较少见,是一种发生于牙槽突表面近鼻孔基部软组织内的囊肿,可能来源于胚胎性鼻泪管剩余或成熟管的下前部结构。

(3) 甲状舌管囊肿

是甲状舌导管残余上皮发育异常而发生的囊肿。此囊肿可以发生在舌盲孔与甲状腺之间导管经过的任何位置,但以甲状舌骨区最常见,囊肿常位于颈部中线或近中线处,能随吞咽上下活动。

(4) 腮裂囊肿

常位于颈上部近下颌角处,胸锁乳突肌上 1/3 的前缘。其发生可能来自腮裂或咽囊的上皮剩余,也可能与胚胎时期陷入颈淋巴结内的涎腺上皮囊性变有关。

(5) 口腔畸胎样囊肿

是一种罕见的发育性囊肿,多发于婴儿或少年,最常见于舌体部。一般认为可能来源于异位的原始胃胚胎残余。胚胎发育起始,未分化的原始胃与舌始基相邻,可能在舌部组织中残余一些多潜能细胞,从而形成畸胎样。

(四) 先天性唇裂、腭裂和面裂

面部、唇部及腭部的形成,来自面部和腭部各个突起相互之间的融合或者联合。在面突或腭突的生长过程中,如果受到各种致畸因子的影响,面突和(或)腭突的生长发育将会停止或减缓导致面突和(或)腭突不能如期联合或融合,从而形成各种面部或腭部畸形。

1. 先天性的唇腭裂

先天性的唇腭裂口腔颌面部最常见、危害性最大的发育异常。我国是世界上先天性唇腭裂患病率较高的国家之一。对 1996~2000 年进行的全国围产儿出生缺陷统计显示:先天性的唇腭裂可分为综合征相关性的和非综合征相关性的两大类。非综合征唇裂伴或不伴腭裂的患病率为 1.4/1 000,综合征型和非综合征型腭裂的总患病率为 2.25/10 000。综合征相关性唇腭裂多为遗传性的,但非综合征型唇腭裂的发病机制迄今仍未明确。双胎和家系研究均提示非综合征性唇腭裂的发生存在明显的遗传倾向;其发生显示较强的家族聚集性。现代研究认为,先天性唇腭裂的发生除遗传因素外,环境因素也起一定作用,如母亲吸烟,饮酒,服用抗癫痫药物、止吐药物,孕前孕期接触农药,营养缺乏,病毒感染,高热等都是增加唇腭裂发生的风险因素,而风险因素的具体致畸机制还不明确。现代观点认为先天性唇腭裂是一类受多因素影响的遗传易感性疾病,而基因定位是目前研究的热点和难点。关于唇腭裂的基因定位,国内外学者已经做了大量的研究工作,提出了几个可能的染色体易感位点,如 3p21.2、6p23 - p25、16p13.3、2p13 和 16q22 - q24;几个可能的易感基因,如 $TGF\alpha$、$TGF\beta$、MSX、$MTHFR$、$RAR\alpha$、$ARNT$ 和 bcl - 3 等。

对于唇腭裂的可能遗传模式,现代学者提出了多因子阈值模式学说,即唇腭裂的发生不符合单纯孟德尔遗传的规律,一般没有显性和隐性的区别。其发生与多对基因有关,且每一对基因的作用都是微效的,并不起决定作用。但是这些基因的效应彼此削弱或叠加,再加上环境因子的影响,累计达到阈值时便发生唇腭裂。随着研究的深入,有学者提出了两位点模式,即 1 个主要占主导地位的位点和至少 1 个次要修饰性的位点对唇腭裂的发生起作用,这一理论现已被广泛接受。依据此学说所进行的 2 次大规模的基因组扫描提示:位于 6p 上的 1 个基因可能为唇腭裂发生的主要基因,第 2 次在上海进行的基因组扫描中,还发现了 2 个可能为中国人群所特有的位于 3q 和 4q 区域内的重要基因。

唇腭裂可以分为 4 型:非综合征型唇裂伴或不伴腭裂(nsCL/P),非综合征型腭裂[nsCP(O)],综合征型唇裂伴或不伴腭裂(sCL/P),综合征型腭裂[sCP(O)]。

(1) 非综合征型唇裂伴或不伴腭裂(nsCL/P)

对 nsCL/P 的遗传学分析揭示了 3 个可能与其发病有关的染色体区域:6p24.3、2p13、19q13,在 6p24.3 区域可能的易感位点有 $F13A$、$HGP22$、$AP2$、$EDN1$。2p13 区域是目前人们最关注的位点,此区域中可能的易感位点为 TGF - α,其可能的致病机制是 TGF - α 突变影响正常 EFGR 信号传导,导致金属基质蛋白酶分泌异常,发育形成中的软骨及其基质等被降解,导致 nsCL/P 的发生。也有

学者的研究不支持这些观点,可能与样本来自不同人种和采用的分析方法存在差异有关。有学者通过传递不平衡检验(transmission disequilibrium test,TDT)发现 19q13 上的 bcl - 3 及其附近区段可能与 nsCL/P 的发生有关,但目前支持 19q13 的证据不足。对于美洲人群中 nsCL/P 发病候选基因的研究发现:$MSX1j$ 基因、$TGF\beta$ 基因的异常可能与 nsCL/P 的发生相关;而在日本人群中的研究则发现仅仅 $TGF\beta$ 基因与 nsCL/P 的发生有关。推测不同人种在环境变迁过程中,对疾病的易感性发生了差异。我国学者于 2005 年所做的非综合征性唇腭裂的环境与基因多态性分析发现,$MTHFR$ 基因多态性 C677T 和 A1298C 与 nsCL/P 的发生有关,说明 $MTHFR$ 基因的 C677T 位点和 A1298C 位点的多态性可能是中国人群 NSCLPP 的遗传易感因素。MTHFR 是叶酸代谢循环中的关键酶之一,当基因型为 667CT/TT 或 1298AC/CC 时,都会导致该酶活性不同程度的减低,从而导致胚胎 nsCL/P 的发生。

最近研究发现,一些与综合征型唇腭裂相关的基因可能也与非综合征型有关,只是外显率不同或基因突变存在差异(见表 1 - 10)。

(2) 综合征型唇裂伴或不伴腭裂(CL/P)

对于综合征型 CL/P 的研究,已经发现了多种可能的基因(见表 1 - 10)。

表 1 - 10　综合征型 CL/P 可能的相关基因

疾病名	相关基因或定位
手裂足裂畸形	$TP63$ 基因
Van der Woude 综合征	17p11.2 - p14 或 1q32 - q41
牙发育不良伴唇腭裂综合征	$MSX1$ 基因
X - 连锁的腭裂/舌粘连综合征	$TBX22$ 基因
Wolf - Hirschhorn	$MSX1$ 基因
缺指畸形伴唇腭裂性外胚叶发育不全综合征	$TP63$ 基因
Hay - Wells 睑粘连-外胚层发育不良-唇腭裂综合征	$TP63$ 基因

(3) 非综合征型腭裂[SCP(O)]及综合征型腭裂[CP(O)]

目前较普遍的观点认为：CPO 和 nsCL/P 的发病机制是不一样的，非综合征性腭裂的致病基因已经定位于 2q32。与 CPO 相关的基因除了与 nsCL/P 相关的 TGFα、TGFβ3、MSX 外，还包括 KLHL4 基因等。目前研究认为 KLHL4 基因是一种 X 染色体连锁遗传的腭裂基因。也有实验研究提示 LHX8 基因可能是 CPO 的另一候选基因。

目前对于综合征型腭裂相关致病基因的研究报道较少，可能是因为这类疾病的患病率相对较低。

2. 先天性面裂

此类病变比较少见。上颌突和下颌突未联合或部分联合可形成横面裂，裂隙可自口角至耳屏前；上颌突与侧鼻突未联合可形成斜面裂，裂隙自上唇沿鼻翼基部至眼睑下缘。侧鼻突和中鼻突联合不全，可在鼻部形成纵行的侧鼻裂。

近年来，我国在口腔颌面部发育异常分子机制研究方面取得了一些举世瞩目的成绩，如乳光牙本质相关致病基因的定位克隆、一种新的家族遗传性先天牙缺失疾病的命名和致病基因定位、多种遗传性疾病的致病基因突变分析等。

目前上海交通大学医学院附属第九人民医院口腔颌面外科肿瘤生物学实验室已经建立了口腔遗传性疾病的研究平台，建立了口腔颌面部发育异常病变家系资料收集库，并对几种常见的口腔颌面部发育异常性疾病进行了基因突变分析，初步得到了一些结果：对一痣样基底细胞癌综合征家系的致病基因突变分析，发现这个家系的 PTCH 基因的 11 号外显子上的 3 个碱基缺失突变（c. 1540_1542delGAT），导致 PTCH 蛋白第四跨膜区上的一个天冬氨酸缺失（P. D513del）。PTCH 基因的缺失性突变比较少见，尤其是整个密码子的缺失，此缺失可能影响蛋白质的结构和功能，从而出现此综合征的各种症状。在另一家族性角化囊肿家系的基因突变分析中，发现了一个家系共同性的位于 PTCH 基因单臂上 19 号外显子的一个错义突变，导致 PTCH 蛋白第十跨膜区上一个苷氨酸转变为精氨酸（p. G1093R）。武汉大学边专教授领衔的课题组报道另一个中国家族性角化囊肿家系，基因突变也位于 PTCH 基因单臂的 19 号外显子上（c. 3265T＞C），与我们检测到的突变类型相同，并且位置接近，此突变导致 PTCH 蛋白第十跨膜区的一个丝氨酸转变为脯氨酸（p. S1089P）。由此推测，位于此位置附近的单核苷酸杂合性错义突变可能是导致遗传性的多发性角化囊肿的病因，此假说还需要多家系资料的支持和后续的功能研究结果的证实。另外，这个突变（c. 3277G＞C）曾在法国的散发性 NBCCS 患者中检测到，推测可能存在种族差异或其他分子机制，导致同样的基因型产生不同的表现型。

口腔颌面部的发育异常涉及许许多多的基因和信号分子，要最终完全揭示颌面部发育异常的分子生物学机制，还有大量的基础性工作要做。随着研究方法的完善、研究技术的提高以及我们对口腔颌面部正常生长发育的进一步深入了解，人类最终将明确口腔颌面部各种发育异常的分子机制，从而为临床诊断、预防和治疗工作提供理论依据。

（陈万涛　吕　燕）

参 考 文 献

1　邱蔚六. 口腔颌面外科学. 5 版. 北京：人民卫生出版社，2003.

2　于世风. 口腔组织病理学. 5 版. 北京：人民卫生出版社，2003.

3　Hart PS, Hart TC, Michalec MD, et al. Mutation in kallikrein 4 causes autosomal recessive hypomaturation amelogenesis imperfecta [J]. J Med Genet, 2004, 41：545 - 549.

4　Kim JW, Seymen F, Lin BP, et al. ENAM mutations in autosomal-dominant amelogenesis imperfecta [J]. J Dent Res, 2005,84: 278 - 282.

5 Kim JW, Simmer JP, Hu YY, et al. Amelogenin p. M1T and p. W4S mutations underlying hamutation in chromosome 5 (human 4q21) [J]. J Dent Res, 2004,83: 608 - 612.

6 Malmgren B, Lindskog S, Elgadi A, et al. Clinical, histopathologic, and genetic investigation in two large families with dentinogenesis imperfecta type Ⅱ [J]. Hum Genet, 2004,114: 491 - 498.

7 Zhang X, Zhao J, Li C, et al. DSPP mutation in dentinogenesis imperfecta Shields type Ⅱ [J]. Nat Genet, 2001,27: 151 - 152.

8 Kim JW, Hu JC, Lee JI, et al. Mutational hot spot in the DSPP gene causing dentinogenesis imperfecta type Ⅱ [J]. Hum Genet, 2005,116: 186 - 191.

9 Xiao S, Yu C, Chou X, et al. Dentinogenesis imperfecta 1 with or without progressive hearing loss is associated with distinct mutations in DSPP [J]. Nat Genet, 2001,27: 201 - 204.

10 Sarnat, Bernard G. Some Selected Dental and Jaw Aberrations [R]. Lippincott Williams & Wilkins, 2006,57: 453 - 461.

11 Ueki Y, Tiziani V, Santanna C, et al. Mutations in the gene encoding c-Abl-binding protein SH3BP2 cause cherubism [J]. Nat Genet, 2001,28: 125 - 126.

12 Bergwitz C, Prochnau A, Mayr B, et al. Identification of novel CBFA1/RUNX2 mutations causing clerdocranial dysplasia [J]. J Inherit Metab Dis, 2001,24: 648 - 656.

13 Mary L, Marazita L, Field L, et al. Genome scan for loci involved in cleft lip with or without cleft palate, in Chinese multiplex families [J]. Am J Hum Genet, 2002,71: 349 - 364.

14 Stanier P, Moore GE. Genetics of cleft lip and palate: syndromic genes contribute to the incidence of non-syndromic clefts [R]. Hum Mol Genet, 2004,13: 73 - 81.

15 周小平,王海琦. 非综合征性唇腭裂的环境与基因多态性分析及归因危险度估算 [J]. 优生与生育遗传杂志,2005,13: 36 - 39.

16 Pezzetti F, Scapoli L, Martinelli M, et al. Linkage analysis of candidate endothelin pathway genes in nonsyndromic familial orofacial cleft [J]. Ann J Hum Genet, 2000,64: 341 - 347.

第三节　口腔细菌生物膜

一、生物膜概念

在自然界或人体中,绝大多数细菌是黏附聚集在固体的表面,并形成一种膜结构的方式存在,我们称之为生物膜(biofilm),国内也有学者译为生物被膜。而真正以浮游状态(planktomic)方式生长的细菌却不多见。以往细菌学的研究,往往集中在对浮游状态细菌的研究,而忽略了对生物膜状态细菌的研究。随着研究方法的发展和改进,如激光共聚焦扫描显微镜(confocal laser scanning microscopy, CLSM)和荧光染色技术的应用,对细菌生物膜的研究逐渐增多,使人们对生物膜的认识也越来越深入。

现在许多研究认为生物膜不仅是个致密的细胞团块,而且是一个有着三维立体空间结构的生态系。生物膜有许多细胞外基质,细菌窝陷于基质中,其中有丰富的管道系统,可以进行营养和代谢产物的输送,并且在生物膜中还充满着丰富而复杂的信号分子,以满足细胞之间的信息交流,协调各个细胞的行为,并且表达出一些生物膜细胞所特有的功能。

目前许多关于生物膜的研究已经揭示出一些生物膜共同具有的特性。生物膜对宿主防御系统具有较强的抵抗力,耐受干燥,对抗菌剂敏感性降低,具有空间和环境的多样性,能表达不同于浮游状态细菌的表型、抵抗流水的冲刷等特点。由于细菌形成生物膜后对抗菌剂的敏感性降低,对宿主防御系统的抵抗力增强,其在人体致病性方面大大高于浮游状态细菌,因此,现在对生物膜方面的研究越来越重视,生物膜正成为近十年来微生物学研究的热点领域。

生物膜研究涉及微生物学、免疫学、分子生物学、材料科学和数学等多学科,以前由于研究手段的局限,主要是电子扫描显微镜观察生物膜时,因为要对生物膜标本进行包埋处理,会对生物膜结构造成破坏,且不能进行原位观察难以反映生物膜的真实状况。近十年来,随着激光共聚焦扫描显微镜和荧光染色技术的发展,并将其应用于生物膜研究。因为 CLSM 在观察生物膜时可以做到原位、实时、连续观察、不破坏生物膜原有结构,而且还可以通过连续的断层扫描观察到生物膜内部结构的情况。这两项技术的应用,打破了生物膜研究的瓶颈,使得生物膜的研究进展迅速。1990 年,美国蒙大拿州立大学建立了世界上第一个生物膜工程研究中心,近几年美国国立卫生研究所(NIH)也为此投入大量研究资金。目前国内外越来越多学者从事生物膜研究,关于生物膜的研究报道也从十年前的每年几十篇剧增到现在的每年近万篇。

二、口腔细菌生物膜的研究历史

口腔是人体四大菌库之一,口腔中细菌种类繁多,数量极高,据报道在人的口腔中大约有 500 多种细菌,而这些细菌大部分以生物膜的形式黏附存在于牙齿、牙龈、口腔黏膜的表面或内部,其中黏附于牙表面的细菌生物膜,我们以前常称之为牙菌斑(dental plaque)。

牙菌斑的概念最早是由 G. V. Black(1898)首先提出,已有一百多年的历史,因此,口腔医学的研究者和临床医师都很熟悉。而生物膜的概念由于近几年才在国内逐渐被大家所了解,对于一些非微生物专业的口腔医学工作者来说还比较陌生。然而从生物膜研究的历史中我们却有趣的发现,牙菌斑是人类最早观察到及进行详细研究的一种生物膜,只不过当时还未形成现在的生物膜理论而已。1677 年,列文虎克第一次借助显微镜观察到的细菌就是人牙菌斑;20 世纪 30 年代中期,Gibons 和 Van Houte 等对牙菌斑中细菌和龋病的关系做了大量的研究,为深入了解生物膜细菌在健康和疾病

中的作用奠定了基础;但直到 1978 年 Costerton 等人首次提出生物膜理论之后,才逐渐认识到牙菌斑就是一种口腔内常见而且典型的生物膜。从此口腔生物膜的研究也随着生物膜研究的进展而迅速发展,并且成为生物膜研究的一个重要组成部分。尤其在国内,近五年来关于口腔生物膜的研究报道日益增多,占据了国内生物膜研究方面的半壁江山。

三、口腔生物膜的研究方法

口腔生物膜研究方法中一方面遵循沿用生物膜研究的一些基本方法,另一方面因为口腔环境的特殊性而有一些特殊的方法。

要对口腔生物膜进行研究,首先必须建立稳定的口腔生物膜模型。口腔生物膜研究模型报道虽然很多,但归纳起来不外乎两大方面,一种是在体外形成生物膜,方法多样,较易进行,但和口腔内的实际情况有一定差别;另一种则是在人口腔内形成生物膜,这种方法影响因素多,不易控制,但较接近口腔内的实际情况。

体外模型中根据培养方式不同又可分为两大类,一类是间断培养模式,一般培养时间较短,环境控制简单,但随着培养时间延长,培养基中的营养逐渐被消耗,代谢产物积累增多,会影响生物膜的进一步生长;另一类是连续培养模式,生物膜生长时间可控制在较长时间范围内,但环境因素的控制要求严格,可以通过改变某一环境因素来观察其对生物膜的影响,因培养时间长,故易造成污染。

为研究口腔生物膜的生态环境、结构组成、细菌代谢和相互关系,诱导龋样病变的形成以及检测抗生物膜药物作用效果等,研究者们模拟口腔中唾液流动、温度、酸碱度、气体流通、饮食摄入及硬组织附着面等条件,建立了多种人工口腔生物膜体外连续培养模型,大体可分为改良恒化器(modified chemostat)、恒定厚度生物膜发酵装置(constantdepth film fermenter）及人工口腔（artificial mouth）三大类。

在口腔生物膜模型中形成生物膜后,可以对生物膜的一些基本生物量如厚度、面积、湿重、干重和密度进行测定。并且可进一步用显微镜来观察生物膜的结构,并对生物膜的组成进行分析。以往研究者常用光镜和透射或扫描电镜对生物膜结构进行研究,但存在样本需要脱水、固定、嵌入、染色等处理而造成的结构扭曲及关系改变等问题。目前较常用的方法是先将生物膜进行特异性标记如荧光染色、抗体标记等,然后用 CLSM 断层扫描观察,可以测量生物膜的厚度、面积、密度,可以区分生物膜中不同细菌组成位置,以及生物膜内部的结构,并可将生物膜图像进行三维重建。CLSM 观察生物膜是目前公认较有效观察生物膜结构的方法,也相对较成熟。除了 CLSM 之外,还有少量文献报道用双光子扫描显微镜和原子力显微镜观察生物膜,在某些方面甚至可以超越 CLSM。对生物膜活性进行检测常用培养法和荧光染色法。培养法是在尽量不破坏菌细胞的前提下充分地分散生物膜,连续稀释后接种培养基中,经培养后估算菌落形成单位(CFU)。而用活菌和死菌荧光染色技术对生物膜进行染色,在 CLSM 下可直接计算生物膜中活菌、死菌和总菌数,更为简便。

以上介绍的是目前文献报道中较常用于口腔生物膜的一些基本研究方法,了解这些方法,可以帮助理解文献,设计实验,更有效地评价实验结果。生物膜研究目前进展迅速,研究方法的突破是关键所在,所以根据不同的实验目的,创新性的设计实验方法,是研究生物膜成功的前提。

四、生物膜的生长周期

生物膜的生长周期一般可分为 5 个阶段:最初的定植阶段;不可逆黏附阶段;结构的分化阶段;成熟阶段;膜细胞脱落再定植阶段。

细菌对宿主表面的黏附是细菌在宿主体内形成生物膜的第一步。这种黏附作用主要是细菌表面特定的黏结素(adhesin)蛋白识别宿主表面受体(receptor)的结果,因此具有选择性和特异性。宿主组织表面的蛋白质、糖蛋白和糖脂常可作为受体,而选择性地吸附特定种类的细菌。人口腔中牙面上覆盖一薄层来自唾液糖蛋白的薄膜,称之为获得性薄膜,其中有些成分能促进细菌对牙表面的黏附起着受体功能,如富脯蛋白。薄膜中一些唾液分子与细菌表面分子相互作用的特异性即黏附受体与黏结素之间的键合决定细菌附着的选择性,从而表现为某些细菌与口腔各部位或牙表面的高度亲和力。

口腔中一些细菌可通过其本身表面蛋白(作为黏结素)与牙表面获得性膜上的唾液蛋白(作为受体)的相互作用,即蛋白质-蛋白质的作用机制而体现细菌对牙表面的定植。变链菌菌体胞壁表面有多种蛋白质,如葡糖基转移酶（glucosyl transferases，GTF）、果糖基转移酶（fructosyl transferases，FTF）、葡聚糖结合蛋白（glucan-binding protein,GBP）和细胞表面糖抗原 I / II,可直接介导细菌与牙表面获得性膜中的唾液糖蛋白作用从而黏附其上。血链菌的绒毛结构与 A 族链球菌纤毛相同,含 M 蛋白,可附着于上皮细胞,也可与获得性膜上的蛋白键合,血链菌中起黏结素作用糖蛋白分子量为 3 000 Da 和 8 000 Da。细菌表面的丝状附属器称之为菌毛,对细菌在牙面或上皮细胞的黏附以及细菌的聚集有重要作用。黏性放线菌凭借菌毛中的蛋白质与获得性膜上的唾液富脯蛋白,通过蛋白质-蛋白质作用机制而使细菌黏附到牙面上。唾液中的富脯蛋白、富酪蛋白为黏放菌 I 型菌毛的受体。

而生物膜中的多糖为促进链球菌在牙面上定植的主要物质,变链菌可产生水溶性葡聚糖和水不溶性葡聚糖。前者在菌细胞彼此聚集中起作用,而后者可促进变链菌的黏附。

不同细菌之间可通过植物凝集素-糖(lectin-carbohyodrate)的作用机制相互聚集,典型的范例为血链菌和黏放菌之间的特异性聚集,某些血链菌的胞壁中存在含半乳糖的多糖,而黏放菌Ⅱ型菌毛具有对热和蛋白质敏感的外源凝集素,不仅可和哺乳动物细胞表面的含糖蛋白的半乳糖和N-乙酰半乳糖受体结合,也可和其他放线菌或链球菌细胞表面的乳糖结合起聚集反应。口腔中某些细菌在两株互不起作用的细菌间起着搭桥的作用,如血链菌的某些菌株能将互不聚集的内氏放线菌和龋齿罗氏菌之间搭桥使它们聚集在一起,由此可导致生物膜中多种属细菌的聚集。学者们认为这种作用是组成生物膜成熟的主要机制,并由此而展示生物膜细菌组成的多样化。

脂磷壁酸(lipoteichoic acid,LTA)为 G^+ 细菌胞壁、胞膜和荚膜上含磷酸残基的聚合物,其磷酸二酯键与胞膜结合的类脂为脂磷壁酸分子的疏水部分,而磷酸甘油酯构成其亲水部分,故脂磷壁酸是个双性体分子物质,可位于菌细胞膜、细胞壁和细胞外。在许多 G^+ 细菌,尤其在变链菌培养物的上清液中可检测到脂磷壁酸,胞外的脂磷壁酸与葡糖基转移酶有亲和力,学者们认为脂磷壁酸和葡糖基转移酶上均有葡聚糖受体,从而使这三者结合成复合体在细菌的黏附中起作用。此外,带负电荷的细菌脂磷壁酸的终末磷酸基团借助钙桥与获得性膜上带有负电荷糖蛋白的磺酰基团羧基结合使细菌黏附于牙面。

另外,生物膜胞外基质(extracellular matrix)又称胞外聚合物(extracellular polymeric substances,EPS),有利于细菌黏附聚集到载体表面,尤其是对细菌黏附到固体表面的初黏阶段。EPS改变了微生物群表面的电荷、疏水性及聚合物属性等物理化学特性,有助于细菌对固体表面的黏附。

细菌一旦黏附到固体表面后即调整其基因表达,在生长繁殖的同时分泌大量的胞外基质,EPS可黏结单个细菌而形成细菌团块,即微菌落(microcolony),细菌也从最初定植的可逆黏附阶段通过上述黏附的机制,以及可能更为复杂而尚未被了解的机制,进入不可逆黏附阶段,从而保证生物膜能够在固体表面进一步的生长分化成熟。

在人口腔内,当获得性膜覆盖牙面后,漂浮在口腔内的细菌即陆续黏附其上,许多研究证明血链球菌为牙表面最早的定植者,在生物膜形成2～6小时内血链球菌明显增多,6～24小时后减少。最先定植的链球菌迅速繁殖生长成链并向外伸展,导致牙表面环境的改变,从而允许新的不同种属的细菌进入正在发育的生物膜,这些后继菌包括放线菌和韦荣菌。细菌不断分裂繁殖也使得生物膜的厚度不断增加。

随着生物膜的细菌增多,生物膜厚度也逐渐增加,生物膜结构也不断进行分化,以保证生物膜结构体系能够维持负担整个生物膜生态系内各细菌成员的生长营养供给,代谢产物排出,以及各成员之间相互通信联络相互协调的需要。因此生物膜的结构分化成熟就像建筑一座高楼大厦一样,生物膜中细菌分泌大量的细胞外基质,这些细胞外基质就像水泥一样将生物膜中的细菌紧密黏附在一起,细菌则是其中的居民,窝陷于胞外基质之中,在胞外基质和细菌之中则发展形成大量的管道结构,这些管道结构可以用来输送 O_2、CO_2 等气体,营养物质以及代谢产物,生物膜中管道众多相互连接形成非常复杂的"循环系统"。另外在生物膜中还弥漫着大量的信号分子,如密度感应信号分子(quorum sensing),这些信号分子是细菌向周围发出的生物信号,向周围环境中的细菌反映自身的需求以及对细菌发出信号的应答。通过信号分子细菌可以感应到生物膜中其他细菌的信息,并可互相协调,协同反应,共同维护生物膜稳定,抵抗外界环境变化,如 pH、氧张力、渗透压、温度以及抗菌剂等。

经过一定时间的生长,生物膜结构分化逐渐完成,整个生物膜系统基本处于稳定状态,生物膜也进入成熟阶段。成熟的生物膜能够表现出许多与浮游状态细菌不同的性质,对外界环境变化的抵抗力也相对较强。

生物膜细菌在形成成熟的生物膜结构后,启动某些特定基因的表达和(或)所处环境中流体剪切力的改变都可能引起细菌的扩散。生物膜细菌的脱落再定植是个复杂的动态过程,受到遗传基因(主动因素)、周围环境(被动环境)等各因素的调控。从目前研究情况看主要存在以下 3 种方式:① 蜂式分散(swarming dispersal):在成熟的铜绿假单胞菌生物膜内部存在一些浮游表型(planktonic phenotype)菌,当生物膜外层的胞外基质被内源性水解酶原位水解后,能动的浮游表型细菌就泳出生物膜,留下了中空的蘑菇状的生物膜空壳。这种分散方式在口腔的伴放线放线杆菌中也被观察到。Kaplan 认为生物膜内新出现的一个特殊群体——非聚集菌(nonaggregated cells),对生物膜分散极为重要,认为这些细菌的形成就是为了从菌落中释出,而缺乏非聚集菌的突变株细菌是不会发生生物膜分散。在蜂式分散中有些细菌从微菌落中释出的动力是靠细菌本身运动,如铜绿假单胞菌;而伴放线放线杆菌则可能是利用了连续培养装置中产生的热的对流。② 块式分散(clumping dispersal):在环境中大小不一的剪切力的作用下,生物膜上脱落下各种大小的团块。其中以单个菌和 10 个菌以下的小团块常见。占脱落团块总数 90%,而大团块少见占 10%,却包含 60%的总脱落生物量。团块由胞外基质包裹生物膜细菌组成。有实验证明脱落团块本身具有抵抗宿主防御系统和抗菌剂的自我保护功能。当大小不等的细菌团块从生物膜脱落进入血液、淋巴液、组织液中,随着体液循环,这些细菌就有可能在人体受损组织表面或放置的生物医学材料上形成生物膜。从生物膜上脱落细菌团块的入血,再黏附可能解释

与该病原菌有关的感染转移,急性发作以及感染迁延不愈。③ 毯式分散/表面分散(surface dispersal):在生物膜中不仅单个细菌靠菌毛或鞭毛能在黏附表面上运动。在微黄奈瑟菌(Neisseria subflava)形成生物膜的连续培养装置中观察到螺旋桨形式的源自成熟生物膜的卫星菌落的生长,这些卫星菌落就是剪切力方向以表面分散方式生长的。

随着研究的深入,上述几种分散策略可能只是生物膜分散方式中冰山一角,而且从目前研究情况来看某个菌种形成的生物膜可以有多种不同的分散方式。对生物膜分散方式具体机制的进一步阐明,可能有助于对感染转移、反复急性发作机制的研究。

五、生物膜的结构

细菌生物膜与浮游状态细菌首先区别于细菌生物膜形成了膜状结构,正因为生物膜特殊的结构才会表现出区别于浮游状态细菌的许多特性,可以说生物膜结构决定了生物膜的性质。

关于生物膜的结构已有很多相关报道,对铜绿假单胞菌生物膜观察认为生物膜的结构呈三维蘑菇状,其间布满水道和孔隙;国内学者曾用激光共聚焦扫描显微镜结合死菌活菌荧光染色观察变形链球菌生物膜结构,将得到的数据用计算机处理进行三维重建显示变形链球菌生物膜的结构,有些团块中空,像有管道穿入其中。目前认为生物膜结构具有多样的、不均质、开放的特点,生物膜中细菌密集,并有许多细菌聚集成团,细菌周围有许多胞外基质,并被网状管道所分隔。

生物膜的形状及致密疏松程度与生物膜所处环境密切相关。生物膜处于一种动态的液体冲刷环境中,由于受到较大剪切力,结构致密,形成后难以去除;若处于静态液体环境中形成的生物膜,结构疏松,较易去除。有报道变形链球菌生物膜细菌密度外层较低,向内部则密度增加,说明生物膜的

结构是底密顶疏,其中的管道系统则由顶向底口径逐渐减小或管道数越来越少。生物膜的这种结构可能会造成生物膜内侧,细菌代谢产物相对较多,而通过管道得到的营养和氧气相对缺乏的局部环境,时间一长势必会影响内层细胞的生长,这可能也是导致观察到的生物膜内层活菌百分比相对较低的原因,而外层因为营养充分,细菌生长旺盛,所以活菌比例最高。

六、口腔生物膜中细菌代谢

生物膜的结构主要由其中的细菌、胞外基质和网状管道组成。生物膜可由纯菌种形成,也可由多菌种组成。几乎所有已知细菌均能形成生物膜,而人口腔中的细菌生物膜则是典型的多菌种生物膜。生物膜中的细菌代谢特点具有多样性。研究发现生物膜中细菌启动一套完全不同的基因系统,其生物学特征明显不同于浮游状态细菌,同时生物膜中细菌将通过一系列调节子和操纵子在调节蛋白的调控下进行整体和局部的细菌生理代谢调节。生物膜中细菌比浮游状态下的同种细菌具有更强的产细胞内外多糖、抗饥饿和抗酸休克的能力。

口腔细菌生物膜中细菌代谢的影响因素:① 糖原对生物膜中细菌代谢的影响:生物膜中变链菌对环境中糖的种类和量的反应研究中发现,葡萄糖增强 $gtfBC-cat$ 基因融合表达,但它的诱导作用低于蔗糖。可以看出碳水化合物的种类和数量对生物膜中细菌的 $gtfBC$ 表达起主要影响作用,它可以使部分基因产生融合,而浮游状态的变链菌缺乏该种机制。糖原类底物是否缺乏对生物膜中细菌代谢也会有影响。由于宿主摄入食物种类和时间的不均衡性,口腔生物膜中的细菌时而糖原缺乏,时而糖原过剩。短期的营养匮乏将造成浮游细菌因饥饿死亡。但在生物膜状态下,当细菌在底物丰富时会积累大量的细胞内外多糖;当底物匮乏时,细菌可以继续利用这些多糖进行代谢活动,

细胞外多糖还可以促进细菌间黏附和在牙面成膜。有研究显示生物膜中变链菌比浮游状态的具有更强的耐饥饿能力。另外葡萄糖以及糖类的代谢产物还可以抑制精氨酸脱亚氨酸系统的诱导激活,从而影响生物膜中细菌对碱的代谢。② pH 对生物膜中细菌代谢的影响:pH 可影响葡糖基转移酶和果糖基转移酶活性,低 pH 促使 $gtfBC-cat$ 基因融合表达,这样的基因转变使得生物膜中的细菌在酸性条件下,葡糖基转移酶依然可以进行糖分解代谢,而浮游状态下的细菌则在低 pH 条件下失去糖分解的能力。pH 对碱性物质代谢也有影响,可以诱导尿素酶基因产生变异。有实验证实,口腔生物膜中唾液链球菌携带 pH 敏感的尿素酶基因增强子,这是在生物膜状态下特异的基因表达。当 pH 降低时,生物膜中细菌尿素酶活性较高。口腔中相对稳定的 pH 取决于酸性和碱性产物微妙的平衡,生物膜中细菌的组成,底物的成分和代谢产物的清除效率。因此,pH 对生物膜中细菌代谢的影响是通过多个途径进行的。③ 氟化物对生物膜中细菌代谢的影响:氟可以控制糖酵解酶活性来抑制糖酶解过程,还可以通过调节葡萄糖 PEP-磷酸转移酶系统抑制细菌对葡萄糖的摄入,从而减少产酸。氟化物还可以抑制细菌特别是变链菌磷脂壁酸的产生。但是生物膜中细菌与浮游状态细菌对氟化物的敏感性有差异,对氨氟化物,生物膜中的细菌敏感性较低,在使用含蔗糖为培养基时就更低。④ 弱酸类物质对细菌代谢的影响:弱酸类物质可以通过抑制口腔链球菌呼吸作用来调节细菌的代谢,这将直接影响到糖酵解的过程。此外还有部分物质对生物膜中的细菌代谢产生影响。在生物膜状态下,有一种异常的蛋白质,它是一种酶可以调节糖代谢。当生物膜处于酸性环境下,这种酶可以抑制糖分解酶的活性,从而降解低糖的分解代谢,它的调节机制目前尚不清楚。这种调节蛋白在浮游状态细菌中是不存在的。口腔生物膜中细菌代谢产酸是龋病发生的始动因子,所以研究环境对生物膜中细菌

代谢的影响有利于探索龋病防治的新途径。

七、密度感应

生物膜中细菌密集,细菌与细菌之间通过信号分子相互联系,相互协调,共同维持生物膜的稳定性。同种细菌之间,不同种细菌之间都有相应的信号传导系统来完成细菌间的联系。而目前研究最多的是密度感应信号系统。

(一)密度感应概述

当细菌生长到一定浓度时,积累的信号分子能够使单个细菌感应到周围细菌的数目(bacterium density),这种现象被称为密度感应。密度感应最典型的例子是一种叫 Vibrio fischeri 的深海细菌,在低浓度时不发光,当达到一定浓度时就发出荧光。为什么会产生这种奇怪的现象呢?经研究发现是因为该细菌分泌的一种信号分子积累达到一定阈值时,能够使得单个细菌感应到周围细菌的数目,从而使所有细菌都共同启动荧光素酶基因的转录,最后合成荧光素,发出荧光。再进一步的研究发现密度感应实质上是一种细菌间交流系统,细菌通过这种信号系统,可以在每个细胞间传递,交流信息,并以此协调相互之间的行为,达到共同适应,抵抗外界环境变化的目的。密度感应现象早在20世纪60年代就已发现,但一直以来没有引起注意。近来发现密度感应是广泛存在于各类细菌中的信号系统,并且和细菌的生长、生理、生化、致病性等均有密切联系。因此密度感应受到了前所未有的关注,近十年来有关密度感应的研究不断深入,并取得了不少有价值的成果。

(二)密度感应系统组成

密度感应系统简单来说一般包括密度感应信

号分子,细胞膜上接受信号分子的受体,以及编码信号分子和受体的基因。当细菌分泌的信号分子浓度达到一定阈值时,信号分子与细胞膜上的受体结合,可以激活相关基因的转录,达到调控细菌各种生理活动的目的。目前研究认为 G+ 菌和 G- 菌均存在密度感应系统,但它们之间的信号分子不同。G- 菌被发现至少存在着3种以上密度感应信号系统,其中最常见的信号分子是 AHL(N - acyl homoserine lactones),广泛存在于各种 G- 菌中。AHL 分子含有高丝氨酸内脂环和一个酰胺链,高丝氨酸内脂环是共同成分,酰胺链为可变部分,其中碳原子数和第3位上取代基决定了信号分子对细菌的不同调控功能。调控过程为 AHL 信号分子在环境中达到一定浓度阈值时,穿过细菌细胞膜和细胞壁与相应受体蛋白的氨基端结合,形成特定的构象,使羧基端能与靶 DNA 序列结合,从而调控某些功能基因的表达。同时 AHL 分子与受体蛋白的复合体也对 AHL 分子及受体蛋白本身的产生具有反馈调节效应。而 G+ 菌的信号分子一般为肽分子,如变形链球菌的信号分子是一个有21 个氨基酸的肽分子,称为 CSP(competence- stimulating peptide)。肽分子一般由体内产生的前导肽经加工修饰而成,不同种属细菌的前导肽长短及组成有很大差异,形成的肽信号分子也不同。G+ 菌密度感应系统除了肽分子外还包括 ABC 转运装置系统及双组分感应识别系统,其中感应成分为组氨酸磷酸激酶,识别成分是细胞内反应调节蛋白。调控过程为当肽信号分子随细胞浓度的增加达到一定阈值时,与转运系统相结合,并与细菌胞膜上的感应识别系统相互作用,促进磷酸激酶中组氨酸磷酸化,经过天冬氨酸残基的传递,把磷酸基团传递给受体蛋白,磷酸化后的受体蛋白与 DNA 特定靶位点结合,从而起到调控作用。在 G+ 和 G- 菌中有一个共同的信号分子为呋喃酰硼酸二酯,即 AI - 2 信号分子。细菌识别 AI - 2 信号分子的方式与革兰阳性细菌中双组分激酶的识别系统完全一致,双组分激酶识别 AI-2 信号分子后把磷酸化基因传递给受体蛋白启动相关基因的表达。LuxS 基因被认为是合成 AI-2 信号分子的标志性基因,LuxS 基因在 G^+ 菌和 G^- 细菌中都比较保守,这表明 AI-2 是广泛存在的细菌种间信号分子。

(三)密度感应系统对口腔生物膜的影响

在口腔生物膜中,细菌种类多,密度大是适于密度感应信号系统发挥作用的优良场所。其中密度感应对改变菌体生理特征及菌斑生物膜形成和结构稳定有重要的调控作用。密度感应信号可以诱导细菌细胞基质形成感受态接受外源性 DNA,而生物膜本身提供了一个巨大的外源性基因池,有利于细菌之间细胞的信号传递。有研究发现当失活变链菌中与密度感应相关的 ComX 基因时会引起细胞转化缺失。而生活在生物膜中变链菌比在浮游状态的变链菌更能接受外源 DNA,转化频率是浮游状态的 10~600 倍。链球菌的密度感应系统也影响生物膜的形成和结构稳定,在生物膜形成时改变变形链球菌密度感应系统中任何一个基因编码成分时所形成的生物膜结构都不完整。Li 等将 ComC、ComD、ComE 基因突变后,在扫描电镜和激光共聚焦扫描显微镜下观察变链菌生物膜形成的情况,结果发现,ComC 突变株不能产生或分泌 CSP,形成的生物膜结构有所改变;而 ComD、ComE 突变株对 CSP 没有应答,形成的生物膜量减少。在格氏链球菌当中有外源性转座子插入到 ComD 基因编码的双组分感应识别系统(TCSTS)中时,双组分感应识别系统发生信号传递错误,从而引起生物膜形成缺陷。Li 等通过与肺炎链球菌的基因组比较,在变链菌中又发现了一个新的双组分信号传导系统 hkll 和 rrll。其突变株形成的生物膜和野生株相比,菌细胞链更长,并呈海绵状结

构,提示此信号传导系统与生物膜形成有关。Merritt 等的研究表明变链菌株所形成的生物膜与野生株大不相同,并且不能产生 AI-2。最新研究发现 AI-2 信号分子可调控牙龈卟啉单胞菌与格氏链球菌形成共生生物膜。

八、生物膜胞外基质及管道系统

存在于生物膜中细菌周围的是大量的胞外基质,又称胞外聚合物。主要来源于细菌本身分泌物,细菌表面物质的脱落,细菌溶解以及对周围环境物质的吸附。EPS 主要由多种有机物组成,包括多糖、蛋白质、核酸、磷脂、褐藻酸、腐质等,主要是多糖和蛋白质。用原子力显微镜和变换红外光谱仪可以完整地观察到 EPS 呈高度含水的聚合凝胶状结构。用镧固定处理黄色黏球菌后用透射电镜观察发现,EPS 围绕在细菌周围并呈高电子密度的纤维网格状结构。电镜对非磷酸合成异养菌的观察,证实生物膜中 EPS 是各种微生物产生的空间结构多样化的基质,并且相互间有明显的分隔界限。

(一)EPS 的理化性质

EPS 是带负电荷,高度含水的凝胶状基质,能较长时间固存微生物,利于形成稳定的互生微菌落。EPS 在紧密黏着的凝胶状态或非常松散的黏液或溶液状态均可存在。从生物膜中单独提取 EPS,其黏性在持续剪切力下不随时间变化,说明 EPS 具有凝胶的触变性和抗流变性。EPS 是一种适应性的基质,能根据环境的变化不断地进行重组,以提高适应性。

EPS 由多种有机大分子物质组成,其中多糖和蛋白质占整个 EPS 质量的 75%~89%。分子量处于几千到几百万范围内,分子结构还带有各种各样的官能团,如羧基、氨基酸、磷酸基等。EPS 可吸附

金属、非金属、大分子物质,能与许多金属离子螯合形成单价、双价、多价阳离子与 EPS 阳离子相结合的复合物。结合强度受离子大小、电荷的比值、EPS 组成、物理性状、pH 值和离子盐溶液等影响。EPS 中蛋白质和多糖上阴离子官能团,如羧基、磷酸基团、硫酸基团等均可参与金属离子的螯合。凝胶状态的 EPS 比黏液状态的 EPS 对金属的黏附更强。另外,紫外线能增加 EPS 中羧基的数量,而促进离子螯合。

(二) EPS 的生物学作用

1. 有利于细菌黏附聚集到载体界面

尤其在细菌黏附到固体表面的初始阶段起到重要作用。铜绿假单胞菌从接触到固体表面时,就立即启动相关基因的表达,分泌藻酸盐基质,并迅速分泌为微菌落形成生物膜。金黄色葡萄球菌和表皮葡萄球菌所合成的 $\beta-1,6$ 键糖胺聚糖体是一种多糖性质的细菌间黏接素,能促进细菌间黏附,是生物膜形成所必须的。而在口腔致龋菌中变链菌产生水不溶性和水溶性葡聚糖。水不溶性葡聚糖促进细菌黏附聚集,影响生物膜的结构;水溶性葡聚糖作为代谢底物,产酸供能,促进水不溶性葡聚糖的合成。

2. 对生物膜结构的影响

EPS 和生物膜结构的形成和分化之间的联系已被证实。Danese 等对大肠杆菌 K-12 和 *Vibrio Cholerae* O139 的生物膜结构研究显示,如果缺少 EPS 不仅会影响生物膜进一步形成更复杂的结构,而且会使生物膜对抗菌剂的抵抗性降低。

3. 对细菌耐药性的影响

EPS 可以帮助细菌抵制抗生素、有毒金属、氯化物等不利因素。在口腔生物膜中,变形链球菌产生的胞外多糖能帮助细菌躲避人类中性粒细胞的吞噬。关于 EPS 与生物膜对抗菌剂敏感性之间的关系将在后面的内容中详细说明。

(三) 生物膜中的管道系统

许多研究用 CLSM 观察不同细菌形成的生物膜结构,均发现生物膜中有许多管状结构。数量很多,大小不一,长度不等,从外层向内层伸展,而且靠近管道内壁以活菌为多。这些管道结构已被证实是一些真正的中空管道,内有液体或气体存在。这些结构的发现解决了生物膜内层细胞如何得到营养的问题。许多学者因此推测这些管道可能是各种营养物质和氧气运送的通道,并且细胞的代谢产物也可能是从这些管道排出。因此,Costerton 称这些管道网状结构是生物膜的循环系统。而对这些管道的研究也为将来药物作用生物膜时的通道问题提供了新的视角。

九、生物膜的分子机制

(一) 生物膜形成的分子机制

1. 唾液在生物膜形成中的作用

(1) 唾液组成与结构/功能间的关系

近年来,大量的研究着眼于对各种唾液分子的纯化与生化鉴定。Levine 1993 年的研究总结了许多唾液分子的结构与功能关系,并将其归为许多不同的大类,研究中发现了不同分子的功能间有着显著的交叉与重叠(见图 1-3)。

这些唾液分子在功能上的互补作用也保证了唾液功能的正常发挥。临床上也经常发现干燥综合征患者并非会完全丧失唾液的保护作用,可能也是由于唾液成分间在功能上的交叉所致。

同时在不同的唾液分子间也同样存在着相互作用,例如唾液高分子量黏蛋白 MG1 就是这么一个典型的桥梁分子,它本身既可与 sIgA、溶菌酶、磷蛋白

淀粉酶，Cystatins,
Histatins,
过氧化物酶

Carbonic anhydrasese
Histatins

Cystatins,
黏液素

Histatins

淀粉酶，Cystatins,
黏液素
富脯蛋白质

淀粉酶，
黏液素

Cystatins
Histatins
富脯蛋白
Statherins

黏液素，
Statherins

抗细菌　缓冲

抗病毒

抗真菌

Tissue
Coating

Lubrication
viscoelasticity

唾液
家族

消化

矿化

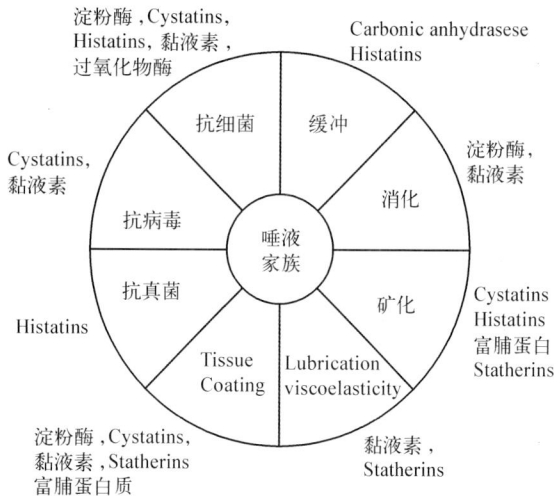

图 1-3　唾液分子的功能*

（*根据 Levine 1993 年的研究报道而作）

结合，也可与各种脂质体相结合，从而作为载体分子，携带各种小分子物质共同发挥生理功能。

（2）唾液获得性膜的形成

大多数唾液分子都是两性的，因此可能与界面的亲和吸附密切相关。而唾液对界面的吸附是其发挥对组织的保护作用所必须的。事实上唾液的主要功能是保护口腔内的生物表面（包括牙体与黏膜）不受磨损、脱水、脱矿与微生物的定植，而这一保护作用可能正是基于生物表面与吸附其上的唾液分子和（或）紧邻的液相中的唾液分子之间的广泛的分子间作用。

在口腔内的生物表面上形成唾液获得性膜（salivary acquired films），也有称为界面调节性膜（surface conditioned films），是唾液成功发挥其功能的最初阶段也是最重要的阶段。唾液分子对生物表面的吸附一方面取决于这些表面本身的特性如表面自由能、表面电势、表面粗糙度等，另一方面也取决于唾液分子的组成及其复杂的分子间作用。唾液本身也应当被看成是一个有着高度组织结构性的分泌性物质，其内部有着具有不同化学性质与生理功能的分子结构域。大量研究证明唾液的主体结构是一个连续的纤维网状结构，而这可能与唾液中所含的大量富脯蛋白（proline-rich proteins）相关，而唾液中

水的存在并不能明显影响这些网状结构，这也提示了在这些脯蛋白之间可能存在着疏水稳定性。

从显微镜下可以发现在唾液的这些网状结构中央常嵌着有脱落上皮细胞，微生物团块以及不同的外源性物质等，在 Glantz 的研究中认为这可能与唾液分子的粒子湿化作用（particle wetting action）相关。在他的研究中，将同等大小（0.9 mm）的疏水与亲水粒子分别与无细胞的全唾液混合，发现亲水粒子广泛弥散于唾液中，而疏水粒子则局限于唾液网格的内部。对于这些疏水粒子的吞噬作用的观察表明，在这些由表面活性糖蛋白纤维构成的网格内有着高浓度的难溶性蛋白的存在。

（3）釉质表面获得性膜

目前已有许多参与早期获得性膜形成的唾液分子被纯化与定性，其中包括唾液 α 淀粉酶、高分子量黏蛋白 MG1 以及分泌性 IgA 等。而在 Bennick 的研究中发现釉质表面的富脯蛋白与这些唾液分子的量均是处于不断的变化中。这些研究都清楚地表明，在釉质获得性膜的形成阶段，膜成分与结构是一个动态的变化过程。

同时，牙体表面或者不同修复体表面所具有的不同化学性质和临床接触角度，这些都能显著地影响微生物的滞留。在不同材料表面的微生物黏附的差异常与膜对微生物的包裹分配以及在膜与下方的界面之间的作用力密切相关。

在有着不同表面自由能的材料表面，存在着不同的唾液膜的入裹模式，有研究表明在低自由能的表面所形成的唾液膜要厚于在高自由能表面所形成的唾液膜，但经蛋白质总量分析发现，在两者吸附的蛋白质总量并无显著差别，这提示在高自由能材料表面可能有着更多的蛋白结合位点，有着更复杂的唾液蛋白包裹模式，从而使唾液膜在此表面更为致密。

（4）唾液膜形成的动力学特征

在口腔的所有表面上都可能存在着对唾液分子的吸引，大量的低分子量蛋白质首先吸附于界面，其后一些低浓度的高分子量蛋白质再置换于其

上。这一过程受到溶液中总蛋白质浓度、表面特征与环境熵值的影响。同样,这一交换行为很可能也受到了不同吸附物的调节。

唾液获得性膜的功能:

① 润滑功能

暴露于磨损环境中的表面需要被一层润滑液所保护,滑液对于矿化组织的润滑作用不仅取决于液体本身的黏度,还取决于其内所含的糖蛋白在组织磨损面上结成保护膜的能力。正如关节腔中的滑液一样,在口腔硬组织(牙体与各种修复体)与软组织(黏膜)表面结成的唾液膜对于唾液发挥润滑保护作用是必须的。口腔健康的维持取决于唾液腺持续产生与分泌一系列具有润滑功能的唾液分子。以富脯蛋白为例,它的润滑功能就依赖于其内的糖基,实验研究表明脱糖化的富脯蛋白对于玻璃与釉质表面的润滑作用有着显著的降低。研究也发现,富脯蛋白与白蛋白所结成的复合体对于这一润滑测试系统有着增强的润滑能力。而唾液中的黏蛋白作为大多数疏水富脯蛋白的载体分子,因而也提供了疏水交互作用从而得以增强润滑。唾液黏蛋白的流变学特性应当归因于它们的低溶解性、高黏性、高弹性及其高黏附性。研究并发现,唾液蛋白按润滑能力依次为 MG1>MG2>PRG。

② 保护作用

唾液黏蛋白可与许多唾液分子发挥协同作用,如脂质体、sIgA 和含胱氨酸的磷蛋白(cysteine-containing phosphoproteins),从而将这些具有保护作用的小分子物质,局限于组织表面结成的唾液膜内从而发挥作用。而这一组织表面的唾液膜也可作为屏障而抵抗外界环境的激惹、侵蚀与病原微生物的入侵。

2. 唾液黏蛋白在生物膜中的作用

分泌性黏蛋白是一类高分子量糖蛋白,其含有着一条蛋白质主链及多达上百条共价连接的寡糖支链。黏蛋白结成的黏液膜可作为物理屏障保护着下方组织免受外界化学、机械与微生物的侵袭。而由于黏蛋白的黏弹性特征,使之能维持上皮组织的弹性。同时黏液层润滑特性对于保护组织免受摩擦的机械损伤也是相当重要的。而黏液层的润滑特性也可保护上皮免受干燥,这一润滑特性取决于黏蛋白分子的高糖含量(>80%分子量),而使蛋白质有着很强的水保持特性。

在口腔内,唾液黏蛋白在保护口腔黏膜与牙体表面免受咀嚼中的磨损发挥着主要作用。另外,它也保护着牙釉质免受食物与细菌产酸的脱矿影响。同时,由于它们与口腔细菌的选择性作用,它们也通过与其他唾液分子的联合作用,调节着口腔中微生物的定植作用。

(1)唾液黏蛋白基因

目前的研究发现至少有 8 个不同的基因编码合成黏蛋白的多肽骨架(见表 1-11)。在唾液里,存在着两类不同的黏蛋白,一类是高分子量的黏蛋白 MG1,另一类是低分子量的黏蛋白 MG2。编码 MG1 合成的基因尚未完全阐明,而编码低分子量 MG2 合成的基因,命名为 *MUC* 7 于 1993 年被 Bobek 克隆与定位于 4 号染色体上。除了在浆黏液性唾液腺与在气管支气管组织有微量表达外,*MUC* 7 基因在其他上皮组织并无表达。这也提示 MG2 属唾液特异性黏蛋白。

表 1-11　黏蛋白在不同组织内的表达*

Tissues	MUC1	MUC2	MUC3	MUC4	MUC5AC	MUC5B	MUC6	MUC7	MUC8
唾液腺:	+	−	−	−	−	+	−	++	NT
颌下腺	NT	NT	NT	NT	NT	+	NT	+	NT
舌下腺	NT	NT	NT	NT	NT	NT	NT	++	NT
腮腺	NT	NT	NT	NT	NT	NT	NT	+/−	NT

Tissues	MUC1	MUC2	MUC3	MUC4	MUC5AC	MUC5B	MUC6	MUC7	MUC8
胃	＋	NT	＋	＋	＋＋	＋	＋＋	－	NT
小肠	＋	＋＋	＋＋	＋	±	＋	±	NT	－
结肠	＋	＋＋	＋	＋	±	＋	±	NT	NT
胆囊	＋	±	＋＋	NT	＋	＋	＋＋	NT	NT
子宫颈	＋	±	－	＋＋	＋	＋	＋	－	NT
前列腺	＋	±	±	NT	NT	NT	NT	－	NT
乳腺	＋	－	－	＋	－	－	±	NT	NT
呼吸道	＋	＋	－	＋＋	＋	＋＋	±	NT	＋＋

　　— 阴性;＋ 阳性;± 微量;＋＋ 强阳性;＋/— 某些个体阳性;NT 未见报道

　　* 本表依据 Gendler and Spicer 与 Van Klinken 的综述所整理

　　MG1 与 MG2 在结构与化学上有着显著的不同。MG1 表现出典型的黏蛋白特性,是由二硫键连接的单体构成,分子量大于 1 000 kDa,分子内有着多于 80％的糖基,并可携带血型抗原。与之成对比,MG2 的分子量约为 125 kDa,几乎没有任何血型反应。MG1、MG2 主要由颌下腺、舌下腺与腮腺分泌产生。免疫组化研究显示在唾液腺中 MG1 与 MG2 表达有差异,MG1 主要由黏液性腺细胞产生,而 MG2 主要由浆液性细胞产生。

　　在唾液中也存在着许多化学性质不同的 MG1 和 MG2 亚类。Veerman 与 Bolscher 等研究发现从不同黏液性腺分泌的 MG1,在糖基的组成上有所不同,这些糖基包括涎酸、硫酸盐与藻糖分子。在这些不同的 MG1 中,舌下腺来源的有着最大的黏弹性,而腮腺与颌下腺来源的 MG1 在这方面的特性相当。人类唾液中至少还存在有两种 MG2,他们在藻糖与涎酸含量上也有着一定的差别。

　　（2）黏蛋白与获得性膜的形成

　　早期的研究认为唾液黏蛋白并没参与到釉质获得性膜的形成,因为涎酸(黏蛋白寡糖支链上的特征性成分)在釉质膜上并不能被检出。然而,现有的研究发现涎酸可被菌斑内细菌的涎酸苷酶快速降解。此外,从唾液糖蛋白中去除涎酸并不会影响唾液黏蛋白对羟磷灰石的黏附。而且,去除涎酸与藻糖,或其他内源性糖如半乳糖等,也不会影响

唾液黏蛋白对羟磷灰石的黏附。而 Embery 发现黏蛋白中的硫酸盐基团可与羟磷灰石发生很强的结合作用,而黏蛋白同时也可与其他蛋白质结成复合体后黏附于牙体表面,在对口腔组织表面获得性膜的原位研究也发现两种黏蛋白 MG1 与 MG2 均可在牙面上被检出。

　　一些研究发现当唾液与抛光的牙表面接触时,黏蛋白并不是最早吸附的蛋白质,而一些分子量相对较小的、带负电的唾液蛋白,包括酸性富脯蛋白,半胱氨酸蛋白酶抑制剂(cystatins)与富酪蛋白(statherin)是釉质获得性膜的主体,只是在大约 12 个小时后,黏蛋白才逐渐成为釉质膜的成分。Tabak 的研究表明纯化的 MG1 比 MG2 对羟磷灰石有着更强的吸附力。Al - Hashimi 和 Levine 的研究发现在形成两小时的唾液膜内不能检测出 MG2 的存在。而 Fisher 等则证明 MG2 可作为体内与体外新形成唾液膜中的主要成分。然而在2～12 小时后,MG2 则逐渐被降解。在体外研究中也发现,人类唾液黏蛋白与羟磷灰石有极高的亲和力,即使当唾液黏蛋白部分被脱糖化时,它也能与卵黄高磷蛋白(phosvitin)与肌醇六磷酸(phytate)竞争与羟磷灰石的结合位点。

　　（3）唾液黏蛋白对牙表面的保护作用

　　多年来已知形成 1 周以上的唾液膜当与酸一起孵育时能保护釉质免受脱矿损害,相反,形成仅

数个小时的唾液膜,对于酸侵蚀并不能提供有效的保护作用。不同唾液腺分泌唾液形成的唾液膜在其保护能力上有着显著差别,腮腺形成的唾液膜,由于不含唾液黏蛋白,只有少量的高分子量糖蛋白,而只具有极弱的保护作用。另一方面,由颌下腺、舌下腺等黏液性腺分泌产生的唾液膜能有效保护釉质不受柠檬酸等的脱矿作用。黏蛋白的保护作用也在另一个实验研究中被证实,Nieuw Amerogen 发现当颌下腺、舌下腺形成的唾液膜在耗尽黏蛋白后也完全丧失了其保护作用。Meurman 等的研究发现,以全唾液形成 7 天的唾液膜可有效保护牙表面免受碳酸类饮料的脱矿作用。这与 Kautsky 的研究结果相一致,后者发现在体内形成 18 小时的唾液膜可抵抗 35% 乙酸的脱矿作用,而形成 7 天的唾液膜对乙酸的保护作用更可达到 55% 的浓度。总体来说,这些研究证据表明唾液黏蛋白在釉质获得性膜中是保护釉质免受酸蚀的主要成分。与之相比,那些很快结合到牙面的小的酸性蛋白只提供了极少的保护作用。

除了对化学侵蚀的抵抗能力外,釉质获得性膜还能利用其润滑作用以抵抗机械的磨损。在牙面上覆盖着的润滑膜,可在说话、进食与咀嚼过程中,尽量减少牙面的磨损而提供保护作用。唾液糖蛋白,包括黏蛋白等是中度咀嚼情况下最有效的润滑剂。此外在重度咀嚼情况下,腮腺分泌的唾液蛋白如富酪蛋白就发挥了重要作用。在体外,腮腺分泌的碱性富脯蛋白(PRG)有着很强的润滑作用,然而由于富脯蛋白在天然获得性膜中不能被检出,这一生理功能仍有待阐明。

(4) 口腔微生物与唾液糖蛋白的结合

许多研究发现在菌细胞与宿主细胞之间的特异性吸附作用是受到细菌胞壁血凝素样蛋白(lectin-like proteins)与宿主细胞表面寡糖链之间的相互作用所调控。通常也认为细菌被唾液糖蛋白包裹的过程也是受到这一血凝素-糖基结合作用所调控。这一包被作用可通过封闭菌细胞表面的黏附位点,以促进细菌的自凝集作用,从而阻碍了细菌对牙面已形成的唾液膜或生物膜的黏附。例如,颌下腺-舌下腺混合唾液可抑制牙龈卟啉菌(porphyromonas gingivalis)对生物膜中戈登链球菌(*S. gordonii*)的结合;同样,在对 Haemophilus influenzae 的黏附实验,及其对 MG1 的结合实验也发现了其受到唾液的抑制;而 *S. pyogenes* 对颊上皮细胞的黏附也受到唾液的抑制作用。许多作为细菌黏结素受体的碳水化合物结构如下(见表 1-12)。

表 1-12 口腔微生物对唾液糖蛋白受体的结合

Sialic acid	Fucose	Galactose	Galactosamine	Sulfate	Protein
Streptococcus sanguis	Streptococcus mutans	Streptococcus mutans	Actinomyces naeslundii	Helicobacter pylori	Haemophilus parainfluenzae
Streptococcus oralis	Helicobacter pylori	Fusobacterium nucleatum	Eikenella corrodens	Influenza virus	Streptococcus salivarius
Streptococcus gordonii		Actinomyces naeslundii		HIV	Staphylococcus aureus
Streptococcus mitis		Actinomyces viscosus			Porphyromonas gingivalis
Actinobacillus antinomycetemcomitans		Actinomyces israellii			Actinomyces naeslundii
S-fimbriated Echerichia coli		Eikenella corrodens			Actinomyces viscosus
Pseudomonas aeruginose		Prevotella intermedia			Candida albicans
Candida albicans					
Staphylococcus aurerus					
Influenza virus					

Sialic acid	Fucose	Galactose	Galactosamine	Sulfate	Protein
Influenza virus		Porphyromonas gingivalis Candida albicans Pseudomonas aeruginosa			Streptococcus gordonii Streptococcus sanguis Streptococcus mitis Streptococcus milleri Streptococcus cricetus Streptococcus mutans

总体来说,糖链对细菌受体的结合需要有多糖的末端残基,如涎酸(sialic acid)、藻糖(fucose)、半乳糖(galactose)等。在唾液里存在的糖蛋白,包括黏蛋白(mucins)、凝集素(agglutinin)与富脯蛋白(PRG),这些含有寡糖配体的糖蛋白,能与多种细菌发生相互间吸附作用。例如,凝集素(agglutinin)是一种存在于腮腺唾液中的300 kDa的糖蛋白,它能以一种藻糖依赖性方式特异性的结合于变形链球菌(S. mutans)。此外,聚核梭杆菌对PRG的结合作用则是受到半乳糖依赖型细菌凝集素的调控。

下颌下腺-舌下腺混合唾液中的黏蛋白(MG1与MG2)在全唾液中的细菌集聚作用也起着主要作用。通过对分离纯化成分的研究发现MG1与MG2可分别结合于不同的口腔细菌。已有研究证明其中的MG2,其自身或与其他唾液蛋白形成的结合体,可与许多口腔微生物相结合,包括链球菌属、白色念珠菌、伴放线放线杆菌、铜绿假单胞菌等,尽管早期有研究认为MG1不与微生物之间发生相互吸附的作用,但目前有一些研究发现MG1也可与不同微生物之间发生相互结合,如白色念珠菌、牙龈卟啉菌、Haemophilus parainfluenzae、helicobacter pylori,甚至HIV-1。MG1分子在其终末端寡糖残基上有着明显的个体差异,而这一差异是与个体血型和黏蛋白的分泌状态相关的。从基因分型上,血型由特异的糖基转移酶决定,包括 α-galactosaminyltransferase(血型 A)、α-galactosyltransferase(血型 B)和 α(1-2)fucosyltransferase 决定分泌状态。此外,病理状态、炎症与肿瘤的发展都能影响到这些酶的活性,进而影响到这些终末端残基的表达。研究也发现 S. rattus 的自凝集作用在 A 型血与 O 型血个体的唾液中最强,Ciopraga 等的研究报道 H 抗原(血型 O)参与了唾液介导的变形链球菌的自凝集作用。尽管这些研究指出在血型与微生物定植之间可能存在着联系,但至今尚未有确证的报道。

作为唾液膜的主要成分之一,唾液糖蛋白可促进细菌在口腔内的定植,通过对不同唾液成分的结合实验,Murray 发现,S. sanguis、S. oralis 与 S. gordonii 可与 MG2 但不与 MG1 结合,其他链球菌 S. mitis、S. sorbrinus、S. salivarius 与 S. mutans 与 MG1,MG2 都不发生结合作用。此前,Levine 与 Murray 等发现 S. sanguis、S. oralis 与 S. gordonii 有着涎酸寡糖受体。在实验性获得膜中 Gibbons 也证实涎酸与血链之间的结合。而 Cowan 等发现涎酸残基几乎不能影响血链对膜的早期黏附,但却可增加菌细胞与唾液膜之间的亲和力。除了口腔细菌外,还有许多其他的微生物能结合于含涎酸的寡糖残基,例如 MG2 和 S-IgA 提供了大肠杆菌 I 型纤毛的黏附受体,而在 Schroten 的研究中则发现新生儿的唾液中有着 4 倍于成人的涎酸,可抑制大肠杆菌的 S 纤毛对颊上皮细胞的黏附。

尽管涎酸残基也存在于黏蛋白 MG1 中,但 MG1 与含有涎酸-血凝素配体的细菌之间的直接结合仍未有确证。Veerman 的研究中发现 *Haemophilus parainfluenzae* 是少有的几种可与 MG1 直接结合的口腔微生物,而其他菌属如链球菌属、葡萄球菌属,并不能与这一黏蛋白结合。在 MG1 与 MG2 之间的细菌结合特性上的差异可能是由于在 MG2 上的糖基有着相对的一致性,主要是含涎酸基的双糖或三糖,可形成多重糖-血凝素配位体,从而有着高度的亲和力。

另一个可与细菌受体作配体相结合的碳水化合物是半乳糖(galactose),半乳糖一般位于寡糖侧链的倒数第二个位置。变形链球菌(*S. mutans*)、黏性放线菌(*A. viscosus*)与内氏放线菌(*A. naeslundii*)都有着半乳糖结合型的血凝素。在用涎酸苷酶去除涎酸后,倒数第二位的半乳糖残基就被暴露出从而提供了新的结合位点。这一隐藏位点因终末残基的水解而暴露,可说明许多菌对唾液膜的黏附,如 *A. viscosus*、*A. naeslundii*、*A. israellii*、*P. gingivalis*、*Leptotrichia buccalis*、*F. nucleatum*、*Eikenelle corrodens* 与 *Prevotella intermedia*,在从唾液蛋白膜去除涎酸残基后这些菌的结合能力反而增强。同样,有研究表明采用涎酸苷酶处理上皮细胞后,可增强放线菌属的结合能力。

从上皮组织中分离出的内氏放线菌只拥有 II 型纤毛,可与半乳糖结合,而从牙菌斑中分离出的菌株还有着 I 型纤毛,可调节与蛋白质的结合。对放线菌同样有着涎酸苷酶的发现也提示,半乳糖结合能力在此菌对上皮的定植中可能起着同样重要的作用。

(5)唾液黏蛋白在口腔中的功能

唾液黏蛋白不仅参与唾液的黏弹性功能,而且也参与口腔组织表面的湿润,以及其他功能。两大类唾液黏蛋白的润滑能力降低了口腔表面之间的摩擦力以保护免受磨损。而且黏蛋白在口腔微生物生态学中也发挥着重要的作用。在唾液液相中,两种黏蛋白可与微生物特异性的结合与包被,而抑制微生物在口腔组织面上的定植,而另一方面,在釉质与黏膜表面的唾液膜上,黏蛋白的寡糖链则可作为微生物的黏附受体。

(二)生物膜成熟的分子机制

1. 血凝素在口腔微生物黏附中的作用

100 多年前,Stillmark 观察到某些植物提取物可凝集血红细胞。这一凝血因子被称为血凝素,也叫植物血凝素。血凝素是一种非免疫原性的蛋白质,其可与碳水化合物相结合构成复合体。当血凝素与水溶性碳水化合物结合时,即可引起碳水化合物的沉淀,尤其是当此碳水化合物为多聚体时。而当血凝素与细胞结合的碳水化合物结合时,即可引起细胞的黏合(agglutination)与聚合(aggregation)。对沉淀素(precipitin)或称凝集素(agglutinin)的活性要求是血凝素必须有着多价的形式。而事实上细菌表面的血凝素正是以多价的形式存在。细菌与红细胞凝集的能力最早由 Guyot 于 1908 年报道。

对细菌血凝素的研究可以追溯到 Duguid 在 1955 年进行的研究,该研究发现大肠杆菌(*Escherichia coli*)能促使血红细胞凝集。而引起这一凝血作用的血凝素来于非鞭毛的细胞附属器(现在称作纤毛)。而 Ofek 1977 年发现大肠杆菌的凝血作用可被水溶性甘露糖苷所抑制。

现在已知许多细菌拥有血凝素分布于纤毛与细菌胞壁上,或结合于细胞质膜上。血凝素的功能在于促进细菌对许多底物的黏附。肠道菌通常具有甘露糖结合型血凝素,从而能促进对含甘露糖残基侧链的肠道上皮细胞表面的黏附。而在肾和

（或）膀胱感染中检出的大肠杆菌往往携带有能与 Galα-1,4Gal 残基结合的血凝素,而含这些 Galα-1,4Gal 残基的醣脂则往往在肾与膀胱组织中大量富集。

口腔细菌也产生血凝素,由于口腔环境中有着大量不同的糖残基,因此,口腔菌可能有着更多的血凝素特异性,表 1-13 列出了不同口腔菌所可能具有的糖基底物。

表 1-13 口腔细菌血凝素糖结合底物的来源

菌(bacteria)	lipopolysaccharide, peptidoglycans, teichoic and teichuronic acids, glycolipid, wall-associated polysaccharides, wall turnover products, glycoproteins
细菌胞囊(bacterial vesicles)	outer membrane blebs containing surface exposed lipopolysaccharide
食物残渣(food stuffs)	numerous glycoconjugate structures
真菌(fungi)	cell walls composed of glucans, galactans, mannans, glycoproteins, secreted non-wall glycoproteins
宿主细胞(host cells)	glycoprotein, glycolipid, proteoglycan, extracellular matrix proteins
食物酵解产物(products of foodstuffs)	- bacterial interactions (dextrans, levans)
唾液蛋白(salivary proteins)	mucins, immunoglobulins, amylase, various glycoproteins

口腔菌株的细菌血凝素与植物血凝素不同,前者常可与内糖链结合。例如,*Streptococcus cricetus* 与 *S. sobrinus* 的葡聚糖结合血凝素能与葡萄糖的 6-10α-1,6 键葡糖单元结合。而伴刀豆球蛋白(concanavalin A)能与 α-甘露聚糖(或 α-葡聚糖)的末端已醣结合。血凝素使口腔细菌能黏附于口腔表面而抵抗唾液冲刷、咀嚼与吞咽。总体来说,黏附菌也比浮游状态下的单一菌细胞更能获得营养。此外当细菌互相黏附结合时,细菌间的基因传导也有着更多的机会。而黏附细胞对唾液成分如乳铁蛋白(lactoferrin)、溶菌酶(lysozyme)或免疫球蛋白(immunoglobulins)还有着更强的抵抗能力。

（1）已知能表达血凝素的口腔细菌（见表 1-14）

表 1-14 能表达血凝素的口腔细菌

Bacteria	Specificity	Bacteria	Specificity
Actinomyces naeslundii	Praline-rich glycoprotein	*Fusobacterium nucleatum*	Salivary glucoprotein, Gal, GalNAc
A. naeslundii	Surface glucoprotein		
A. naeslundii	GalNAcβ-1,3Gal	*F. nucleatum*	Eubacterium spp.
A. naeslundii	Galβ-1,3GalNAc	*Eikenella corrodens*	GalNAc
A. naeslundii	Galβ-1,3GalNAc(GM1 or GGIb or globoside)	*Leptotrichia buccalis*	GalNAc
		Prevotella loescheii	Galβ-1
A. naeslundii	GalNAcβ-1 (Gb3b, Gg03 or Gg04)	*Streptococcus cricetus*	α-1,6 Glucan
		Streptococcus gordonii	α-1,6 Glucan
A. naeslundii	Galβ-1(Gb4a)	*Streptococcus milleri*	Glycoprotein
A. naeslundii	Galβ-1,4Glc(LacCer)	*Streptococcus mitis*	Sialic acids
Capnocytophaga ochracea	Rhaβ-1,2Rha	*Streptococcus mutans*	Salivary glycoproteins
Capnocytophaga sputigena	Sialic acids, Rha	*S. mutans*	Glycoprotein (60 kD)
		S. mutans	α-1,6 Glucan
Capnocytophaga gingivalis	Gal NAc, sialic acids	*S. mutans*	Glycosaminoglycans

Bacteria	Specificity	Bacteria	Specificity
Streptococcus oralis	Sialic acids	*S. sanguis*	Platelet glycoprotein
Streptococcus parasanguis	Salivary glycoproteins	*Streptococcus sobrinus*	α-1,6 Glucan
Streptococcus salivarius	GlcNAc, β-galactosides	*Treponema denticola*	Glycoprotein
Streptococcus sanguis	Glycoprotein	*Veillonella atypica*	Galβ-1
S. sanguis	Mucins	*Veillonella dispar*	Galβ-1
S. sanguis	Propionibacterium cell wall	*Veillonella parvula*	Galβ-1
S. sanguis	Sialic acids		

某些细菌可能是一过性的,许多细菌可与半乳糖(galactose)或半乳糖苷(galactosides)结合,特别是β-半乳糖苷。半乳糖苷常见于唾液糖蛋白以及其他细菌。某些细菌有着涎酸酶能作用于糖蛋白上以暴露含半乳糖的侧链。而另一些细菌结合于涎酸。还有些则能与葡糖基转移酶降解蔗糖的产物α-1,6葡聚糖结合。就目前所知,在口腔内发现的每种细菌通常都有着能与口腔组织或其他细菌结合的能力。

有一些证据支持血凝素-碳水化合物间作用对于细菌在口腔内定植与维持密切相关。例如,*V. parvula* 接种于大鼠口腔,只有当此菌有能力黏附于变形链球菌时,*V. parvula* 才能成功定植。研究并表明只有在变形链球菌在牙表面黏附才能凭与 *V. parvula* 之间的血凝素-受体间作用而有助于后续的 *V. parvula* 定植。

还有许多研究支持但未证实,血凝素在微生物黏附与定植中的重要作用。龈下菌斑菌如 *V. parvula* 能与 *S. sanguis* 及 *A. naeslundii* 共生,而这些菌间能以血凝素依赖性方式结合。而常见于舌面的 *V. atypical* 和 *V. dispar* 能与舌面常居菌 *S. salivarius* 共聚集,但不与 *S. sanguis* 和 *A. naeslundii* 共聚集。也有研究发现葡聚糖结合型血凝素抑制剂与氧化的低分子量 α-1,6 葡聚糖,可显著降低接种了致龋的 *Streptococcus sobrinus* 的无菌鼠在饲以高蔗糖饮食下的患龋率。

(2)葡聚糖结合型血凝素(glucan-binding lectins,GBLs)

许多口腔链球菌能产生葡聚糖结合型蛋白 GBPs,某些还可作为葡聚糖结合型血凝素 GBLs。GBL 是能参与到细菌与多糖间共聚的葡聚糖结合型蛋白 GBP。研究发现在 *S. sobrinus* 中存在的 GBPs 分子量在 16~145 kDa 之间,而在不能与高分子量 α-1,6 葡聚糖共聚集的缺陷株中,缺少一个分子量在 58~60 kDa 的 GBP。而存在于培养基中的氟可抑制此种 GBP 的表达,进而抑制了菌细胞与 α-1,6 葡聚糖的共聚集。一般认为这种存在于野生株,而在共聚缺陷株与氟培养菌中缺陷的 58~60 kDa 蛋白即为葡聚糖结合型血凝素 GBL。GBL 的抑制剂,像低分子量 α-1,6 葡聚糖与螯合剂,可抑制 *S. sobrinus* 在不同表面的蔗糖依赖型聚集。而 Banas 等从 *S. mutans* 中也分离出了一种 GBP 不能与 α-1,6 葡聚糖聚集,经克隆与测序分析发现此蛋白质分子量为 59 kDa,并证明不是葡糖基转移酶的片段。Sato 等观察到当在激惹状态下(受热或抗生素抑制下),*S. mutans* 株能产生分子量在 59 kDa 的 GBL,产生此 GBL 的菌株能与 α-1,6 葡聚糖聚集。而变形链球菌的 GBL 也可被螯合剂所抑制。这可能就是不同的口腔链球菌的蔗糖依赖性黏附与聚集可被 GBL 抑制剂所抑制的原因。

GBL 与 GTFs 尽管两者都能与 α-1,6 葡聚糖相聚集,但有着不同的氨基酸序列。Giffard 与 Jacques 指出口腔链球菌 GTFs 的 C 端有着葡聚糖结合域(glucan-binding domains,GBDs),GBDs 有着一系列重复序列(A-B-C-D 重复序列)。但即使细胞有着 GTF 表达,并不一定会与葡聚糖聚集,

GTF 即使有着葡聚糖结合域 GBD,也并不能作为血凝素。进一步来说,GBL 的抑制剂并不总能抑制 GTFs。低分子量 α-1,6 葡聚糖可抑制 GBLs,却可促进 GTFs 的酶解活性。而螯合剂可抑制 GBLs,对 GTFs 却没有明显影响。GBLs 只识别相对长链的葡聚糖,而 GBDs 则可识别 6-葡糖-α-葡糖苷或己醋。α-1,6 葡聚糖的 2-C 位置的甲基化也可抑制 GBL 对葡聚糖的黏附。

（3）利用血凝素的抗黏附治疗

牙周病治疗制剂,如十六烷基氯化吡啶（cetylpyridinium chloride,CTAC）与氯己定（chlorhexidine,CHX）,能够结合与抑制放线菌属（Actinomyces spp.）的黏附。但这些制剂并不能影响对革兰阳性菌间的黏附。因此,认为 CTAC 与 CHX 的抗黏附作用可能是通过对革兰阴性菌间共聚集抑制而作用的。而 Weiss 的研究观察到酸果蔓汁（cranberry juice）,一种已知的对肠道菌的黏附抑制剂,能降低许多革兰阳性与阴性菌之间的聚集能力,提示饮食可能可以作为对牙周病的抗黏附治疗的一种途径。而在牙膏中的去垢剂成分常可以使血凝素失活而发生作用。许多放线菌属的口腔株能表达的血凝素可与乳糖（lactose）等 β-半乳糖苷（β-galactosides）相结合。在用 β-半乳糖苷治疗的个体中,其口腔中放线菌与对照组相比其数量显著降低。此结果表明低分子量血凝素抑制剂可抑制体内菌斑的成熟。

为预防口腔疾病与其他细菌感染性疾病,针对血凝素的疫苗研究还未获显著的进展。只是在最近,研究表明肾-膀胱感染可被抗黏附治疗所预防。Capnocytophage ochracea 的血凝素产生的抗体可防止这一牙周病原菌与其他革兰阳性菌间的共聚黏附。针对 Prevotella loescheii 纤毛黏附素的单克隆抗体也是共聚的良好抑制剂。尽管共聚集作用在口腔生物膜成熟中的地位尚有待进一步阐明,然而大多数研究都表明血凝素依赖性共聚反应是牙周病原菌在菌斑内增长的主要原因。

2. 生物膜中的共聚集作用

（1）简介

牙菌斑是黏附于牙面的微生物群体,牙菌斑有着复杂的结构与组成,在牙菌斑里目前已知有着多于 500 种的可培养微生物。菌斑内细菌的代谢特征,微生物的可能毒力作用以及形成菌斑的机制对于揭示口腔健康有着重要的意义。菌斑形成作为一个生物现象,其最基本的问题就是细菌黏附于牙面,并抵抗舌与颊肌的机械摩擦以及唾液冲刷力的本质。唾液的平均流速是 30 ml/h,所有未黏附的细菌都将被冲刷而离开口腔。而黏附的菌,只要生长速度超过从表面上被唾液冲刷掉的速度就能维持在表面的黏附。因此,表面黏附是细菌生长与菌斑成熟所必须的生态决定因素。对口腔细菌的研究,描述了许多菌斑细菌在定植与菌斑形成中的生理特性,包括与唾液膜的相互作用,与可溶性唾液分子的相互作用,与细菌胞外多糖的结合以及细菌间的直接作用。

（2）早期研究

对于细菌间的直接作用的研究由来已久,通过对 *Streptococcus oralis* 与 *Actinomyces naeslundii* 之间的菌间作用的研究发现,在 *Actinomyces naeslundii* 的类蛋白分子与 *S. oralis* 的糖基受体之间存在着直接作用,这一内氏放线菌-口腔链球菌之间的作用,是存在于许多口腔细菌间的典型的乳糖抑制型血凝素样作用。

（3）共聚 Co-aggregation 实验

共聚是指两个不同的菌细胞之间相互黏附,共聚实验是设计来模拟原位实验条件。这一共聚是个肉眼可见的现象,并可在混合之后立即被观察到。共聚现象可被许多不同的实验技术所分析,包括浊度测量、放射性计数等。

（4）共聚调节剂

对口腔中不同细胞类型之间细胞与细胞之间的结合的观察促进了对菌细胞表面分子的研究。

对内氏放线菌（*Actinomyces naeslundii*）与口腔链球菌（*Streptococcus oralis*）间的共聚研究发现，内氏放线菌对热与蛋白酶敏感，而链球菌则对这些不敏感，研究也发现这一交互作用可被乳糖等单糖逆转，尤其是 N - 乙酰氨基半乳糖（N - acetylgalactosamine）与 D-半乳糖（D - galactose）。因此，认为血凝素与碳水化合物间作用参与了细胞间共聚集作用。后续的研究中也分离纯化了链球菌属对放线菌血凝素的糖受体，此受体是重复的六糖线形多聚体：6 - GalNAc(α1 - 3)Rha(β1 - 4)Glc (β1 - 6)Gal(β1 - 6)GalNAc(β1 - 3)Gal(α1)PO$_4$。此六糖为共聚作用的可能抑制剂，并可作为抗链球菌的单抗原。早先的研究表明对此共聚作用最有效的抑制剂是 GalNAc(β1 - 3)Gal 单位。而在链球菌属另一株 *S. mitis* 上也分离纯化出了此类受体，并证明其结构与口腔链球菌的高度相似，为七糖，在其寡糖链上多了一个鼠李糖残基。研究表明许多口腔细菌有着类似的乳糖抑制型共聚作用，这些菌的碳水化合物受体均位于细胞表面。

正如内氏放线菌与口腔链球菌间的共聚作用一样，*Capnocytophaga ochracea* 与 *S. oralis* 也有着半乳糖抑制的共聚作用。与前者不同，其共聚作用对 L-鼠李糖与 D-海藻糖有着高达 16 倍的敏感性，但对 N - 乙酰氨基半乳糖则不敏感。*S. oralis* 上被 *C. ochracea* 识别的受体也已被纯化分离，其结构为线形六糖多聚体，结构式为：

Rha(α1 - 2)Rha(α1 - 3)Gal(α1 - 3)Gal(β1 - 4)Glc(β1 - 3)Gal(β1)Glyc PO$_4$。这一碳水化合物受体超微结构的差异也反映在不同糖类对这一共聚的抑制。

十、生物膜的特性和致病性

前面已经提到生物膜相对于浮游状态细菌具有许多不同的特性。其中生物膜对抗菌剂的敏感性降低，对宿主防御系统抵抗力的增强，是导致许

多细菌生物膜感染疾病难以治愈的重要原因，也是目前生物膜研究领域特别关注的两个方面。

（一）生物膜对抗菌剂敏感性

关于生物膜对抗菌剂的抵抗性，已有较多的相关研究报道。研究发现生长在尿道导管的铜绿假单胞菌生物膜对妥布霉素的抵抗力比液体培养的同种细菌强 500～1 000 倍。而牙龈卟啉菌生物膜在 160 倍 MIC 浓度的甲硝唑中仍能生长。口腔中其他细菌如伴放线放线杆菌、粪肠球菌、血链球菌，分别形成的生物膜，或多种口腔细菌一起形成的生物膜，均发现对多种抗菌剂的敏感性大大降低。在临床上也发现许多生物膜耐受抗菌剂的例子。如铜绿假单胞菌可以在患者的导尿管或肺支气管形成生物膜，用抗菌剂治疗无效。许多内置的生物材料如人工心脏瓣膜、人工关节、静脉导管等常因在表面形成生物膜而导致持续顽固的感染造成治疗失败。与生物膜密切相关的龋病、牙周病以及根尖周病的治疗和预防过程中，也发现许多病例用抗菌剂治疗不能达到预期效果，其中一部分就是因为口腔细菌生物膜对抗菌剂抵抗力造成的。因此，详细了解生物膜中细菌对抗菌剂的敏感性，并阐明其耐受机制，对临床治疗和预防许多疾病具有重要意义。

1. 口腔生物膜对抗菌剂敏感性

Wright 等用羟基磷灰石块悬吊于装有培养基的烧瓶中培养细菌的方法形成牙龈卟啉菌（*Porphyromonas gingivalis*，Pg）生物膜，将已培养 3 天的 Pg 生物膜和不同浓度的甲硝唑作用后，再培养 5 天，用电镜观察生物膜，结果发现用 20 μg/ml 浓度甲硝唑作用后 Pg 生物膜仍能生长，而这个浓度已相当于甲硝唑作用于浮游状态 Pg 的最小抑菌浓度（minimum inhibitory concentration，MIC）的 160 倍。此研究结果显示生物膜中的 Pg 可能对甲硝唑全身用药所能达到的药物浓度仍具

有耐受力。国内学者用 CLSM 观察变链菌生物膜对红霉素和青霉素的敏感性,发现变形链球菌生物膜在红霉素和青霉素浓度为 5 000 倍 MIC 作用 1 小时时及浓度为 1 000 倍 MIC 作用 3 小时时,未被完全杀死;24 小时变形链球菌生物膜被浓度为 1 000 倍 MIC 红霉素作用 3 小时后,取出再培养 24 小时仍能重新形成生物膜,或将上述已损伤生物膜的细胞刮下接种培养,细胞仍能成活。

用体外形成的伴放线放线杆菌(*Actinobacillus actinomycetemcomitans*,Aa)生物膜比较几种漱口水的抗菌活性。其中所有 3 种漱口水对浮游状态的 Aa 杀灭均达到 99.99%。而对生物膜中的 Aa,只有一种含矿物油的漱口水 LA,细菌减少达 98.20%,具有显著统计学意义,而另两种漱口水,一种含有氟化钠和氟化亚锡,另一种则含有玉洁纯均无统计学意义。

粪肠球菌(*Enterococcus faecalis*)在难治性根尖周炎中常能检测到,用硝酸纤维膜在体外形成生物膜,分别测试对不同抗菌剂的敏感性,结果发现只有氯己定对形成 1 天和 3 天的生物膜中的粪肠球菌数减少最多。同时作者指出形成 1 天的生物膜用于抗菌活性试验较有效;而形成 3 天的生物膜因脱落的细胞较多,虽不太适宜用于药敏试验,但因为形成 3 天的生物膜更成熟,所以更难以去除。建议临床上用氯己定治疗难治性根尖周炎可能会有帮助。

在体外形成生物膜方法中,有一种称作恒定厚度生物膜发酵装置(constant depth film fermentor,CDFF)的方法用得较多。Wilson 等用 CDFF 形成的血链球菌生物膜和浮游状态血链球菌,分别暴露于氯己定和氯化十六烷基铵基吡啶,用 CFU 计数的方法计算未被杀灭的活菌数。结果发现生物膜中的血链球菌对上述两种抗菌剂的敏感性比处于浮游状态的血链球菌更低,并且形成 7 天的生物膜(older biofilm)和形成 4 天的生物膜(younger biofilm)对抗菌剂的敏感性相似。因此,

笔者提出 MIC 不能作为抗菌剂对血链球菌生物膜有效作用的一种可靠预估数据。

对于由多种口腔细菌一起形成的生物膜对抗菌剂的敏感性研究也有报道。Kinniment 等用 CDFF 方法形成含 9 种口腔细菌的生物膜,分别和浓度为 0.012 5% 和 0.125% 的氯己定作用,给药模式为每间隔 12 小时药物作用 1 次,每次持续 10 分钟,共作用 8 次,最后计算其活菌数。结果显示 0.012 5% 氯己定对生物膜中细菌几乎没有什么影响,而 0.125% 氯己定则对生物膜中各种细菌具有不同的抑制作用。而 Pratten 等用 CDFF 方法形成含 6 种口腔细菌的生物膜,用 0.2% 氯己定分别作用 1、5、60 分钟,用扫描电镜观察。结果发现用 0.2% 氯己定作用 1、5 分钟时对生物膜中的细菌几乎没有影响,而作用 60 分钟时则有显著杀菌作用。

Netuschil 等用志愿者牙面上自然形成 3 天的牙菌斑生物膜,用 0.1% 氯己定漱口后,从牙面上刮取牙菌斑,用 fluoresceindiacetate(FDA)和溴乙啶进行染色,在荧光显微镜下观察死菌或活菌数。结果发现用氯己定作用后 1 小时的生物膜中活菌百分比降至 19%~34%,但到 6 小时和 8 小时后,活菌百分比又恢复到初始水平。

Zaura - Arite 等将牙本质块戴在自愿者牙面上形成牙菌斑生物膜,分别在 6、24、48 小时后取下,用 0.2% 氯己定作用 1 分钟,然后进行荧光染色,最后用激光共聚焦扫描显微镜进行观察,每个标本分 3 层扫描,计算活菌百分比。发现 0.2% 氯己定对 6 小时的牙菌斑有明显杀灭效果,而在 48 小时牙菌斑的最外一层则显出生物膜对氯己定抵抗力的本质。

2. 生物膜的可能耐药机制

(1)生物膜对抗菌剂的渗透屏障作用

抗菌剂要对生物膜中细菌及其组分产生作用,首先必须要能渗透进入生物膜。抗菌剂对生物膜的渗透作用受到很多因素影响。生物膜具有一定

厚度,其中细菌密度大,并由胞外基质包裹,内部有水分的湿润环境,生物膜这样的三维空间结构,自然就加大了抗菌剂渗透进入生物膜的难度。国内学者将变链菌生物膜细胞刮下制成悬液进行药敏实验,实验结果红霉素的 MIC 为 2 μg/ml,青霉素的 MIC 为 0.5 μg/ml,氯己定的 MIC 为 4 μg/ml,与浮游状态细胞的药敏实验结果非常接近。这个结果和 Wright 等报道甲硝唑对牙龈卟啉菌生物膜细菌的 MIC 也非常相似。说明生物膜中细菌一旦离开生物膜这个结构,重新恢复到浮游状态时,就会丧失生物膜所表现出的强耐药性。这反过来也证实了生物膜的结构对于细菌的抗药性是非常关键的,而其中生物膜的 EPS 则是目前探讨较多的一个因素。基质是生物膜结构的重要组成部分,它一般带负电荷,可以与带正电荷的抗菌剂发生相互吸引,或者基质与抗菌剂之间发生化学反应,而形成一种分子筛样作用来阻止抗菌剂的渗透。但是这种作用的强弱或发生与否决定于基质和抗菌剂的性质。如果抗菌剂本身并不与基质发生化学反应,而且也不带电荷,那么基质对抗菌剂在生物膜中扩散的屏障作用就会很小。有时即使抗菌剂带正电荷,能和带负电荷的基质发生离子间作用,但如果抗菌剂的量很大,超过了生物膜中基质的结合能力,那么待所有基质分子的结合位点被饱和后,对外来的抗菌剂将无能为力,因此基质和抗菌剂的量对抗菌剂的渗透也会有影响。

Nichols 等研究发现铜绿假单胞菌生物膜中基质成分藻酸盐带负电荷,可以降低带正电荷抗菌剂妥布霉素的 1/3 渗透率,相比浮游状态的铜绿假单胞菌这个因素被认为可降低生物膜对妥布霉素敏感性 1 000 倍。

但也有学者得出相反结论,如氯唑可以轻易地穿透整个生物膜,氨苄西林可以渗透整个缺乏 β - 内酰胺酶的肺炎杆菌生物膜,细菌仍然对这些药物不敏感。因此,抗菌剂的渗透屏障并不能完全解释所有生物膜细菌的耐药性。

(2) 生物膜中细菌较慢的生长速度

生物膜中细菌生长速度也是生物膜耐药性的机制之一。生物膜因为细菌密度高,有厚厚的细胞外基质包围,内部营养物质和氧等细菌生长所需物质相对缺乏,代谢产物堆积难以排出,所以生物膜内部细菌生长速度往往较慢,类似于静止期细菌。而已知处于静止期的浮游状态细菌对抗菌剂的敏感性比处于对数生长期的浮游状态细菌要低得多,因此,有学者推断生物膜对抗菌剂较高抵抗性与其较慢的生长速度有关。

用羧苄西林(carbencillin)、氧氟沙星(ofloxacin)、妥布霉素(tobramycin)和过乙酸(peracetic acid)4 种抗菌剂,来比较铜绿假单胞菌生物膜、处于对数生长期浮游状态铜绿假单胞菌和处于静止期浮游状态铜绿假单胞菌的药物敏感性,发现对杀灭处于快速生长细菌效果好的羧苄西林,对铜绿假单胞菌生物膜和处于静止期浮游状态铜绿假单胞菌几乎都无效;而氧氟沙星对生长缓慢细菌的杀灭效果好,铜绿假单胞菌生物膜和处于静止期浮游状态铜绿假单胞菌在低浓度的氧氟沙星作用下均被大量杀死;对妥布霉素两者均表现出较高的抵抗力;而对过乙酸的抵抗性,静止期浮游状态铜绿假单胞菌更高于铜绿假单胞菌生物膜。因此,认为生物膜比浮游状态细菌抗药性强的说法并不确切,更准确的说法应该是生物膜比处于对数生长期浮游状态细菌具有更高的耐药性。

(3) 生物膜细菌特异表型

目前认为生物膜中有些细菌能表达出不同于浮游状态细菌的表型,其中有些表型具有很高的抗药性。这些特异表型的表达并不是对营养限定的反应,而是由于细菌黏附到固体表面后而启动某些基因开始表达。

Whiteley 等用 DNA 芯片研究观察浮游状态和生物膜中的铜绿假单胞菌之间的差异以及生物膜对抗生素耐药机制,结果显示尽管两者在生活方式上有显著差异,但仅有 1% 基因出现表达差异,其中0.5%的基因表达更强烈,而另0.5%的基因则表达降低。已知其中有一些调节基因是影响浮游状态铜绿假单胞菌对抗生素敏感性的。将生物膜暴露于高浓度的妥布霉素导致20个基因的不同表达,指出这个反应对于生物膜抗妥布霉素是很关键的。

在细菌细胞膜上有一种多药耐药泵(multidrug resistance pumps,MDRs),它可以将药物从细胞内泵出细胞外,编码这种MDRs的基因被称为MDR基因。白色念珠菌所拥有的耐药性相关基因——CDR基因家族和MDR基因,在生物膜中都有表达增强,这些基因的过度表达,可能会引起细胞膜上存在的MDRs数目增多或活性增强,导致生物膜中的菌株出现耐药性。而人工敲除细菌中的这些耐药性基因,会使所培养的浮游菌株耐药性下降,生物膜菌株耐药性却没有明显下降。表明耐药性并不是单一的耐药性基因所控制的,目前这方面的研究还在继续。

Drenkard等证实铜绿假单胞菌存在一种调节蛋白(PvrR),该蛋白质控制着生物膜状态下的铜绿假单胞菌对抗生素的耐药性和敏感性之间的转化,其基因在生物膜细菌中转录活跃,抑制或激活PvrR对铜绿假单胞菌的耐药性意义重大。

(4)生物膜中微环境因子变化的影响

生物膜的微环境中,由于基质的自限作用,pH、氧化还原电势、氧分子浓度以及一些抗生素的失活酶在生物膜的局部微环境中也会发生变化,从而可以影响抗生素在生物膜中发挥作用,增加了生物膜对抗菌剂的敏感性。Lambert等研究显示在铜绿假单胞菌生物膜中检测到非常高水平β-内酰胺酶,这可能是导致生物膜对哌拉西林不敏感的原因。

Stewart等用碱性次氯酸盐和氯磺酸盐对铜绿假单胞菌和克雷伯肺炎球菌形成的生物膜进行渗透和杀菌研究,结果发现氯磺酸盐进入生物膜的时间未延长而次氯酸盐则延长,原因是氯磺酸盐不与生物膜的成分发生反应,认为这一结果支持抗菌剂渗透进入生物膜是由其与生物膜成分的反应与否来控制的设想。

尽管上述这些机制能针对某种细菌生物膜对某一种或几种抗菌剂的抵抗性做出解释,但都无法解释几乎所有生物膜对几乎所有抗菌剂都比浮游状态细菌更不敏感这样一个普遍事实。其实随着研究的进展,上述耐药机制正逐渐被质疑。Mashall等通过比较妥布霉素(渗透性差)和环丙沙星(渗透性好)对铜绿假单胞菌生物膜渗透性与耐药性之间的关系,发现生物膜耐药与药物对生物膜的渗透性并不相关;而Mshammed等用抗真菌药物作用白色念珠菌生物膜时,发现生物膜内部的药物浓度已经大大高于最小抑菌浓度,但生物膜细胞并未被完全杀灭,推断尽管生物膜中的细菌及基质可以延缓药物扩散渗透,但渗透性差并不是生物膜抗药性的主要原因。Keren等的研究认为细菌生长速度与耐药性之间并无相关性,抑制相关的靶功能是导致迅速耐药的原因,而生长速度的下降则是这种抑制的伴随现象而已。

上述一些不相一致的研究结果提示,一方面生物膜中细菌的耐药性可能是由上述多种机制相互协同作用的综合体现,单用上述的某一种机制来解释生物膜的耐药问题存在缺陷;另一方面也考虑是否还有其他机制的存在,能更好更准确地揭示生物膜的耐药现象。

(二)生物膜对抗机体免疫防御

生物膜细菌可利用多种方式对抗机体免疫防御机制。① 减少细胞因子的产生或酶解细胞因子。例如表皮葡萄球菌生物膜细胞刺激人血淋巴细胞产生的γ-干扰素量比浮游细胞低8~16倍。② 抵抗单核-巨噬细胞的吞噬作用。③ 生物膜产生的黏液多糖可抑制中性粒细胞的趋化作用。④ 生物膜细菌可刺激机体产生抗体,但这些抗体不仅难以杀灭生物膜内部细菌,而且可在生物膜表面形成免疫复合物,损伤周围的机体组织。⑤生物膜诱导的补体转化和中性粒细胞呼吸明显下降。

十一、口腔不同部位生物膜特点及其致病性

(一)致龋生物膜

牙菌斑生物膜一般按部位可分为龈上生物膜和龈下生物膜,和龋病密切相关的为龈上生物膜。龈上生物膜按解剖部位又可分为平滑面生物膜和窝沟生物膜。平滑面生物膜的早期微生物中99%以上为链球菌或放线菌,其中链球菌占绝对优势。随着时间推移,球菌比例迅速下降,丝状菌和杆菌比例迅速上升。在年轻或成熟的生物膜中,链球菌均为优势菌群,但随着生物膜年龄增长,由于营养缺乏,代谢产物的积累等影响,原先定居的微生物被其他更适合局部微环境的微生物取代。生物膜内各菌群比例发生规则性转变,其中丝状菌如放线菌成为优势菌,生物膜形成以丝状菌为骨架,球菌位于丝状菌和杆菌之间的类似"玉米棒"状结构。

窝沟生物膜与平滑面生物膜显著不同,窝沟中滞留有微生物和食物分子,微生物以革兰阳性球菌和短杆菌为主,分支丝状菌罕见,在一些区域仅见细胞躯壳,在细菌内及其周围可能发生矿化。生物膜内的产酸代谢活动是产生龋病损害的直接原因。生物膜在摄取糖之前也有酸存在,以乙酸含量最高,摄取蔗糖后则以乳酸为最高。乳酸和其他有机酸可造成釉质溶解,矿物质丧失。一般情况下,口腔表面受到唾液缓冲系统保护,口腔细菌产生的有机酸可被中和,失去致龋能力。但在龈上生物膜内的情况则完全不同,由于生物膜具有胶质状结构使得唾液的缓冲作用难以达到生物膜深层,生物膜内细菌代谢产生的酸可以在牙面与生物膜之间的局部环境中持续发挥作用,致使釉质脱矿,发生龋病。

(二)牙周生物膜

和牙周病密切相关有近龈缘附近的龈上生物膜和龈下生物膜,龈上生物膜在前面已做详细描述,这里主要介绍龈下生物膜。龈下生物膜位于龈缘以下的牙面,分布在龈沟或牙周袋内,可分为两部分附着性龈下生物膜和非附着性龈下生物膜。附着性龈下生物膜位于龈沟或牙周袋内,附着于根面。其中细菌种类较多,主要为G^+球菌及杆菌、丝状菌,也有少量G^-短杆菌和螺旋体等。非附着性龈下生物膜,位于附着性龈下生物膜表面,直接与龈沟上皮或袋内上皮接触,主要为G^-厌氧菌,如牙龈卟啉单胞菌、福赛类杆菌和具核梭杆菌以及螺旋体等。

龈下生物膜隐藏于龈沟或牙周袋内,受解剖空间限制,比较薄,但却可以避开唾液冲洗和自洁作用,不易受唾液防御成分影响。牙周袋是一个相对停滞的环境,那些不易黏附于牙面的细菌如能动菌、螺旋体等可能定居下来,牙周袋内的低氧化-还原电势有利于厌氧菌的生长。另外,龈沟液含有细菌生长所需的各种营养物质,有利于牙周生物膜细菌生长。龈下生物膜内不同细菌间通过共聚黏附方式,依靠胞外基质形成完整的生物膜结构,长期稳定存在于龈沟或牙周袋内,其与宿主之间相互作用,形成牙周生态系。龈下生物膜内许多细菌能产生许多毒性产物,抑制或躲避宿主的防御功能,进一步可损害宿主的牙周组织。如伴放线放线杆菌能分泌白细胞毒素(leukotoxin,LTX),LTX是一种对高温和蛋白酶敏感的蛋白质,LTX可损伤牙龈内和外周血中的多形核白细胞和单核细胞的细胞膜,导致白细胞死亡,释放溶酶体,进一步造成牙周组织破坏。牙龈卟啉单胞菌能抑制单核细胞趋化蛋白-1、白介素-8和细胞间黏附分子等白细胞趋化因子在内皮细胞、牙龈成纤维细胞和牙龈上皮细胞的表达,从而逃避或抑制宿主对细菌的先天性

免疫反应,保护其自身和其他生物膜细菌得以定植和生长。另外,牙龈卟啉单胞菌能分泌一种叫牙龈素(gingipains)的蛋白酶,牙龈素能降解非常广泛的蛋白质或多肽底物,降解Ⅰ、Ⅱ型胶原,破坏牙周组织细胞,还能促进缓激肽释放,提高血管通透性,增加龈沟液量,造成炎症区渗出增加,组织水肿;能通过将组织蛋白质降解为短肽链,扩大细菌营养摄取范围,为细菌生长和毒力发挥提供养分,对纤维蛋白有强亲和力有助于牙龈卟啉单胞菌在牙周组织的黏附定植;能干扰宿主免疫反应,影响中性粒细胞功能,降解宿主细胞的 LPS 受体 CD14,抑制宿主细胞对细菌的识别反应。龈下细菌通过形成生物膜结构,对抗菌剂具有很强的抵抗性,Wright等研究发现用 20 μg/ml 浓度甲硝唑作用牙龈卟啉单胞菌生物膜后,生物膜仍能生长,而这个浓度已相当于甲硝唑作用于浮游状态牙龈卟啉单胞菌的最小抑菌浓度的 160 倍,此研究结果提示生物膜中的牙龈卟啉单胞菌可能对甲硝唑全身用药所能达到的药物浓度仍具有耐受力。

而龈沟液与血清成分相似,内含先天性和获得性免疫成分,如溶菌酶、多形核白细胞、单核细胞、淋巴细胞、补体和 IL-8 等,对龈下细菌抑制作用较肯定。而牙龈组织和牙槽骨则有丰富的血液循环,具有和人体其他部位一样的免疫防御系统。当龈下生物膜与牙周组织的免疫防御系统处于平衡状态时,牙周组织不被生物膜损伤;当龈下生物膜抑制了牙周组织的免疫防御作用,则平衡被打破,生物膜对牙周组织的破坏作用占了上风,牙周病则开始发生。因此,牙周生物膜是牙周病的始动因子。

(三) 根尖生物膜

近年来,不少学者发现慢性根尖周炎的根尖牙骨质表面和超填的牙胶尖表面也存在着细菌生物膜,称之为根尖生物膜(periapical biofilm)。细菌在感染根管内的定植与生物膜形成已得到大量研究证实。体外实验中粪肠球菌可以在预备后的根管内壁形成生物膜,而感染根管根尖 1/3 段的管壁上有杆状菌为主的细菌生物膜形成,无根尖暗影的活髓牙或者死髓牙的牙骨质表面没有生物膜形成,而在已有根尖暗影的根尖区牙骨质表面上,往往能发现生物膜。Noiri 等提出,感染根管内的细菌可以穿过根尖孔而进入根尖周组织形成根尖生物膜。可见在慢性根尖周炎中,根尖生物膜的细菌可能主要来源于感染根管内细菌。根尖生物膜的细菌以兼性厌氧菌和专性厌氧菌为主,其组成具有多样性,表现为菌种构成的多样性和细菌形态的多样性,即根尖生物膜可由单一菌种组成,也可由多种细菌组成;球菌、杆菌、丝状菌、螺旋体等多种形态的细菌均能在不同的根尖生物膜中被发现。细菌包裹在以多聚糖为主的胞外基质中,黏附于根尖区牙骨质表面或超填的牙胶尖表面,形成根尖生物膜。研究表明根尖生物膜与临床难治性慢性根尖周炎密切相关。根尖生物膜因为不易被清除,对抗菌剂具有较高的耐受性,临床常规封药或全身用药,难以完全杀灭生物膜中细菌,另外根尖生物膜对机体免疫系统的抵抗作用会加速细菌、代谢产物以及免疫复合物的播散。一旦宿主防御系统不能消灭生物膜释放的浮游菌,根尖区慢性感染将急性发作,引起病情反复,而根尖生物膜也就成为慢性感染急性发作的重要原因。因此,深入根尖生物膜的基础性研究,有利于找出更好的根尖生物膜控制方法,为难治性根尖周炎提供更有效的治疗措施。

(四) 口腔生物膜和全身疾病的关系

研究发现一些口腔疾病与心血管疾病、糖尿病及早产低出生体重儿等全身疾病密切相关,通过大规模流行病学调查和病例对照研究,现已证实口腔生物膜和全身疾病之间存在一定关系。

目前研究表明,口腔生物膜主要通过以下 3 条途径和全身疾病发生联系。

1. 细菌直接进入邻近组织或器官导致疾病

幽门螺杆菌是慢性胃炎、胃溃疡和胃癌的主要致病菌,近年来,在口腔生物膜和唾液中均检出幽门螺杆菌,并且发现龈下生物膜的检出率高于龈上生物膜,牙周炎患者检出率高于牙周健康者,因此,认为口腔生物膜是幽门螺杆菌的储存库,而口腔中的幽门螺杆菌可直接进入胃,在胃部定植并引起相应的疾病。另外,口腔生物膜中的细菌可在特定的条件下被吸入呼吸道,在支气管末段和肺泡上皮定植,诱发细菌性肺炎。在肺炎中检出的口腔细菌有:伴放线放线杆菌、衣氏放线菌、溶蚀艾肯菌和中间普氏菌等。

2. 细菌进入血液循环引发菌血症

口腔生物膜内细菌种类多、密度高、数量大,细菌极易进入宿主的血液循环中,研究表明在拔牙、根管治疗、牙周手术和根面刮治等口腔操作后 1 天内,部分细菌便可从感染部位到达心脏、肺部和周围毛细血管系统,并引发短暂菌血症,当宿主免疫力下降时,进入血液循环中的细菌便可能定植到某些部位,导致感染。口腔生物膜通过菌血症途径引发的全身疾病主要有亚急性感染性心内膜炎、急性细菌性心内膜炎、脑脓肿、鼻窦炎、肺脓肿、咽峡炎、眼眶蜂窝织炎、皮肤溃疡和骨髓炎等。

3. 细菌代谢产物扩散引起的全身疾病

口腔生物膜为细菌的生存和代谢活动提供了一个适宜的微环境,细菌代谢的毒性产物均可成为全身疾病的病原因子,这些病原因子可直接刺激和破坏机体组织,也可引起组织局部的免疫反应,造成组织损伤。代谢产物包括菌体表面物质如内毒素、脂磷壁酸等;致病酶如透明质酸酶、胶原酶等;毒素如白细胞毒素、抗中性粒细胞因子;其他如有机酸、吲哚等。口腔生物膜通过这一途径引发的全身疾病有脑梗死、急性心肌梗死、妊娠异常、持续性发热、特发三叉神经痛、毒素休克综合征、系统性粒细胞缺失和慢性脑膜炎等。

口腔生物膜和早产及低出生体重儿之间关系紧密。经研究发现在产妇的羊水中检测到口腔中常见的核梭杆菌,而且患重症牙周炎的孕妇发生早产和低出生体重儿的危险率是牙周健康孕妇的 7.5 倍。有学者甚至提出 18.2% 的早产低体重儿是由于孕妇的牙周疾病导致。其可能的机制为,在妊娠第二阶段,口腔生物膜内 G⁻ 厌氧菌和需氧菌的比率明显增加,G⁻ 菌产生大量的生物活性分子如 LPS、PGE_2、TNF-β、IL-1b 等,这些分子进入宿主的血液循环后,一旦通过胎盘屏障,导致羊水内 PGE_2 和 TNF-β 水平升高,成为导致孕妇早产的重要原因。

随着分子生物学、统计学以及各种生物技术的发展,对口腔生物膜与全身健康关系研究不断深入和发展。现已认识到口腔生物膜可成为某些疾病的危险因素,也可能与一些全身疾病有共同的危险因子。因此,通过积极控制口腔生物膜对保持全身健康,减少重大疾病具有重要意义。

(五)生物膜在口腔医源性感染中的作用

口腔生物膜中细菌浓度高,一方面牙科医师在进行临床操作时如超声波洁齿、高速涡轮手机备洞、牙体预备时,产生大量的水雾,在这些水雾中含有大量口腔细菌,患者口腔中的细菌可以通过飞溅的水雾被牙科医师吸入进入口腔、咽、肺部、飞溅入眼睛或损伤的皮肤表面。有时可能诊室空间较小,环境不通风,可能又有多名医师在同时操作,诊室的空气就可能被严重污染,造成更远距离的医源性交叉感染。另一方面大量研究表明在牙科综合治疗台水道污染普遍存在。水道中可检测到铜绿假单胞菌、肺炎军团菌、分支杆菌等具有较强致病力的病原菌，也有口腔链球菌等口腔常见菌以及真菌、原虫等。而这些细菌在水道中普遍形成生物膜，据研究在水道表面的约43%的面积覆盖有生物膜。水道细菌来源有两方面，一是供水系统本身含有细菌，在水流通过水道时，可黏附定植于管道内壁；二是来源于患者口腔生物膜，当牙科手机在口腔停转瞬间，机头呈负压，口腔内液体可回吸入手机内部，进入水道内，参与形成生物膜。生物膜存在可持续长期的成为牙科医源性感染的来源，当水流经水道喷入患者口腔时，可将生物膜内部分细菌带入患者口腔中，导致交叉感染。

十二、口腔生物膜感染的控制

口腔生物膜是龋病、牙周病、根尖周病等口腔常见病的致病因子，因为细菌形成了生物膜结构而使得临床治疗和控制这些疾病变得更加复杂和困难。生物膜的高度耐药性，使得临床常规使用抗菌剂控制口腔生物膜的效果欠佳。这就促使医学工作者必须以新的思路来研究控制生物膜造成的感染。由于近年来对生物膜做了大量基础研究，已能从生物膜整体上更加深入认识，从而设计出更好的方法来控制生物膜。

（一）针对生物膜生长不同阶段设计药物

针对生物膜生长周期中的任一环节，如黏附、分化、成熟、脱落再定植的各个阶段特点，设计出新的药物，可以阻断生物膜生长周期，进而达到抑制生物膜生长的目的，来控制成熟生物膜的致病性。

Schnecwind等在革兰阳性菌金黄色葡萄球菌中发现了一种转肽酶（sortase），它与表面蛋白的分泌定位有关。该酶缺陷株不能正常表达表面蛋白，

从而大大减弱诱变株对宿主的黏附性和致病性。转肽酶基因几乎存在于所有革兰阳性细菌中，因此，它是一种很有价值的新药目标，能抑制转肽酶形成的药物预计能有效预防革兰阳性细菌引起的感染。国内也有学者利用甲壳素实验生物膜脱膜的方法。

生物膜中的胞外基质在生物膜的生长中扮演着重要角色，而且是生物膜结构的重要组成部分，其对生物膜的黏附和抗药性方面都起到重要作用，任何能阻止胞外基质形成或使胞外基质分解的药物也可达到破坏生物膜的目的。红霉素是一种大环内酯类药物，它本身对铜绿假单胞菌并无杀菌或抑菌作用，因而理论上单用红霉素对铜绿假单胞菌感染症无治疗效果，但许多研究发现红霉素对铜绿假单胞菌生物膜基质成分藻酸盐的产生具有抑制作用，因而可以抑制铜绿假单胞菌生物膜的形成。而且临床实践证明用红霉素等14环的大环内酯类药物，治疗由铜绿假单胞菌生物膜引起的弥漫性细支气管炎等慢性气道感染症也取得良好效果。这说明铜绿假单胞菌虽然对红霉素不敏感，但因红霉素能抑制铜绿假单胞菌产生的藻酸盐，而使铜绿假单胞菌生物膜对红霉素具有很高的敏感性。

（二）针对密度感应系统设计药物

生物膜要作为一个整体来适应外界环境的变化，以及发挥致病作用，密度感应系统的作用不可缺少。可以通过影响密度感应的各个环节设计药物来控制密度感应作用，从而达到控制生物膜感染的目的。目前较确定的看法是密度感应对生物膜的分化成熟有重要作用，并可影响生物膜对抗菌剂的敏感性。铜绿假单胞菌的密度感应缺陷株在黏附到固体表面后，不能进一步分化形成具有成熟结构的生物膜，而这种不成熟的生物膜对SDS（sodium dodecyl sulfate）、卡那霉素的抗药性大大降低。变形链球菌的密度感应缺陷株也被发现不

能形成正常的生物膜,并认为变形链球菌的密度感应系统对其形成生物膜具有重要作用。由于密度感应与生物膜对抗菌剂敏感性之间的关系被发现,那么在治疗生物膜引起的感染时就有了新的靶目标:①利用密度感应信号分子的结构相似物竞争性与受体结合阻断抑制密度感应的回路。②目前已发现一种能降解AHL分子的酶,利用这种酶可以使AHL降解,信号分子从而失去作用。③通过干扰信号分子的合成通路达到阻断信号分子作用的目的。

(三)对现有抗菌剂合理联合应用

虽然生物膜对各种抗菌剂都存在敏感性降低的情况,但如结合不同抗菌剂的性质特点,联合应用两种或多种抗菌剂,则可大大提高生物膜对抗菌剂的敏感性。Yamasaki等发现罗红霉素和亚胺硫霉素合用能有效杀灭金黄色葡萄球菌生物膜,其机制与增强多形核白细胞和巨噬细胞对生物膜的渗透有关。罗红霉素和氟罗沙星对铜绿假单胞菌生物膜有明显抑制作用,两者合用可治疗由铜绿假单胞菌生物膜引起的难治性感染,其中罗红霉素通过抑制细菌多糖蛋白复合物合成来增强氟罗沙星对生物膜的渗透,对氟罗沙星杀灭生物膜中细菌起增效作用。寻找不同药物之间的组合,可以增加生物膜对抗菌剂敏感性,达到减少临床用药剂量的目的。

(四)通过机械物理方法控制生物膜

口腔生物膜抗药性高且有很强的修复、再生能力,所以临床上要控制生物膜,仅使用抗菌剂并不能完全解决问题。在目前尚未研制出针对生物膜的药物之前,机械去除生物膜的方法不失为一种很好的选择。在口腔临床治疗和预防中,超声洁牙是一种机械去除牙菌斑的常用方法,一方面通过超声波的震荡作用可以清除牙面的牙结石和牙菌斑;另一方面即使还有一些菌斑未能完全清除干净,但经过超声波的作用,可以起到搅乱、损伤生物膜结构的作用,相对降低了生物膜的耐药性,临床再辅以抗菌剂,则可以取得良好的效果。

Costerton等提出生物电效应,即生物膜在有电流通过的情况下可以大大提高对抗菌剂的敏感性,也有报道低频超声可增强抗菌剂对生物膜的杀灭作用。Nikolaos等则报道用光敏剂与激光产生的光波联合应用能杀灭口腔生物膜中90%的细菌,从而认为光动力治疗(photodynamic,PDT)可能是治疗慢性破坏性牙周病的一种潜在的有效方法。

(五)发展新型抗感染微生态制剂

口腔生物膜是口腔细菌生长繁殖的主要场所,细菌种类数量繁多,和宿主口腔共同构成口腔微生态系。口腔内大部分细菌都为机会致病菌,即在微生态环境发生改变,原有的微生态平衡状态被打破,某些细菌则过度生长成为优势致病菌,对口腔组织产生破坏作用,产生疾病。因此,现在口腔龋病、牙周病的病因学说中菌群失调学说理论重新被大家所重视。根据微生态平衡的观点,龋病、牙周病的治疗就是要通过一定的措施将原来失衡的微生态逐渐调节至平衡状态,而不是一味强调杀菌或清除生物膜。

新型的抗感染微生态制剂将着眼于增进有益的正常微生物生物膜活性,通过竞争营养空间和产生微生物拮抗物质,特异性的抑制病原菌的黏附、定植和在生物膜中的代谢,克服由于传统抗生素的使用所引起的正常菌群失调、真菌二次感染和抗生素抗性等问题。目前国内外开发的微生态制剂主要有三类:即益生菌(probiotics),如双歧杆菌和乳酸杆菌等;益生元(prebiotics),如双歧因子和各种寡聚糖等;合生元(synbiotics),即益生菌加益生元的生态制剂,如双歧杆菌加寡糖等。目前口腔中应用的微生态制剂较少报道。

(六) 发展抗细菌黏附的生物材料

口腔临床治疗中要用到各种齿科材料,如充填材料、银汞合金、光敏树脂、玻璃离子、黏固粉,治疗后会长期存在于患者口腔中;各种修复义齿如嵌体、全冠、活动义齿、种植义齿等均由不同材料制作而成。这些充填体或修复义齿长期存留于口腔中,口腔细菌会黏附于表面形成生物膜。若这些材料能够具有一定的抗细菌黏附功能,则可以阻止口腔细菌在其表面形成生物膜。有报道表层镀银的合成材料可预防生物膜污染心脏人工瓣膜和导尿管等,表面镀钛的人工声带可防止假丝酵母污染。口腔材料研究进展迅速,抗细菌黏附的齿科材料是个研究方向,相信不久的将来就会不断涌现出性能优良的抗细菌黏附的齿科材料。

(七) 开发天然药物控制生物膜

中医中药是我国传统医学瑰宝,其中中药大部分都是天然药物,这些天然药物相对于现在常用的化学药物或抗生素等,总体上被认为对人体毒副作用较小,不易产生抗药性。由于天然药物具有上述优点,天然药物成为重点研究开发的一个领域。

目前已有一些关于利用天然药物控制生物膜的研究报道。茶多酚是研究较多的一种天然药物,茶多酚是从绿茶中提取出来的一种有效成分,通过研究发现茶多酚具有抑制口腔细菌,使其不容易黏附成膜的作用。国内周学东等通过对多种中药筛选实验,发现五倍子和蜂房能抑制变链菌对羟基磷灰石片的黏附,并且可使生物膜表面胞外基质的量减少,提示五倍子和蜂房作为潜在的防龋药物具有一定的应用前景。

总之,生物膜的研究使微生物学的发展迈出了重要一步,即认识到微生物可以多细胞的生命形式存在,具有比以往所理解的更为复杂的生命活力。同时,这一领域的研究将大大丰富人类控制细菌性感染的手段。口腔生物膜是口腔常见病龋病、牙周病的致病因子,如何利用生物膜的研究成果来更加深入的研究口腔生物膜,更有效地控制口腔生物膜,对预防和治疗因口腔生物膜而引起的口腔疾病,具有重要战略意义。

(唐子圣 马 瑞 黄正蔚)

参 考 文 献

1 刘正,边专.口腔生物学.2版.北京:人民卫生出版社,2003.

2 李彤,庄辉.细菌生物膜的研究进展.中华微生物学和免疫学杂志,2002,22:343.

3 Stoodley P, Sauer K, Davies DG, et al. Biofilms as complex differentiated communities. Annu Rev Microbiol, 2002,56:187.

4 杨懋彬,周学东.牙菌斑与全身疾病的关系.国外医学.口腔医学分册,2005,32:55.

第二章 口腔颌面部免疫学

第一节 口腔免疫系统

免疫系统在解剖学上是由免疫器官和淋巴组织构成,在功能上是各种免疫细胞协同作用的系统。口腔颌面部免疫系统由相应的免疫器官、淋巴组织和免疫细胞组成。

一、免 疫 器 官

按功能不同,可分为中枢淋巴器官和外周淋巴器官及组织两类。

(一)中枢淋巴器官

1. 骨髓

由血管、血窦、不同发育阶段的血细胞、网状结缔组织组成。多能造血干细胞在骨髓中增殖分化为髓样干细胞和淋巴干细胞。髓样干细胞分化出单核-巨噬细胞、粒细胞、血小板、红细胞等。出生后骨髓是淋巴干细胞分化发育为功能性 B 细胞的惟一场所。淋巴干细胞在骨髓中形成,进入胸腺发育、分化为成熟的 T 细胞,再迁移至外周淋巴器官,在抗原刺激下分化为效应淋巴细胞。淋巴干细胞分化为 T 淋巴细胞、B 淋巴细胞、NK 细胞及部分树突状细胞。

2. 胸腺

由胸腺基质细胞和 T 淋巴细胞组成,是淋巴干细胞发育为成熟的 T 淋巴细胞的场所。由胸腺基质细胞和胸腺细胞(T 淋巴细胞)组成,两者相互作用,从而导致功能性 T 细胞的生成。胸腺上皮细胞突起与巨噬细胞(分泌 IL－1)、树突状细胞、成纤维细胞共同组成网架结构,胸腺细胞填充在网孔中。被膜将胸腺分隔成许多小叶,小叶外层为皮质,内层为髓质。皮质主要有两种细胞:网状上皮细胞和前 T 细胞(pre－T cell)(为不成熟细胞,占胸腺内 T 淋巴细胞总量的 $80\%\sim85\%$)。髓质内有较多的网状上皮细胞,少量的 T 淋巴细胞(为成熟细胞,占 $10\%\sim15\%$)和巨噬细胞。树突状细胞主要作用是促进胸腺细胞分化、凋亡(选择作用),分泌免疫活性因子及呈递抗原等。

来自骨髓的淋巴干细胞在胸腺中分化,大约 95%T 淋巴细胞死亡,仅有 5% 存活并分化为辅助性 T 细胞(T helper cells,Th)和细胞毒性 T 细胞(cytotoxic T cells,Tc),输出胸腺,进入外周淋巴器官。

胸腺的免疫功能有 T 细胞分化成熟的场所,免疫调节,分泌多种胸腺激素和细胞因子。

（二）外周淋巴器官

包括脾脏、淋巴结、扁桃体及弥散的淋巴组织，是成熟淋巴细胞与抗原接触、执行免疫应答的场所。

1. 脾脏

脾脏是体内最大的外周淋巴器官，其中 T 细胞占 35%，B 细胞占 55%，巨噬细胞占 10%；同时它又是血液过滤器，在胚胎时期还有造血功能。

2. 淋巴结

淋巴结分布于全身各处的淋巴通道上。淋巴结外包被膜，由被膜向淋巴结内深入多条分支的结缔组织，形成淋巴的支持结构。淋巴实质分为皮质和髓质。靠近被膜的皮质部分称皮质浅区，是 B 细胞居留地，又称非胸腺依赖区，此区内由 B 细胞聚集形成初级淋巴滤泡，或成为淋巴小结。通常淋巴细胞不活跃，受抗原刺激后，滤泡中央出现生发中心，称为次级滤泡。生发中心 B 细胞分裂活跃，分化为浆细胞进入髓质（淋巴索），此外生发中心还有巨噬细胞、树突状细胞和极少量的辅助性 T 细胞。皮质浅区与髓质之间是皮质区深层，又称副皮质区，来自胸腺的 T 细胞聚集于该区，又称胸腺依赖区。淋巴结的中心部位是髓质区，由淋巴索和淋巴窦组成。吞噬了病原体的细胞进入淋巴结后迁至副皮质区，分化、成熟为抗原呈递细胞，使 T 淋巴细胞活化；而在淋巴窦内巨噬细胞所吞噬及降解的抗原成分，也可使 B、T 淋巴细胞活化，它们所生成的致敏 T 淋巴细胞和特异性抗体汇集于淋巴窦内，由此通过输出淋巴管，离开淋巴结。

淋巴结的功能：① 产生淋巴细胞和浆细胞：当受到某种抗原刺激后，在淋巴小结生发中心或副皮质区内的淋巴细胞母细胞化，进行分裂增殖，产生 B 淋巴细胞、浆细胞或 T 淋巴细胞。② 滤过淋巴液：淋巴液内的异物或细菌，一旦进入淋巴结内，由于淋

巴窦内有网状组织并迂曲走行，淋巴液流速缓慢；窦内的巨噬细胞可将其吞噬而清除。清除率与机体的免疫状态及病原微生物的种类有关，对细菌的清除率一般为 99%，而对病毒和肿瘤细胞较差。③ 参与免疫应答：当受到抗原刺激后，即产生体液免疫和细胞免疫。最初可出现巨噬细胞吞噬抗原，将信息传递给淋巴细胞。体液免疫应答时，淋巴小结增大，髓索变粗，浆细胞增多，产生抗体。细胞免疫应答时，副皮质区明显扩大，产生大量 T 效应淋巴细胞。淋巴结内的淋巴细胞 T 淋巴细胞占约 70%，B 淋巴细胞占 28%，2% 左右是其他淋巴细胞。淋巴结内有许多神经终末分布，淋巴细胞表面有多种神经递质受体，神经系统对淋巴结的免疫应答有一定调节作用。

口腔颌面、颈部分布有丰富的淋巴组织。按解剖区域分为面部淋巴结、下颌下部淋巴结、颈部淋巴结三组。面部淋巴结包括颊淋巴结、眶下淋巴结、腮腺淋巴结等。颌下部淋巴结包括颏下淋巴结和颌下淋巴结。颈部淋巴结包括颈浅淋巴结和颈深淋巴结（见图 2-1）。淋巴回流汇集到各区域的

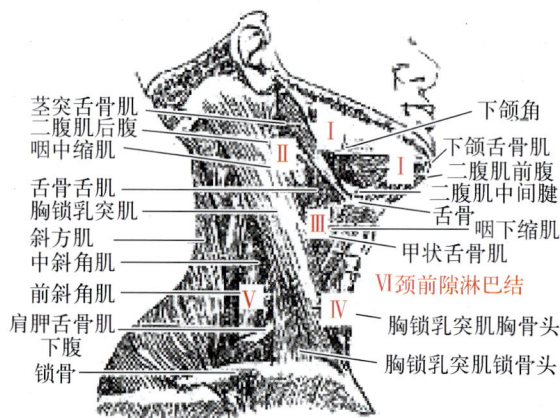

Ⅰ区：包括颏下及颌下淋巴结。

Ⅱ区：为颈内静脉淋巴结上组，起自颅底至舌骨水平，前界为胸骨舌骨肌侧缘，后界为胸骨锁乳突肌后缘。

Ⅲ区：为颈内静脉淋巴结中组，自舌骨水平面至肩胛舌骨肌与颈内静脉交叉处，前后界同Ⅱ区。

Ⅳ区：为颈内静脉淋巴结下组，自肩胛舌骨肌与颈内静脉交叉处至锁骨上，前后界同Ⅱ区。

Ⅴ区：为颈后三角淋巴结，包括锁骨上淋巴结，前界为胸锁乳突肌后缘，后界为斜方肌，下界为锁骨。

第Ⅵ区：为颈前隙淋巴结。两侧界为颈总动脉，上界为舌骨，下界为胸骨上窝。

图 2-1　颈淋巴结分区图

淋巴结群中，最后经总淋巴管汇入颈内静脉。淋巴结是免疫系统的重要组成部分，直接参与对病原微生物的防御及阻止肿瘤细胞的扩散。淋巴结具有吞噬淋巴液中的微生物、颗粒物质、异常细胞（如肿瘤细胞）、破坏毒素等作用，是防御炎症侵袭和阻止肿瘤转移扩散的重要屏障。

（三）黏膜相关淋巴组织

人体各种腔道黏膜上皮细胞下存在无包膜的淋巴组织和散在的淋巴细胞，称为黏膜相关淋巴组织（mucosa associated lymphoid tissue，MALT）。包含咽部的扁桃体和弥散的淋巴组织，构成消化道和呼吸道入口处的防御机构，称为 Waldyer 环。涎腺等黏膜处也存在弥散的 MALT。这些组织内存有 B 细胞、T 细胞、巨噬细胞。当它们受到入侵抗原刺激后，除了能迅速地进行非特异性应答外，受到活化的 B 细胞将分化为浆细胞，产生分泌型 IgA 型抗体，在黏膜局部发挥特异性免疫作用。散在的 T 细胞多为 CD4$^+$ 细胞，而且大约有 10%～40% 为 TCR$^{\gamma\delta+}$。

MALT 中的淋巴细胞可参与淋巴细胞再循环，淋巴细胞在黏膜某处受抗原刺激而分化增殖后，很快就会在全身其他黏膜淋巴组织发现具有抗原反应性和相似分布的致敏淋巴细胞，黏膜的这种免疫共享机制称为共同黏膜的免疫机制。

值得一提的是扁桃体（tonsil），机体最常接触抗原引起免疫应答的淋巴器官。按其位置分为舌扁桃体、腭扁桃体和咽扁桃体，其中腭扁桃体最大，表面覆盖复层鳞状上皮。上皮向扁桃体内部陷入形成 10～22 个隐窝（tonsil crypt），隐窝中含有脱落的上皮细胞、淋巴细胞及细菌等。上皮下方及隐窝周围密集分布着淋巴小结及弥散淋巴组织，淋巴细胞常穿过上皮而沉积于口咽部，对抗原的刺激引起相应的免疫应答，具有抗细菌、抗病毒的防御功能。

口咽部是食物和气体的必经之路，经常接触病菌和异物。口咽部丰富的淋巴组织和扁桃体执行着这一特殊区域的防御保护任务。正常情况下，扁桃体上皮完整，不断分泌黏液，可将细菌随同脱落的上皮细胞从隐窝口排出，维持机体的健康。当机体免疫力下降时，上皮防御功能减弱，腺体分泌减少，扁桃体就会遭受细菌感染而引起炎症。

二、免 疫 细 胞

泛指所有参与免疫应答或与免疫应答有关的细胞，均源于造血干细胞。包括淋巴细胞（lymphocyte）和抗原呈递细胞（antigen presenting cell，APC），分散于血液、淋巴结及其他组织内。淋巴细胞分为：T 细胞、B 细胞、K 细胞、NK 细胞；其中最重要的两类细胞是 T 淋巴细胞和 B 淋巴细胞，它们都有特异性识别抗原并与之结合的表面受体结构（TCR 和 BCR）。抗原呈递细胞捕捉、加工和处理抗原，将抗原呈递给特异性淋巴细胞的一类免疫细胞。分为专职 APC（professional APC）：树突状细胞、巨噬细胞、B 细胞等；非专职 APC（non-professional APC）：某些内皮细胞、一些上皮细胞等。

（一）淋巴细胞

T 淋巴细胞在胸腺中分化成熟的淋巴细胞，故称胸腺依赖性淋巴细胞（thymus-dependent lymphocyte），简称 T 细胞。外周血中淋巴细胞约占总数的 65%～75%，在胸导管内高达 95% 以上。由 T 细胞介导的免疫称细胞免疫。研究发现，头颈部肿瘤患者外周血淋巴细胞亚群分布异常，提示细胞免疫功能受损。

1. 表面标志

（1）T 细胞抗原受体

成熟 T 细胞表面具有特异性识别抗原并与之

结合的分子结构,称为 T 细胞抗原受体(T cell receptor,TCR)。TCR 是一种双肽链分子,按肽链编码基因不同可分为两类:$TCR^{\alpha\beta}$ 由 α 链和 β 链经二硫键连接的异二聚体分子,存在于外周淋巴器官中大多数成熟 T 细胞(95%)上,也称 TCR-2,T 细胞特异性免疫应答主要是这一类 T 细胞完成。$TCR^{\gamma\delta}$ 由 γ 链和 δ 链组成的异二聚体分子,存在于少数成熟 T 细胞(0.5%~10%)的 TCR 分子上,结构与 $TCR^{\alpha\beta}$ 相似,也称 TCR-1。它可直接识别抗原(多肽、类脂分子),不必与 MHC 结合,也不需要抗原呈递分子。$TCR^{\gamma\delta}$ 识别病原体表面抗原分子后,增殖分化为效应细胞发挥杀伤作用,同时它对被病毒感染的细胞和肿瘤细胞具有杀伤活性。

(2)T 细胞分化抗原

1982 年以来,先后召开了 8 次人类白细胞分化抗原(human leucocyte differentiation antigens,HLDA)国际协作组会议,决定以分化群(cluster of differentiation,CD)代替以往的命名,即应用以单克隆抗体鉴定为主的方法,将来自不同实验室的单克隆抗体所识别的同一白细胞分化抗原称之为 CD。人 CD 的序号已从 CD1 命名至 CD339。其中 CD3、CD4 和 CD8 是成熟 T 细胞亚群的主要表面标志。

CD3 分子由 γ、δ、ε、ζ、η 5 种肽链组成,与 T 细胞受体 TCR 形成 TCR-CD3 复合体,分布于所有成熟 T 细胞和部分胸腺细胞表面。主要功能是转导 TCR 特异性识别抗原所产生的活化信号,促进 T 细胞活化。CD3 分子胞质区含免疫受体酪氨酸活化基序(immunoreceptor tyrosine-based activation motif,ITAM),TCR 识别或结合由 MHC 分子提呈的抗原肽后,导致 ITAM 所含酪氨酸磷酸化,可活化相关激酶,将识别信号转入 T 细胞内。CD3 是参与 TCR 信号转导的关键分子,CD3 肽链缺陷或缺失,均将引起 T 细胞活化缺陷。

CD4 分子为单链跨膜糖蛋白,属免疫球蛋白超家族(IgSF)成员,是 T 细胞 TCR-CD3 识别抗原的辅助受体,其膜外区与 APC 表面 MHC-Ⅱ类分子非多态区结合,导致胞质区相连的激酶活化,参与信号转导。CD4 分子也是人类免疫缺陷病毒(HIV)受体,故 $CD4^+$ T 细胞是 HIV 易感的靶细胞。

CD8 分子的组成有 2 种形式:一种是由 α 链和 β 链借二硫键连接的异源二聚体;另一种是由两条 α 链组成的同源二聚体。α 链和 β 链均属于 IgSF 成员。CD8 分子也是 T 细胞识别抗原的辅助受体,其 α 链膜外区能与 MHC-Ⅰ类抗原非多态区的 α3 区结合,可增强 TCR 与相应抗原肽-MHC 分子复合物结合后的信号转导。

2. T 细胞的亚群及功能

根据分化抗原不同将 T 细胞分为 $CD3^+CD4^+$ T 细胞($CD3^+$、$CD4^+$、$CD8^-$)和 $CD3^+CD8^+$ T 细胞($CD3^+$、$CD4^-$、$CD8^+$)2 个亚群。

根据免疫功能不同分为辅助性 T 细胞(T helper cell,Th)、抑制性 T 细胞(T suppressor cell,Ts)、细胞毒性 T 细胞(cytotoxic T cell,Tc 或 CTL)和迟发型超敏反应性 T 细胞(delayed type hypersensitivity T lymphocyte,T_{DTH})。

根据 T 细胞抗原识别受体不同分为 $TCR^{\alpha\beta}$ T 细胞和 $TCR^{\gamma\delta}$ T 细胞两类。

(二)B 淋巴细胞

早期人在卵黄囊、胚肝发育;从胚胎发育后期至出生在骨髓内分化成熟,然后进入外周淋巴器官。

骨髓 B 淋巴系祖细胞分化为前 B 细胞(pre-B cell),进一步发育成未成熟 B 细胞。未成熟的 B 细胞可在细胞表面表达免疫球蛋白 M(immunoglobulin M,IgM),此后相继表达 IgD。当细胞同时表达 IgM 和 IgD 时,称为成熟的 B 细胞,此时可以接受抗原的刺激。成熟的 B 细胞迁移到脾脏,若未遇抗原刺激,数天后相当数量的 B 细胞死亡;只有那些获得抗原刺激和获得 T h细胞提供刺激信号的 B 细胞,一部分分化为记忆细胞,大部分分化为分泌抗体的浆细胞。记忆细胞寿命长,浆细胞寿命短。记忆细胞在血液和淋巴液中循环时,若第 2 次遇到同样抗原入侵,它将很快分裂为新的记忆细胞和浆细胞,且反应强度比初次更强。浆细胞中内质网丰富,合成和分泌大量的抗体参与免疫应答。由 B 细胞介导的免疫称体液免疫。每个 B 细胞每小时约有 1×10^7 个抗体分子释放到细胞外,其分泌的 Ig 可高达其合成蛋白质总量的 30%。一般来说 B 细胞合成 Ig 后死亡,多余的 B 细胞则凋亡。

B 细 胞 表 面 标 志: ① 膜 免 疫 球 蛋 白 (membrane immunoglobulim,mIg)是 B 细胞最具特征性的表面标志,也是 B 细胞抗原受体(BCR),特异识别并结合相同抗原,具有跨膜区,锚定于质膜上。与 TCR 相似,mIg 与 Ag 特异结合后并不能独立地向细胞内传递信号,而是依赖与其紧密相关的其他两种跨膜糖蛋白分子 Igα 和 Igβ,两者经二硫键连接成异二聚体,并各有一个较长的肽段伸入细胞质,辅助 mIg 向细胞内传递刺激信号。② B 细胞分化抗原:参与 B 细胞识别与分化的 CD 分子主要有 CD79a/CD79b、CD19、CD21 和 CD40 等。其中 CD19 是由 540 个氨基酸残基构成的单链跨膜分子,属 IgSF 成员,分布于除浆细胞外的不同发育阶段的 B 细胞表面,是鉴定 B 细胞的重要标志之一。CD19 与 CD21、CD18、Leu13 构成的复合物是 B 细胞活化的辅助受体,通过 CD19 分子胞质区与多种激酶的结合,能加强跨膜信号转导,促进 B 细胞活化。

(三) 自然杀伤细胞(natural killer cell,NK 细胞)

NK 细胞是与 T、B 细胞并列的第 3 类群淋巴细胞。NK 细胞数量较少,在外周血中约占淋巴细胞总数的 15%,在脾内约有 3%~4%,也可出现在肺脏、肝脏和肠黏膜,但在胸腺、淋巴结和胸导管中罕见。细胞较大,含有胞质颗粒,故称大颗粒淋巴细胞。NK 细胞可非特异直接杀伤靶细胞,这种天然杀伤活性既不需要预先由抗原致敏,也不需要抗体参与,且无 MHC 限制。

NK 细胞杀伤的靶细胞主要是肿瘤细胞、病毒感染细胞、较大的病原体(如真菌和寄生虫)、同种异体移植的器官及组织等。

NK 细胞表面受体(NKR)可以识别被病毒感染的细胞表面表达的多糖分子。NK 细胞的杀伤效应是由其活化后释放出的穿孔素(perforin)、颗粒酶(granzyme)和 TNF - α 等介导。

(四) 单核-吞噬细胞系统(mononuclear phagocytic system,MPS)

单核细胞及由单核细胞演变而来的具有吞噬功能的巨噬细胞,称为单核-吞噬细胞系统。单核细胞发生于骨髓的造血干细胞,循环于血液中,穿透血管内皮进入组织内,转变为巨噬细胞。单核-吞噬细胞系统在体内分布广,细胞数量多,主要分布于不同组织,依其所在组织不同而有不同的名称:单核细胞(血液)、朗格汉斯细胞(皮肤、黏膜)、破骨细胞(骨组织)、小胶质细胞(神经组织)、尘细胞(肺)、库普弗细胞(肝)和巨噬细胞。朗格汉斯细胞组织细胞增多症(langerhans cell histiocytosis, LCH)为朗格汉斯细胞异常增生和堆积所形成的一种疾病。它具有局部侵袭性生长、治疗后易复发和全身播散等恶性肿瘤的特征,但又具有不同于恶性肿瘤的特点。可能原因有免疫失调或朗格汉斯细胞本身性质的改变导致朗格汉斯细胞在组织间的异常增生堆积并侵犯邻近结构。LCH 可发生于儿童或成人,头颈部为其好发部位,骨受侵率与年龄相关。

MPS 有以下免疫功能。

1. 具有很强的吞噬功能

能杀伤侵入胞内的细菌、真菌、寄生虫、病毒等致病体以及衰老的细胞,在机体非特异性免疫中起着重要的作用。特别是结合了抗体或补体的病原微生物更容易被巨噬细胞吞噬。被免疫活性因子(TNF、IFN、IL-2)激活的巨噬细胞则能杀伤细胞内寄生菌和肿瘤细胞,成为细胞免疫的重要效应细胞。

2. 抗原递呈作用

外来抗原或异物经巨噬细胞摄取、加工、处理后以抗原肽-MHC Ⅱ类分子复合物形式呈递给Th细胞,并激活Th细胞、启动特异性免疫应答。

3. 分泌功能

巨噬细胞能分泌IL-1、IL-6、IL-8、IL-10、IFN-α、TNF-α等免疫活性因子,产生补体,生成各种溶酶体酶、溶菌酶、过氧化物酶、前列腺素及活性氧等。

4. 免疫调节作用

通过抗原呈递作用及分泌具有免疫增强活性因子(如IL-1等)而促进或增强免疫应答。抑制性的巨噬细胞能分泌具有免疫抑制作用的物质(如前列腺素等)而抑制免疫应答。

(五)粒细胞(granulocyte)

各种粒细胞在非特异性免疫中也起着重要的作用。这些粒细胞富含溶酶体、过氧化物酶体和杀菌物质,有很强的吞噬功能和杀伤病原体的作用;存活时间短、生成快、数量大,作为效应细胞能被迅速动员起来吞噬病原体。

(六)红细胞(erythrocyte)

近年来国内外学者发现红细胞和血小板与白细胞一样具有免疫功能。1981年Siegel等则首先提出"红细胞免疫系统"这一概念。目前已知红细胞具有以下免疫功能:① 识别携带抗原;② 清除循环中免疫复合物;③ 增强T细胞依赖反应;④ 效应细胞样作用;⑤ 促进吞噬作用。而这些免疫功能的生理学基础即为红细胞免疫黏附作用。免疫黏附是指抗原-抗体复合物与补体C3b结合后,可黏附于红细胞与血小板上,这一现象统称为"血细胞免疫黏附作用"。红细胞之所以具有免疫黏附作用,是因其表面具有C3b受体。红细胞上的C3b受体占血循环中C3b受体总数的95%以上。因此,血循环中的抗原-抗体复合物遇到红细胞比遇到白细胞的机会多500~1 000倍。所以,红细胞清除免疫复合物的特性是白细胞和淋巴细胞所不及的。

(七)树突状细胞(dendritic cells,DC)

DC最初是Steinman和Cohn等在1973年从小鼠脾组织中分离发现的,因其形状具有树突样或伪足样突起而命名。目前认为,具有典型的树突状形态、高表达MHC-Ⅱ类分子具有一些相对特异性表面标志,并能够刺激初始型T细胞(naive T cells)增殖活化的细胞,才能称为DC。体内DC主要分为髓系DC(myeloid-lineage DC)和淋巴系DC(lympoid-lineage DC)两大类,它们来源于各自的前体细胞。

目前已知DC的前体细胞由骨髓进入血液,随循环流至非淋巴组织,发育为非成熟DC。体内DC大部分处于非成熟状态,具有极强的抗原内吞能力。内源性抗原的肽与MHC-Ⅰ类分子接合,呈递给CD8+ T细胞,外源性抗原肽与MHC-Ⅱ类分子接合,呈递给CD4+ T细胞,也可以与MHC-Ⅰ类分子接合呈递给CD8+ T细胞。DC在摄取、加工抗原后,即离开外周组织,迁徙至淋巴器官,将抗原呈递给T细胞,同时提供T细胞活化所必须的共刺激信号,从而产生免疫效应。近来发现了交叉呈递(cross-priming),外源性抗原可以以凋亡小体的形式被 DC 摄取,通过 MHC - I 类分子呈递。

近年来有学者着眼于头颈部肿瘤中 DC 的研究。Hoffmann 等对 36 例头颈鳞癌患者外周血 DC 的研究发现,肿瘤患者成熟 DC 的比例低于正常对照组;但术后 6 周患者外周血中成熟 DC 的比例增加。Kacani 等对 3 个头颈鳞癌细胞系进行研究后发现,坏死肿瘤细胞比活的或凋亡的肿瘤细胞更易诱导 DC 成熟产生抗肿瘤免疫反应,并促使 DC 释放 IL - 12;所以负载坏死肿瘤细胞的 DC 疫苗有望成为头颈鳞癌的辅助免疫治疗方法。韩伟等也发现人外周血来源的单核细胞在 rhGM - CSF、rhIL - 4、rhTNF - α协同作用下可诱导出功能正常的 DC,冻融抗原体外致敏,能激活肿瘤特异性 CTLs,对荷舌鳞癌(Tca8113)裸鼠有明显的免疫治疗作用。

正因为树突状细胞是体内最强的抗原呈递细胞,在肿瘤免疫、感染免疫、移植免疫、自身免疫等中具有重要作用,利用树突状细胞制备肿瘤疫苗有望提供一种有效的肿瘤免疫治疗方法。目前,体外实验、动物实验和初期的临床实验都已证明树突状细胞肿瘤疫苗的抗肿瘤作用。

三、细胞因子

细胞因子(cytokine,CK)是免疫系统的重要组成部分,由免疫细胞或非免疫细胞分泌,能调节细胞生长分化、调节免疫功能、参与炎症发生和创伤愈合等小分子多肽的统称。细胞因子与免疫应答、调节,免疫细胞间的信息传递等都有着密切的关系。免疫球蛋白、补体不包括在细胞因子之列。

(一)细胞因子分类

1. 根据主要功能分类

(1)介导和调节固有性免疫的免疫活性因子

指抗病毒感染和细菌感染引起的炎症反应的免疫活性因子。如I型干扰素(IFN)、白细胞介素(IL)-15、IL - 12、IL - 10、IL - 6、IL - 1、趋化因子等。

(2)介导和调节特异性免疫的免疫活性因子

指免疫应答效应阶段的介导因子和调节因子。如 IL - 2、IL - 4、IL - 5、IFN - γ、淋巴毒素等。

(3)刺激造血的免疫活性因子

刺激骨髓造血干细胞扩增和分化的免疫活性因子,通称为集落刺激因子(CSF),不同的 CSF 在不同的成熟阶段作用于骨髓造血干细胞并有选择地促进不同细胞集落的生长,分为粒细胞-巨噬细胞 CSF(GM - CSF)、巨噬细胞 CSF(M - CSF)、粒细胞 CSF(G - CSF)、Multi(多重)- CSF(IL - 3)等。

2. 根据细胞因子类型分类

(1)白细胞介素(interleukin,IL)

由淋巴细胞、单核细胞或其他非单个核细胞产生的细胞因子,在细胞间相互作用、免疫调节、造血以及炎症过程中起重要调节作用,目前已报道 IL - 1～IL - 33(见表 2 - 1)。

表 2 - 1　新白细胞介素的结构与功能(IL - 19～IL - 33)

名　称	结　构	功　能
IL - 19	成熟区 153 个氨基酸,与 IL - 10 有同源性;染色体 1q32	对抗原呈递细胞具有调节和促增殖效应。活化 Stat3,受体为 IL - 20R1/IL - 20R2
IL - 20	成熟区 164 个氨基酸,与 IL - 10 有同源性;染色体 1q32	结合 IL　20R1/IL - 20R2,重组 IL - 20 小鼠腹腔注射可明显刺激中性粒细胞的移动;参与上皮细胞发育,活化角质细胞 Stat3,与牛皮癣有关

名 称	结 构	功 能
IL-21	成熟区 131 个氨基酸,与 IL-2、IL-4、IL-15 空间结构同源,受体包括 IL-2Rγ链;染色体4q26-q27	促进骨髓 NK 细胞的增殖与分化,与抗 CD40 抗体协同刺激 B 细胞的增殖,与抗 CD3 抗体协同刺激 T 细胞的增殖
IL-22	成熟区 146 个氨基酸,与 IL-10 有同源性;染色体 12q15	活化多种细胞的 STAT1,3,包括 TP-10(肾癌细胞系)和 SW480(肠癌细胞系)。促进炎症时的急性期蛋白产生;结合 IL-22R/IL-10R2 或 IL-22BP
IL-23	与 IL-12 有同源性,异源二聚体,α链为 p19,含 189 个氨基酸,与 IL-12 p35 同源性;染色体 12q13;其β链为 IL-12 的 p40	经 Stat4 活化 PHA 刺激的 T 细胞,促进其增殖和γ干扰素产生,并诱导记忆性 T 细胞的增殖
IL-24	与 IL-10 有同源性,206 个氨基酸;染色体 1q32	结合 IL-22R1/IL-20R2 或 IL-20R1/IL-20R2,活化 Stat3 信号转导途径,促进肿瘤细胞凋亡
IL-25 (IL-17E)	与 IL-17 有同源性,161 个氨基酸;染色体 14q11.2	Th2 细胞产生,刺激 Th2 细胞功能,参与速发型变态反应;支持淋巴样细胞增殖,刺激 FDCP2 的增殖
IL-26 (AK155)	与 IL-10 有同源性,全长 171 个氨基酸;染色体 12q15	T 细胞产生,可能参与 T 细胞抗病毒作用
IL-27 (IL-30)	与 IL-12 有同源性,异源双聚体,α链为 p28,与 IL-12 p35 同源;其β链为 EBI3	由抗原呈递细胞活化早期阶段产生,促进 naive T 细胞增殖,与 IL-12 协同刺激 T 细胞的γ干扰素产生,促进早期 Th1 细胞
IL-28A (IFNλ2) IL-28B (IFNλ3)	与干扰素及 IL-10 有低水平同源性,IL-28A 与 IL-28B 有 96%同源性 染色体定位 19q13.13 IL-28A 200aa, IL-28A 198aa	抗病毒效应
IL-29 (IFNλ1)	与干扰素及 IL-10 有同源性,200aa;IL-28A 与 IL-29 有 81%的同源性;基因定位 19q13.13	抗病毒效应
IL-30 (IL-27)	参见 IL-27	参见 IL-27
IL-31	成熟 IL-31 分子由 141 个氨基酸组成,含 4 个α螺旋结构;基因定位于 12q24.31	Th2 细胞表达的细胞因子,活化多种 Stat 分子,参与变态反应和炎症性疾病
IL-32	定位于 16p13.3,有 4 种不同剪切体形式,分别命名为 IL-32α,β,δ,γ	诱导 TNF-α和 MIP-2 的表达;活化 NF-κB;诱导 p38 MAPK 的磷酸化
IL-33 (IL-1F11)	定位于 9p24.1;全长 270aa,caspase-1 转化产生 18 kD 成熟蛋白	结合 IL-1 受体家族成员 ST2,活化 NF-κB 和 MAPK,促进产生 Th2 细胞因子,参与变态反应

（2）干扰素（interferon，IFN）

1957 年发现某一种病毒感染的细胞能产生干扰另一种病毒的感染和复制的物质,因此得名。根据干扰素产生的来源和结构不同,可分为 IFN-α、IFN-β和 IFN-γ,它们分别由白细胞、成纤维细胞和活化 T 细胞所产生。各种不同的 IFN 生物学活性基本相同,具有抗病毒、抗肿瘤和免疫调节等作用。

（3）集落刺激因子（colony stimulating factor，CSF）

根据不同细胞因子刺激造血干细胞或分化不同阶段的造血细胞,在半固体培养基中形成不同的细胞集落,分别命名为 G-CSF、M-CSF、GM-

CSF、Multi - CSF(IL - 3)、SCF、EPO 等。不同 CSF 不仅可刺激不同发育阶段的造血干细胞和祖细胞增殖和分化,还可促进成熟细胞的功能。

(4) 肿瘤坏死因子(tumor necrosis factor,TNF)

最初发现这种物质能造成肿瘤组织坏死而得名。根据其产生来源和结构不同,可分为 TNF - α 和 TNF - β 两类,前者由单核-巨噬细胞产生,后者由活化 T 细胞产生。两类 TNF 基本的生物学活性相似,除具有杀伤肿瘤细胞外,还有免疫调节、参与发热和炎症的发生。

(5) 转化生长因子 - β 家族(transforming growth factor - β family,TGF - β family)

由多种细胞产生,主要包括 TGF - β1、TGF - β2、TGF - β3、TGFβ1β2 以及骨形成蛋白(BMP)等。

(6) 趋化因子家族(chemokine family)

包括 2 个亚族:C - X - C/α 亚族,主要趋化中性粒细胞;C - C/β 亚族,主要趋化单核细胞。

(7) 其他细胞因子

如表皮生长因子(EGF)、血小板衍生的生长因子(PDGF)、成纤维细胞生长因子(FGF)、肝细胞生长因子(HGF)、胰岛素样生长因子(IGF)、血管内皮细胞生长因子(VEGF)等。

(二)细胞因子的共同作用特点

1. 绝大多数细胞因子分子量小

多数以单体形式存在,少数如 IL - 5、IL - 12、M - CSF和TGF-β等以双体形式发挥生物学作用。

2. 参与调节机体的免疫应答、造血功能和炎症反应

3. 通常以旁分泌(paracrine)或自分泌(autocrine)形式发挥作用

在生理状态下,绝大多数细胞因子只在产生的局部起作用。

4. 同种细胞因子由多种细胞产生

如 IL - 1 除单核细胞、巨噬细胞或巨噬细胞系产生外,B 细胞、NK 细胞、成纤维细胞、内皮细胞、表皮细胞等在某些条件下均可合成和分泌 IL - 1。

5. 多重调节作用(multiple regulatory action)

细胞因子不同的调节作用与其浓度、靶细胞的类型以及同时存在的其他细胞因子种类有关。

6. 重叠的免疫调节作用(overlapping regulatory action)

如 IL - 2、IL - 4、IL - 9 和 IL - 12 都能维持和促进 T 淋巴细胞的增殖。

7. 以网络形式发挥作用

细胞因子的网络作用主要是通过以下 3 种方式:① 一种细胞因子诱导或抑制另一种细胞因子的产生,如 IL - 1 和 TGF - β 分别促进或抑制 T 细胞 IL - 2 的产生。② 调节同一种细胞因子受体的表达,如高剂量 IL - 2 可诱导 NK 细胞表达高亲和力 IL - 2 受体。③ 诱导或抑制其他细胞因子受体的表达,如 TGF - β 可降低 T 细胞 IL - 2 受体的数量,而 IL - 6 和 IFN - γ 可促进 T 细胞 IL - 2 受体的表达。

8. 与激素、神经肽、神经递质共同组成了细胞间信号分子传导系统

(三)常见细胞因子

1. IL - 2

1976 年 Morgan 等发现小鼠脾细胞培养上清中含有一种刺激胸腺细胞生长的因子,由于这种因子能促进和维持 T 细胞长期培养,称为 T 细胞生

长因子(T cell growth factor，TCGF)，1979年统一命名为白细胞介素2(interleukin 2，IL-2)。

(1) IL-2的产生

IL-2主要由T细胞或T细胞系产生。目前应用基因工程技术制备和纯化。

(2) IL-2的分子结构和基因

人IL-2含有133个氨基酸残基，分子量为15.5 kDa。分子中含有3个半胱氨酸，分别位于第58、105和125位氨基酸，其中58位与105位半胱氨酸之间所形成的链内二硫键对于保持IL-2生物学活性起重要作用。在IL-2基因产物的提纯和复性过程中，如二硫键配错或分子间形成二硫键都会降低IL-2的活性。现已有应用点突变，将第125号位半胱氨酸突变为亮氨酸或丝氨基，使只能形成一种二硫键，保证了在IL-2复性过程的活性。还有报道用蛋白工程技术生产新型rIL-2，将IL-2分子第125位半胱氨酸改为丙氨酸，改构后IL-2的活性比天然IL-2明显增加。人IL-2基因定位于第4号染色体，长约5kb，由4个外显子和3个内含子组成。

(3) IL-2的受体

IL-2R是由α、β和γ 3条链组成，单独γ链不能结合IL-2。可溶性IL-2R(soluble IL-2 receptor，sIL-2R)是膜结合形式IL-2Rα链的脱落物，分子量45 kDa。正常人血清和尿液中亦可检出少量sIL-2R。sIL-2R可能与膜表面IL-2R(mIL-2R)竞争结合IL-2，从而成为一种免疫抑制物质。sIL-2R增高可见于某些恶性肿瘤、自身免疫病、病毒感染性疾病以及移植排斥等。有学者用放射免疫分析和酶联免疫吸附法对45例口腔癌患者血清sIL-2R水平进行检测，发现sIL-2R水平显著高于正常人，说明口腔癌患者细胞因子免疫调节网络可能存在明显的缺陷或紊乱，患者的免疫功能降低。

(4) IL-2的生物学作用

胸腺细胞和T细胞经抗原刺激活化后，在IL-2存在下进入S期，维持细胞的增殖，刺激T细胞转铁蛋白受体(TFR，CD71)、胰岛素受体、MHC-Ⅱ类分子的表达，并产生多种淋巴因子如IFN-γ、IL-4、IL-5、IL-6、TNF-β及CSF等；诱导CTL、NK和LAK等多种杀伤细胞的分化和效应功能，并诱导杀伤细胞产生IFN-γ、TNF-α等细胞因子；增强CTL细胞穿孔素(perforin)基因的表达；直接作用于B细胞，促进其增殖、分化和Ig分泌；活化巨噬细胞。

(5) IL-2的临床应用

目前重组IL-2已用于临床治疗肿瘤以及感染性疾病等。IL-2在体外可诱导PBMC或肿瘤浸润淋巴细胞(TIL)成为淋巴因子激活的杀伤细胞(LAK)，或刺激DNL细胞。LAK/IL-2或DNL/IL-2对头颈部鳞癌、恶性黑色素瘤、非霍奇金淋巴瘤等有不同程度的疗效。

2. IL-12

1982年Wagner等发现在丝裂原刺激小鼠淋巴细胞的条件培养液中存在一种不同于IL-2的细胞因子，这种细胞因子在体外能与IL-2协同促进鼠CTL应答。1986年在人混合淋巴细胞培养(MLC)或PHA活化的PBMC培养上清中也发现了与此类似的因子，称为CTL成熟因子(cytotoxic lymphocyte maturation factor，CLMF)或TcMF(Tc maturation factor)。1991年Gubler等将CLMF cDNA克隆并表达成功，表明是一种新的细胞因子，遂将CLMF命名为白细胞介素12(interleukin 12，IL-12)。

(1) IL-12的产生

主要来源于单核-巨噬细胞、抗原呈递细胞和B细胞。

(2) IL-12的分子结构和基因

由分子量为40 kDa和35 kDa 2个亚单位经二硫键连接形成的异二聚体糖蛋白。分子量70 kDa，等电点介于pH4.5～5.5。人P40和P35分别由两个基因编码，P40基因定位于染色体5q31～q33，P35基因定位于染色体3p12～3q13.2。P35

基因大于 6×10^3，而 P40 基因跨及 20 kb，至少有 5 个外显子。P40 亚单位与造血细胞生长因子受体的胞外部分同源，同源序列包括 4 个保守的 Cys 和 WSXWS 主型框架。P35 亚单位则与其他富含 α-螺旋的细胞因子结构类似。

（3）IL - 12 受体（IL - 12R）

为一种细胞外 516 个氨基酸和细胞质 91 个氨基酸组成的 I 型跨膜蛋白，是造血生长因子受体超家族成员。IL - 12R 由 β1 链和 β2 链构成，有多种存在形式，与 IL - 12 有很高的亲和力。P40 与 IL - 12 β2 链结合，介导 P35 与 β1 链结合，后者发挥生物活性。IL - 12R 存在于激活的 T 细胞以及静息或激活的 NK 细胞上，B 细胞和静息的 T 细胞则没有 IL - 12R 表达。

（4）IL - 12 的生物学功能

① 促进激活的 T 细胞和 NK 细胞增殖，增强 T 细胞、NK 细胞细胞毒活性并诱导其产生 IFN - γ、TNF - β 等。② 在 Th1/Th2 应答平衡中有重要作用。IL - 12 可诱导 Th0 细胞分化为 Th1 细胞，并刺激 Th1 细胞的发育和增殖，从而在细胞介导免疫中发挥重要作用。IL - 4 则与 IL - 12 作用相抑制，诱导 Th0 细胞向 Th2 分化并促进 Th2 细胞发育增殖，两者共同调节 Th1/Th2 应答平衡。其机制是：IL - 12 自身就是 Th1 的激动剂和 Th2 的抑制剂，有直接的作用；还通过诱导 NK 细胞和 T 细胞产生 IFN - γ 间接调节 Th1/Th2 应答平衡。IFN - γ 能诱导 IL - 12R β2 链表达，对抗 IL - 4 对 IL - 12R β2 链表达的作用，从而增强 Th1 应答。

IL - 12 发挥生物学效应所需的细胞因子浓度很低，与适当剂量 IL - 2 联合应用可降低 IL - 2 用量，同时提高 CTL、NK、LAK 的杀伤活性，因此 IL - 12 可能成为一种新的抗肿瘤生物制剂。其抗肿瘤机制也是当前研究的热点，可能的机制有：① IL - 12 诱导 Th0 细胞向 Th1 细胞分化，并促进 Th1 细胞发育和增殖，Th1 细胞进一步分泌 IL - 2 和 IFN - γ 等细胞因子，辅助 CTL 细胞发挥杀伤

功能，从而起到抗肿瘤作用。② IL - 12 能诱导 T 细胞，NK 细胞产生 IFN - γ，通过 IFN - γ 介导抗肿瘤效应。③ IL - 12 的抗血管生成作用是通过 IFN - γ 诱生蛋白 10（IP - 10）介导，IP - 10 在体内有抑制血管生成和抗肿瘤生长的作用；巨噬细胞、中性粒细胞等非淋巴细胞因素参与抗肿瘤作用，可能与 IP - 10 激活有关。

3. 干扰素（Interferon，IFN）

1957 年 Isaacs 和 Lindenmann 首先发现了病毒干扰现象，即病毒感染的细胞能产生一种因子，作用于其他细胞干扰病毒的复制，因而命名为干扰素。目前已知干扰素并不能直接杀伤病毒，而是诱导宿主细胞产生数种酶，干扰病毒的基因转录或病毒蛋白组分的翻译。根据产生干扰素细胞来源不同、理化性质和生物学活性的差异，可分为 IFN - α、β、γ、δ、ω，其中最大的一类是 α 干扰素。在 α、β 与 γ 三型干扰素中又因各型中又有氨基酸的顺序不同，又可分为若干亚型，α - 干扰素至少有 23 个亚型。而 β - 干扰素则有 4 个亚型，至于 γ - 干扰素只有一个亚型。α - 干扰素的亚型为 IFN - α1，IFN - α2，IFN - α3 等或 IFN - αA，IFN - αB，IFN - αC 等，其中临床应用最多的是 α1 和 α2 干扰素。α1 和 α2 干扰素相差 30 个氨基酸。

（1）IFN - α 和 IFN - β

IFN - α 和 IFN - β 有许多相似之处，如：2 种 IFN 基因来自同一个祖先基因（common ancester gene）；由相同的细胞在相同的刺激物诱导下产生；结合相同的受体，并发挥相似的生物学效应。

① IFN - α/β 的产生

IFN - α/β 以往称为 I 型 IFN，主要由白细胞、成纤维细胞等在细菌、DNA 或 RNA 病毒、多聚肌苷酸多聚胞苷酸（Poly I - C）、多核苷酸等刺激物诱导下产生。IFN - α/β 在 pH2 或 pH11 以及热（56℃）条件下仍稳定，而 IFN - γ 则很易丧失活性。

② IFN-α/β 的分子结构和基因

IFN-α 和 IFN-β 基因均位于人 9 号染色体，并连锁在一起。IFN-α 基因至少有 20 个，成串排列在一个区域，无内含子，同一种属 IFN-α 不同基因产物其氨基酸同源性≥80%。IFN-β 基因只有 1 个，无内含子，与 IFN-α 基因连锁在一起。IFN-β 与 IFN-α 氨基酸组成有 26%～30% 同源性。IFN-α 由 2 个亚族(subfamily)组成，分别称为 IFN-α1 和 IFN-α2，其中 IFN-α1 至少由 20 个有功能的基因组成，彼此间有 90% 左右的同源性；IFN-α2 亚族有 5～6 个基因成员，目前只发现 1 个有功能的基因，其余是假基因。

IFN-α 由 66～172 个氨基酸组成，无糖基，分子量约 19 kDa，含有 4 个 Cys，Cys1-99、Cys29-139 之间形成两个分子内二硫键。IFN-β 分子含 166 个氨基酸，有糖基，分子量为 23 kDa，含有 3 个半胱氨酸，分别在 17、31 和 141 位氨基酸。31 与 141 位半胱氨酸之间形成的分子内二硫键对于 IFN-β 生物学活性非常重要，141Cys 被 Tyr 替代后则完全丧失抗病毒作用，而 Cys17 被 Ser 替代后不仅不影响生物学活性，反而使 IFN-β 分子稳定性更好。糖基对生物学活性无影响。

③ IFN-α/β 受体

一般认为，IFN-α 和 IFN-β 结合相同的受体，IFN-α/βR 基因定位于 21 号染色体，受体胞膜外结构属细胞因子受体中干扰素受体家族。IFN-α/β 受体分布相当广泛，包括单核细胞、巨噬细胞、多形核白细胞、B 细胞、T 细胞、血小板、上皮细胞、内皮细胞和肿瘤细胞等。

④ IFN-α/β 的生物学活性

A. 抗病毒、抗肿瘤作用

a. 诱导宿主细胞产生抗病毒蛋白，干扰病毒复制，抑制病毒感染或扩散。b. 增强 NK 细胞和 CTL 细胞对病毒感染细胞和肿瘤细胞的杀伤破坏作用。

B. 免疫调节作用，与 IFN-γ 比较弱

a. 促进 MHC-Ⅰ类分子表达，增强内源性抗原呈递。b. 抑制 MHC-Ⅱ类分子表达，限制 Th 细胞激活。

(2) IFN-γ

1965 年 Wheelock 等首先在 PHA 刺激的白细胞培养上清中发现具有 IFN 样抗病毒物质，但在 pH2 条件下即失去抗病毒的活性。1973 年 Younger 和 Salvin 发现来自淋巴细胞培养上清中存在一种 IFN，但抗原性不同于以往发现的 IFN，遂命名为Ⅱ型 IFN，1980 年统一命名为 IFN-γ。

① IFN-γ 的产生

由活化 T 细胞产生，主要由 Th1 亚群产生。当抗原、PHA 或 ConA 刺激后 T 细胞分泌 IFN-γ。此外，活化 NK 细胞也可产生 IFN-γ。

② IFN 的分子结构和基因

人 IFN-γ 基因分别定位于 12 号染色体，在 DNA 水平上 IFN-γ 基因与 IFN-α/β 基因无同源性。IFN-γ 成熟分子由 143 个氨基酸组成，糖蛋白，以同源双体形式存在，分子量为 40 kDa。

③ IFN-γ 受体

人 IFN-γR 基因定位于第 6 号染色体。IFN-γR 分布广泛，受体阳性细胞每个细胞约表达 100～1 000 个受体。裸肽分子量 50 kDa，糖基化后 90 kDa，其 N 末端与 IFNα/β 受体有一定的同源性。目前认为人 IFN-γR 可能存在着第二条链。IFN-γR 为穿膜糖蛋白，胞膜外区、穿膜区和胞质区分别有 228、21 和 223 个氨基酸残基，从胞膜外区结构特征来看，属于细胞因子受体干扰素受体家族，最近命名为 CDw119。

④ IFN-γ 的生物学活性

抗病毒、抗肿瘤作用与 IFN-α/β 类似，但作用较弱。免疫调节作用有：激活单核-巨噬细胞；促 MHC-Ⅰ类和 MHC-Ⅱ类分子的表达，增强 NK 细胞和 CTL 细胞的杀伤活性；抑制 Th0 细胞向 Th2 细胞转化；促 T 细胞和 B 细胞分化、增殖。

(3) IFN 的临床应用

IFN 是第一个应用于临床的基因工程产品，目

前 IFN - α、IFN - β、IFN - γ、IFN - ω 都有基因工程产物,主要用于抗肿瘤、抗病毒等治疗。IFN 对多种肿瘤近期有良好疗效,如毛细胞白血病(hairy cell leukemia)、慢性髓样白血病、淋巴瘤、Kaposi肉瘤、黑素瘤、肾癌、神经胶质瘤和骨髓瘤等。

IFN 治疗一般无严重毒副作用,少数病例可有发热、疲劳不适、食欲不佳、白细胞减少以及血压波动等,停药后很快消失。

4. 集落刺激因子(colony-stimulating factor,CSF)

根据细胞因子刺激不同造血细胞系或不同分化阶段的细胞在半固体培养基中形成不同细胞集落,分别命名为粒细胞- CSF(G - CSF)、巨噬细胞-CSF(M - CSF)、粒细胞和巨噬细胞- CSF(GM - CSF)、多重集落刺激因子(multi - CSF,又称 IL - 3)、干细胞因子(SCF)、红细胞生成素(EPO)。有人将 IL - 5 称为嗜酸性粒细胞集落刺激因子(Eo - CSF)。此外,IL - 1、IL - 6 和 IL - 11 在骨髓多能干细胞早期的分化中也有重要的作用。

以 GM - CSF 为例,1977 年 Burgess 等从小鼠肺条件培养液中发现一种能刺激粒细胞和巨噬细胞形成集落的因子,命名为粒细胞-巨噬细胞集落刺激因子(granulocyte-macrophage colony stimu-lating factor, GM - CSF)。1985 年人 GM - CSF 的 cDNA 分别克隆成功。

(1) GM - CSF 的产生

T 细胞、B 细胞、巨噬细胞、肥大细胞、内皮细胞、成纤维细胞等均可产生 GM - CSF。其中 T 细胞和巨噬细胞一般在免疫应答或炎症介质刺激过程中直接产生;而内皮细胞、成纤维细胞可能通过 IL - 1 和 TNF 的诱导而产生。

(2) GM - CSF 的分子结构和基因

GM - CSF 基因 DNA 序列有高度同源性,基因组约 2.5 kb 长,包括 4 个外显子和 3 个内含子。位于人第 5 号染色体长臂,在 IL - 3 基因下游9 kb 处。

人 GM - CSF 由 144 个氨基酸残基组成,包含 17 个氨基酸的先导序列。成熟 GM - CSF 分子由 127 个氨基酸残基组成,含有高度保守结构的 2 个链内二硫键,其中 51 与 93 位之间形成的二硫键对该因子的生物学活性有重要作用。人 GM - CSF 分子中第 21~31 和 78~94 氨基酸残基对刺激造血功能极为重要,而糖基无论在体内或体外对 GM -CSF 的生物效应似乎无影响。

(3) GM - CSF 的生物学活性

会促进造血,嗜酸粒细胞增多;降低血清胆固醇;髓样细胞增殖综合征。

(4) GM - CSF 受体

GM - CSFR 由 α、β 两条链组成,α 链为低亲和力受体,β 链单独不结合配体,但与 α 链共同组成高亲和力受体,在信号转导中起主要作用。GM - CSFR α、β 两条链胞膜外结构均属于造血因子受体超家族(或称红细胞生成素受体超家族)成员。GM - CSFR 主要分布于髓系细胞,但分布的方式有所不同。在中性粒细胞表面仅有 GM - CSFR 的 α 和 β 链,由于 α 链数目少于或等于 β 链的数目,所以中性粒细胞表面仅有高亲和力 GM - CSFR,而无低亲和力受体。单核细胞同时表达 IL - 3、GM - CSF 的高亲和力受体,也表达这两种低亲和力受体,提示在单核细胞表面这两种细胞因子受体 α 链表达的数目多于 β 链,IL - 3、GM - CSF 两种细胞因子均可作用于单核细胞,而且可以相互竞争结合。在嗜酸性粒细胞表面同时表达 IL - 3、IL - 5 和GM -CSF 三种受体,而且 IL - 3、IL - 5 和 GM - CSF 三种配体均可相互竞争抑制。嗜碱性粒细胞亦具有这三种受体,但结合相应配体的能力依次是 GM - CSF>IL - 3>IL - 5。

(5) 临床应用

主要用于肿瘤放、化疗引起的血液细胞减少;骨髓移植后重建造血功能等。提高循环血液中的血细胞,纠正贫血,减少感染等并发症,可明显改善症状,降低病死率。GM - CSF 的不良反应包括发热、恶心、疲乏、头痛、骨痛、寒战、食欲减退及注射部位的疼痛等。

5. 红细胞生成素（erythropoietin，EPO）

EPO是一种刺激红细胞产生的糖蛋白。

（1）EPO的产生

肾脏是EPO产生的主要来源，产生EPO细胞为肾小管基底膜外侧的肾小管周围间质细胞（peritubular interstitial cell），由于这些细胞释放第Ⅷ因子，因此这种EPO产生细胞可能是一种肾小管周围毛细血管的内皮细胞。组织氧利用率下降所引起组织缺氧是诱导EPO产生的主要刺激因素。

（2）EPO的分子结构和基因

人EPO基因定位于第7号染色体。人EPO基因组为单拷贝，5.4 kb长，有5个外显子和4个内含子。EPO cDNA编码193个氨基酸，包括27个氨基酸先导序列，成熟EPO分子由166个氨基酸组成，分子量为18 kDa。

（3）EPO受体

人EPOR基因位于19号染色体，裸肽分子量为55 kDa，糖基化后为66 kDa，由508个氨基酸残基组成，包括24个氨基酸残基的先导序列，成熟EPOR为484个氨基酸残基，其中，胞膜外区226个、穿膜区22个、胞质区236个氨基酸残基，胞膜外结构属红细胞生成素/细胞因子受体超家族。还可能存在着66 kDa与其他膜分子的复合物。EPOR有高亲和力和低亲和力两种。目前，EPOR的三维结构已被探明。当EPO与受体结合后，EPOR在其胞外部分一个20个氨基酸组成的片段的引导下发生同种二聚反应，使与受体相连的Janus激酶（JAK2）发生转磷酸化而被激活，继续引发下游信号转导过程。此信号转导过程有多条途径，其中研究比较透彻的是EPOR - JAK2 - STAT5途径：JAK2活化后，作用于受体胞质部分，使得两个基（Y343，Y401）磷酸化，导致构型发生改变，暴露出剪切酶的作用位点，水解含有SH - 2片段的特定胞质蛋白，产生信号转导与转录激活因子（STAT5），最终启动相关基因转录。

（4）EPO的生物学作用

EPO特异地作用于红细胞样前体，对其他细胞系几乎没有作用。EPO刺激骨髓中红细胞样前体细胞产生红细胞样集落形成单位（colony-forming unit-erythroid，CFU - E）和红细胞样爆发形成单位（burst-forming unit-erythroid，BFU - E）。CFU - E为迅速分裂的红细胞样前体细胞，对低浓度EPO即有反应；BFU - E则为更不成熟的红细胞样前体细胞，对EPO反应后，其分裂速度较慢。

（5）EPO临床应用

主要用于肾功衰竭有关的贫血，还可用于类风湿关节炎、多发性骨髓瘤、non - Hodgkin淋巴瘤、AIDS、化疗等原因引起的贫血。

6. 肿瘤坏死因子（tumor necrosis factor，TNF）

1975年Carswell等发现接种BCG的小鼠注射LPS后，血清中含有一种能杀伤某些肿瘤细胞或使体内肿瘤组织发生出血坏死的因子，称为肿瘤坏死因子。1985年Shalaby把巨噬细胞产生的TNF命名为TNF - α，把T淋巴细胞产生的淋巴毒素（lymphotoxin，LT）命名为TNF - β。

（1）TNF的产生

TNF - α是一种单核因子，主要由单核细胞和巨噬细胞产生。此外，中性粒细胞、LAK、星状细胞、内皮细胞、平滑肌细胞亦可产生TNF - α。TNF - β是一种淋巴因子，抗原和丝裂原均可刺激T淋巴细胞分泌TNF - β。

（2）TNF的分子结构和基因

① 人TNF - α的分子结构

基因长约2.76 kb，由4个外显子和3个内含子组成，与MHC基因群密切连锁，分别定位于第6

对染色体上。人 TNF-α 前体由 233 个氨基酸残基组成，含 76 个氨基酸残基的信号肽，切除信号肽后成熟型 TNF-α 为 157 氨基酸残基，非糖基化，第 69 位和 101 位两个半胱氨酸形成分子内二硫键。TNF-α 和 β 发挥生物学效应的天然形式是同源的三聚体。

② 人 TNF-β 基因也定位于第 6 号染色体

人 TNF-β 分子由 205 个氨基酸残基组成，含 34 个氨基酸残基的信号肽，成熟型 TNF-β 分子为 171 个氨基酸残基，分子量 25 kDa。TNF-β 与 TNF-α DNA 同源序列达 56%，氨基酸水平上同源性为 36%。

（3）TNF 的受体

① TNF-R 的分型

TNF-α 和 TNF-β 有两个相同的受体，分子量分别是 55 kDa（TNF receptor-Ⅰ，TNFR-Ⅰ，p55，CD120a）和 75 kDa（TNF receptor-Ⅱ，TNFR-Ⅱ，p75，CD120b）。TNFR-Ⅰ 在体内大多数细胞表面广泛分布，全长 426 个氨基酸，胞外区有 182 个氨基酸，有 4 个 30～42 个氨基酸组成的保守的、富含 Cys 的结构域，跨膜区有 21 个氨基酸，胞内区 223 个氨基酸；TNFR-Ⅱ 受体分布于造血细胞和内皮细胞，全长 439 个氨基酸，胞外区有 235 个氨基酸，也有 4 个 30～42 个氨基酸组成的保守的、富含 Cys 的结构域，跨膜区有 30 个氨基酸，胞内含 174 个氨基酸。两类受体胞外区同源性为 28%，胞内区没有同源性，提示两者介导了不同的信号传递途径。TNF-R 在不同细胞表面的数量差别较大，从 200～10⁴ 个/细胞不等，但是受体数量与细胞对 TNF 的敏感性不成比例关系。

② 可溶性 TNF-R

TNF-R 胞外区在特定情况下可以脱落下来，形成可溶性受体（soluble TNF receptor，sTNF-R），即 TNF 结合蛋白（TNF-BP）。sTNF-R 虽不再介导信号传递，但仍能与 TNF 结合。一般认为 sTNF-R 具有局限 TNF 活性，

或稳定 TNF 的作用，在细胞因子网络中有重要的调节作用。正常人体的 sTNF-R 水平是恒定的。sTNF-R 水平的异常升高常揭示发生病理反应，如类风湿关节炎、内毒素休克、HIV 感染、恶性疟疾、脑膜炎、子宫癌等，在早期的临床诊断上具有重要的意义。

（4）TNF 的生物学活性

TNF-α 与 TNF-β 的生物学作用极为相似，这可能与分子结构的相似性和受体的同一性有关。但在某些生物学作用方面也有不同之处。

① 杀瘤、抑瘤作用

直接杀伤或抑制肿瘤细胞，肿瘤细胞株对 TNF-α 敏感性有很大的差异，TNF-α 对极少数肿瘤细胞甚至有刺激作用。用放线菌素 D、丝裂霉素 C、放线菌酮等处理肿瘤细胞（如小鼠成纤维细胞株 L929）可明显增强 TNF-α 杀伤肿瘤细胞活性。体内肿瘤对 TNF-α 的反应也有很大的差异，与其体外细胞株对 TNF-α 的敏感性并不平行；激活 NK 细胞和巨噬细胞，间接发挥作用；损伤血管内皮细胞，促进血栓的形成，阻断肿瘤组织的血流供应，导致肿瘤出血坏死。

② 免疫调节作用

刺激靶细胞合成分泌细胞因子，如 IL-1、IL-6、IL-8 等；增强 T、B 细胞对抗原和有丝分裂原的增殖反应；增强 Tc 细胞对靶细胞的杀伤活性。

③ 促进炎症反应

诱导血管内皮细胞表达细胞间黏附分子-1（ICAM-1）；分泌 IL-1、IL-8 等炎症分子和趋化因子；增强中性粒细胞和单核-吞噬细胞的吞噬功能，TNF 预先与内皮细胞培养可使其增加 MHC-Ⅱ 类分子、ICAM-1 的表达，IL-1、GM-CSF 和 IL-8 的分泌，并促进中性粒细胞黏附到内皮细胞上，从而刺激机体局部炎症反应。TNF 刺激单核细胞和巨噬细胞分泌 IL-1，并调节 MHC-Ⅱ 类分子的表达。

④ 抗病毒作用

类似于 IFN 的作用,直接杀伤病毒感染细胞。机制尚不十分清楚。

⑤ 作为内热性致热源引起致热作用

直接作用于下丘脑体温调节中枢;刺激巨噬细胞释放 IL-1,还可通过 IL-1、TNF-α 刺激其他细胞产生 IL-6。

⑥ 促进细胞增殖和分化

TNF 促进 T 细胞 MHC-Ⅱ类分子表达,增强 IL-2 依赖的胸腺细胞、T 细胞增殖能力。TNF-α 对某些肿瘤细胞具有生长因子样作用,并协同 EGF、PDGF 和胰岛素的促增殖作用,促进 EGF 受体表达。TNF 也可促进 $c-myc$ 和 $c-fos$ 等与细胞增殖密切相关癌基因的表达,引起细胞周期由 G0 期向 G1 期转变。

⑦ 引发恶病质

由 TNF-α 引起,能够促进蛋白质、脂肪消耗、分解,引起代谢紊乱,表现为厌食、恶心、消瘦、衰弱和贫血。

(5) TNF 与临床

应用 TNF 在治疗肿瘤等方面开始临床 Ⅱ 期试验,也可与 IL-2 联合治疗肿瘤,目前认为全身用药的疗效不及局部用药,后者如病灶内注射,局部浓度高且不良反应也较轻。近年来已采用 TNF 基因治疗开始对黑素瘤等肿瘤进行临床验证。

7. 白细胞介素-11(促血小板生长因子)

白细胞介素-11 是应用基因重组技术生产的一种促血小板生长因子,可直接刺激造血干细胞和巨核祖细胞的增殖,诱导巨核细胞的成熟分化,增加体内血小板的生成,从而提高血液血小板数量。临床前研究表明,体内应用本品后发育成熟的巨核细胞在超微结构上完全正常,生成的血小板的形态、功能和寿命也均正常。

(四)细胞因子临床应用实例

NCI 报道,大剂量 IL-2 联合 LAK 治疗恶性黑色素瘤有效率为 23%。WHO 报道 444 例转移性恶性黑色素瘤的随机分组 IFN 治疗随访结果,218 例接受手术+术后 IFN 治疗,208 例单纯手术。中位随访 19 个月,手术+术后 IFN 治疗组:2 年无病生存期(DFS)为 46%;单纯手术组为 27%,但远期存活率无差别。ECOG 报道,IFN-α2b 被美国 FDA 批准为 Ⅲ 期恶性黑色素瘤淋巴结切除后辅助免疫治疗药物,IFN-α2b 可使 Ⅲ 期恶性转移性黑色素瘤患者中位无复发生存率(RFS)存活 9 个月。

(叶冬霞　郭　伟)

参 考 文 献

1　Hoffmann TK, Muller-Berghaus J, Ferris RL, et al. Alterations in the frequency of dendritic cell subsets in the peripheral circulation of patients with squamous cell carcinomas of the head and neck. Clin Cancer Res, 2002;8: 1787-1793.

2　Kacani L, Wurm M, Schwentner I, et al. Maturation of dendritic cells in the presence of living, apoptotic and necrotic tumour cells derived from squamous cell carcinoma of head and neck. Oral Oncol, 2005,41: 17-24.

3　韩伟,胡勤刚,王志勇. 低剂量环磷酰胺联合树突状细胞瘤苗对荷舌鳞癌裸鼠的治疗观察. 口腔医学研究,2005,21: 419-421.

4　Carriere V, Roussel L, Ortega N, et al. IL-33, the IL-1-like cytokine ligand for ST2 receptor, is a chromatin-associated nuclear factor in vivo. Proc Natl Acad Sci USA, 2007,104: 282-287.

5　van Herpen CM, van der Laak JA, de Vries IJ, et al. Intratumoral recombinant human interleukin-12 administration in head and neck squamous cell carcinoma patients modifies locoregional lymph node architecture and induces natural killer cell infiltration in the primary tumor. Clin Cancer Res, 2005,11: 1899-1909.

6　Ridolfi L, Ridolfi R, Riccobon A, et al. Adjuvant immunotherapy with tumor infiltrating lymphocytes and interleukin-2 in patients with resected stage Ⅲ and Ⅳ melanoma. J Immunother, 2003,26: 156-162.

第二节 口腔颌面常见疾病的免疫

一、龋病的免疫

（一）概述

龋病是常见病、多发病，世界卫生组织已将其与肿瘤、心血管系统疾病并列为人类三大重点防治疾病。目前，我国的龋病发病率有上升的趋势，儿童和老年人甚至高达 90％以上，许多死亡率高的疾病，如心脏病、肾病、关节炎等，都可能由龋病引起。因此，找出控制龋病的有效措施是当前的紧迫任务。

目前防龋市场上主要有 4 类产品：一种是含氟制剂，如含氟牙膏，其防龋原理为促进牙齿矿化，减少酸性腐蚀，有一定效果，但儿童刷牙容易误服牙膏残液，过量地摄入氟，可能会严重影响儿童骨骼的生长发育，引起急性氟中毒；二是含抗菌药物的漱口液，但因其广谱灭菌、耐药性等不良反应，应用受到限制；三是由植物提取物制成的防龋成分，如含中药提取物的牙膏、漱口液、口胶片等，有一定防龋作用，但作用强度多少未确定，并且其为药物，不宜长期使用；四是目前市场上被广泛使用的木糖醇等，木糖醇作为代糖取代蔗糖，不被细菌利用产酸，减少酸性物质的产生，但它并不能抑制清除致龋细菌，无法从根本上解决防龋护齿的实质性问题。

氟化物是目前公认的最有效的防龋方式，但也一直存在争议。0.8 ppm（百万分之一单位）的氟含量是防龋的最佳安全值，但由于我国地理条件复杂，比如贵州等地区，含氟量就高达 10 ppm，因此不宜在全国推广饮用水中加氟。

变形链球菌是引发龋齿的最主要细菌，针对变形链球菌的抗龋齿免疫球蛋白抗体可与变形链球菌表面抗原进行特异性的结合，直接抑制细菌，使其丧失对牙齿的黏附和腐蚀能力，从而达到针对性防龋齿的效果。因此，免疫防龋可能是有效的防龋途径之一。

（二）免疫防龋的基础

免疫防龋有两项最基本的理论基础。一个是龋病有相对明确的主要致病因子，即变形链球菌。另一个是唾液中有相当浓度的免疫活性球蛋白。

Keys 完善了龋病病因学说的三联因素论，动物实验证明龋病是细菌性疾病。变形链球菌（以下简称变链菌）是人类主要的致龋微生物，它在口腔中的定植与龋病的发生密切相关。经过研究，建立了免疫防龋理论基础。首先，变形链球菌菌族被公认为是主要的致龋菌，它们能够黏附于牙面，具有产酸和耐酸的致龋特性。变链菌的表面蛋白抗原 AgⅠ/Ⅱ（PAc，P1）、SpaA（PAg）、葡糖基转移酶（glucosyltransferase，GTF）和葡聚糖结合蛋白（GBP）参与细菌在牙面的定植过程，是重要的毒力因子。目前，防龋疫苗的候选抗原多集中在这几个蛋白质。其次，随着对黏膜免疫系统研究的深入，目前已明确唾液中的分泌性 IgA（S-IgA）抗体对防龋起主要作用。通过黏膜免疫刺激共同黏膜免疫系统，诱导唾液 S-IgA 抗体是更为有效的免疫防龋途径。唾液 S-IgA 抗体对抗致龋菌的机制包括干扰细菌对牙面的蔗糖非依赖性和蔗糖依赖性黏附，干扰细菌在牙面的聚集以及可能抑制细菌的代谢活动。此外，血清抗体、牙龈内抗体、补体和粒细胞不断地从龈沟渗出到口腔,这些成分也可能对牙颈部产生适度的保护作用。再次,对变链菌定植的研究发现,在正常饮食、环境条件下,婴儿出生后18～32个月是变链菌定植的高峰期,称为"感染窗口期",之后定植将会变得困难。有研究发现,如果儿童在3岁左右仍未感染变链菌,此后几年时间可能不会再感染或者只有少量变链菌定植。直到恒牙萌出,新的定植机会才可能再次出现。综合以上3点,得出了一条免疫防龋的思路:在"感染窗口期"提高体内的特异性抗体水平(特别是唾液S-IgA抗体水平),干扰甚至阻断变链菌的定植,有可能产生较长期的保护作用。

(三)免疫防龋方法

变形链球菌属于口腔正常菌群,口腔中本来就存在着针对它们的特异性抗体。然而,这种天然免疫诱导的抗体不足以将病原体清除。所以,需要通过接种疫苗将抗体提高到治疗或预防水平,或者直接给予特异性抗体以对抗病原体。前者称为主动免疫防龋,后者称为被动免疫防龋。

1. 主动免疫防龋

主动免疫是用人工接种抗原性物质,刺激机体免疫系统产生免疫应答,从而提高机体抗病能力。在主动免疫防龋研究过程中,存在3个方面的障碍:① 变形链球菌(简称变链菌)等致龋菌一般定植在宿主组织表面,在这些部位难以激发有效的免疫反应。② 抗变链菌抗体能与机体组织蛋白特别是心脏组织发生交叉反应,产生免疫复合物介导的疾病如细菌性心内膜炎。③ 变链菌与口内其他链球菌具有交叉反应性抗原,防龋疫苗介导的免疫反应可能破坏口内正常菌群的生态平衡。因此,多年来学者们一直致力于通过改变免疫原、免疫途径、免疫佐剂和免疫频率等手段,寻找一种安全有效的防龋疫苗。

(1) 全菌疫苗

早期的防龋疫苗研究,主要是利用变链菌全细胞制备灭活死疫苗和减毒活疫苗。通过对大鼠、猴等实验动物的免疫研究发现,免疫后的动物唾液和血清中抗变链菌抗体水平明显升高,能有效地抑制变链菌在牙面的聚集,降低龋病的发生率。这一时期的研究充分表明,利用变链菌全细胞多价疫苗可防止龋病的发生。但进一步研究显示,与其他链球菌相似,变链菌某些抗原或成分可诱发与人心脏组织发生交叉反应的抗体。

(2) 纯抗原亚单位疫苗

20世纪80年代开始,随着对变链菌细胞壁各种抗原性多聚物的逐渐认识,免疫防龋转入以变链菌单一抗原成分制备亚单位防龋疫苗的研究。研究的焦点集中于两种候选疫苗,即变链菌主要表面蛋白抗原(PAc)和葡糖基转移酶(GTF)。它们在介导变链菌对牙面的黏附和定植过程中起着重要作用。近10年的大量研究证实,用PAc和GTF主动免疫能明显抑制实验动物和自愿受试者牙面变链菌的黏附和龋病发生率,且纯化的抗原不会介导心脏交叉反应。但研究者发现,由于纯抗原免疫原性较弱,单一免疫常难以同时激发有效的系统和局部免疫反应。因此,学者们尝试了经口服、鼻内注射、皮下注射和腹腔注射等多种途径并加以佐剂进行免疫。

将PAc或GTF制备成微乳化的脂质体疫苗,不仅经济、简便,且能激发有效的血清和唾液抗变链菌抗体,明显抑制实验动物龋齿的发生。将PAc或GTF与霍乱毒素b亚单位(cTB)制备成嵌合疫苗,也是增强抗原免疫性的有效手段,能激发有效的循环抗体和局部黏膜反应。樊明文等将PAc与弗氏佐剂乳化后,给bALB/c小鼠皮下注射,结果显示,免疫组血清特异性IgG和唾液特异性IgA抗体水平显著升高。

葡聚糖结合蛋白(GBP)也被证实为有效的候选疫苗。Smith等(1996)将GBP给大鼠唾液腺周围皮下注射,明显抑制了鼠牙的光滑面及窝沟龋的发生。

这种疫苗具有很好的安全性,也能刺激机体产生足够的免疫力,但保护期短,且制作成本高。重组 DNA 及分子克隆技术的出现,使得人们可以将基因连接到载体质粒,然后导入表达系统中进行扩增和表达,可以获得大量的目的蛋白质。用这种方式生产的蛋白质,不仅产量高,而且成本低。

(3) 多肽疫苗

自 20 世纪 90 年代以来,随着免疫学、分子生物学和基因工程技术的飞速发展,从分子水平对变链菌 PAc 和 GTF 的认识逐步深入。目前,编码这两种抗原的基因 pac 和 gtf 已被克隆,核苷酸序列已基本清楚。用 PAc 和 GTF 分子中与某特定功能相关并具有免疫原性的核酸序列制备多肽防龋疫苗,已成为免疫防龋研究的热点。目前研究证实,PAc 分子的 N 末端唾液结合区(sBR)、黏附功能区(816～1 213 位残基);GTF 分子的氨基末端的酶促区、羧基末端的葡聚糖结合区和高度保守的酶活性片段等是理想的候选多肽。

另外,改变多肽结构也是增强其免疫原性的有效手段。Senpuku 等(1996)发现将 PAc 分子的两个肽段连接后免疫动物,比分别用单一肽段免疫所激发的抗 PAc 抗体明显升高。因此认为,将多肽偶联成束能显著增强其免疫原性。Smith 等(1997)将 GTF 酶活性片段以赖氨酸为核心,分别构建有 8 条支链结构的多肽疫苗,经唾液腺周围免疫大鼠,结果显示,将抗原决定簇设计成这种结构具有高度的免疫原性,能诱导高水平的特异性唾液 IgA 抗体,并使动物龋齿发生率显著降低。

(4) 基因重组疫苗

利用遗传工程技术,将致龋菌毒力因子的结构基因克隆至载体质粒,构建基因重组防龋疫苗,也是很有应用潜力的免疫防龋手段之一。选择安全无毒的载体细菌是基因重组防龋疫苗研究的一个关键环节。目前用于防龋疫苗研究的载体菌主要是减毒的沙门杆菌和乳链球菌。

减毒的沙门杆菌能在体内、体外稳定地表达高水平的克隆基因,且重组后仍保持其对肠相关淋巴组织的黏附与定植特性,可以激发较强的局部黏膜免疫反应。用载有变链菌 spaA 基因的 0.5 kb 3 个重复片段与另一个 1.2 kb 的片段连接,插入质粒 pYA292 并转化减毒的沙门杆菌,将获得的重组沙门杆菌免疫大鼠,测得实验组血清抗 SpaA IgG 和唾液抗 SpaA IgA 水平明显升高,并导致变链菌介导的鼠龋齿发生率明显下降。

乳链球菌长期用于生产酸奶和奶酪等乳制品,其安全性已广为接受。用乳链球菌作为载体构建的重组体,既具有克隆基因的免疫原性,又对机体安全无害。Iwaki 等(1990)通过将变链菌 pac 基因连接到穿梭质粒 pSa3 上转化乳链球菌,构建携带 pac 基因的重组乳链球菌,经小鼠灌胃免疫,可诱导小鼠唾液特异性抗 IgA 及血清 IgG 抗体产生。樊明文(1997)将所构建的基因重组乳链球菌 hL107 经不同途径免疫孕兔,观察到孕兔唾液和乳汁中特异性抗 PAc 抗体的产生。对定菌大白鼠行灌胃免疫发现,重组乳链球菌能有效刺激大鼠发生特异性免疫应答,防止龋病发生,进一步证明了重组乳链球菌的免疫防龋效能。

另外,运用基因工程手段将变链菌的两毒力因子 PAc 和 GTF 连接构建融合蛋白,也是前景看好的候选防龋疫苗。Yu 等(1997)将 PAc 富含丙氨酸的唾液结合区(PAcA)分别与 GTF-I 的葡聚糖结合区(GB)和蔗糖结合区(SB)融合,并在大肠杆菌表达。利用重组融合蛋白 PAcA-GB 和 PAcA-SB 免疫兔,研究发现,兔抗 PAcA-GB IgG 能显著性抑制变链菌非水溶性葡聚糖合成,以及变链菌对唾液包被羟磷灰石的蔗糖依赖性和非蔗糖依赖性黏附;而抗 PAcA-SB 的抗体仅能抑制变链菌的非蔗糖依赖性黏附。推测 PAcA-GB 融合蛋白在体内能明显抑制变链菌对牙面的黏附,具有广阔的应用前景。

（5）核酸疫苗

即 DNA 疫苗，是 20 世纪 90 年代初出现的一种新型疫苗。核酸疫苗是将可表达保护性免疫原基因的质粒、DNA 直接导入机体细胞，抗原蛋白经过内源性表达并呈递给免疫系统，可诱发机体产生特异性的免疫作用。它具有以下优点：① 免疫原性强，表达的蛋白接近其天然构象。② 可激发体液和细胞的免疫反应，免疫应答持久，且无毒力回升危险。③ 核酸疫苗具有共同的理化特性，为联合免疫提供可能。④ 疫苗制备简便，省时省力。

现阶段，对艾滋病、T 细胞淋巴瘤等疾病的核酸疫苗研究已进入临床前阶段，乙型肝炎、丙型肝炎、结核病、甲型流感等核酸疫苗已在开发之中。在口腔疾病方面，国内已有学者着手 DNA 防龋疫苗的研究。樊明文等（1998）已成功地用真核表达系统 pSVL 与变链菌 PAc 结构基因 *pac* 的 3.2 kb 片段构建了变链菌表面蛋白的 DNA 疫苗 pSVL/pac。并在运用计算机 DNA 分析软件包对 *pac* 基因进行严格的遗传学背景及分子克隆工程数据分析基础上，进一步设计和论证出构建防龋核酸疫苗的最佳克隆方案，同时选择并得到一种理想的高效真核表达载体系统。该真核表达质粒被认为是当今世界上研究核酸疫苗的最佳载体系统之一，其表达效率为 20 世纪 90 年代构建核酸疫苗的主要载体之一——pcDNA3 的 10～40 倍，并能在哺乳动物体内持续稳定地表达。以上述工作为基础，一种含全部富丙氨酸区及富脯氨酸区的基因片段的核酸疫苗即将被构建。利用这一疫苗，将全面开展核酸疫苗防龋的各项实验研究工作：包括克隆化 *pac* 基因片段在哺乳动物细胞中的表达，在动物被免疫组织原位及体液中的检测，变链菌黏附的抑制实验及免疫定菌鼠后龋齿发生率变化的观测等一系列实验。

2. 被动免疫防龋

被动免疫是直接应用特异性抗体来中和及对抗病原体。被动免疫的策略包括在牛奶或鸡蛋黄中产生针对变链菌的抗体、鼠单克隆抗体，以及利用基因工程技术在植物体内产生类似于人的 S-IgG 抗体。被动免疫避免了主动免疫可能存在的安全隐患，具有一定的潜在优势。缺点是因为不刺激机体的免疫系统，所以不能诱导免疫记忆。研究显示，给予的抗体最多只能在口腔中存留几个小时，在牙菌斑中最多存留 3 天。

（1）多克隆抗体和单克隆抗体

从 20 世纪 80 年代末至今，已有大量研究资料证实运用多克隆抗体（简称多抗）和单克隆抗体（简称单抗）被动免疫防龋的有效性。Michalek 等（1987）首先尝试了用牛奶中的多抗免疫防龋研究。用变链菌 4 种血清型全菌抗原免疫奶牛，将获得含特异性抗变链菌抗体的牛奶喂养定菌鼠，结果显示，实验组动物变链菌黏附水平、菌斑指数及龋齿活性均显著性降低。Loimaranta 等（1997）研究也证实用变链菌免疫的牛，其初乳中 IgG 能显著抑制变链菌的葡萄糖代谢和胞外多糖的合成。

日本学者则尝试用鸡蛋黄抗体（yIgG 或 IgY）被动免疫防龋。Otake 等（1991）用灭活的变链菌免疫母鸡，将从鸡蛋黄中提取的 yIgG 饲养定菌鼠，使鼠菌斑中变链菌数量显著降低，并有效地控制了龋齿的发生。Hamada 等（1991）动物实验则显示，抗细胞结合型葡糖基转移酶（GTF）的 yIgG 能有效地阻止致龋菌对大鼠牙面的黏附，抑制龋病的发生。Hatta 等（1997）将在含蔗糖培养基上生长的变链菌免疫母鸡获得的 IgY 与 10% 蔗糖同时用于自愿受试者漱口，发现短时间内（4 小时）受试者唾液中变链菌占总链球菌百分率显著下降。

自单抗技术诞生以来，已成功地用于解决许多具有重大理论意义和应用价值的生物学问题。用抗变链菌 PAc 的单抗免疫实验动物和人类，能有效地抑制宿主口内固有变链菌的再黏附以及外源性变链菌在宿主口内的黏附与定植。国内研究（1997）证实，抗变链菌表面蛋白 pAg 的单抗能显著性抑制定植大鼠口内变链菌的黏附,降低龋齿发生率。用单抗被动免疫引人注目的一点是其具有长效作用,即尽管在牙面短期应用,其防龋作用却可持续 2 年左右。Ma 等(1990)推测,这可能由于在口腔微生物间发生了菌群的生态转移,导致对变链菌黏附的抵抗性。

关于被动免疫的防龋机制,目前推测单抗和多抗可能是通过影响细菌表面的理化特性如电荷、表面自由能、疏水性等,在体内则可能起调理作用并对细菌的黏附产生影响。但 Van Raamsdonk 等(1996)研究发现,单抗对变链菌表面特性的影响不及多抗,且体外研究表明,单抗作用于变链菌,不能像多抗那样刺激多形核白细胞对其吞噬和杀伤作用。

另外,将利用基因工程技术构建的各种新型疫苗免疫动物所获得的特异性抗体作被动免疫防龋,是近来免疫防龋的新趋势。Chia 等(1993)用变链菌 GTF 的含 19 个核苷酸片段 GTF C435~453 与牛血清白蛋白连接免疫小鼠获得抗 GTF 多肽的单抗,体外实验显示,能明显抑制 GTF 合成不溶性葡聚糖,并进一步抑制变链菌的蔗糖依赖性黏附。樊明文(1998)运用基因工程技术构建了变链菌 GTF-I 过度表达株,将其免疫奶牛,测得牛乳中含高水平的抗变链菌抗体。将该免疫牛奶用于自愿受试人群含漱,结果显示,牙舌面变链菌黏附水平显著下降。进一步证实了用多抗被动免疫的可行性。

(2)新型单抗

随着基因工程技术的不断完善和发展,国外学者已开展将杂交瘤技术与基因工程技术相结合,制备新型单抗的研究,包括双特异性单抗、嵌合单抗、具有其他活性功能区的单抗及单域抗体等。这些新型单抗可以从不同侧面、不同程度克服原有单抗因其自身分子组成特点所致的某些缺陷与不足。其中单域抗体(single domain antibodies)具有抗体分子小,易于穿透组织,且抗原性弱的特点,很适宜

在人体内应用。其制备是通过从免疫动物的脾细胞和外周血淋巴细胞中提取 DNA 或 mRNA,然后用 PCR 技术对已重排的基因进行扩增,将扩增后的目的基因克隆至能分泌的表达性载体中,最后转入大肠杆菌,检测细菌培养上清便可分离纯化单域抗体。

单域抗体使利用细菌来生产特异性抗原的小分子抗体成为可能,另外其制备简便,无需组织培养,获得的转化细菌比杂交瘤稳定。因此,对它的基础与应用研究已越来越受到重视。

(3)转基因植物

植物具有合成和组装各类抗体分子的能力,包括很小的抗原结合区或片段到整个抗体,甚至多价抗体。植物又具有经济,易于规模化的优点,因此为一理想的表达系统。运用基因工程技术将特异性抗体分子整合至植物基因中,用转基因植物进行局部免疫治疗,是近期备受关注的研究课题。英国科学家 Ma 等(1995)将抗变链菌表面蛋白单抗的重链与轻链基因克隆并表达于 nicotiana 烟草植物中,发现转基因植物能高水平地表达单抗全长抗体分子。他们已将这种转基因烟草浸汁被动免疫自愿受试者,显示受试对象龋活性的明显下降。

对猴局部应用抗 Ag I/II 的鼠单克隆抗体抑制了变链菌在口腔中的定植和龋齿发生,抑制作用至少可持续 1 年的时间。在一项成人研究中,牙齿先经过抗菌处理,再局部连续 3 周给予 Ag I/II 特异性的鼠单克隆 IgG 或转基因植物分泌 S-IgA/G,对变链菌再次定植的抑制作用分别达 2 年和 4 个月之久。目前,还不明确短期接触抗体却能产生长时间的抑制作用的原因,推测变链菌被清除后,被动给予的抗体阻止了变链菌的直接再定植,变链菌的口腔生态位被其他微生物所占据。因此,较长时间内难以再发生定植。这与前面提到的儿童流行病学调查结果很相似,即如果儿童在 3 岁左右仍未感染变链菌,此后几年时间内可能不会再感染或

者只有少量变链菌定植。

（四）免疫防龋中尚待解决的问题

1. 维持长时间的保护作用

主动免疫防龋已在大量的啮齿类和灵长类动物实验中取得了成功，几次小规模的临床研究也显示疫苗可以提高针对致龋菌的唾液 S-IgA 抗体水平，在一些个体中甚至干扰了致龋菌的定植。但任何疫苗在正式应用于人体之前都必须先进行临床研究，以证实其在人体中使用的安全性和有效性，而防龋疫苗还缺乏这方面的研究资料，目前还需要较大规模、设计科学的临床研究进一步证实。被动免疫可以避开主动免疫可能存在的安全性问题，但要维持长时间的保护作用仍是一大难题。

2. 应用的时机及效果

因为免疫防龋的一个重要策略是提高"感染窗口期"体内的特异性抗体水平，对主动免疫来说即意味着在婴儿 1 岁半以前进行免疫，这就要求此时婴儿的黏膜免疫系统已足够成熟，从而可以产生有效的免疫反应。婴儿出生时唾液中几乎不存在 S-IgA 抗体，随着口腔细菌的出现，唾液 IgA 抗体水平快速升高。研究提示，婴儿 1 岁时黏膜免疫反应已明显开始成熟。预测对婴儿接种防龋疫苗很有可能会诱导特异性的唾液 S-IgA 抗体，对致龋菌的定植产生抑制作用，但还需要对儿童进行临床试验来验证。目前尚不清楚在"感染窗口期"后致龋菌是否还存在定植的机会，还需要进一步的流行病学调查来证实。这对于确立加强免疫防龋的策略是十分重要的。龋病不同于急性感染，绝大多数都是缓慢发展、长期存在的。现有的任何一种防龋措施都只能在一定范围内、一定程度上降低龋病的发生水平，而不可能完全阻断龋病在人群中的流行。

二、牙髓病免疫

细菌是牙髓病最重要的抗原物质，如链球菌、放线菌、乳杆菌等。细菌感染的途径（见图 2-2）有：经牙体缺损处感染，如深龋、牙折牙外伤、重度磨损等严重牙体缺损，细菌及毒素通过牙本质小管或穿髓点侵入牙髓；或经牙周感染，细菌及毒素经过牙周袋，通过根尖孔，侧支根管而侵入牙髓。此外，血源感染，即细菌及毒素经过血液而侵入牙髓是十分罕见的，但并非不可能。

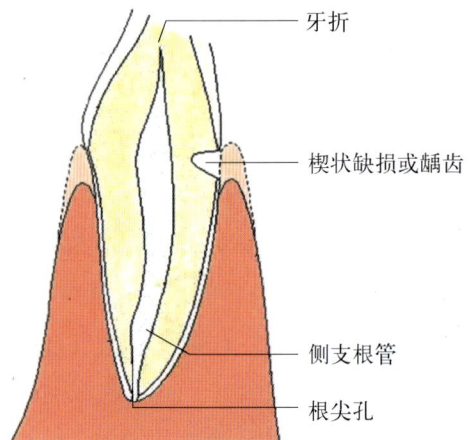

图 2-2　感染物质进入牙髓
可能的 4 条途径

牙髓尖周病变组织中有各类免疫活性细胞，尖周病患牙根管内渗液中有各类免疫球蛋白；牙髓腔可作为引进抗原、致敏机体的途径，牙髓感染可引起机体某些器官的致敏性病理损害；某些牙髓炎症是抗原和循环抗体相互作用后出现的病变；正常、炎症和修复牙髓中有多种细胞因子及其受体，以及细胞外基质成分。因此，免疫学反应在牙髓尖周病的发病中起着特有的作用。主要表现在以下 3 个方面：牙髓尖周病发病与免疫反应有密切关系，同一病变组织内既有细胞免疫也有体液免疫反应；既有非特异性炎症也有特异性炎症。正常牙髓组织，尤其是年轻恒牙牙髓具有较强的免疫防御能力。根管内感染物质为免疫原，是免疫反应的动因。牙髓免疫学的研究不仅为深入探讨牙髓的生物学特性、牙髓炎的发病机制提供了免疫学依据,而且指导临床治疗中应彻底消除来源于根管内的抗原物质,以终止牙髓尖周病变组织的免疫性损害。

(一)牙髓细胞免疫基础

1. 牙髓细胞

(1)成牙本质细胞(odontoblasts)

成牙本质细胞是牙髓中高度分化的细胞,在牙齿发育中及成熟牙齿中,均具有成牙本质的作用。成牙本质细胞是一种很敏感的细胞,受到外界刺激后会退化、死亡或坏死,而由牙髓内未分子化间充质细胞或成纤维细胞分化形成新的成牙本质细胞。随着年龄增长,牙髓逐渐纤维化,细胞成分逐渐减少,成牙本质细胞的功能也逐渐退化。

(2)成纤维细胞(fibroblasts)

纤维母细胞活跃地合成着牙髓的胶原纤维。随着牙髓血管、神经和胶原纤维量的增加,成纤维细胞的数目逐渐减少。

(3)保护(防御)细胞(defence cells)

防御细胞包括组织细胞、巨噬细胞、肥大细胞、浆细胞及中性粒细胞、嗜酸性粒细胞、嗜碱性粒细胞、单核细胞等。当牙髓炎症时,这些细胞从血管中移出,对牙髓起防御和保护作用。

(4)未分化间充质细胞(undifferentiated mesenchymal cells)

未分化间充质细胞分布于多细胞区和髓角,常与血管有关。细胞比纤维母细胞小,但形态相似,胞质不明显。在受到刺激时,它分化成牙髓结缔组织中任何一种细胞,主要为成纤维细胞和成牙本质细胞。随着年龄增长,这种细胞活力下降,因而牙髓的再生能力也下降。

2. 牙髓中的免疫活性细胞

牙髓中的免疫活性细胞指狭义的受到抗原刺激后能发生免疫反应的细胞,主要是 T 淋巴细胞、B 淋巴细胞、Ⅱ类抗原表达细胞和肥大细胞。

(1)牙髓 T 淋巴细胞及其亚群

成熟的 T 细胞在识别外来抗原的同时还必须识别抗原呈递细胞表面的组织相容性复合物(major histocompatibility complex,MHC)分子,然后才能活化。但牙髓组织不同于其他结缔组织,它没有外胚层的覆盖,不能凭借着外胚层中表达MHC - Ⅱ类抗原的细胞进行免疫监视。牙髓 T 淋巴细胞亚群主要有辅助 T 细胞(CD4+ T 细胞)和抑制 T 细胞(CD8+ T 细胞)两类,主要分布在牙髓基质中(见图 2 - 3)。

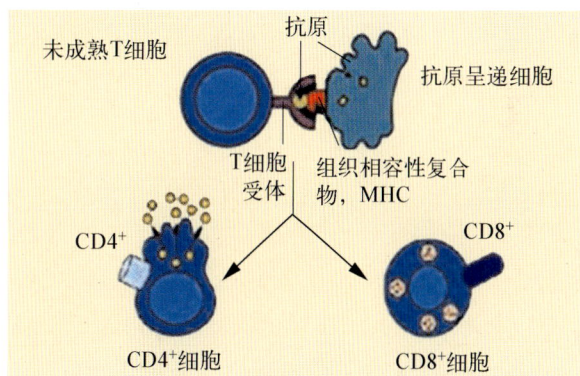

图 2 - 3　抗原刺激 T 细胞转化为 CD8+ 细胞或 CD4+ 细胞

(2)牙髓中的Ⅱ类抗原表达细胞

免疫反应的产生首先是由表达 MHC - Ⅱ类分子的抗原呈递细胞(antigen-presenting cells,APCs)捕获抗原,经其加工处理后将抗原信息传递给 T/B 淋巴细胞,从而引发一系列特异性免疫应答。因此,APCs 是机体免疫反应的首要环节,能否进行有效的抗原呈递直接关系到免疫激活或免疫耐受的诱导。APCs 包括树突状细胞(dendritic cells,DCs)、巨噬细胞(MΦ)、B 细胞等。牙髓中的Ⅱ类抗原表达细胞主要位于牙髓结缔组织中,细胞圆形,有短小突起。正常牙髓中存在少量巨噬细胞,分布于牙髓基质中,炎症性牙髓中巨噬细胞明显增加,该细胞在可逆性牙髓炎、慢性牙髓炎、慢性牙髓炎急性发作时数量无明显差异,巨噬细胞在牙髓病变中发挥免疫调节和吞噬消化双重作用。树突状细胞样细胞,主要分布于牙本质细胞层中,这类细胞的细胞器稀少,但有发达的线粒体及高尔基体,无溶酶体及吞噬体,其 Ia 抗原仅表达于细胞膜上;巨噬细胞,主要分布于牙髓的中央区,为圆形或类圆形的细胞,其过氧化物酶反应产物表达于胞质囊泡中。利用免疫组化法或免疫荧光染色和共聚焦激光扫描显微镜联合技术观察表达 Ⅱ 类分子的人 DCs 具有高度树突状外观,并且大多数具有 3 个或更多的细胞质突起树突,这些细胞形成一连续的网状结构,涉及整个牙髓组织,它们不是随机分布,而是突出地聚集在内部牙髓的血管周和外部牙髓的造牙本质细胞旁区。树突状细胞是功能最强的抗原呈递细胞。有别于其他 APCs、DCs 最大特点是能够显著刺激初始型 T 细胞(naive T cells)增殖,而 MΦ、B 细胞仅能刺激已活化的或记忆性 T 细胞,因此 DCs 是机体免疫反应的始动者,是操纵免疫系统的强大工具,牙髓造牙本质细胞层的 MHC-Ⅱ 类表达的人 DCs 可能调节造牙本质细胞的功能,并且对造牙本质细胞的分化有一定作用。并且有学者研究人乳牙吸收期间 Ⅱ 类 MHC 阳性细胞,提示其对造牙本质细胞和成牙骨质样细胞的分化、迁移和(或)激活起诱导作用。

巨噬细胞是一种清道夫细胞,能吞噬凋亡片段,近年的研究表明幼稚的 DCs 摄取凋亡片段通过 MHC-Ⅱ类呈递抗原给细胞毒 T 细胞。小鼠(7~8 周)牙齿形态发生期间,凋亡细胞主要为造牙本质细胞,由 MHC-Ⅱ⁺ 细胞包括 DCs 和 MΦ 以及 MHC-Ⅱ⁻ 的 MΦ 清除凋亡片段,促进正常牙髓的形成和维持,因此牙髓 DCs 具有免疫自稳功能。

(二)牙髓体液免疫基础

1. 牙髓 B 淋巴细胞及其浆细胞

牙髓中是否有 B 淋巴细胞,不同学者的报道有差异。Hahn 等学者的研究证实正常牙髓中存在 B 淋巴细胞,而 Mangkonlkarn 等学者采用流式细胞仪进行检测,未在牙髓中发现 B 淋巴细胞。当牙髓组织受到抗原刺激时,牙髓内的 T 淋巴细胞开始增殖,通过血液将刺激信号传导到全身,诱导 B 淋巴细胞向牙髓内移动,牙髓炎症的后期才开始出现浆细胞,然后产生 IgG、IgE 等抗体参与免疫反应。正常牙髓组织中存在着一定量的 Ig 成分,可能暗示龋齿侵犯过程中的保护作用。

2. 牙髓淋巴管(lymph-vessels)

牙髓内的淋巴管较小,内衬内皮细胞。淋巴管具有使组织在血管内再循环的功能,并且能辅助输送细胞的代谢产物。牙髓淋巴管的分布,有人认为从成牙本质细胞下方开始,也有人认为是在根尖区才有。在牙髓组织受到刺激出现急性炎症时,淋巴管内可储存炎症渗出物。

(三)牙髓病主要抗原

1. 异体抗原

虽然,化学、热、机械、电、放射等均可引起牙髓的炎症反应,但最常见的还是龋齿和牙菌斑中微生物及其毒素的抗原刺激。牙髓病原微生物通常是以厌氧菌包括专性厌氧及兼性厌氧菌为主体的混合菌属(占 46%)。分离所得的常见细菌包括有普雷沃菌种、牙龈卟啉菌属、核梭杆菌属、类链球菌属、真杆菌属及链球菌属等,其中中间普氏菌为最易分离获得的产黑色素菌种。许多研究表明,牙龈卟啉菌及牙髓卟啉菌与牙髓炎的急性症状有密切关系。革兰阴性菌是感染牙髓的优势菌,其抗原主要是菌体抗原内毒素脂多糖(LPS)成分。它能通过新鲜切割牙本质引起牙髓组织中多形核白细胞的渗出;刺激 TNF-α,IL-1,IL-6 等因子的合成和分泌。LPS 引起组织炎症时须有脂多糖结合蛋白(LBP)及单核-巨噬细胞的分化抗原CD14的参与。LBP能与细菌内毒素形成高亲和力的复合体,CD14为LPS和LBP-LPS在细胞膜表面的受体。CD14与LBP-LPS结合后产生两种重要的功能:首先,LBP作为调理素,通过LPS-LBP-CD14的结合清除感染中革兰阴性菌的致病物质;其次,可引起LPS刺激后的分泌反应,提高免疫系统抗感染的敏感性。

2. 修饰的自身抗原

牙髓所含的组织相容性抗原比其他组织少,故牙髓的抗原性较其他组织弱。变性的牙髓则可作为抗原的一种来源,不仅可诱发尖周组织的免疫反应还可引起全身性的免疫应答。此外,某些牙髓治疗的药物可变更或修饰牙髓组织,使其具有抗原性。甲醛甲酚合剂是最具有代表性的药物。许多研究证实甲醛甲酚是一种半抗原制剂,可与牙髓、根管内的载体蛋白结合,形成完全抗原,经根管系统致敏机体。

(四) 牙髓病与免疫

1. 牙髓炎症的初级阶段——抗原的识别

牙髓中的抗原呈递细胞(即Ia抗原表达细胞)的数量比为树突状细胞:巨噬细胞为1:4。其中树突状细胞是抗原呈递的主要细胞,而很少或没有吞噬能力;巨噬细胞的吞噬能力很强,抗原呈递能力较弱。在龋齿、牙髓炎及根尖周病变中Ia细胞的数量增加明显。早期龋患牙牙髓内有少量抗HLA-DR抗体阳性的细胞,其数量随龋的进展而增加。当龋病发展到近髓或露髓时,数量急剧上升。抗原呈递细胞可与通过牙本质小管入侵的抗原发生反应,将抗原带入淋巴结,呈递给T细胞,淋巴细胞扩增后,迁移入抗原侵入部位参与局部反应。这是牙髓组织免疫监视功能的重要物质基础。

2. 牙髓的细胞免疫应答

可复性牙髓炎时,T细胞占90%以上,T4/T8=0.56;不可复性牙髓炎时,T4/T8=1.14,可复性牙髓炎早期,CD4$^+$细胞启动扩大免疫应答,产生效应细胞,清除外来有害物质;后期,CD8$^+$细胞发挥免疫调节的负反馈作用,抑制免疫应答的继续发展,使炎性牙髓发挥正常功能。不可复性牙髓炎时,由于外来有害物质的不断侵入,越来越多的CD4$^+$细胞被激活,当其增殖到一定程度后,数量不占优势的CD8$^+$细胞不能有效地抑制过强的免疫应答,造成组织的不可逆性损害。牙髓中的B细胞在慢性牙髓炎急性发作时多于慢性牙髓炎,此现象可能是由于抗原的突然大量入侵或抗体免疫调节功能导致B细胞的分化、增殖以及记忆性B细胞向局部聚集,增强了体液免疫应答。可以认为,B淋巴细胞介导的体液免疫不参与牙髓局部早期的免疫应答,慢性牙髓炎急性发作期局部细胞免疫受抑制。故体液免疫与急性炎症趋势的牙髓炎密切相关,细胞免疫与慢性牙髓炎密切相关。除了T、B淋巴细胞外,牙髓中还存在着许多其他免疫细胞,如肥大细胞、粒细胞、血管内皮细胞等,均参与牙髓对抗口腔微生物入侵的免疫反应。

3. 牙髓的体液免疫应答

免疫球蛋白与牙髓炎的发病过程有关。炎性牙髓中抗体含量增加,并可检测出不同类型的抗体形成细胞(包括IgG、IgA、IgM、IgE形成细胞)。牙髓组织中的免疫球白成分除可引起牙髓的炎症反应造成组织破坏外,还能降低牙本质小管的通透性,阻止细菌的进一步侵入。牙本质通透性的降低是由于羟磷灰石具有蛋白吸附的特性,使免疫球蛋白沉积于牙本质小管壁上所造成的。牙本质小管内Ig的长时间沉积可改变小管的功能半径。早期龋中Ig位于牙本质小管的近髓侧,并随龋损的加深而向龋损处扩展。几种免疫球蛋白中IgM引起的渗透性降低的程度最大,其次为 IgA,IgG 最小。

(五) 与牙髓坏死有关的介质

对于牙髓组织最终坏死的机制现已有所了解。炎性部位的细胞因子及其他相关分子的相互作用,以网络的形式相互制约、促进,使牙髓内的细胞合成并分泌了抑制细胞代谢、降解细胞外基质的成分,如基质金属蛋白酶、间质胶原酶,产生抑制蛋白,并且使纤维蛋白溶酶原激活剂——纤维蛋白溶酶蛋白水解系统激活,导致牙髓组织的最终坏死,并发展成根尖周病变。炎性牙髓及根尖周组织中可检测出大量 TNF-α 和 IL-1,许多研究表明,LPS 的许多生物学效应是通过 TNF-α 和 IL-1 来实现的。IL-1 及 TNF-α 在长时间的作用下可使基质金属蛋白酶合成及分泌增加。另一种重要的炎性介质前列腺素(PGE)进入循环后可引起 cAMP 的积聚及腺嘌呤环化酶的活化;使血管扩张,通透性增加,引起疼痛;并且 PGE₂ 具有抑制凝血酶促牙髓细胞的蛋白合成作用,但此抑制作用的机制还不明了,可能与细胞内 cAMP 有关。许多研究表明,牙髓组织对周围环境有较好的适应能力,当损伤感染在一定范围内,牙髓细胞具有自身修复的潜能。而且只有在牙髓细胞生长旺盛,有效成分活力丰富时,该潜能才得以充分发挥。当大量的外来抗原或修饰的自身抗原存在,引起的破坏程度超过组织的自身修复能力时,大量的炎症细胞移出血管,淋巴细胞扩增,分泌细胞因子,合成降解牙髓组织的酶,使牙髓发生不可逆性的损害。

三、根尖周病的免疫

(一) 根管内抗原性物质

根管内感染物质主要来源于牙髓,最常见是龋齿和牙菌斑中微生物及其毒素。病原微生物通常是以厌氧菌包括专性厌氧及兼性厌氧菌为主体的混合菌属。口腔微生物能通过多种途径进入髓腔,最常见的途径是牙齿的根尖孔或侧支根管。如果环境为微生物的生长提供适宜的条件,这些微生物将在牙本质小管、根管及根尖组织内生长繁殖。但细菌的聚集和生长受多种选择性因素影响,包括营养、低氧化还原电势、细菌间相互作用、温度、pH、宿主反应、抗菌因素及抑制剂、微生物本身特性及它们所处的位置等。消化链球菌、弯曲杆菌、消化球菌、优杆菌,尤其是产黑色素普氏菌在急性根尖炎症的牙齿中检出率比较高。产黑色素普氏菌是牙髓坏死相关症状,包括疼痛、瘘道形成、臭味等的发生的主要病原菌。特异细菌,尤其是普氏菌、消化链球菌、梭杆菌与某些症状的发生密切相关。慢性根尖周炎感染根管内韦荣菌占总菌的比例比较高。产黑色素普氏菌、微小消化链球菌可能与急性根尖周炎的症状相关,而韦荣菌则与慢性根尖周炎有一定的关联。

除微生物外,微生物产生的毒素也是根管内重要的抗原性物质。最常见的是脂多糖(LPS),即内毒素。LPS 是革兰阴性细菌的主要表面成分,在细胞外膜维持其结构及行使其生物学功能上有着不可缺少的作用,在细菌和外部环境的相互作用中也扮演着非常重要的角色。感染变性坏死的牙髓组织及分解产物在某种情况下可作为抗原。炎症或坏死的牙髓组织经过某种修饰后获得抗原性,也可成为引起根尖周病的原因。例如,将犬牙髓拔除经过热处理之后再送回根管,通过根尖孔至根尖周组织,宿主不再认为它是自身组织,而将它视为一种新的抗原,产生免疫应答反应。但是,被修饰后的抗原性比细菌菌体成分的抗原性要小得多。

(二) 根尖周病灶中的免疫活性成分

在病变的根尖周组织中有大量的淋巴细胞、浆细胞、巨噬细胞浸润,其中淋巴细胞占炎症细胞总数的 50%～60%。显微镜观察,大多数的淋巴细胞是 T 淋巴细胞,当抗原与致敏的 T 淋巴细胞结合后会释放各种免疫活性因子,参与根尖周组织损害。尖周肉芽肿病理变化主要为尖周病变区骨组织破坏,被肉芽组织所替代。尖周脓肿或慢性牙槽脓肿,是局限于尖周区的慢性化脓性炎症。尖周脓肿可穿过牙槽骨及黏膜形成牙龈窦道,或穿通皮肤形成皮肤窦道。尖周囊肿是由上皮衬里、充满液体、被肉芽组织包绕的尖周病变。根尖肉芽肿病理改变,根尖周组织结构破坏被炎性肉芽组织取代,其周围纤维组织增生,肉芽组织中可见泡沫细胞和增生的上皮团块。根尖囊肿病理改变主要为炎性增生呈网状,纤维囊壁较厚,大量慢性炎症细胞浸润,可见泡沫细胞和胆固醇结晶裂隙和透明小体。

根尖周病从慢性炎症向急性炎症转变的过程中,炎症细胞的比例随之改变。即慢性炎症阶段病变区内浸润细胞以 T 淋巴细胞为主,而在急性炎症阶段则转变为 B 淋巴细胞为主,免疫荧光检查中见到的大多数是产生抗体的浆细胞。根尖周组织中产生的抗体主要是 IgG,也有 IgA、IgM、IgE。当 B 淋巴细胞受到抗原刺激后,开始分化、增殖,形成各种免疫细胞,最后分化形成的浆细胞能合成各种免疫球蛋白,参与免疫反应。

(三) 根尖周病的免疫应答

根尖周病的免疫应答具有双重性,既可以预防疾病、保护机体,又可以参与疾病的发生、发展,参与组织损伤和破坏。抗原可以是细菌,也可以是细菌代谢产物、酶,或牙髓组织及分解产物,或是牙髓治疗半抗原与牙髓组织蛋白结合而成的抗原。免疫成分有免疫活性细胞,如淋巴细胞、浆细胞等,免疫球蛋白,T 淋巴细胞及亚群和补体成分。在根尖周病病变区主要为浆细胞、淋巴细胞浸润。慢性期

有肥大细胞等浸润。还有 IgG、IgA、IgM、IgE 等和补体 C_3 存在。渗出液中有 IL-1B、TNF-α 等细胞因子,与免疫应答和炎症的发生、发展有密切关系。

(四) 根尖周病的超敏反应

根尖周病的超敏反应可有 3 种表现。

1. 速发型变态反应

主要成分是 IgE 和肥大细胞。根尖周病中有 IgE 介导的应答反应,结合 IgE 抗体后引起细胞膜脱颗粒,再释放组胺和其他介质,发生急性炎症反应,同时发生骨质的破坏。临床表现为急性炎症期,X 线提示根尖阴影、骨密度稀疏。

2. 细胞毒性变态反应

主要免疫成分是 IgG 和 IgM 及补体。能在根尖肉芽肿内观察到许多 IgG、IgA、IgM 等浆细胞和补体。在补体的参与下,被激活的补体系统导致细胞膜的破坏或溶解,从而发生细胞毒性变态反应。临床表现为久不封闭的根管,并有较多的组织液渗出。

3. 迟发型变态反应

迟发型变态反应是变应原引起的 T 细胞亚群介导为主的炎症反应。临床表现为扩根后 1～2 日患者表现出急性根尖周炎症状。

四、牙周病的免疫

(一) 牙周病的临床特点及发病因子

牙周病是人类最普遍的疾病之一。牙菌斑和炎症被认为是牙周病的主要病因。但牙周病是一个多因素的疾病,没有一个单一的因素能引起牙周

组织破坏,以致牙齿脱落。细菌入侵和宿主防卫功能之间维持一种平衡状态,牙周就处于健康状态。体内外因素均可影响此平衡动态。外源性因素(局部性促进因子)有口腔卫生不良、牙石、食物嵌塞、创伤性殆、医源性因素、接触点不良、吸烟等;内源性因素(全身促进因子),有内分泌功能不良、代谢紊乱、免疫缺陷、慢性消耗性疾病、营养不良、遗传因素等,使宿主抵抗力减弱,导致牙周组织对细菌损害易感,从而容易发生牙周病。

牙周病尤其牙周炎是多因素疾病,其发病因子传统地分为局部因素和全身因素。局部因素中,菌斑细菌及其产物是牙周病最主要的病因,是引发牙周病必不可少的始动因子(initial factor),但它又受其他局部因素的影响和全身因素的调控。全身因素可改变宿主对局部因素的反应,宿主的反应也是一极重要的因素。多因素中的各因素相互联系、相互影响,或互为协同、互为拮抗。

当细菌侵袭和宿主防御之间维持动态的生态平衡时,少量菌斑的致病作用可由宿主的防御功能所控制,仍可保持牙周组织的健康。牙周感染能否成立,实际上由细菌、宿主、环境三方面条件决定,影响动态平衡的一些局部促进因素如牙石、食物嵌塞、创伤、局部解剖因素、不良习惯和不良修复体等,可增强细菌侵袭力。一些全身促进因素如内分泌失调、吸烟、精神压力、免疫缺陷、遗传因素、营养不良等,可降低宿主的防御力和修复力,或加重牙周组织的炎症反应和破坏作用。当正常菌群间失去相互制约,或者牙周微生物与宿主间失去平衡,便转变为生态失调,发生牙周病。

(二)牙周病的细胞免疫

1. T 细胞

正常牙周组织中的 T 淋巴细胞也处于 G_0 期,分布于龈沟上皮及结合上皮基层及上皮下固有层。抗原刺激时,巨噬细胞被激活行使抗原呈递细胞的功能。T 细胞被抗原呈递细胞呈递的抗原肽复合物激活,并迅速增殖分化成效应细胞和记忆细胞。效应细胞可识别抗原表面抗原肽,并发生特异结合,通过释放细胞因子或直接杀灭方式发挥细胞免疫作用。

2. T 细胞分泌和表达的多种细胞因子

这些由 T 细胞分泌和表达的生长因子、细胞黏附分子和炎症介质等直接或间接参与组织平衡的调节,在牙周组织的形成发育、损伤修复中发挥重要作用。

(1) 生长因子

① 表皮生长因子(epidermal growth factor,EGF)

具有多种生物学活性的多肽生长因子,作为一种强大的有丝分裂原,可促进口腔黏膜的增殖和角化。

② 转化生长因子 B(transforming growth factor B,TGF B)

转化生长因子属生长调节蛋白超家族成员,能促进细胞生长、组织再生修复。

③ 血小板源性生长因子(platelet-derived growth factor,PDGF)

血小板源性生长因子作为间质源性细胞强大的有丝分裂原和趋化因子,在血管发生及组织损伤修复中有重要作用。

(2) 细胞黏附分子

① 免疫球蛋白超家族

免疫球蛋白超家族是一大类涉及细胞识别的同源分子家族。

② 整合素(integrin)

整合素是一类细胞表面糖蛋白家族成员以非共价方式结合构成。

③ 细胞表面蛋白多糖(cell surface proteoglycans,PGS)

是一组细胞表面大分子物质,具有调节细胞

间、细胞与基质的相互作用,促进细胞黏附生长、基质形成。

④ 层粘连蛋白-5(laminin-5)

是上皮细胞分泌的一种大分子糖蛋白,是基底膜和半桥粒的主要成分,可与多种分子结合,促进上皮细胞附着和增殖。

（3）炎症介质

① 白细胞介素 1(interleukin-1)和肿瘤坏死因子(tumor necrosis factor,TNF)

作为两种最主要的炎症介质,能刺激宿主细胞产生白介素和单核细胞趋化蛋白,激活炎症应答。

② 单核细胞趋化蛋白(monocyte chemoattractant protein)

是主要的化学趋化因子,趋化中性粒细胞、淋巴细胞和嗜碱性粒细胞。

③ 纤溶酶原激活因子(plasminogen activator)

纤溶酶原激活因子是丝氨酸蛋白酶家族成员,能促进纤溶酶原转变成纤溶酶,在血浆纤溶系统、组织损伤修复中发挥重要作用。

④ 神经肽 P 物质(substance P)和钙基因相关肽(calcitonin gene-related peptide,CGRP)

为感觉神经末梢释放的神经肽,能扩张血管、增加血管通透性,影响中性粒细胞活性。

（4）各种细胞因子的功能

① IL-2、IL-5、IL-6 促进 B 细胞活化。

② IL-6、IL-10 促进其他淋巴细胞亚群增殖分化。

③ TNF 趋化白细胞。

④ IL-4 和 IFN-γ 增强巨噬细胞吞噬功能和抗原呈递功能。

3. 其他免疫活性细胞

（1）中性粒细胞

中性粒细胞参与机体非特异性免疫和特异性免疫过程,有吞噬、杀死病原体的作用,是机体抗感染的第一道防线。

（2）单核-吞噬细胞系统

主要是在接触、吞噬抗原时释放各种细胞因子,呈递抗原、激活 T 细胞。

（3）NK 细胞

NK 细胞主要功能是杀灭被病毒感染的宿主细胞。牙周病非病毒性疾病,但 NK 细胞可能参与牙周病的非特异性免疫。

（4）红细胞

红细胞免疫具有增强吞噬作用、清除免疫复合物、识别和携带抗原、增强 T 细胞反应等效应。

（三）牙周病的体液免疫

1. 牙周病组织中的 B 细胞

正常牙周组织中的 B 淋巴细胞处于 G_0 期,但是活化途径与 T 细胞不同,它们在 T 淋巴细胞因子和外来抗原双重刺激下活化成为淋巴母细胞。并在抗原继续刺激下快速扩增,分化成效应细胞（浆细胞）和 B 记忆细胞。B 细胞主要产生特异性 IgG、IgA 和 IgM。此外,B 细胞也分泌 IL-2 等细胞因子。

2. 牙周病组织中的免疫球蛋白

正常唾液中的抗体以 SIgA 为主,牙周病患者唾液中 SIgA 变化不大,但是针对病原菌的特异性 IgG 水平明显增加。龈沟液抗体水平和牙周病体液免疫关系密切。正常龈沟内的 Ig,主要是血清 IgG。牙周病时龈沟液的抗体还来自炎症组织内的浆细胞。抗体具有免疫防护作用,但也可能对宿主组织造成损伤,即Ⅲ型超敏反应。其机制是牙周病病灶中浆细胞分泌的 IgG 等沉积于组织间隙,与病原体抗原结合成抗原-抗体复合物后,如果不能被巨噬细胞及时清除,达到一定浓度时,抗原-抗体复合物激活补体,造成炎症性损伤。

3. 补体

补体是非特异性免疫反应系统的重要成分。

参与形成免疫复合物。补体系统在杀灭病原菌的同时，一些补体片段，如 C3a，对宿主细胞产生损伤。

4. 酶

牙周病的龈沟液中有一些酶，它们的活性与病变程度相关。

（1）天冬氨酸酶（aspartase aminotransferase，AST）

它的含量与牙周病病变的活动显著相关，反映了牙周病变组织的坏死程度。

（2）碱性磷酸酶（alkaline phosphatase，ALP）

是骨代谢有关的酶，其活性与牙周袋的深度、牙槽骨丧失的程度显著相关。

（3）弹性蛋白酶（elastase，EA）

它可破坏结缔组织成分，与牙周组织的活动破坏程度密切相关。

（4）髓过氧化酶（myeloperoxidase，MPO）

它与蛋白酶的激活有关。

（5）B－葡萄糖醛羧酶（β－glucuronidase，BG）

它是一种参与结缔组织基质降解的酸性葡糖基水解酶。

（6）基质金属蛋白酶（matrix metalloproteinase，MMPs）

包括胶原酶、弹力蛋白酶、组织蛋白酶及酸性蛋白酶。降解各种胶原组织、蛋白组织，是牙周破坏中极具破坏力的介质，病变越严重，其浓度越高。

（7）超氧化物歧化酶（superoxide dismutase，SOD）

在牙周病变组织中浓度降低。

（8）谷胱甘肽过氧化物酶（glutathione peroxidase，GPs）

它与牙周组织病变呈负相关。

（四）牙周病的免疫特征

从免疫学的观点看，牙周病是牙周病原菌和宿主免疫防御系统长期相互作用所致。慢性炎症性牙周炎的发生、发展与转归也是牙周致病菌和宿主免疫防御机制这对矛盾此消彼长的结果。由于牙周组织是牙齿周围的特殊组织，免疫反应的结果可导致组织损伤。从牙结石在牙面的沉积，牙菌斑生物膜的附着，到牙周组织发生炎症的过程中，机体产生多种免疫反应，同时也引起纤维组织的破坏、牙槽骨的吸收。机体对抗原的反应可分为非特异性和特异性两类。非特异性反应包括炎症反应，是抗感染的第一道防线。

炎症反应又称之为天然免疫，是低等动物发育过程中分化出的抗微生物感染的天然防御机制。在低等的无脊椎动物如昆虫，其生物学效应主要是产生抗菌肽，以行使抗感染作用。随进化发展，到了哺乳动物和人，炎症反应分化发展得相当复杂了，有体液反应系统和细胞介导系统。在细胞介导系统中，有被诱导产生的各种炎症细胞因子、其他小分子炎症介质以及抗菌肽，其反应或强或弱，既可产生保护效应又可发生损伤后果。补体系统、凝血系统、急性期反应蛋白、吞噬细胞、内皮细胞和上皮细胞等构成这个反应系统的主要元件，是有机体最古老的抗感染防御机制。天然免疫应答是机体防御感染性疾病的一道防线，在过去的几十年中曾一度被认为只是免疫系统应答外界刺激的一种低等形式，但随着对免疫系统的深入了解，非特异免疫系统的重要性逐渐为越来越多的人所接受。免疫细胞识别病原体相关分子形态或蛋白水解信号，一方面诱导抗菌肽的合成，直接杀伤侵入的病原微生物；另一方面诱导内源性信号的表达，如炎症预激细胞因子（TNF、IL－1 等）、趋化细胞因子（IL－8 等）、黏附分子、共刺激因子（IL－12 等）以及一氧化氮合酶（产生一氧化氮）等，以便更有效的动员机体的防御力量来抵抗病原微生物的侵入。

免疫调节基因产物 Toll 样受体(Toll-like receptors，TLRs)蛋白可能是其信号向胞内传导的门户蛋白质。Toll 为一类新的信号受体蛋白，属于Ⅰ型跨膜受体蛋白，其细胞外区段由富含亮氨酸的重复序列和半胱氨酸所组成。TLRs 是一组与天然免疫密切相关的受体家族，该家族与果蝇的 Toll 蛋白家族在结构上有高度同源性。TLRs 通过识别不同病原体在抗感染天然免疫中发挥重要作用。TLRs 可引发的信号传导能导致炎症介质的释放，在天然免疫防御中起重要作用，并最终激活获得性免疫系统。因此有人认为 TLRs 控制着由天然免疫向获得性免疫的转变。TLRs 参与感染性炎症反应的信号转导通路。LPS‐LBP‐CD14 复合物与人 TLR‐4 结合而激活共刺激因子 B7 基因的胞内信号传导通路。

牙周疾病为 G⁻ 厌氧菌为主的混合性感染所导致的炎症性疾病。LPS 是 G⁻ 厌氧菌的主要致病因子。牙周致病微生物侵袭牙周组织一方面直接造成牙周组织破坏损伤，另一方面其特定的致病成分激发机体的免疫反应，从而引起自身免疫损伤。其中，宿主自身的免疫损伤在牙周病发展和牙周组织破坏过程的作用为近年来研究的热点。研究发现 TLR$_2$ 和 TLR$_4$ 在这些牙周组织中均有表达，TLR$_2$ 阳性细胞比例在重度牙周炎邻近牙周袋上皮区域最高，TLR$_4$ 在重度牙周炎组表达量亦明显增高，提示 TLR$_2$ 和 TLR$_4$ 可能均参与了牙周组织受细菌产物刺激后所产生的免疫应答。TLRs 这类在进化中高度保守的分子以病源相关分子模式方式广泛识别入侵体内的致病微生物，作为机体免疫的初始环节，在先天性免疫和适应性免疫应答过程中起着关键性的作用。现有的研究结果表明 TLRs 在牙周组织有表达，而且在受到刺激后会引起炎症因子分泌水平的改变。

特异性免疫反应通常在感染性疾病恢复之后。这种反应包括一系列细胞的相互作用，特异性免疫细胞和分子来识别外来物质。特异性免疫反应通常包括体液免疫和细胞免疫。体液免疫的特点是产生抗体。细胞免疫主要是有活力的效应细胞发生作用。因不同的抗原，体液免疫主要对抗细胞外的微生物感染；而细胞免疫主要对抗细胞内感染。

（李鸣宇）

参 考 文 献

1　口腔临床免疫学. 郭伟. 上海：复旦大学出版社，2003.

2　口腔免疫学基础与临床. 牛忠英. 西安：世界图书出版公司，2001.

3　口腔生物学. 张筱林. 北京：北京大学医学出版社，2005.

4　口腔生物学. 2 版. 刘正. 北京：人民卫生出版社，2003.

5　口腔生物学. 2 版. 樊明文. 北京：人民卫生出版社，2004.

6　口腔疾病的微生物学基础. 刘天佳. 北京：人民卫生出版社，1999.

7　Textbook of Clinical Perio-dontology clinical Jens Lund Kirkegaard arranzas Munksgaard，Copenhagen 1989 periodontology Newman Takei Carranza w. B Saunders，2002.

8　樊明文. 关于免疫防龋. 中华口腔医学杂志，2006，41：279‐281.

9　樊明文，张平，边专. 免疫防龋的研究新进展. 中华口腔医学杂志，1999，34：69‐72.

10　贺长历，王铎，金洁. 变形链球菌免疫防龋的研究进展. 上海口腔医学，2003，3：215‐217.

11　凌均棨，郑雨燕. 免疫防龋研究的回顾和进展. 牙体牙髓牙周病学杂志，2004，14：59‐63.

12　吴海珍，文玲英. 牙髓免疫学的进展. 国外医学·口腔医学分册，1992，19：4‐7.

13　边专，杜民权. 变形链球菌与心脏交叉反应研究概况. 国外医学·口腔医学分册，1996，6：338‐340.

14　杜民权，樊明文，边专，等. 柱层析法纯化变形链球菌表面蛋白质抗原Ⅰ/Ⅱ的研究. 口腔医学研究，1996，3：131‐134.

15　刘建国，樊明文，边专，等. 基因重组乳链球菌防龋疫苗口服免疫孕兔的实验研究. 口腔医学纵横，1996，4：195‐198.

16　边专，樊明文. 变形链球菌葡糖基转移酶基因缺陷型突变株特征的研究. 中华口腔医学杂志，1996，6：344‐347.

17　边专，樊明文，魏国贤. 变形链球菌葡糖基转移酶缺陷突变株黏附特征的观察. 中华口腔医学杂志. 1997，2：102‐104.

18　樊明文，陈文霞，边专，等. 免疫牛乳清对变形链球菌黏附的影响. 华西口腔医学杂志.2001,19；71-73.

19 谭海平,边专,樊明文等.PCR同时检测变形链球菌和远缘链球菌.口腔医学研究,2006,06；598-600.

20 江千舟,樊明文,边专.特异性IgY抗体对人牙菌斑中变形链球菌的影响.口腔医学研究,2006,22；243-245.

21 袁铿,汪泱,詹天佐.抗致龋病IgY的制备及防龋功能的观察.江西医学院学报,2002,42；153-155.

22 谭海平.PCR及其相关技术在口腔细菌研究中的应用.口腔医学纵横,2002,18；130-131.

23 樊明文,江千舟,边专等.特异性抗变形链球菌鸡蛋黄抗体IgY对定菌鼠龋齿发生的影响.华西口腔医学杂志,2003,21；339-341.

24 龚晨睿,潘思轶.特异性鸡蛋黄抗体的毒理学安全性研究.食品科学,2006,27；226-230.

25 江千舟,樊明文,边专等.鸡蛋黄防龋抗体的制备、抗体效价及持久性观察.牙体牙髓牙周病学杂志,2001,11；308-310.

26 Mori Y, Yoshimura A, Ukai T, et al. Immunohistochemical localization of Toll — like receptors and 4 in gingival tissue from patients with periodontitis [J]. Oral Microbiol Imm unol, 2003,18；54-58.

五、口腔黏膜病的免疫

口腔黏膜病的免疫问题是口腔免疫学的重要组成部分,包括正常口腔黏膜的免疫功能、口腔黏膜病的免疫病理以及口腔黏膜病的免疫治疗。

(一)口腔黏膜的免疫功能

口腔黏膜与皮肤和其他体腔黏膜一样,具有接受和传递来自外环境的各种刺激,并从物理性、体液性、细胞性3个方面对深层组织器官发挥保护和防御作用。① 物理性防护:口腔黏膜覆盖在整个口腔表面,由角质细胞组成的角化层构成口腔黏膜的保护层,对外来异物起到物理性屏障作用。② 体液性防护:口腔黏膜体液性防护因子主要是组织液中所含的IgA。经上皮层侵入的抗原物质与IgA结合形成免疫复合物,抗原抗体免疫复合物可引起溶菌反应、菌体凝集反应并促进吞噬作用,同时迟缓异物向组织内侵入,从而发挥体液性防护作用。③ 细胞性防护:在口腔黏膜的固有层中,有大量的白细胞浸润,主要作用为清除异物和抗原物质。当抗原侵入后,散在于上皮层内的巨噬细胞吞噬处理抗原并将抗原信息传导给T细胞和B细胞,引导其参与免疫应答。由此可见口腔黏膜在局部免疫防护和抗感染中发挥着重要作用。

免疫应答(immune response)是指抗原分子选择性刺激能识别它的特异性淋巴细胞(T细胞和B细胞),从而触发淋巴细胞自身活化、增殖、分化以及形成免疫效应细胞(效应T细胞或浆细胞),并产生免疫效应(细胞免疫和/或体液免疫)的生理过程。免疫应答受到免疫系统内外多种因素的严格控制和调节,借以维持机体的免疫稳定状态。免疫功能是机体免疫系统在免疫应答过程中所发挥的各种生物学效应的总称。由于所识别和清除的对象不同,其功能表现也不相同。一般将其归纳为以下3个方面(见表2-2)。当机体的免疫功能失调时,就会出现病理性的免疫反应,导致疾病的发生。

表2-2　机体免疫功能的分类及其表现

功能类别	功能正常	功能异常
免疫防御	抗御病原微生物的侵害	变态反应(功能过高)严重感染(功能过低)
免疫监视	识别、杀灭及消除突变细胞	发生恶性肿瘤或持续性病毒感染
免疫稳定	杀灭清除自身衰老、损伤的细胞	发生自身免疫性疾病

(二)口腔黏膜病的免疫病理

几乎所有口腔黏膜疾病的发病都与免疫有关,主要涉及变态反应性疾病、抗感染免疫反应性疾病、自身免疫性疾病、免疫缺陷性疾病等范畴。如口腔单纯疱疹感染、口腔念珠菌感染、复发性口疮、口腔扁平苔藓以及原发性或继发性免疫缺陷综合征的口腔表现等疾病,这些多是由于机体产生病理性的免疫反应或免疫系统失衡所致。目前其中某些疾病其免疫发病机制已经比较明确,而更多的疾病仅仅观察到了一些免疫异常的表现,其发病的免疫病理机制尚未完全阐明。

1. 口腔黏膜变态反应性疾病

(1) 变态反应性疾病的一般概念和机制

变态反应(allergy)又称超敏反应(hypersensitivity)。变态反应是机体对抗原物质的一种异常免疫应答,造成组织损伤或生理功能紊乱。由变态反应引起的疾病称为变态反应性疾病。根据引发原因、发病机制、临床症状的不同分为Ⅰ型(过敏反应型)、Ⅱ型(细胞毒型)、Ⅲ型(免疫复合物型)、Ⅳ型(迟发型)。近年来又有人提出了Ⅴ型(细胞刺激型)和Ⅵ型(依赖抗体毒型),目前的研究认为,与口腔黏膜病有关的变态反应主要是Ⅰ～Ⅳ型。

Ⅰ、Ⅱ、Ⅲ型变态反应由抗体介导,习惯称为速发型变态反应。其中,Ⅰ型变态反应由与肥大细胞和嗜碱性粒细胞有高度亲和力的IgE参与,变应原IgE复合物使细胞脱颗粒,产生和释放生物活性物质,引起速发反应,药物过敏性口炎、血管神经性水肿等发病机制属于此类;Ⅱ型变态反应由于患者产生针对细胞或组织抗原的IgG或IgM,在补体、巨噬细胞或NK细胞辅助下造成细胞溶解或损伤,与此类型相关的口腔黏膜病较少;Ⅲ型变态反应是由游离的抗原与血清中的抗体组成免疫复合物(immune complex, IC),在毛细血管内沿基底膜沉积,激活补体和白细胞,引起组织损伤,目前一些原因尚不明确的结缔组织疾病、肉芽肿性疾病可能与该类型有关;Ⅳ型变态反应主要由T细胞介导性免疫反应,与抗体和补体无关。

变态反应的免疫机制是个十分复杂的问题,各型之间互相亦有影响。变态反应性口腔黏膜病往往不是单一型的,而是以某一型损伤为主的混合型表现。

(2) 口腔黏膜变态反应性疾病

① 药物过敏性口炎(drug allergy stomatitis)

药物(抗原或半抗原)通过口服、注射、局部涂搽、含漱等不同途径进入机体,直接针对药物或其代谢产物的IgE抗体介导的反应。组织病理学变化表现为急性炎症,镜下可见毛细血管通透性增高、上皮细胞内及细胞间水肿;或有棘层松解、表皮内疱形成、炎性细胞浸润;或有溶血现象,红细胞、白细胞和血小板破坏等。

② 过敏性接触性口炎(allergic contact stomatitis)

由表皮T细胞超敏反应引起,在免疫应答过程中,朗格汉斯细胞、皮肤巨噬细胞在变应原入侵的部位发挥呈递抗原作用。目前尚未明确T淋巴细胞是来源于皮肤、局部淋巴结还是其他部位。致敏所需变应原的剂量变动范围较大。多数重要的致敏原是有机化合物,有些则是金属物质,据推测它们均是半抗原,促宿主皮肤内载体蛋白的来源及性质尚不得而知。病变以接触部位为中心,也可向邻近部位扩展。组织病理学变化表现为急性炎症,镜下可见主要特征是静脉周围淋巴细胞浸润,细胞肿胀坏死伴随嗜碱性粒细胞和嗜碱性细胞浸润。

③ 血管神经性水肿(lip angioneurotic edema)

又称奎英克水肿(Quincke' edema)。某些食物(如虾、蟹、奶类等)、药物(如青霉素类、奎宁等)、感染因子、情绪激动、寒冷刺激等因素,促使机体内浆细胞产生IgE。机体二次接触这些抗原后,引起与IgE结合的肥大细胞脱颗粒,释放出组胺、迟反应物质、缓激肽等,使毛细血管通透性增加,引起局部水肿。镜下可见深层结缔组织内毛细血管及淋巴管扩张,充血渗出,局限性水肿,伴炎细胞浸润。

④ 多形性红斑(erythema multiforme)

多形性红斑被认为是机体对感染,某些药物(如磺胺类、青霉素类、四环素类、非甾体类抗炎药等)、寒冷刺激以及其他一些不明原因产生的超敏反应。其中单纯疱疹病毒感染可能是发生轻型多形性红斑的主要诱发因素;肺炎支原体以及药物引起的超敏反应被认为是促发重型多形性红斑的重要因素。研究者用细菌内毒素脂多糖 W 注射液复制出多形性红斑的靶形损害,说明该病可能与体内原有的传染性病原体激发机体免疫反应有关。因其临床表现不同,镜下可见不同的组织病理学变化,一般可见上皮结缔组织细胞间和细胞内水肿,基底细胞液化变性,沿损伤的基底细胞层有表皮下水疱,疱顶有坏死的角朊细胞。

(3) 其他与变态反应有关的口腔黏膜病

其他尚有些可能与变态反应有关的口腔黏膜病,如光化性唇炎(actinic cheilitis)、肉芽肿性唇炎(granulomatosa cheilitis)、口腔结核性溃疡、克罗恩综合征(Crohn syndrome)、结节病(sarcoidosis)、白塞病(Behçet disease)等。

2. 抗感染免疫性口腔黏膜病

(1) 抗感染免疫性疾病的一般概念和机制

机体感染病原微生物后,对病原微生物及其毒性产物产生抵抗,阻止其入侵、生长、繁殖,杀灭病原菌,解除其毒性产物的生理性保护。感染对机体免疫功能产生多方面的影响,感染可增强机体免疫功能;也可使机体免疫功能降低,免疫调节紊乱,造成机体的损伤,由此而引发的疾病称为抗感染免疫性疾病。

感染导致免疫功能抑制的机制可能为:① 病毒在某些免疫细胞内增生,导致免疫功能受损,例如单纯疱疹病毒在 T 细胞内复制,巨细胞病毒、EB 病毒在 B 细胞内复制。② 某些病毒感染可引起抑制性 T 细胞的活化。③ HIV 感染 $CD4^+$ T 细胞,可导致细胞免疫功能下降,继而体液免疫功能下降,最终整体免疫功能崩溃,并易继发肿瘤、结核和各种机会致病菌的感染。

根据病原物不同,抗感染免疫分为抗细胞免疫、抗病毒免疫、抗真菌免疫和抗寄生虫免疫等。体液免疫和细胞免疫在抗感染免疫中均发挥重要作用。由细菌、病毒和真菌感染引起的口腔黏膜病均属此类。

(2) 抗感染免疫性口腔黏膜病

① 口腔单纯疱疹(oral simplex herpes)

口腔单纯疱疹病毒(herpes simplex virus,HSV)为 DNA 小疱疹病毒,根据其生物学特征分为 1 型和 2 型。过去认为前者以口腔及口周皮肤黏膜和腰部以上病损为主,后者累及腰部以下皮肤及生殖器为主。但目前研究发现在口腔单纯疱疹感染中,也可分离到 HSV-2 病毒。感染该病毒后,机体一方面通过黏膜免疫、干扰素等非特异性免疫机制产生抗病毒作用;另一方面通过特异性全身免疫应答(体液免疫和细胞免疫),产生特异性的抗体;促病毒和病毒感染细胞的被吞噬或裂解。与此同时,也导致了机体的免疫损伤,引起疱疹的急性发作,称为原发性单纯疱疹。HSV 在造成原发性损害后,少部分潜伏于半月神经节或周围细胞内。当机体因外伤、上呼吸道感染、月经、过度劳累等引起全身免疫功能下降时,潜伏相关性转录子(LAT)被激活,HSV 增殖活跃,引起局部复发性损害。免疫学研究表明,复发性疱疹可能为细胞介导的免疫机制中,淋巴母细胞转化率、干扰素和巨噬细胞移动抑制因子产生量下降,淋巴毒素不足所致。

② 口腔念珠菌病(oral candidiasis)

是一组由念珠菌属(Candida)真菌引起的疾病的总称。念珠菌为人体的条件致病菌。人体对其真菌有较强的非特异性免疫力。除了紧密的黏膜屏障之外,正常人血清中存在的聚集因子也使念珠菌聚集而易被吞噬杀伤。一般情况下,有 15%~50% 的健康人为念珠菌的携带者。长期大量使用广谱抗生素引起菌群失调;大量使用免疫抑制剂对炎症反应造成抑制;宿主抵抗力下降等原因促使念珠菌数量剧增并由孢子型转化为菌丝型。非特异性和特异性免疫功能,特别是细胞免疫在抗真菌免疫中起着主要作用。口腔念珠菌病患者的细胞免疫往往有不同类型和程度的缺陷。研究发现慢性皮肤黏膜念珠菌病(chronic mucocutaneous candidasis)与 T 细胞免疫的特定缺陷有关,B 细胞免疫则不受影响。

(3) 其他与抗感染免疫反应有关的口腔黏膜病

其他与抗感染免疫反应有关的口腔黏膜病,如带状疱疹(herpes zoster)、手-足-口病(hand-foot-mouth disease,HFMD)、口腔结核(oral tuberculosis)、球菌性口炎(coccigenic stomatitis)、坏疽性口炎(gangrenous stomatitis)等。

3. 自身免疫性口腔黏膜病

(1) 自身免疫性疾病的一般概念和机制

正常情况下,机体将自身组织成分识别为"自我",一般不对其产生免疫应答或产生微弱的免疫应答,此为自身耐受(self-tolerance)。在某些情况下,自身耐受遭到破坏,机体免疫系统针对自身抗原产生免疫应答,体内产生自身抗体或自身反应性 T 淋巴细胞,此为自身免疫反应(autoimmune reaction)。若自身免疫反应达到一定强度,破坏自身正常组织结构并引起相应临床症状时,就称为自身免疫性疾病(autoimmune disease,AID)。

自身免疫性疾病按自身抗原的分布范围,可分为器官特异性与非器官特异性;按其发病特征可分为原发性和继发性;按其病程可分为急性和慢性。

(2) 自身免疫性口腔黏膜病

① 天疱疮(pemphigus)

属于器官特异性自身免疫病。以出现针对角质形成细胞表面桥粒成分的特异性 IgG 抗体引起棘层细胞松解为特征。天疱疮抗原已明确为桥粒中的桥粒芯糖蛋白(Desmoglein,Dsg),属于黏附分子中钙黏素(Cadherin)超家族成员。大量研究证明,自身抗体是本病的致病原。许多患者的循环抗体滴度与疾病活动正相关。有些患者用血浆置换法进行治疗后可使病情短期内缓解。但也有研究显示天疱疮患者外观正常皮肤也有表皮细胞间 IgG 沉积,皮损处有较多单个核细胞浸润,局部细胞因子水平增高,推测细胞免疫也参与了天疱疮的发病。目前认为天疱疮发病过程中同时存在细胞免疫和体液免疫紊乱。

② 大疱性类天疱疮(bullous pemphigoid,BP)

属于器官特异性自身免疫病。其免疫学特征为血清中有抗表皮基底膜抗体,主要是 IgG;直接免疫荧光检查发现表皮基底膜上 IgG 呈线状沉积。目前认为 BP 的抗原主要有两种 BP230 和 BP180,分别为位于半桥粒致密斑的一种细胞内多肽片段和与半桥粒有关的 XVII 型跨膜胶原蛋白。

③ 副肿瘤性天疱疮(paraneoplastic pemphigus)

具有天疱疮和多形性红斑的双重特点。患者多发生淋巴网状细胞来源的恶性肿瘤。其免疫学特征为直接免疫荧光检查可见细胞表面沉积有 IgG 和 C3;患者血清存在循环 IgG 抗体。副肿瘤性天疱疮的循环抗体包括 250 kDa 和 210 kDa 的蛋白质的大疱性类天疱疮抗原,以及其他一些性质不明的蛋白质。目前研究认为本病的发生可能是由于机体对与正常皮肤组分和其他表皮组分有交叉反应的肿瘤抗原进行细胞和体液免疫应答的结果。

④ Sjögren 综合征(Sjögren syndrome,SS)

属于非器官性自身免疫病。SS 的病因、发病机制不明。可能为病毒(如 EB 病毒、腮腺炎病毒)或病毒转化的自身抗原,作用于遗传易感患者的免疫系统,导致 B 细胞多克隆激活而引起。免疫遗传学研究显示原发性干燥综合征患者的 HLA-B8、DR3、DR2 以及 DRw52 发生频率明显增高。患者血清中可检出多种非特异性循环抗体,如抗 SS-A、抗 SS-B 抗体、类风湿因子、抗核抗体以及抗唾液腺导管抗体等。泪腺、唾液腺组织淋巴细胞和浆细胞浸润,可能细胞免疫也参与了发病,如 NK 细胞或 CD8+ 细胞毒 T 细胞可能发挥了杀伤作用,但缺少确实的证据。

⑤ 慢性盘状红斑狼疮(chronic discoid lupus erythematosus,CDLE)

CDLE 属非器官性特异性自身免疫性疾病。研究发现,CDLE 病损的出现是免疫复合物激活补体导致的机体损伤。患者血清中存在多种自身抗体，如抗核抗体、类风湿因子等。免疫荧光检查可发现在病损区基底膜处由 IgG、IgM、C3 等组成的狼疮带。其病理学特征表现为基底细胞液化变性，固有层结缔组织胶原纤维玻璃样变性，密集的淋巴细胞浸润。

（3）其他与自身免疫反应有关的口腔黏膜病

① 口腔扁平苔藓（oral lichen planus，OLP）

OLP 具有疾病的慢性持续性，女性好发，免疫抑制功能降低，病损区自身毒性 T 细胞克隆的存在等很多自身免疫病的特点。多数研究认为 OLP 发生、发展的病理学变化是一种由外源性抗原或改变的自身抗原导致的、由细胞免疫介导的口腔黏膜基底角质细胞慢性免疫破坏性疾病。抗原特异性和非特异性机制联合导致 OLP 表皮固有层 T 细胞聚集、基底膜破坏、T 细胞游走至上皮内以及角质细胞的凋亡的发生。

A. 抗原特异性机制

研究发现，OLP 并非由单个抗原所引起，而可能是外来抗原、自身抗原或超抗原共同作用的结果。外源性抗原刺激易感个体口腔黏膜基底角质细胞而致其表面抗原改变，改变的抗原被朗格汉斯细胞所摄取，并以抗原肽 - MHC - Ⅱ 复合物方式呈递给 CD4$^+$ T 细胞，CD4$^+$ T 细胞产生 Th1 细胞因子如 IL - 2、IFN - γ 等，同时角质细胞、浸润的淋巴细胞和肥大细胞产生 TNF - α 等细胞因子，这些细胞因子反过来诱导角质细胞形成产生更多细胞因子和 ICAM - 1，刺激和吸引病变部位 T 细胞黏附到角质形成细胞，促使淋巴细胞向上皮内的浸润。此外，ICAM - 1、LFA - 1 的表达还促使 CD8$^+$ T 细胞的激活，活化的 CD8$^+$ T 细胞释放胞内颗粒破坏角质细胞或促进角质细胞凋亡，导致细胞因子的不断产生和病损的慢性迁延。

B. 非特异性机制

包括肥大细胞脱颗粒和基质金属蛋白酶（matrix metalloproteinase，MMP）的活化。肥大细胞释放的 TNF - α 可促进 T 淋巴细胞归巢，上调上皮细胞与白细胞间黏附分子的表达，直接或通过激活 MMP - 9 间接破坏上皮基底膜。MMP - 9 激活以后，降解基底膜，使上皮细胞失去生存信号导致角质形成细胞凋亡，加速 CD8$^+$ 淋巴细胞进入上皮，从而加重损伤的进程。

② 复发性口腔溃疡（recurrent aphthous ulcer，RAU）

免疫因素是造成 RAU 发病的关键因素，主要表现为细胞免疫异常、体液免疫异常及自身免疫现象 3 个方面。

A. 细胞免疫异常

不同学者对 RAU 溃疡各期的 T 淋巴细胞亚群研究发现，CD3$^+$ 分子在溃疡各期均升高，在溃疡前期以 CD4$^+$ 细胞为主，在溃疡期含有大量 CD8$^+$ T 细胞及少许 CD4$^+$ 细胞，而在愈合期又以 CD4$^+$ 细胞为主。CD4$^+$：CD8$^+$ 在溃疡发作期和间歇期均出现比例下降甚至倒置。研究发现，RAU 患者不仅存在免疫活性细胞数量上不足及细胞间的不平衡，同时还存在着功能上的缺陷。患者急性发病期淋巴细胞转化率及外周血淋巴细胞特异性的玫瑰花环形成明显低于正常人，而恢复期上升，接近或达到正常人水平。

B. 体液免疫异常

RAU 患者体内血清中 IgA、IgG 有不同程度的升高，但研究结果并不一致。中重度 RAU 患者体液免疫亢进表现更为明显。

C. 自身免疫现象

有研究者以家兔的口腔黏膜匀浆作为抗原，经过一系列处理后免疫注射于家兔皮下，经 4～5 个月，观察到与 RAU 临床特征和组织病理学表现相似的溃疡出现。在免疫注射后不同时间测定抗体效价，发现抗体效价与溃疡程度一致，提示复发性口腔溃疡与自身免疫有关。此外，研究者在患者受累部位发现有单纯疱疹（HSV）病毒和血链球菌（S. Sanguis）的存在。细菌、病毒可能作为一种交叉反应性抗原激发宿主的免疫系统，产生对口腔黏膜抗原的免疫应答效应。

③ 白塞病（Behçet disease，BD）

BD 是一种慢性炎性系统性血管炎，以反复的口腔黏膜溃疡、生殖器溃疡、皮肤损害和眼病变为主要特征。研究发现 BD 患者体内抗内皮细胞抗体、抗磷脂抗体、抗淋巴细胞抗体增加，尤其是 IgA 表型 B 增加。虽然总的 B 细胞数目是正常的，但具有活性标记的 CD13$^+$、CD33$^+$、CD80$^+$ 及记忆型的 CD45RO$^+$ 均有增加，而产生自身抗体的 CD5$^+$、CD19$^+$ 细胞水平较低，被认为是 BD 不同于其他以自身抗体介导的自身免疫病的特征。此外，Lewis 鼠经 α-原肌球蛋白免疫后眼葡萄膜和皮肤发生 BD 损害，提示针对 α-原肌球蛋白的自身免疫可能具有致病作用。在 BD 患者的外周血及组织中均可见特异性 T 淋巴细胞和 Th1/Th2 的失衡，由此可见细胞免疫同样在 BD 的发病中发挥重要作用。

4. 免疫缺陷性口腔黏膜病

免疫缺陷病（immunodeficiecy disease）是指由免疫系统中某一方面的缺失或功能不全导致免疫应答和免疫功能障碍并发生相应临床症状的疾病。临床上将这类病分为原发性免疫缺陷（primary immunodeficiency disease，PID）和继发性免疫缺陷（secondary immunodeficiency disease，SID）。对病原微生物及机会性菌群的高度易感，是免疫缺陷的主要后果，其感染的性质与免疫系统的缺损成分有关。因此，PID 常在口腔黏膜表现为反复出现细菌、真菌、病毒和原虫的感染，且迁延不愈，亦容易发生肿瘤、超敏反应和自身免疫病。

艾滋病（acquired immunodeficiency syndrome，AIDS）是由人类免疫缺陷病毒（human immunodeficiency virus，HIV）感染所致的 T 细胞免疫缺陷为主的 SID。免疫学的变化主要为细胞介导的免疫功能缺陷，具有特征性的 CD4T 淋巴细胞数量和功能的下降。其他细胞表面能够表达 CD4 分子的细胞群也会被 HIV 所感染。通常认为单核-巨噬细胞是 HIV 体内感染的主要储存库，并且它的功能异常也是引起免疫缺陷的主要原因。例如：HIV 感染的单核-巨噬细胞能分泌一种 IL-1 抑制因子，而 IL-1 在促进 T 细胞的增殖反应中占据重要位置，并且 HIV 感染的单核-巨噬细胞对于诸如白色念珠菌之类的微生物的吞噬能力减弱。说明免疫缺陷的发生很可能是抗原呈递细胞和 T 淋巴细胞，尤其是 CD4 亚群共同的功能异常所致。AIDS 患者在口腔黏膜常表现为真菌、病毒引起的机会性感染。

（三）口腔黏膜病的免疫治疗

免疫治疗（immunotherapy）是指采用生物制剂或药物调节免疫功能，增强或抑制机体的免疫应答，以达到治疗疾病的目的。免疫治疗可分为免疫增强疗法和免疫抑制疗法（见表 2-3）。免疫增强疗法主要用于治疗感染、肿瘤、免疫缺陷等免疫功能低下的疾病；免疫抑制疗法主要用于治疗超敏反应、自身免疫性疾病、移植排斥、炎症等。对于与机体状态有关但免疫机制未明的口腔黏膜病，可以考虑患者免疫状况具体施治。

表 2-3　免疫调节剂的分类

治疗药物	免疫增强剂	免疫抑制剂
化学制剂	左旋咪唑、异丙肌苷	环磷酰胺、硫唑嘌呤、糖皮质激素
微生物制剂	卡介苗、短小棒状杆菌、多糖类	环孢素 A、抗生素类
生物制剂	胸腺肽、转移因子、免疫球蛋白、细胞因子	抗淋巴细胞球蛋白、抗胸腺细胞球蛋白、多克隆抗体或单克隆抗体-毒素偶联物
其他	中草药如茯苓多糖、人参多糖等	中草药如雷公藤、秋水仙碱等

1. 口腔黏膜病的免疫增强治疗

免疫增强治疗适用于免疫检查发现免疫功能低下或免疫缺陷性口腔黏膜病。常用药物包括：

（1）卡介菌多糖核酸（BCG - PSN）

卡介菌多糖核酸是从卡介菌菌苗提取的多糖及核酸混合物，有类似结核杆菌的抗原性，它的作用机制是通过调节机体内的细胞免疫、体液免疫，刺激网状内皮系统，激活巨噬细胞功能，增强自然杀伤细胞功能，来增强机体抗病能力。不良反应包括发热、寒战、局部硬结等。

（2）转移因子（transfer factor，TF）

转移因子是从健康人血或动物脾脏提取的一种低分子肽类物质，其作用机制是诱导无活性的淋巴细胞上的特异性受体，使之变为活性淋巴细胞而引起的细胞免疫反应，使非特异地提高机体细胞免疫功能。肌内或皮下注射可引起局部红肿反应。

（3）胸腺肽（Thymosine）

胸腺肽是从小牛胸腺提取，为小分子多肽类激素，含 12 种主要的多肽，它能促使 T 淋巴细胞成熟，增加 T 细胞在各种抗原或致有丝分裂原激活后各种淋巴因子（如干扰素、IL - 2、IL - 3）的分泌；还可激活 T 细胞增强淋巴细胞反应。少数患者可出现过敏现象。

（4）左旋咪唑（LMS）

LMS 是一种低毒驱肠道寄生虫药物。LMS 可增强巨噬细胞作用及细胞免疫应答作用，增加淋巴母细胞转化率，使受抑制巨噬细胞及 T 淋巴细胞功能恢复正常，常见不良反应为胃肠道反应，偶见白细胞减少。

2. 口腔黏膜病的免疫抑制治疗

免疫抑制治疗适用于变态反应性口腔黏膜病以及天疱疮、舍格伦综合征、口腔扁平苔癣等与自身免疫有关的口腔黏膜病。常用药物包括：

（1）糖皮质激素

常用的糖皮质激素如泼尼松、地塞米松等。糖皮质激素抑制 T 淋巴细胞的增殖反应和同种混合淋巴细胞反应，抑制 Tc 细胞活化及移植物抗宿主反应，对抗体生成也有一定的抑制作用，同时抑制巨噬细胞产生 IL - 1 等细胞因子，从而抑制细胞免疫。长期应用糖皮质激素可产生严重不良反应，诱发和加重感染或导致肾上腺皮质功能紊乱等，但由于其疗效明显，若使用得当，仍不失为治疗自身免疫病的首选药物。

（2）细胞毒类免疫抑制剂

硫唑嘌呤（azathioprine）是该类药物常用的一种，它能抑制免疫器官中 DNA、RNA 及蛋白质的合成，因此抑制淋巴细胞增殖反应。它口服吸收良好，体内代谢完全，但对骨髓仍有一定抑制作用，能引起粒细胞缺乏及血小板数量下降。烷化剂环磷酰胺（cyclophosphamide，CTX）可以特异性杀伤 T 细胞和 B 细胞，抑制细胞免疫和体液免疫反应，对 T 细胞功能缺陷及 B 细胞功能亢进的自身免疫病有明显疗效。细胞毒类药物与糖皮质激素类药物作用机制不同，联合使用可以减少剂量，减少不良反应的发生。

（3）环孢素 A（cyclosporin A，CsA）

实验研究表明，CsA 能选择性地抑制由抗原或丝裂原诱导的 T 细胞早期激活反应，减少 IL - 2 的产生，抑制辅助性 T 淋巴细胞（Th）对 IL - 2 的反应性。抑制性 T 淋巴细胞（Ts）的生存不需依赖 IL - 2，因此 CsA 有利于 Ts 的增殖，起到免疫抑制效果。对于白塞病的眼部病变有较好的疗效。

（4）沙利度胺（thalidomide）

沙利度胺在 20 世纪 50 年代作为减轻早孕反应的镇静剂而广泛应用，后来发现其强致胎儿海豹样畸形作用而被禁用。近年研究发现沙利度胺具有抗炎、免疫调节等作用再度应用于临床。研究证实，沙利度胺应用于顽固性的复发性口腔溃疡、白塞病、口腔扁平苔癣、盘状红斑狼疮等口腔黏膜病常可取得良好的疗效。沙利度胺的作用机制可能在于其特异性调节由 TNF - α 诱发的其他细胞因子的分泌及机体的免疫状态。

3. 口腔黏膜病的中药免疫治疗

中医认为疾病的发生、发展和转归取决于正邪的消长,与机体的免疫功能密切相关,从而提出了"扶正祛邪"的主要治病原则,也适用于口腔黏膜病的免疫治疗。中药多为天然药物,药性温和,不良反应少,在协调机体整体平衡、增强机体抗病能力方面具有独特的药效。研究表明,人参、黄芪、灵芝、枸杞等多种中药均有良好的免疫调节作用,有些药物还有双向调节机体免疫状态的功效。但中药免疫调节的作用机制尚有待进一步研究。

(陈谦明　张媛媛)

参 考 文 献

1　Yamamoto K，Okamoto A，Fujio K. Antigen-specific immunotherapy for autoimmune diseases. Expert Opin Biol Ther，2007，7：359 - 367.

2　Rubenstein DS，Diaz LA. Pemphigus antibody induced phosphorylation of keratinocyte proteins. Autoimmunity，2006，39：577 - 586.

3　Imamura S，Yanase K，Taniguchi S，et al. Erythema multiforme：demonstration of immune complexes in the sera and skin lesions. J Invest Dermatol，1980，74：372 - 374.

4　Sugerman PB. The pathogenesis of oral lichen planus. Crit Rew Oral Biol Med，2002，13：350 - 365.

5　Sistig S，Cekic - Arambasin A，Rabatic S，et al. Natural immunity in recurrent aphthous ulceration. J Oral Pathol Med，2001，30：275 - 280.

6　Natah SS，Konttinen YT，Enattah NS，et al. Recurrent aphthous ulcers today：A review of the growing knowledge. Int J Oral Maxillofac Surg，2004，33：221 - 234.

7　Thornhill MH. Immune mechanisms in oral lichen planus. Acta Odontol Scand，2001，59：174 - 177.

8　Davidson A，Diamond B. Autoimmune diseases. N Engl J Med，2001，345：340 - 350.

9　Lewkowicz N，Lewkowicz P，Kurnatowska A，et al. Innate immune system is implicated in recurrent aphthous ulcer pathogenesis. J. Oral Pathol Med，2003，32：475 - 481.

六、口腔颌面-头颈肿瘤及类肿瘤的免疫

近 20 年肿瘤免疫学的发展突飞猛进,抗肿瘤的单克隆抗体的相继制备成功,不仅推动了肿瘤抗原的研究,也为肿瘤的诊断与治疗开辟了新的途径;多种细胞因子的发现,并利用基因重组工程大量的生产,使肿瘤免疫学的基础和临床研究向前跨出了可喜的一步。

肿瘤免疫学研究的目的,是阐明肿瘤发病的免疫学机制及其发展过程中的免疫状态变化,以便为肿瘤的预防、诊断和治疗,探索新的免疫学途径。

本章重点介绍口腔颌面部肿瘤的免疫学基础和免疫学诊断。

(一) 头颈部肿瘤的免疫学基础

口腔颌面部是全身的一个重要组成部分,为消化和呼吸系统的门户,全身发生的疾病,可以在口腔中表现出来,口腔的疾病又能影响全身的健康。所以,两者存在着依存的关系。

头颈部组织的免疫受控于全身的免疫系统,但因解剖部位、组织类型不同,而有其免疫学上的特点。机体免疫系统的基本生物学功能是对抗原物质进行免疫应答,口腔黏膜上皮是抗原进入体内的一条途径,抗原穿入黏膜后,先被巨噬细胞吞噬、吞饮及吸附,特别值得一提的是经树突状细胞处理后,抗原呈递给 T 细胞,使其致敏——感应阶段;受抗原刺激的 T 细胞、B 细胞转化为母细胞后,分裂成致敏淋巴细胞和记忆细胞,开始大量增殖——进入增殖和分化阶段;后者储存有抗原信息,在体内长期存活,如再次遇到抗原,则很快繁殖、分化成效应细胞——反应阶段;体内致敏的淋巴细胞或抗体,与再次进入的特异抗原物质发生免疫反应,力图排除、消灭抗原物质的进入。前者由 T 淋巴细胞为主参与的反应称为细胞免疫反应,后者由抗体

参与的反应称体液免疫反应。

人体与其生存环境之间存在一种"平衡"关系，在正常状态下人体本身也处于一种相对"平衡"状态。从肿瘤免疫学的角度来看，正常人体每天有 $10^7 \sim 10^8$ 个细胞突变，而免疫监督系统随之将其消灭；从分子水平看人体细胞基因组中存在癌基因与抑癌基因以及神经-体液免疫系统之间存在多种相互制约的平衡，一旦这种平衡破坏，尤其是免疫监督功能的"失衡"是肿瘤发生的重要原因之一。

1. 口腔颌面部癌瘤患者中存在着免疫反应的证据

癌瘤患者中究竟是否存在肿瘤的免疫反应是肿瘤研究人员所关注的课题。多年来，通过基础与临床研究，证实了以下几点。

（1）癌瘤发生率随年龄而增高

癌瘤显然可以发生在任何年龄，但是大多数口腔癌发生的危险性随年龄而增加，婴儿与老年人恶性肿瘤发生率高，前者是因为免疫系统尚未发育成熟，后者是由于免疫功能紊乱或衰竭。国内一项抽查指出，我国老年人主要是 T 细胞功能减退，因而老年人罹患多种感染和恶性肿瘤。

（2）原发性免疫缺陷患者中肿瘤发生率增高

动物实验表明：新生小鼠去胸腺后，对多瘤病毒诱发肿瘤的发生率显著增高。人类中，原发性免疫缺陷者恶性肿瘤发生率比正常人高 100 倍以上，其主要类型是淋巴网状系统肿瘤。

（3）继发性免疫缺陷患者中肿瘤发生率增高

继发性免疫缺损患者多因接受了器官移植，而应用免疫抑制剂。在移植受者中，非黑色素皮肤癌和唇癌最常见，恶性肿瘤的发生率随免疫抑制剂用药时间的延长而增高。据报道器官移植术后一年癌症发生率为 3%，5 年为 14%。

（4）头颈部癌肿局部淋巴细胞浸润及淋巴结反应与预后之间的关系

肿瘤的原发灶中有大量淋巴细胞浸润以及区域性淋巴结中副皮质区扩大、小淋巴细胞、网状细胞和毛细血管后静脉的内皮细胞增生、淋巴窦扩张，其内见大量淋巴细胞增生等均表达了细胞免疫反应的增强。经临床长期随访表明，肿瘤组织中浸润的各种免疫细胞数量和患者预后呈正相关。

（5）肿瘤的局部原发病灶消退和转移瘤的消退

人类肿瘤的自发性消退有很多令人信服的报道。最易消退的肿瘤有神经母细胞瘤、肾癌和恶性黑色素瘤。偶有原发灶肿瘤切除后，转移瘤亦消失。这常见于体内肺部转移的肾上腺肿瘤。

2. 肿瘤抗原

肿瘤具有抗原性，是肿瘤免疫的前提与基础。关于肿瘤是否具有抗原性，通过大量的动物实验和临床观察，以及口腔鳞癌单克隆抗体的制备成功，均证实口腔颌面部肿瘤抗原的存在。

根据肿瘤抗原的特异性分为两类：即肿瘤特异性抗原（tumor-specific antigen，TSA）和肿瘤相关抗原（tumor-associated antigen，TAA）。按肿瘤生成及其诱发生成的原因，分为化学或物理致癌剂诱发的肿瘤抗原、病毒诱发的肿瘤抗原、肿瘤排斥抗原、自发肿瘤抗原和癌胚抗原。此外，恶性黑色素瘤也有自身的特异抗原。

（1）肿瘤抗原特异性

所谓肿瘤特异性抗原，是指肿瘤细胞所特有的，在任何正常组织和其他肿瘤细胞均不存在。动物实验表明了这种抗原的存在。如甲基胆蒽（methyl cholamthrene，MCA）诱发小鼠产生肉瘤，若将肿瘤细胞接种给遗传背景相同的纯系小鼠，一定时间后，切除肿瘤。再次接种同种肿瘤细胞时，小鼠有排斥反应，反之未接种肿瘤的小鼠不发生排斥反应。这说明肿瘤有独特的排斥抗原（tumor rejection antigen，TRA）。

人类的某些肿瘤，如恶性黑色素瘤、肾细胞癌、结肠癌等肿瘤的抗原性较强。目前口腔颌面-头颈部鳞状细胞癌尚未发现特异性抗原。

（2）肿瘤相关抗原

肿瘤细胞不仅有 TAA,而且在同种正常组织或不同类型的肿瘤细胞也存在,只是含量不同。EB 病毒与 Burkitt 淋巴瘤及鼻咽癌密切相关,其抗体效价的高低,是判定患者预后化疗效果的一重要指标,迄今为止 TSA 研究无大的突破。而 TAA 研究却较深入,被广泛用于肿瘤定位诊断和抗体介导的杀伤。

（3）胚胎性抗原

现在发现的人类肿瘤胚胎性抗原有:甲胎蛋白（AFP）、癌胚抗原（CEA）、胚胎硫糖蛋白（FSA）等。

AFP 是由胚胎细胞产生,4～5 个月龄胎儿血清浓度最高可为 2.8 g/L,出生后 1 周降到 4～10 mg/L。AFP 是原发性肝癌的相关性抗原,其含量过高时对确诊肝癌有较重要的意义。

CEA 在血浆中的正常值为 2.5 mg/L。CEA 对早期结肠癌诊断的阳性率为 50%,胰腺癌为 100%,由于 CEA 也是肿瘤的相关性抗原,故 CEA 不能作为结肠癌的特异诊断的指标。但是 CEA 含量与肿瘤大小及转移有关。如果手术后血清中 CEA 含量仍较高,提示肿瘤切除不完全;如果手术数月后再次上升,预示肿瘤可能复发。临床上检测 CEA 用于肠癌、胰腺癌早期辅助诊断和判定疗效的一参考指标。

3. 与肿瘤免疫密切相关的效应细胞

抗肿瘤的免疫效应是多途径的,包括特异性和非特异性、细胞免疫和体液免疫。

（1）抗肿瘤的细胞

① 细胞毒性 T 细胞（CTL）

在肿瘤免疫中起主要作用。CTL 细胞杀伤肿瘤细胞受 MHC I 类抗原限制,即只杀伤与自己有相同 MHC I 类抗原的肿瘤细胞。肿瘤患者的淋巴细胞中含有 CTL 细胞或其前身,在白细胞介素 2(IL-2)和丝裂霉素 C 处理过的肿瘤细胞存在下,将患者淋巴细胞体外培养 1 周左右,其对自身肿瘤细胞有很高的杀伤活性。经体外培养扩增,回输给患者,可使肿块缩小,个别患者的肿瘤甚至消失。

② NK 细胞和 K 细胞

前者是自然杀伤细胞（natural killer cell, NK）,具有广谱的抗肿瘤活性,对同系、同种甚至同类肿瘤具有杀伤活性。临床研究表明对恶性淋巴瘤的疗效优于实体瘤。后者称为杀伤细胞（killer cell,K）,人的外周血、脾脏中均有 K 细胞,但胸导管和淋巴结中不多。K 细胞表面有 IgG 分子的 Fc 受体,对肿瘤细胞的杀伤是通过与肿瘤细胞表面的抗体结合,即抗体依赖性的小淋巴细胞。

③ LAK 细胞（lymphokine activated killer cell, LAK）

即淋巴因子激活的杀伤细胞,是非特异性的肿瘤杀伤细胞,包括 NK-LAK 和 T-LAK 细胞,前者由 NK 细胞衍生而来,无 MHC 限制性;后者由 T 细胞衍生而来,有 MHC 限制性。适应证选择合适的病例,临床上肯定了这一疗法的疗效。

④ 肿瘤浸润性淋巴细胞（tumor infiltrating lymphocyte, TIL）

主要来源于实体瘤原发灶中的淋巴细胞,癌细胞转移的淋巴结、癌性胸腹水中的淋巴细胞等。在 IL-2 作用下,就细胞水平上,其杀伤肿瘤细胞活性比 LAK 细胞高 50～100 倍。

⑤ 口腔颌面部肿瘤引流区淋巴结细胞（draining lympho node lymphocyte, DNL）

直接从口腔癌的原发灶中制取 TIL 细胞存在两个问题:① 与发生在内脏器官的肿瘤相比,体积较小,制取的 TIL 细胞难以达到治疗数量级。② 口腔内肿瘤处在一个污染的环境中,直接由原发灶中制取的 TIL 细胞,往往在培养过程中因污染而失败。然而,口腔头颈部恶性肿瘤 80% 是鳞状细胞癌,区域淋巴结的转移率在 30% 左右,临床上行手术切除原发灶的同时,常规行颈淋巴清扫术,其标本中含有大量淋巴结组织。基于以上特性笔者曾对 DNI 进行了较为详尽地考证,其分离、培养技术与类似方法比较,具有操作简便、扩增效果好;淋巴细胞集落抑制试验、^{51}Cr 微量细胞毒和裸鼠移植瘤实验表明 DNL 细胞杀伤同种异体同类型的肿瘤强于传统的 LAK 细胞。DNL 细胞有望成为基因治疗口腔癌的载体。

⑥ 单核-巨噬细胞

参与识别抗原,并将抗原信息呈递给 T 细胞、B 细胞且参与杀伤作用。病理检查提示,肿瘤标本中单核-巨噬细胞浸润程度越高,患者的预后较好;反之,预后较差。

(2)抗肿瘤抗体

分为保护性抗体和封闭性抗体。前者是有益的,后者是有害的。保护性抗体包括细胞毒性抗体、依赖淋巴细胞性抗体和亲细胞抗体。① 细胞毒性抗体需在补体参与下杀伤肿瘤细胞,多属 IgM 或 IgG 类。② 依赖淋巴细胞性抗体与肿瘤抗原结合后,其 Fc 片段与淋巴细胞表面受体结合,使淋巴细胞与肿瘤靶细胞黏附,发挥杀伤作用,此类抗体多为 IgG。③ 嗜细胞性抗体,当体液中该抗体存在时,单核-巨噬细胞包围肿瘤细胞,形成玫瑰花环状,此类抗体也是 IgG 类抗体。

封闭因子在动物和肿瘤患者血清中均存在,封闭因子与肿瘤细胞存在关系密切,肿瘤切除或痊愈后,封闭因子即消失;反之则出现,封闭因子有特异性,封闭自体或异体同种组织型肿瘤,对不同组织型肿瘤无封闭作用。

4. 肿瘤的免疫监视及逃逸

(1)肿瘤的免疫监视

Burnent 从机体内环境恒定的概念出发,根据实验和临床观察的事实,提出了肿瘤免疫监视学说。该学说是以 T 细胞免疫为中心。随着这一学说的进一步发展认为,除 T 细胞外,NK、单核-巨噬细胞等多种免疫系统都参与免疫监视,而且在不同的肿瘤中各种免疫监视途径也各有不同,这一学说无疑促进了肿瘤免疫的发展,并成为研究肿瘤免疫作用的出发点。虽然目前仍有争议,但已逐渐被多数学者接受。

(2)肿瘤的免疫逃逸

在正常生理情况下,每天 $10^7 \sim 10^8$ 个细胞发生突变,宿主的免疫系统能够识别并消灭。如果机体的免疫系统有障碍,不能识别或虽可识别不能消灭,使少数肿瘤细胞繁衍起来,这就是肿瘤免疫逃逸。其机制与以下几方面有关:① 肿瘤的抗原性低,由于癌细胞在遗传上很不稳定,易产生变异,逃脱了机体免疫系统的监视。② 抑制性抗原,是指能诱导免疫抑制性细胞的抗原。它削弱了机体的监视作用,许多证据表明,在机体内持续增殖的肿瘤,都能产生抑制性抗原。③ 肿瘤产生抑制性物质,例如前列腺素,肿瘤生长因子。④ 宿主因素,包括免疫耐受、抑制性细胞、抗体产生和血清抑制因子等。

(二)肿瘤患者免疫功能的监测

动态监视患者的免疫功能,对分析肿瘤的发展、判断预后和治疗效果,以及治疗方案的制定均有较重要的参考价值。因肿瘤发生部位、组织类型、增殖程度、肿瘤免疫原性及临床分期不同,肿瘤患者的免疫功能表现各异。这是因为肿瘤抑制宿主的免疫功能造成的。

1. 肿瘤患者产生细胞因子能力的改变

细胞因子(cytokine)亦称细胞素,系指体细胞所产生的一类高活性、多功能的诱生蛋白。细胞因子种类较多,与肿瘤关系密切的主要有以下五大类:干扰素类(interferon,IFNs),白细胞介素类(interleukin,ILs),克隆刺激因子(colony-stimulating factor,CSFs),转化生长因子类(transforming growth factor,TGFs),肿瘤坏死因子类(TNFs)。

（1）干扰素类（IFNs）

按抗原性分为 α、β、γ 3 种。白细胞和 B 细胞主要产生 IFNα；二倍体成纤维细胞主要产生 IFNβ；γ 细胞主要产生 IFNγ；IFN 的抗病毒"谱"很广，几乎所有病毒都可能被其抑制。迄今为止，IFN 在临床上主要用于治疗淋巴系统肿瘤、恶性黑色素等，对其他实体瘤疗效欠佳。

（2）白细胞介素（interleukins，ILs）

目前已发现并被国际上确认的 ILs 有 IL-1～IL-33。本文仅介绍 IL-2、IL-6、IL-12。IL-2 主要由活化的 Th1 细胞产生。其主要生物活性是促进 CTL 和 NK 细胞增殖；促进 B 细胞分化和增殖及抗体生成，在免疫应答、免疫调节和抗肿瘤免疫中具有重要作用。IL-6 主要由 Th2 细胞产生，除具有抗病毒、增强 NK 活性外，尚可促进 B 细胞活化并分泌 IgG，IL-2 与 IL-6 可以相互促诱生。IL-12 是由传代 B 细胞产生，其对人体抗癌免疫系统有正向的调节作用，主要表现在对 NK 细胞毒性及增殖活性的正向调节；对 T 细胞活性及增殖的正向调节作用；对 LAK 细胞的诱导和协同诱导作用；以及对上述免疫细胞 IFN-γ 和 TNF 的产生诱导。

（3）克隆刺激因子（colony-stimulating factors，CSFs）

CSFs 是一类能促进造血干细胞分化成粒细胞和巨噬细胞克隆的一族细胞因子。目前鉴定出 4 种。其对肿瘤的治疗主要有以下几方面的作用：适于化疗、放疗后，减少或解除骨髓造血功能受抑制状态；用于化疗、放疗前，促进肿瘤细胞进入增殖期，增加肿瘤细胞的敏感性；对骨髓细胞源性 LAK 细胞抗肿瘤活性和增殖有正向调节作用。

（4）转化生长因子（transforming growth factors，TGFs）

有 α、β、γ 3 种类型。除由肿瘤细胞产生外，正常组织和细胞中也存在，如肾脏、胎盘和血小板。这一因子除正常的生理功能外，还有促进细胞恶性变和恶性生长的活性。

（5）肿瘤坏死因子（tumor necrotizing factors，TNFs）

有 α、β 两种，前者由单核-巨噬细胞产生，后者有淋巴细胞产生。其单独应用的抗肿瘤作用表现在对肿瘤细胞的直接杀伤和阻抑作用；作用于血管内皮细胞，导致血栓形成，阻塞肿瘤血管引起肿瘤组织缺血坏死；激活体内其他抗肿瘤机制；诱导 IFN 和 IL 产生等。

上述细胞因子的产生就恶性肿瘤患者来说，例如恶性黑色素瘤、消化道肿瘤等随着肿瘤的发展呈负相关。一般认为 IL-2、IFN 的含量减少，可能是癌肿患者不能诱导 NK 和巨噬细胞自然抗瘤活性的原因。

2. 免疫细胞功能的检测

（1）NK 细胞活性

在正常成人外周血淋巴细胞中 NK 占 3%～5%，在肿瘤监视中有特别重要作用。临床上通过检测其活性来判断患者的免疫功能状况。正常值 ^{3}H-TdR 标记法 46.3%±2.6%。

（2）T 淋巴细胞亚群

利用商品化的 T 细胞亚群受体的单克隆抗体与亚群特异结合，通过荧光标记的方法，测定 T 细胞亚群的百分率。T 细胞亚群的正常值范围：CD3 66.7%±9.8%；CD4 42.8%±11.2%；CD8 29.8%±7.3%；CD4/CD8 1.43%±3.8%。

临床意义：CD3 代表总 T 细胞水平，CD4（以 T 辅助淋巴细胞为主）具有促进免疫的功能，CD8 有抑制免疫或细胞毒作用。CD4 和 CD8 是一对互相制约的 T 免疫细胞，在肿瘤患者中 CD8 往往升高，而 CD4 降低，测定 T 细胞亚群对深入了解肿瘤患者细胞的免疫功能有一定意义。

以上标准值由各实验室制定，故仅作参考。

（3）调节性 T 细胞

调节性细胞 T（T regulatory cell，Tr），Tr 是

近几年备受人们关注的一群增殖能力低、具有免疫抑制功能的 $CD4^+$ T 细胞群体,包括 $CD4^+CD25^+$ Tr 细胞、Tr1 和 Th3 等多种亚型,在多种免疫疾病以及肿瘤治疗中起着重要的免疫调节作用。目前研究较多的是 $CD4^+CD25^+$ Tr 亚型,约占正常人或小鼠的外周血及脾脏组织中 $CD4^+$ T 细胞的 $5\% \sim 10\%$,主要功能是通过抑制效应性 T 细胞,维持机体免疫平衡。$CD4^+CD25^+$ Tr 一般可通过 CD 标记,免疫磁珠分选法获得。

临床意义:肿瘤组织中含有很高的调节性 T 细胞,其数量与患者肿瘤进展程度和预后呈负相关,深入了解 Tr 细胞的数量及作用,对肿瘤患者免疫功能评价以及肿瘤的免疫治疗有着重要的意义。

七、口腔移植免疫

用正常的组织或器官置于患者体内,替代丧失功能的相应组织或器官,称为器官移植。由于被移植组织和器官有同种异体抗原存在,宿主接受移植后,发生抗同种异体抗原的免疫反应,发生排斥反应;随移入的组织和器官进入患者体内的淋巴细胞,也对宿主发生免疫反应。研究移植免疫的主要目的,是在阐明排斥反应机制的基础上,控制和克服排斥反应,使移植物长期存活。根据供受者之间的关系,器官移植分为自体移植、同种移植、同系移植和异种移植 4 种类型。

(一)移植抗原

人体组织细胞中具有很多同种异体抗原,其中有些能引起移植免疫反应,这些抗原称为移植抗原 (transplantation antigen),又称为组织相容性抗原 (histocompatibility antigen)。按抗原性强弱,组织相容性抗原又分为主要组织相容性抗原 (major histocompatibility antigen,MHC) 和次要组织相容性抗原 (minor histocompatibility antigen,non

MHC)。移植抗原由 MHC 和 non MHC 构成。MHC 在不同的种属中有不同的名称,人的 MHC 抗原为白细胞抗原 (human leukocyte antigen,HLA),按其编码基因分为 Ⅰ 类和 Ⅱ 类抗原。HLA Ⅰ 类抗原由 A、B、C 3 个位点基因编码。对于移植免疫反应,Ⅰ 类抗原的影响程度较 Ⅱ 类抗原弱。混合淋巴细胞反应 (mixed lymphocyte reaction,MLR),是体外反映淋巴细胞识别抗原进行的增殖反应,淋巴细胞之间的 MHC 抗原相差越大,MLR 越显著。Ⅰ 类抗原引起的 MLR 只相当于 Ⅱ 类抗原的 50%;在已接触淋巴细胞反应中,还不及 Ⅱ 类抗原反应的 50%。Ⅰ 类抗原在杀伤靶细胞的作用,大于 Ⅱ 类抗原。在同种移植中,Ⅰ 类抗原的主要作用,是决定 $CD8^+$ 杀伤细胞及靶细胞的特异性。移植术后移植物细胞的 Ⅰ 类抗原表达增强,$CD8^+$ 杀伤细胞的活性增高。HLA Ⅱ 类抗原由 *HLA* 复合基因的 D、DR、DQ 和 DP 位点编码。人的 B 细胞、活化 T 细胞、抗原呈递细胞 (antigen presenting cell,APC) 和部分上皮细胞表达 Ⅱ 类抗原。其表达有组织特异性,且受体内外条件的影响。Ⅱ 类抗原在移植免疫反应中,比 Ⅰ 类抗原更为重要。

(二)移植免疫反应和排斥机制

移植免疫反应也分为抗原识别、致敏和效应 3 个时相。

1. 体液免疫反应

在移植免疫反应中,体液免疫是与细胞免疫协同发挥作用,尤其是超急性排斥反应中受体内预存的抗体起重要作用。B 细胞受移植抗原刺激后,在 T 细胞的协助下,分化成浆细胞,产生特异性抗体,抗体通过调理黏附、免疫黏附、ADCC(抗体依赖性细胞介导的细胞毒作用)和 CDC(补体依赖性细胞毒作用)作用等机制破坏移植物,引起排斥反应。此外，也可以使抗体与移植物释放的大量可溶性抗原结合，形成免疫复合物，封闭移植物抗原，阻止受者免疫效应细胞对该抗原的识别和对移植物的攻击，从而使免疫排斥反应减弱或不发生反应。

2. 细胞免疫反应

在移植免疫反应中，尤其是急性排斥反应的早期，病变组织中常见以单个核细胞（主要为 T 细胞）为主的细胞浸润，表明 T 细胞介导的细胞免疫反应起了主要的作用。当 T 细胞受到移植物抗原的刺激后致敏，进入邻近淋巴结中，一部分转化为淋巴母细胞，并迅速增殖分化为致敏淋巴细胞，产生 CD4$^+$T 细胞，释放各种直接或间接破坏移植物的细胞因子，这些细胞因子包括 IL-2、IL-4、IL-5、IL-6、INF-α 和 TNF 等，也可产生 CD8$^+$T 细胞直接杀死移植物，共同参与移植免疫反应。

3. 移植免疫反应的类型

（1）超急性排斥反应

是指移植器官与受者的血管接通数分钟至 1～2 天内发生的排斥反应。主要由于受者体内预存的抗供者组织的抗体所致。抗原抗体复合物固定补体、中性粒细胞黏附在复合物表面，通过补体激活或者中性粒细胞释放的物质破坏内皮组织，同时血小板黏附其上，血管内血栓形成，最后导致移植体坏死。

（2）急性排斥反应

为最常见的一种排斥反应，一般在移植后 2 周左右出现，是细胞免疫和体液免疫共同介导的反应。

① 急性体液排斥反应（acute humoral rejection）

其特征为移植物血管坏死，主要由于针对血管内皮细胞同种抗原（HLA 分子）的 IgG 抗体激活补体引起，可能也有淋巴细胞参与，故又称为急性血管排斥反应（acute vascular rejection），对血管内皮

细胞的淋巴细胞可直接杀死靶细胞，也可通过分泌淋巴因子激活炎症细胞，引起内皮细胞坏死。

② 急性细胞排斥反应（acute cellular rejection）

其主要特征是实质细胞坏死伴有淋巴细胞和巨噬细胞浸润，可能有多种效应机制，包括 CTL（细胞毒性 T 细胞）、激活的巨噬细胞和 NK 细胞介导的杀伤作用等参与了急性细胞排斥反应。

（3）慢性排斥反应

可在移植后数周、数月甚至数年发生，可造成移植器官组织结构消失，功能减退和衰退。另一特点为血管平滑肌细胞增生，导致移植物血管的破坏。

（4）初次排斥反应与再次排斥反应

供、受者间组织相容性抗原不符，在第一次移植同种皮肤或器官后 7～10 天发生的排斥反应称为初次排斥反应（first rejection），主要由致敏淋巴细胞引起，而体液免疫也有一定的作用。在初次移植后，再将原供者组织或器官移植于受者，则排斥反应发生得更快，约 2～4 天即出现，称为再次排斥反应（second rejection）或加速排斥反应（accelerated rejection）。其机制为受者在初次接受移植后，体内已产生被供者移植抗原致敏的特异性 T 细胞和抗体，当再次移植时，迅速发生排斥反应。

4. 牙移植

牙移植是目前口腔临床中应用最多的，主要有两种，一种为自体牙移植，另一种为同种异体牙移植。许多实验数据提示，机体对牙的免疫反应低于对其他组织的移植，而且对组织相容性要求也较低，因此其移植成功率要显著高于其他组织器官的移植。但是在牙移植中，不论自体移植或同种异体移植都存在着一个共同的问题，即牙根的吸收。一般在术后几周内开始逐渐出现，时间可达数月至数年不等。一些追踪调查发现，至术后 10 年才停止吸收。也有报道术后 9 年才开始出现牙根吸收，而

且吸收很少。除此之外,牙移植后出现骨性粘连,又称骨化。一些研究者认为,骨化现象是根周膜损害的结果,一般在术后修复或再生的过程中,沿牙根表面有骨样牙骨质或骨样牙本质的沉积。动物实验研究表明,在移植牙表面残余的牙周膜可能会影响移植牙的成功率,因此建议在术前应用物理或化学的方法予以去除,以减少免疫原性。牙根的吸收可能是移植牙早期急性炎症反应所致,但这是一个漫长的过程,最终将导致牙的脱落。宿主特异性和非特异性免疫反应在根尖周病牙槽骨和牙根的吸收中具有重要的作用,但与牙移植所致的牙根吸收无明显关系,它可能也是炎症和免疫反应的综合结果。目前认为,牙移植后产生的牙根吸收可能与以下几方面原因有关:① 牙移植后根周组织炎症的转归与牙骨质的脱矿和牙骨质基质蛋白逐渐释放有关。② 一些糖蛋白可以刺激机体的免疫,但是因为它的量小,或者只具有微量的免疫原性,因此在移植后早期阶段仅产生微弱的免疫反应。③ 机体或致敏的淋巴细胞与根尖区已脱矿,但仍未释放牙骨质基质蛋白的牙根中存在的抗原相结合,引起免疫反应,进一步导致牙根的脱矿,并激活补体介导基质蛋白的溶解。④ 牙根的进一步脱矿,导致更多的抗原释放,加剧免疫反应,最终导致牙根的吸收。

近来报道日本研究人员分别培养间质细胞和上皮细胞,将其植入胶原基质中,经进一步培养后,形成一颗 1.3 mm 长的微型牙齿,并被植入一只 8 周龄的成年鼠口腔内,替代它的正常门牙,2 周后观察到被植入的仿生牙齿形成了牙根、牙釉质、牙髓、血管等结构,且与鼠的正常牙齿有相同的功能。此项工作虽然是实验研究,但初步证明通过仿生物的移植复原整个器官的可能性。

5. 骨移植

口腔颌面部因肿瘤或外伤后导致的骨缺损,常可用自体骨或同种异体骨移植的方法来重建,以恢复口腔颌面部的正常结构和功能。骨移植免疫反应出现在同种异体骨的移植,因为移植的异体骨具有免疫原性和组织相容性抗原。在移植免疫反应中,主要以 T 细胞依赖的细胞免疫反应为主,而 B 细胞产生的体液免疫反应较少见到。近年来由于 HLA 分型技术的应用以及使用网状骨和骨髓细胞进行移植,结果发现术后的免疫反应很少出现,尤其是几乎没有体液免疫反应出现。可能的原因是:① 由于术前检查 HLA,使得HLA 配型更接近,大大提高了骨移植的临床成功率。② 此种骨移植大多为颗粒型组织,可为机体吸收,且在人体内所用时间不长,故未能引起机体产生强烈的免疫反应。③ 经过冰冻保存后,这些组织的免疫原性大大降低,但仍能刺激机体产生新的骨组织。到目前为止,异种异体骨组织的移植仍未获得圆满成功,研究显示,它们既没有成骨作用,也不能刺激移植区骨组织形成新骨,却有严重的免疫反应出现,包括细胞免疫反应和体液免疫反应。

6. 口腔颌面-头颈软组织的异体移植

常见的颌面头颈部的组织缺损可采用自体组织移植修复,但缺陷巨大、畸形严重的,尚无理想治疗方法。虽然目前同种异体的器官移植取得很大突破,如心、肝、肺甚至手臂移植都取得成功,但面部的移植仍在争论中。面部移植是将死亡时间不超过 6 小时的捐献人面部整体剥离,然后完整地移植到患者脸上,缝合主供血管及支配神经,修复其畸形容貌,恢复其面部功能。在手术技术上,面部移植是可行的,但术后患者要承受很高的生理和心理健康风险,主要是伦理和术后的免疫排斥两方面。由于移植的异体组织具有免疫原性和组织相容性抗原,患者需要长期服用免疫抑制剂,这些药物的长期使用可能引发糖尿病、感染、癌症等。虽然面部移植手术风险大、争议较多,但仍给外貌严重受损的患者带来希望。2005 年 11 月 27 日世界首例异体局部面部移植手术在法国完成,患者是一名面部被狗严重咬伤的妇女,术后被移植部位生长良好。2006 年 4 月 14 日,我国首例面部异体移植在西安实施,术后新移植的面部成活率达到 100%,患者十分满意。最近美国报道准备实施全面部异体移植手术。

(郭 伟)

参 考 文 献

1 赵武述. 现代临床免疫学. 北京:人民军医出版社,1994.

2 周光炎. 免疫学原理. 上海:上海科技文献出版社,2000.

3 Guo W, Qiu WL, He RG, et al. Comparison of the in vitro and in vivo antitumor activities of tumor draining lymph node lymphocytes and lymphokine-activated killer cells from human oral cancer. Asian Journal of Surgery, 1999,22:365.

4 郭伟. 口腔临床免疫学. 上海:复旦大学出版社,2003.

5 王艳,胡劲松. 调节性 T 细胞的研究进展. 国外医学·免疫学分册,2005,28:243-246.

6 邱蔚六. 新的五年,新的挑战——我国口腔颌面-头颈肿瘤外科发展之我见. 中华口腔医学杂志,2006,41:449-542.

7 蒋灿华,叶冬霞,陈万涛,等. 中药"参阳"方剂对舌鳞癌 SD 大鼠外周血淋巴细胞亚群的调节作用. 中华口腔医学杂志,2005,40:118-121.

8 邱蔚六,陆昌语,郭一钦,等. 中药"参阳"方延长口腔鳞癌病员生存期的前瞻性研究. 耳鼻喉头颈外科,1996,3:69-73.

9 Morris P, Bradlev A, Doval L, et al. Face transplantation: a review of the technical, immunological, psychological and clinical issues with recommendations for good practice. Transplantation, 2007,83:109-128.

10 Toure G, Meningaud JP, Bertrand JC, et al. Facial transplantation: a comprehensive review of the literature. J Oral Maxillofac Surg, 2006,64:789-793.

11 Clarke A, Butler PE. Facial transplantation: adding to the reconstructive options after severe facial injury and disease. Expert Opin Biol Ther, 2005,5:1539-1546.

生物学诊断篇

第三章　口腔颌面常见疾病的生物学诊断

第一节　龋病的生物学诊断

目前龋病诊断方法主要还是借助口镜、探针和X线片。在致龋菌未造成牙齿硬组织的器质性破坏之前,是无法检测并诊断龋病的。理想检测方法的实现,可使医师针对每个特定患者提出个性化的龋病预防措施,如饮食控制、局部应用抗菌药物等,进而可以预测龋损牙的器质性损害何时发生,充填修复后继发龋发生风险的高低。

一、龋病的危险性评估技术

(一)传统的龋活性试验技术

测定龋活性的方法即龋活性试验(caries activity test,CAT)。龋齿活跃性是指一定时间内牙齿新龋的发生和现有龋坏进行性发展速度的总和,也就是患龋的易感性和倾向性。龋齿的发生发展有较长的过程,在这一过程中早期龋难以察觉,发展的快慢也不一致,而且是断续的,有时可以终止成为停止性龋。故借助龋齿活跃性实验,掌握龋病发生和发展的规律性,对龋病防治具有重要意义。它能为龋病防治提供致龋因素存在的信息,特别在高危人群(high risk group)的预防监控上有一定意义。

理想的龋齿活跃性试验的要求是:① 检测结果与被检对象龋患现状有相关关系。② 检测结果有预测性,即与新龋的发生和已有患龋的进展有相关关系。③ 具有可靠性和稳定性,即试验结果相对精确并可重复。④ 检测时间周期几小时或几天内能直接得到结果。⑤ 试验相对简单,费用低,不需要精密昂贵的仪器和复杂的操作过程。⑥ 检测机制符合龋病的发病学说。Carlos 则把上述所有的要求概括为三个特性:即有效性、可靠性和可行性。

1. 龋活性试验检测指标

(1)菌斑 pH 检测

采用 pH 微电极(Beetrode pH Electrodes NMPH3)原位测量,或刮取牙菌斑常规 pH 检测。

(2)乳酸杆菌计数

20 世纪六七十年代所采用的龋活性试验检测指标。采用 L‑Rogosa 培养基,选择分离乳杆菌。

（3）变形链球菌计数

受试者唾液样本培养，与标准板比较，得出各组受试者的唾液变链数范围。

（4）蔗糖代谢检测

包括唾液蔗糖代谢能力检测或唾液中糖代谢酶活性的检测。

（5）唾液缓冲力检测

唾液为口腔中的三对大唾液腺(腮腺、颌下腺、舌下腺)及分布于上下唇、颊部等处的小唾液腺所分泌的液体，包含有水、糖蛋白、溶菌酶、过氧化物酶、乳铁蛋白、碳酸氢盐和磷酸盐构成的缓冲系统及免疫球等蛋白多种成分。检测所有标本多为取自口腔的全唾液，其中不仅包括来自各种涎腺的混合分泌物，亦包括脱落的上皮细胞、软组织的微生物及来自龈裂内的液体等。正常人每日全唾液的分泌量约为1~1.5 L，其 pH 在 5.0~7.0 之间，唾液中的蛋白质浓度为 0.025~1 g/100 ml，较血浆中低 100 倍左右。唾液中含有多种免疫球蛋白，主要为由唾液腺局部的浆细胞产生的 SIgA，由血清经龈沟渗入口腔的 IgG、IgA 和少量 IgM 与 IgE。每 100 ml 唾液中 IgA、IgG 与 IgM 的含量分别为 19.4 mg、1.4 mg、0.2 mg，大约为血清浓度的 1/10、1/800、1/400。唾液中的免疫球蛋白的含量虽远低于血清，但已足够用于一些免疫学诊断。

非刺激性的全唾液的收集可以通过使唾液从下唇滴入漏斗，然后放进刻度管内。刺激后唾液的收集，可使受试者咀嚼一些对实验结果无影响的物质如橡皮圈等，以刺激唾液的分泌。目前广泛使用的方法是让患者将棉花球放入口中，用舌翻动，特别是使之接触齿龈的部位，待浸湿后取出唾液。由于有细胞碎屑及沉淀的黏液素，全唾液往往很黏稠且为非均质，用于免疫诊断时需于低温下经 14 000 g 以上的高速离心以去除杂质。需长期保存时可使用硫柳汞防腐，但不宜使用叠氮钠以免干扰实验结果。唾液中的许多有机成分会因细菌酶和低渗唾液中白细胞分解后放出的酶作用而很快分解，故唾液在收集后应立即进行分析或冰冻保存。亦有研究者将收集后的唾液于 56℃ 温育 45 分钟，以减少唾液中的酶类对有机成分的分解作用。

Dentobuff Strip 法唾液缓冲能力的测定：取唾液样本加入指示剂中，根据液体颜色变化情况确定最终的 pH，即缓冲能力。

（6）唾液流量、黏稠度、廓清率等检测

刺激性唾液流量的测定：取 5 g 石蜡，于 50℃~60℃ 温水中浸软后，放入口中咀嚼，将口内分泌的唾液外吐于量杯中，持续 6 分钟，测定唾液总量，并换算成 ml/min，即为刺激性唾液流量。唾液黏稠度采用稠度计测定。

（7）唾液免疫反应或免疫活性的检测

如唾液 SIgA 水平的测定(单相免疫扩散法)：用冻干羊抗人 IgA 诊断血清制备琼脂扩散平板，打孔，加入唾液标本，37℃ 48 小时后测沉淀环直径，再由标准曲线计算出 SIgA 的含量。ELISA 因其操作简便、费用较低而应用较多，特别是间接 ELISA 已广泛应用。酶联免疫转移印迹试验(EITB)在唾液样本的检测中亦被使用，此种方法敏感性与特异性均较高，但操作复杂，费用较高，需一定的设备，多用于研究工作。

（8）唾液细菌产酸能力的测定(Snyder 实验)

配制 Snyder 琼脂液，将唾液标本分别加入 Snyder 试管中培养，按颜色改变情况确定龋活性。Snyder 琼脂液：琼脂粉 0.1 g、葡萄糖 2.0 g、蛋白胨 2.0 g、氯化钠 0.25 g、溴甲酚绿 0.001 g，加水 10 ml，乳酸调 pH 至 4.8~5.0。

（9）唾液溶菌酶含量的测定

如平板打孔法：制琼脂平板，打孔，加唾液标本温育后测溶菌环，根据标准曲线计算溶菌酶含量。

（10）唾液中氟、钙等离子的检测

用乙二胺四乙酸二钠滴定法测定唾液中钙离子的含量，硫酸亚铁磷钼兰比色法测定唾液中磷的含量，氟离子选择电极测氟离子含量。

（11）釉质含氟量和抗酸性等的检测

牙釉质含氟量检测，以微型钻取样、溶解牙釉质、氟离子选择电极测牙釉质氟离子含量。

2. 龋活性试验检测方法

以上各个龋齿危险因素实验室检测指标中，除变形链球菌计数外，各指标与龋病的关系程度尚无定论。因此，龋活性试验检测方法是龋活性试验检测指标的选择组合，或只选一个检测指标如变形链球菌计数。以下介绍几种目前常用的方法。

（1）简易比色检查法

该方法原理为牙菌斑酸度的测定。用统一规格的消毒棉棒在受检者左上颌 A 到 E 唇颊侧面来回擦拭 3 次，放入龋活性试剂中（Snyder 琼脂液），在振荡器上振荡 1 分钟后，放入 37℃ 恒温箱中培养 48 小时。根据检测试剂的变色情况，判断龋活性的程度。

（2）Dentocult SM 细菌附着板法

Dentocult SM 是芬兰 Orion Diagnostica 公司产品（Orion Diagnostica Co. Ltd，Epsom，Finland），检测变形链球菌。用小板在舌背上正反压拭 10 次，让受试者上、下唇轻抿去过多的唾液后，将小板置于对变形链球菌有选择性的培养液中。经 37℃ 恒温培养 48 小时，取出小板，观察变形链球菌菌落密集度。并与标准图相比，从而确定所属度。① 0 度：＜10^4 CFU（菌落形成单位）/ml。② 1 度：$10^4 \sim 10^5$ CFU/ ml。③ 2 度：$10^5 \sim 10^6$ CFU/ ml。④ 3 度：＞10^6 CFU/ ml。另有一种自制的变形链球菌附着板方法，以致龋菌变形链球菌群（Streptococcus mutans group，简称 SM）为指示菌，用标准板浸受试者口腔唾液，经培养后，记录标准板上 SM 附着密度，来分析与培养菌数、龋数、龋活性的关系，用它作为衡量受试者龋发生的危险程度。

（3）Dentocult LB 细菌附着板法

Dentocult LB 也是芬兰 Orion Diagnostica 公司产品，为检测乳酸杆菌的方法。给受检者咀嚼特制之蜡块，收集受检者流出的混合唾液 3～5 ml 于试管内，将其徐徐倾注于对乳酸杆菌有选择性的低 pH 培养基薄片。经 37℃ 恒温培养 4 天，取出薄片观察所附菌落密集度，与标准图对比确定所属度：① 0 度：10^3 CFU/ml。② 1 度：10^4 CFU/ml。③ 2 度：10^5 CFU/ml。④ 3 度：10^6 CFU/ml。

（4）Dentobuff Strip 唾液缓冲能力检测

Dentobuff Strip 也是芬兰 Orion Diagnostica 公司产品，为检测唾液缓冲能力的方法。将收集的混合唾液，随即吸一滴涂于测试纸黄色着色区，唾液必须充分覆盖该区。5 分钟后观察着色区变色状况，并与标准比色图对比，确定所属度数：① 黄色为 1 度，pH ≤4.0。② 绿色为 2 度，pH 4.5～5.5。③ 深蓝色为 3 度，pH≥6.0。故唾液缓冲能力 3 度最强，2 度其次，1 度最弱。

（5）刃天青纸片法

刃天青是一种氧化还原指示剂，唾液中的革兰阳性细菌利用刃天青纸片上的蔗糖进行氧化还原反应，产生氢离子供体，在厌氧条件下使纸片变色。刃天青纸片变色程度与唾液中的致龋细菌呈正相关关系，而龋病是由菌斑中致龋细菌在牙面持续产酸造成，只有在菌斑中变形链球菌等数量增加，产酸度增强的情况下，龋病才会发生。因此可以认为，通过了解菌斑中致龋细菌数量来预测龋活性更有意义。

（二）龋病微生物诊断的技术

微生物诊断 4 个水平：① 细菌形态和行为水平：显微结构、运动性、酶、生化及营养需要等。② 细菌组分水平：胞壁组分、脂类、细胞色素及噬菌体系分析。③ 蛋白质水平：氨基酸系列、可溶性蛋白凝胶电泳及血清学。④ 基因水平：G＋Cmol％，DNA－DNA 杂交，质粒及遗传物质的转导等。龋病相关微生物的检测主要还是为预测龋的活性作参考。

1. 常规龋病微生物诊断技术

（1）培养基

常用的培养基有：① MM10 培养基，用于兼性厌氧菌总菌的计数。MSB（mitis-salivarius bacitracin agar，MSB）培养基：选择分离口腔链球菌。② L-Rogosa 培养基：选择分离乳杆菌。③ CDC 培养基：用于专性厌氧菌的总菌计数。④ KVLB 培养基：选择分离牙龈卟啉菌。⑤ V-Rogosa 培养基：选择分离韦荣菌。⑥ FS 培养基：选择分离核梭杆菌。⑦ PS 培养基：选择分离消化链球菌。⑧ TSA（trypticase soy agar，简称 TSA）培养基：用于兼性厌氧菌的传代培养。⑨ TSB（trypticase soy broth，简称 TSB）培养基：用于样本液的稀释。

（2）采样方法

受检者漱口、受检部位隔湿。如是取牙菌斑，则以消毒刮匙刮取。如是龋齿，则以龋损中央区菌斑为采样部位，采样前用无菌生理盐水冲洗，然后用无菌挖匙采集取样部位的菌斑，置 1 ml 的预还原硫乙醇钠传送液中，振荡 10 秒，连续稀释至 10^{-5}。

（3）细菌培养

将样本在旋涡混合器上振荡 1～2 分钟分散均匀后，采用 10 倍系列稀释法，用 TSB 培养液连续稀释至 10^{-5}，吸取适当稀释度的样本液 50 μl，分别接种于 MM10、MS、CFAT、L-Rogosa、CDC、KV-LB、V-Rogosa、PS、FS 平皿上，一式两份，L 棒涂匀，MM10、MS、CFAT、L-Rogosa，37℃，90%N_2、10%CO_2 微需氧培养 48 小时；CDC、KVLB、V-Rogosa、FS、PS，37℃厌氧培养 3～5 天。对各个平皿上的菌落进行计数。根据菌落形态对各个平皿上的不同菌落进行划分并计数。挑取不同的菌落，革兰染色后光镜下观察菌体形态并画线接种于相应的次代培养基，获得纯培养后进一步做生化鉴定以确定细菌的种类。

（4）细菌鉴定

① 形态学鉴定

兼性厌氧细菌孵育 48 小时、专性厌氧细菌孵育 3～5 天后观察菌落形态，革兰染色后光镜下（100 倍）观察菌体形态。

② 生理生化鉴定

主要生化鉴定系统：法国生物梅里埃公司 API 生化鉴定系统等。

③ 可能会分离到的细菌的菌落及菌体形态（见图 3-1）

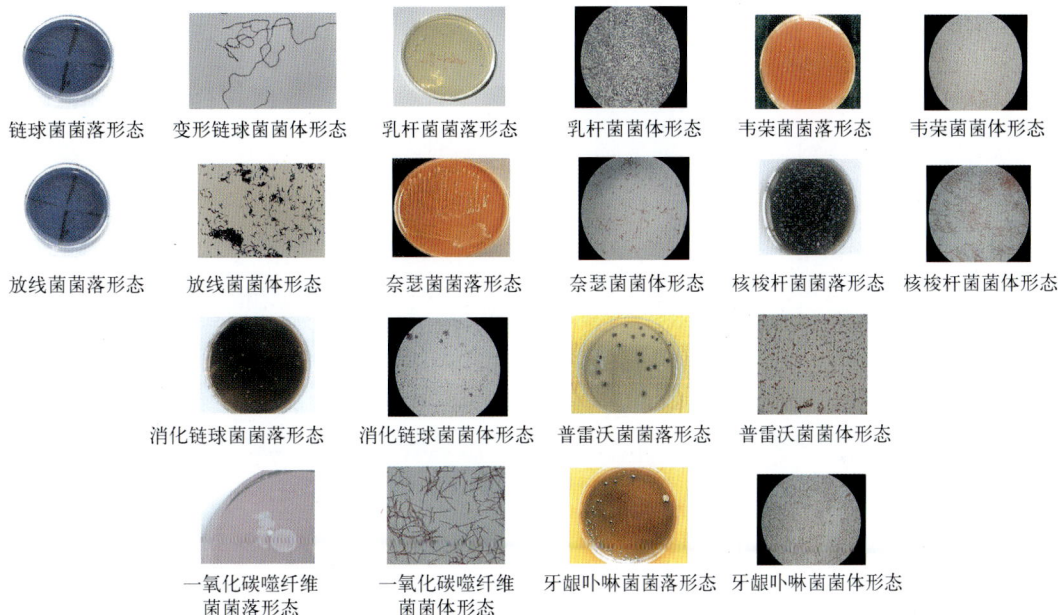

链球菌菌落形态　变形链球菌菌体形态　乳杆菌菌落形态　乳杆菌菌体形态　韦荣菌菌落形态　韦荣菌菌体形态

放线菌菌落形态　放线菌菌体形态　奈瑟菌菌落形态　奈瑟菌菌体形态　核梭杆菌菌落形态　核梭杆菌菌体形态

消化链球菌菌落形态　消化链球菌菌体形态　普雷沃菌菌落形态　普雷沃菌菌体形态

一氧化碳噬纤维菌菌落形态　一氧化碳噬纤维菌菌体形态　牙龈卟啉菌菌落形态　牙龈卟啉菌菌体形态

图 3-1　可能分离到的细菌的菌落及菌体形态

2. 龋病微生物诊断的新技术——分子生物学方法

微生物诊断的"金标准"是培养法。但传统的微生物检验法的最大弱点是慢，难以适应诊断与治疗，已远远不能满足对各种病原微生物的诊断以及流行病学的研究。随着现代科学技术的不断发展，特别是免疫学、生物化学、分子生物学及计算机技术的不断发展，新的微生物诊断技术和方法已广泛被应用。近年来国内外学者不断努力，已创建不少快速、简便、特异、敏感、低耗且适用的微生物诊断方法，尤其是DNA探针和以PCR为代表的分子生物学技术的发展及自动化仪器的应用已明显加快了微生物检验的速度，明显提高了微生物的诊断水平。

变形链球菌致龋机制的研究及其基因组测序工作的完成为龋病的分子诊断奠定了基础。龋病的分子诊断是在龋病病因研究的基础上应用分子生物学手段早期对龋病进行实质意义上的诊断。主要集中研究如何快速鉴别分类菌斑中的细菌，计算致龋菌在菌斑细菌总数中的比例，区分致龋菌如变形链球菌的生活状态（生长静止期和生长活跃期），检测致龋毒力因子是否表达及其表达量的高低等。研究包括细菌快速生化培养鉴定，PCR检测，DNA和RNA芯片检测技术以及原位杂交检测等。随着分子生物学技术的日益发展，对变形链球菌属的检测诊断更为准确迅速。这些方法是分子生物学的通用方法，不仅龋病相关微生物，而且牙周病相关微生物等都可以用这些方法检测。

（1）DNA中G+C mol%含量测定

这是最早用于细菌分类学研究的分子生物学技术。即利用细菌DNA中核酸序列的同源性及基因大小相似性的遗传特征，测定DNA中的碱基含量（G+C mol%含量）作为细菌分类鉴定的重要遗传指标之一。因为每种细菌都有固定的G+C mol%范围且较为稳定，不同生物种的G+C含量是不同的，生物种之间的亲缘关系越远，其G+C含量差别就越大，反之亦然，因而可作为细菌的分类学指标。通过对大量的细菌菌群间的DNA G+C mol%值的比较发现，该数值随着细菌由低等向高等菌属进化而递增。一般认为，G+C mol%差别大于20%是不同属的菌；差别在10%～15%之间是同属不同种，差别在5%以内则可能是种内不同菌株。

（2）核酸分子杂交技术

DNA-DNA杂交、DNA-rRNA杂交是较早期的技术，它是从免疫学检测向分子生物学检测的一个过渡阶段，由此证明了各族链球菌各自内部不同菌株之间的DNA同源率都大于90%。分子杂交是基于DNA双螺旋分子的碱基互补原理设计的。核酸双螺旋分子在高温和变性剂存在的情况下，可以解链成单链分子，在低温时又可依据碱基互补原则复性形成双链，如果在复性时加入经过标记的互补探针分子，探针与待测核酸分子中的互补序列复性，可形成新的带标记的双链分子，如能检测到标记物发出的信号为阳性结果，表明样品中存在与探针相同的核酸序列。该技术的优点包括：① 敏感性和特异性都较高，菌斑中仅有100个靶细菌即能被检出。② 快速简便，24小时内得结果。③ 棋盘杂交能同时分析大量样本中的多种靶细菌。④ 可以检出难以培养的微生物（如螺旋体）。⑤ 即使靶细菌已死亡也能检出。但此技术操作较为复杂，获取的信息量有限。该技术已被用于分析致病菌的遗传异质性，对同种细菌的不同菌株进行基因型分析，寻找与牙周炎发病关系密切的毒力克隆。它也是流行病学调查的重要工具，用以了解致病菌在家族成员中的分布和传播情况。

核酸分子杂交探针，为确保核酸分子探针的特异性，应选择待测微生物核酸的特异保守序列，大小适宜（一般为0.3～3 kb）。探针按示踪标记物分放射性探针（标记放射性核素）和非放射性探针（标记生物素、地高辛、荧光素等）。探针按核酸的性质分：DNA 探针（常用，经克隆获得）；cDNA 探针（互补于靶 RNA，经逆转录后克隆获得）；RNA 探针（体外转录获得）寡核苷酸探针（人工合成，仅几十个核苷酸长）。

核酸分子杂交的常用类型：斑点杂交法，转印杂交法，原位杂交法，微孔板杂交法。

（3）限制性内切酶法（restriction endonuclease analysis，REA）

限制性内切酶法则可以提供较多的信息，其至可以区分同一血清型的不同菌株。核酸限制性内切酶能识别特异的核苷酸序列并使 DNA 裂解，所产生的 DNA 片段通过电泳而分离。每个菌株的 DNA 经酶切后都会产生特异的电泳图谱，称为"DNA 指纹图"。它获得的细菌 DNA 指纹图常被用来检测家庭内部变形链球菌的同源性以分析其在夫妻、父子、母子间是否存在传染来确定龋病的传播方式。

（4）限制性片段长度多态性分析（restriction fragment length polymorphism，RFLP）

限制性片段长度多态性分析技术是指用限制性内切酶酶切不同的个体基因组 DNA 后，含有同源序列的酶切片段在长度上的差异。这种方法比较直接，提取 DNA 后用合适的内切酶切割，凝胶电泳分离片段，根据条带的位置和深浅来确定不同的菌株，适用于细菌种间及种内株间的分型鉴定。RFLP 方法的缺点是，如果产生的片段太少，区分能力就不够；而产生的片段过多，有的片段可能因为太小显示不清楚。对于细菌来讲，DNA 中没有很多的重复片段，复杂性要小得多，所得到的图谱可以比较准确地确定。

（5）聚合酶链扩增检测法（polymerase chain reaction，PCR）系列方法

① PCR 的基本原理和方法

PCR 也称体外酶促基因扩增，原理类似天然 DNA 复制。靶 DNA 分子变性后解链，两条单链 DNA 分别与两条引物互补结合，在 4 种 dNTP 存

在和合适的条件下，由耐热的 Taq DNA 聚合酶催化引物由 $3'\sim5'$ 扩增延伸，形成两条新的双链 DNA 分子，并作为下一循环的模板。每经过一个变性、复性、延伸循环，模板 DNA 增加 1 倍。经过 $30\sim50$ 个循环，可使原 DNA 量增加 $106\sim109$ 倍。由于引物的序列决定了扩增的范围，而数十个循环，又使原 DNA 模板大量增加，因此，PCR 具备了特异、敏感等许多优点，特别适用于难以分离培养和其他方法不易检测的病原体的诊断。

常用 PCR 技术有常规 PCR、巢式 PCR、半巢式 PCR、逆转录 PCR、多重 PCR、原位 PCR、定量 PCR、免疫 PCR 等。

PCR 的产物分析包括：凝胶电泳分析扩增产物，根据产物的分子量大小分析，适用于初步定性。要求 PCR 反应系统稳定、成熟，产物无非特异扩增。一般采用琼脂糖凝胶电泳，电泳后经溴化乙啶染色，紫外灯下观察结果。电泳时设分子量对照；分子杂交当 PCR 扩增产物较复杂或需进一步定性时，可采用斑点杂交或转印杂交分析产物，当 PCR 扩增产物量较低时，可采用微孔板夹心杂交检测产物，该法更敏感；序列分析，将 PCR 产物进行核苷酸序列测定，适用于微生物分型和突变研究，还可用于新种的发现。

PCR 的注意事项：方法选择针对不同目的和不同微生物选择不同的 PCR 方法，如检测体液和液相标本中的微生物时，选择巢式 PCR、多重 PCR 等，细胞和组织内病毒用原位 PCR，评价抗微生物效果用定量 PCR 等；严防污染极微量污染也会造成非特异性扩增（假阳性）。严防因标本、试剂、器材、环境和操作造成的交叉污染，不同阶段分区进行；质量控制建立有效的对照系统和质控体系，及时分析发现的问题。

② 重点介绍几种 PCR

原位 PCR 将固定于载玻片的组织或细胞经蛋白酶 K 的消化后，在不破坏细胞形态的情况下，直接进行 PCR。可用于病毒在细胞和组织内的定位

检测。PCR 产物一般经标记探针杂交检测,敏感性可达到每个细胞 10 个拷贝。

免疫 PCR 用于检测微生物抗原。原理是利用亲和素和生物素的特异性结合,以生物素和亲和素分别标记已知任意 DNA 和待测抗原相应的单克隆抗体,亲和素与生物素的结合使两者形成单抗/DNA 嵌合体,再与固相化的待测抗原结合后,用标记引物扩增已知 DNA,通过检测扩增产物达到检测抗原的目的。由于 PCR 的高度放大作用,可使检测灵敏度达到 580 个抗原分子,比 ELISA 灵敏 10 万倍,是目前最敏感的抗原检测方法。

随机引物 PCR(arbitrarily primed PCR,AP-PCR)采用任意序列约 10~12 个碱基的寡核苷酸片段作为引物,所得 PCR 扩增产物包含大小不等的多个 DNA 片段,通过电泳分离获得每个菌株特异的电泳图谱。AP-PCR 法操作简单、花费少、对实验条件要求不高,可用于检测未知序列 DNA 的多态性,在进行大样本流行病学调查中有较广泛的运用前景。

A. 随机扩增 DNA 多态性分析(random amplified polymorphic DNA analysis,RAPD)

20 世纪 90 年代初由 Wilions 等最早报道。基因组中与随意引物匹配的碱基序列的位点和数目不同,通过 PCR 随机扩增可产生物种特异的 DNA 带谱。可用于微生物种间、亚种间以及株间的亲缘关系分析,对未知菌株鉴定和流行病学调查。PCR 退火温度和 DNA 纯度决定图谱质量。RAPD 法对 DNA 提取物纯度要求较高,可检测到 AP-PCR 不能检测到的片段。PAPD 结果为细菌株的特异性,故用此方法可区别同种细菌的不同株。近年来,随着 PCR 技术在临床上的大量应用,RAPD 技术也越来越受到重视,特别是作为简单、快速、有效的分型方法在细菌、真菌、支原体、螺旋体等微生物中得到广泛应用。

特异性引物 PCR 法操作简单快捷、敏感性好、特异性高。国外学者使用 Molecular Beacons 对原核生物甚至真核生物进行分类和检测,取得较为满意的结果。国内研究设计针对变形链球菌和远缘链球菌的特异性引物和 MGB(minor groove binder)探针,特异性地鉴别诊断变形链球菌和远缘链球菌的研究已取得进展。是目前敏感性较高的微生物检查。该技术已成为分析致病菌遗传多态性、寻找毒力克隆型及调查致病菌在家族中传播情况的重要手段。

B. 扩增片段长度多态性(AFLP)

1995 年建立,是不完全的 RAPD&RFLP 技术结合。特点是对基因大小无选择性;可根据引物和内切酶的组合调整片段的数目;分辨率高;重复性好;技术难度大,已有试剂盒。

C. 聚合酶链反应-单链构象多态性分析(single strand conformation polymorphism analysis of polymerase chain reaction products,PCR-SSCP)

是近年来发展起来的一种基因分析方法。在 PCR 产物中加入高浓度的甲酰胺,80℃~90℃ 变性为单链,经非变性的聚丙烯酰胺凝胶电泳,银染或放射自显影,得到单链构象多态性。该法灵敏度极高,能鉴别一个碱基的差异。

③ 与 PCR 结合的技术

A. 16S rRNA 寡核苷酸序列分析

所有细菌的 rRNAs 根据其大小分为 3 种:含 120 个核苷酸的 5S rRNA;含 1 600 个核苷酸的 16S rRNA 及含 3 000 个核苷酸的 23S rRNA。分析细菌 16S rRNA 现已作为细菌分类的一个指标。16S rRNA 是蛋白质合成的必要场所,序列变化缓慢,跨越整个生命进化过程,分子中含有进化速度不同区域,作为分类的基础,三域生物间序列相似性<60%,域内相似性>70%;同种序列相似性>97%。因此,它是原核生物特有的基因序列而且比较保守,在细菌的分类中被认为是分子进化钟。根据 16S rRNA 建立的生命树认为,生命由细菌域(bacteria)、古菌域(archaea)、真核生物域(eucarya)构成。

B. 16S～23S *rRNA* 基因间隔区序列在细菌鉴定中的应用

16S～23S *rRNA* 间隔区（intergenic spacer region，ISR）由于没有特定功能和进化速率，比 16S *rRNA* 大 10 倍，近年来在细菌鉴定和分类方面备受关注。PCR 所利用的引物往往是根据 16S *rRNA* 和 23S *rRNA* 两侧适宜和高度保守的区域进行设计的。从目前对已测细菌的了解，16S～23S *rRNA* ISR 在不同种的细菌中拷贝数、长度、碱基排列顺序以及含有的 *tRNA* 基因的数量和种类不同。

C. 变性梯度凝胶电泳（denaturing gradient gel electrophoresis，DGGE）；时间温度梯度凝胶电泳（temporal temperature gradient gel electrophoresis，TGGE）；恒定变性凝胶电泳（constant denaturing gel electrophoresis，CDGE）

双链 DNA 分子在一般的聚丙烯酰胺凝胶电泳时，其迁移行为决定于其分子大小和电荷。不同长度的 DNA 片段能够被区分开，但同样长度的 DNA 片段在胶中的迁移行为一样，因此不能被区分。DGGE/TGGE 技术在一般的聚丙烯酰胺凝胶基础上，加入了变性剂（尿素和甲酰胺）梯度或是温度梯度，从而能够把同样长度但序列不同的 DNA 片段区分开来。当用 DGGE/TGGE 技术来研究微生物群落结构时，要结合 PCR 扩增技术，用 PCR 扩增的 16S *rRNA* 产物来反映微生物群落结构组成。通常根据 16S *rRNA* 基因中比较保守的碱基序列设计通用引物，其中一个引物的 5'-端含有一段 GC 夹子，用来扩增微生物群落基因组总 DNA，扩增产物用于 DGGE/TGGE 分析。

D. 原位荧光杂交（florescent in situ hybridization，FISH）

在活体细胞中有 10 000 个核糖体，从而含有高浓度的 16S 和 23S *rDNA* 分子。用荧光标记的以 *rDNA* 为靶点的寡核苷酸探针，可用于原位鉴定单个细胞。根据 GenBank 上序列，可直接设计

以 *rDNA* 为靶点的寡核苷酸，通过化学合成单链，较短的 DNA 分子，一般为 15～25 个核苷酸，这些探针可以定位在不同的分类等级，如科、属、种、亚种的 *rDNA* 分子特征位置。原位杂交中的荧光原位杂交技术是新兴的龋病分子诊断技术，具有无放射性污染、重复性好、成本低廉等优点，能够快速地对细菌样本进行细菌的分类鉴定而无需进行细菌培养；可同时应用多种探针对菌斑样本进行杂交分析，了解细菌的生长状态和某些基因的表达状态，并在实时状态下检测致龋菌的毒力和强弱。进行龋病分子诊断时，采用检测细菌分类的探针，可从菌斑样本中对单个细菌进行定性和定量的分类，若结合流式细胞仪等仪器则可在短时间内对大量的样本进行实时分析；采用检测细菌毒力因子表达的探针，则可实时检测致龋菌是否处于活跃状态，致龋的毒力因子是否正在高效表达，从而判断取样的菌斑是否为致龋菌斑，该菌斑是否处于致龋活跃状态，为龋病的分子诊断提供依据。因此，荧光原位杂交技术检测菌斑中的致龋菌及其致龋活跃状态，将成为龋病病因研究和分子诊断的一个新的有力工具。针对菌斑中变形链球菌的检测而言，可用特异的 RNA 探针加流式细胞仪对菌斑中的变形链球菌进行快速分类和计数；用细菌通用 RNA 探针进行菌斑中细菌总数的确定；用荧光标记的致龋相关功能蛋白抗体检测变形链球菌的毒力强弱，为龋病的分子诊断提供可靠的指标。

3. 免疫荧光技术（immunofluorescent techniques）和共聚焦激光扫描显微镜技术（confocal laser scanning microscopy）

在离体牙上进行的研究是凭借细菌学的一种敏感而特异的细菌检测方法，间接地诊断继发龋。如果变链菌和乳杆菌在龋损中占有很大比例，则两种细菌数量的多少对于诊断龋病也是一个有效的方法。Gonzalez-Cabezas 等使用免疫荧光染色和

共聚焦激光扫描显微镜技术来检测继发龋损中变形链球菌,在被检样本中变链菌的检出率占88.9%,同传统的 Brown 和 Hopps 染色法相比,它们具有高度的敏感性和特异性,并使细菌定量化。但这个体外研究无临床应用价值。应用荧光原位杂交技术结合激光共聚焦扫描显微镜,可以快速、灵敏地检测出菌斑生物膜变形链球菌、远缘链球菌和血链球菌。

4. 流式细胞仪

有报道采用流式细胞仪快速定量检测菌斑中主要致龋菌变形链球菌,可为龋齿活跃性评估提供参考数据。方法为:收集牙菌斑,将不同荧光素标记的寡核苷酸探针,细菌通用探针,用流式细胞仪检测菌斑中变形链球菌所占的比例。流式细胞仪分析,首先经 0.5 μm 的标准荧光珠进行校正,阈值调整到小于细菌颗粒的数值。将制备样品分别上样进行荧光强度分析和计数,每个样品检测 3 次,产生数据由 Cell Quest 软件收集与分析。

5. 生物芯片

生物芯片是指采用光导原位合成或微量点样等方法,将大量核酸片段(寡核苷酸、PNA、cDNA、基因组 DNA)或多肽分子甚至组织切片或者细胞等生物样品有序的固化于支持物(玻片、硅片、聚丙烯酰胺凝胶、尼龙膜等载体)表面,组成密集二维分子排列,然后与已标记的待测生物样品中靶分子杂交,通过特定的仪器比如激光共聚焦扫描或电荷偶联摄影机(CCD)对杂交信号的强度进行快速、并行、高效的检测分析,从而判断样品中靶分子的数量。由于常用硅片作为固相支持物,且在制备过程中模拟了计算机芯片的制备技术,所以称之为生物芯片技术。生物芯片在细菌学研究中的应用如下。

(1)利用生物芯片进行细菌检测、菌种鉴定

利用细菌已知序列的特殊基因或特异的 DNA 序列,设计特异探针,负载于生物芯片上,可检测样品中对应细菌。一种基于随机基因组片段的 DNA 芯片技术方法,将 4 种参考荧光假单胞菌种的基因组 DNA 均打碎成 60~96 个大小 1 kb 左右的基因组片段,点到芯片上。然后将 12 株已鉴定的荧光假单胞菌株的基因标记荧光和上述 DNA 芯片进行杂交,结果显示此 DNA 芯片能将被检测细菌区分到种水平,表明此方法在鉴定细菌和确定细菌之间遗传学距离方面都很有效,而且避免了传统 DNA - DNA 杂交方法的限制。因为一张芯片能容纳成千上万条 DNA 片段,所以芯片具有潜在广阔鉴定细菌能力。

(2)细菌中特殊基因功能作用研究

为了揭示大肠杆菌氮调节蛋白(NtrC)调节功能,用芯片比较过度表达激活基因的变异性与等位基因缺失的菌株之间的水平。调整芯片点阵上的基因组顺序能检测到所有已知 NtrC 控制下的操纵子,并有助于检测到一些新操纵子。

(3)基因表达和突变的研究

基因芯片中要数基因表达谱芯片的应用最为广泛,技术上也最成熟。Selinger 等设计一种基因芯片研究大肠杆菌基因表达和调节,结果分别在静止期和对数生长期检测到 97% 和 87% ORFs (opening reading frames),并发现了许多以前未识别的生长期调节基因。Westin 等则在同一个电子芯片平台上结合原位扩增和鉴定、检测方法,此方法能同时检测到质粒和转座子基因,能确定由单核苷酸多态突变引起的耐抗生素菌株。

(4)其他研究

为了确定强毒力和弱毒力幽门螺杆菌间的遗传学差异,Salama N 等用幽门螺杆菌基因组 DNA 芯片,检测 15 个幽门螺杆菌临床分离株的基因,发现 22% 幽门螺杆菌的基因是没用的,并确定了一个最小的 1 281 个基因的功能核心,菌株特异基因可能帮助细菌长期生活在特殊的致病环境中。Kato-Maeda 等用一种幽门螺杆菌芯片确定细菌致病性相关因素。结果显示幽门螺杆菌调节上皮细胞对炎症反应的能力取决于毒力岛的完整性，并且认为用幽门螺杆菌基因组芯片是一种确定幽门螺杆菌之间遗传差异的有效方法。

为了观察浮游生活状态和生物膜中的铜绿假单胞菌之间的差异以及生物膜对抗生素耐药机制，Whiteley 等用 DNA 芯片对此进行研究，结果显示尽管两者在生活方式上有显著差异，但仅有 1% 基因出现表达差异，在生物膜中 0.5% 的基因表达更强烈，而另 0.5% 的基因则表达降低。其中有一些调节基因已经知道是影响浮游生活铜绿假单胞菌对抗生素敏感性的。将生物膜暴露于高浓度的妥布霉素导致 20 个基因的不同表达，作者指出这个反应对于生物膜抗妥布霉素能力方面是很关键的。实验结果表明生物膜中细菌的基因表达和浮游细菌相似，但有一小部分显著差异，其确定生物膜的调节基因解释了生物膜的耐药机制。

二、龋齿诊断技术方法

龋病的诊断主要依据视诊和探诊，此外，可以应用物理的方法（见表 3-1）。

表 3-1 物理诊断法

原　理	龋齿的生物学诊断技术
放射线	常规 X 线片
	增强数字化成像
	数字减影 X 线摄像
	旋转光圈计算机体层成像（TACT）
可见光	龋齿光学检测器（OCM）
	定量光纤透照（QOTI）
	定量光诱导荧光（QLF）
激　光	激光-荧光测量（DIAGNOdent）
电　流	电导测量（ECM）
	电阻测量
超　声	超声波龋齿检测器

第二节　牙髓、根尖周病的生物学诊断

分子生物学检测致病菌的方法与龋病的致病菌检测方法相似。

一、牙髓活力测试

1. 牙髓电活力测试仪或称电子牙髓活力计牙髓活力测试

原理是逐步增加的直流电对牙面进行刺激，用以判断牙髓状况，现应用广泛。

2. 脉搏血氧测定仪检测牙髓活力

有个别研究者报道探讨应用脉搏血氧测定法测试牙髓活力的可行性。选用美国产脉搏血氧测定仪（MF-503）加分离探头，测定志愿者的健康上中切牙和临床死髓牙牙髓的血氧饱和度，探索其相关关系。结果认为用脉搏血氧测定法通过检测牙髓血氧饱和度以判定牙髓活力是可行的，尤其是对死髓牙的判定，但需注意各种干扰因素的影响，并且仪器的探头有待改进。

二、牙髓、根尖周病中炎症介质的测定

在正常牙髓、根尖周组织与炎症牙髓、根尖周组织中各种炎症介质的水平可能不同。尽管尚处于研究阶段，但炎症介质的检测有可能成为辅助诊断方法，或辅助治疗疗效的判定方法。

（一）白介素的检测

包括 IL-1α、IL-1β、IL-6、IL-8 等。一般可直接从根管渗出液中，用标准纸尖法收集慢性根尖周炎患者根管渗出液，应用放射免疫分析等方法检测渗出液中 IL-1β 等炎症介质的浓度。

（二）前列腺素

包括前列腺素 E_2（prostaglandin E_2，PGE_2）和 6-酮-前列腺素 F-1α 的检测。牙髓炎及根尖周炎组织中 PGE 的水平明显高于无炎症的牙髓和根尖周组织，尤其在炎症的急性期更为突出。因此，PGE 可能在牙髓病与根尖周病的发生发展中起着重要作用。根管渗出液中前列腺素浓度反映根尖周炎的活动性，通过对急性根尖周炎患牙治疗前后根管渗出液中 PGE 水平变化的观察，可进一步探讨其与根尖周炎的关系。方法是用同位素放射免疫法测定急性根尖周炎患牙治疗前后根管内渗出液中前列腺素 E_2 含量的变化。

（三）其他炎症介质或酶的检测

包括肿瘤坏死因子、缺氧诱导因子-1α、环氧化酶-2、血红素氧合酶-1、环氧合酶（COX）、血栓素 B-2、基质金属蛋白酶等。

第三节　牙周病的生物学诊断

尽管同龋病一样，牙周病也是细菌性疾病，即微生物是致病的主要因素。但牙周病主要致病菌尚未像龋病那样完全确定。牙周炎发病与多种细菌有关，迄今没有一种细菌被确认为致病菌。因此，提出牙周可疑致病菌（putative periodontopathic bacteria）的概念：即有显著毒力或致病性能干扰宿主防御能力具引发牙周破坏潜能与牙周病发生、发展密切相关的细菌。牙周病微生物学检测可作为牙周病活动度判定的依据之一。不同类型的牙周病会有不同细菌。现已认同与牙周病有关的证据充分的细菌有：伴放线放线杆菌（*Actinobacillus actinomycetemcomitans*，Aa），牙龈卟啉单胞菌（*Porphyromonas gingivalis*，Pg），福塞拟杆菌（*Bacteroides forsythus*，Bf）；中等证据的致病菌：直肠弯曲菌（*campylobacter rectus*，Cr），缠结优杆菌（*Eubacterium nodatum*，En），具核梭杆菌（*Fusobacteruim nucleatum*，Fn），中间普氏菌（*prevotella intermedia*，Pi），微小消化链球菌（*Peptostreptocoscus micros*，Pm），中间链球菌群（*Intermedius streptococci*，Is），牙密螺旋体（*Treponema denticola*，Td）。

多数牙周炎部位龈下菌斑的细菌种类和比例没有明显差别，所以慢性牙周炎患者一般无需作微生物检查。但对于侵袭性牙周炎患者，可能有特异致病菌感染或叠加感染，对常规治疗反应不佳，微生物诊断技术可帮助明确病因、制订治疗方案。

一、牙周病微生物学检测与牙周病活动度

（一）椅旁牙周病微生物直接暗视野和相差显微镜

曾用于观察可动菌和螺旋体，作为判定牙周病活动度和药物疗效的初步依据。但纵向研究显示对于经过彻底治疗处于维持期的患者该检查不能预测病变进展的危险性，所以现已很少应用。

（二）常规微生物培养方法

采集龈下菌斑，通过多种方法进行微生物分析。常规培养对细菌的分类、生物学特性、药敏及深入研究（致病性、毒力因子）至关重要。迄今该技术仍是惟一能确定细菌对抗生素敏感性的方法，也是惟一能发现叠加感染或特殊细菌感染的方法，对指导合理用药有重要参考价值。培养方法基本同前，但由于是厌氧菌为主，在采样的方法和培养条件上要求更高。

（三）分子生物学方法

前面描述的各种分子生物学方法也都适用于牙周微生物的检测。

（四）免疫分析以检测细菌抗原

每种细菌都有特异的表面抗原，用荧光或显色物质标记单克隆（或多克隆）抗体可检测靶细菌抗原。该技术敏感性和特异性均较高，靶细菌达到 $10^2 \sim 10^3$ 即可被检出。目前已有椅旁快速检测系统 Evalusite，属酶联免疫吸附实验，用于检测 Pg、Pi 和 Aa 抗原。采用酶联免疫吸附剂测定（enzyme linked immunosorbent assay，ELISA）法，辣根过氧化物酶标记细菌的多克隆抗体，菌斑样本与之反应后 8 分钟内出现粉红色点即为阳性，观察着色密度可作半定量分析。

二、龈沟液或唾液的生化分析

龈沟液成分改变可反映局部炎症状况。唾液或龈沟液成分与牙周状态密切相关，其中的酶等成分的检测可能成为早期判断牙周病变活动性的敏感指标，并据此开发出椅旁诊断系统。但目前还不清楚对于经过完善治疗并规律复诊的患者，这些方法能否准确判断病变活动性，监测疾病的复发。也不清楚它们是适于预测单个部位还是患者整体的

病变活动性。而且现有资料多来源于横断面研究，其临床价值还需长期纵向研究加以证实。

（一）炎症介质和产物

包括 IL-1α、IL-1β、TNFα、IL-6 和 IL-8 等细胞因子，前列腺素 E_2（PGE_2）以及牙周可疑致病菌的特异性抗体。其中 PGE_2 是介导骨吸收的重要炎症介质，龈沟液中 PGE_2 水平与牙周炎严重程度密切相关，可能成为预测病变进展最敏感、特异的指标。

（二）宿主产生的各种酶

炎症反应导致大量炎症细胞在局部聚集并释放多种降解牙周结缔组织的酶。大量研究调查了龈沟液中宿主来源的各种酶的水平与病变活动性的关系，中性粒细胞弹力酶（neutrophil elastase，NE）、中性蛋白酶（neutral proteinase，NP）、β_2 葡萄糖醛酸酶（β-glucuronidase，β-G）、基质金属蛋白酶（matrix metattoproteinase，MMPs）、组织蛋白酶（cathepsins）、乳酸脱氢酶、髓过氧化物酶（myeloperoxidaes，MPO）、类胰蛋白酶（tryptase）、碱性磷酸酶（alkaline phosphatase，ALP）及透明质酸酶等都可作为判断病变活动性的指标的可能性。

1. 中性粒细胞弹力酶

牙周炎部位比健康或龈炎部位的龈沟液总 NE 活性显著增高，提示有大量中性粒细胞聚集。治疗后 NE 水平下降。目前已有椅旁 NE 检测试剂盒 Prognostick，采用含 NE 底物（一种可被 NE 水解的合成肽）的试纸收集龈沟液，4～8 分钟内在紫外灯下观察到荧光密度 ≥2 为阳性。已有定性检测 NP 的椅旁诊断系统 Periocheck，将含龈沟液的滤纸条置于染料标记的牛胶原凝胶基质中（胶原可被 NP 水解），滤纸条变蓝色即为 NP 阳性。由于大多数炎症部位（包括龈炎）的龈沟液中都可检出 NP，该项检查的临床价值尚不明确。

2. 基质金属蛋白酶

在牙周炎部位，MMPs 的量和活性均显著升高，在牙周病变进展过程中起着相当重要的作用。其中 MMP-8 在龈炎部位主要以酶原形式存在，而在牙周炎部位是活性状态，因此可能成为判断病变活动性的指标。

3. 胰蛋白酶样酶检测

3 种与牙周炎关系密切的可疑致病菌牙龈卟啉菌（*Porphyromonas gingivalis*，Pg）、福赛类杆菌（*Bacteroides forsythus*，Bf）和齿垢密螺旋体（*Treponema denticola*，Td）能产生一种胰蛋白酶样酶，可水解人工合成底物苯甲酰精氨酰萘酰胺（BANA）。据此开发出椅旁诊断系统 Perioscan，通过检测菌斑样本对 BANA 的水解能力，分析其中有无这 3 种菌及其数量。所用黑色染料 Evans 与 BANA 水解产物接触后呈现出蓝黑色，约 15 分钟即可观察结果。该技术简便快速、价廉。但阳性结果只提示菌斑中至少有 3 种菌中的 1 种，而无法确知到底是哪 1 种或是 3 种都有，也无法定量分析。

4. Ⅱ型胶原酶检测

通过检测龈沟液中Ⅱ型胶原酶（COL-Ⅱ）的水平，探讨 COL-Ⅱ作为早期牙周病诊断指标。用滤纸条的袋口取样法取患者的龈沟液样本。采用 ELISA 法测定 COL-Ⅱ水平。COL-Ⅱ水平在牙周炎组、牙龈炎组、牙周健康组之间均有显著差异（$P<0.001$），酶水平与龈沟液体积、探诊深度、附着丧失、龈沟出血指数呈正相关关系。龈沟液中的 COL-Ⅱ水平对早期牙周病的辅助诊断有较大参考价值。

（三）牙周组织降解产物

牙周组织破坏时会释放一系列组织降解产物到龈沟液中，包括天冬氨酸转氨酶（aspartate aminotransferase，AST）、糖胺多糖（主要是硫酸软骨素-4）、羟脯氨酸及骨粘连蛋白、骨钙素等骨特异蛋白成分。它们在生理条件下是组成牙周结缔组织或牙槽骨基质的成分，龈沟液中浓度较低，当牙周病变活跃进展时这些组织降解产物会大量释放入龈沟液中，所以它们在龈沟液中的浓度有可能成为判断病变活跃性的指标，其中研究最多的是 AST，通常只存在于组织细胞的胞质内，细胞死亡后才会将其释放入龈沟液，所以龈沟液中 AST 浓度升高提示有病变的活跃进展导致牙周破坏。大量研究证实龈沟液中 AST 超过一定阈值的部位出现新的附着丧失的危险性显著增高。现有商品化的 AST 椅旁检测试剂盒 Periogard，是将采集了龈沟液的滤纸条放入装有 AST 底物的反应槽，15 分钟后实验槽颜色明显深于对照槽即为阳性。

（四）基因诊断

1. 牙周病的基因研究

近年部分研究显示某些基因位点与人群牙周炎易感性及疾病严重程度存在相关性。

（1）肿瘤坏死因子α基因及白细胞介素 1 基因

肿瘤坏死因子α基因及白细胞介素 1 基因，即 TNF-α 及 IL-1 是牙周病免疫反应中较重要的介质，可在牙周炎时引起组织破坏和牙槽骨吸收。白细胞介素 1 是一种细胞因子，主要由单核细胞和巨噬细胞产生。IL-1 通过诱导胶原酶、纤溶蛋白酶的合成，降解胶原纤维和基质，从而造成牙周软组织损伤，并能直接或间接介导骨组织吸收。重度牙周病患者 IL-1β 基因多态性与牙周组织及龈沟液中 IL-1β 和 TNFα 水平的关系显示，牙周病严重程度相同而 IL-1 基因型不同的患者的龈沟液 IL-1β 水平不同，并提出基因型可能影响治疗后龈沟液中 IL-1β 水平，而对 TNF-α 水平的影响不明显。

（2）T 细胞受体β链可变区域（RECEPTORβ-CHAIN VARIABALE REGION BY T CELLS）基因

与体液免疫反应由广泛的免疫球蛋白可变基因片段调控不同，细胞介导的反应常由 T 细胞表

达的特殊 $V\beta$ 或 $V\alpha$ 基因片段所支配。健康及疾病牙周组织的 T 细胞有不同的 $V\beta$ 表达,$TCR\ V\beta$ 基因对 T 细胞的表达有明显的调控作用。

(3) 维生素 D 受体基因

孙靖临、孟焕新等的研究结论为,Tt 基因型比 TT 基因型患早发性牙周炎可能性大,t 等位基因可提高患早发性牙周炎的危险。早发性牙周炎组中 Tt 和 TT 基因型者间各项临床指标无明显差异,推测 $Taq\ IVDR$ 基因多态性对牙周炎临床严重程度影响不大,即使有也可能与其他局部刺激因素共同作用。

(4) 组织非特异性碱性磷酸酶(tissue-nonspecific alkaline phosphatase,TNSALP)基因

人类牙周韧带(periodontal ligament,PDL)有异常高水平的改建率(remodeling),且与龈组织的成纤维细胞(fibroblast)不同,表达出高水平的碱性磷酸酶(alkaline phosphatase,ALP)活性。Watanabe 等分析发现,外显子 9 的核苷位点 1155 发生了 T→C 改变(T1155C),外显子 10 的核苷位点 1320 发生了 G→A 改变。前者导致了 TNSALP 多肽中的亮氨酸(Leu)替代了苯丙氨酸(Phe)-130,后者导致了异亮氨酸(Ile)替代了缬氨酸(Val)-356。因为 ALP 在 PDL 中可以起到使磷酸复合物与水结合以提供游离无机磷酸的作用,人类的 $TNSALP$ 基因的异常改变将导致骨骼矿化不良,故 ALP 缺乏可能导致牙齿早失。

(5) 其他有关基因

基因研究不止局限于上述基因。伏雅莉等研究表明 $Fc\gamma R\ III$ NA1/NA1 在早发性牙周炎患者的检出率高于对照组,可能是早发性牙周炎病的易感因素;但另一项研究表明 $Fc\gamma R\ II\ A$ 和 $Fc\gamma R\ III\ B$ 基因型与成人牙周炎的遗传易感性可能无关。Hart 等对掌跖角化牙周病综合征的 8 个同缘家系的研究表明:位于 D11S4082 及 D11S931 间的 1.2cM 的编码组织蛋白酶 C 的基因片段发生了突变。

(6) 与牙周炎相关的全身疾病的基因

关节炎相关基因,心血管疾病相关基因,糖尿病相关基因等。

2. 牙周病的基因诊断

目前已开发出商品化的基因诊断试剂盒以检测患者是否携带该复合基因型,希望借此预测患者对牙周炎的遗传易感性、病变严重程度和对治疗的反应性。另外,编码 TNFα、β 的基因和 $IgG-Fc\gamma R\ II\ A$、$IgG-Fc\gamma R\ III\ B$ 等基因的某些位点也存在影响牙周炎遗传易感性的特定基因型,有望据此开发出新的基因诊断试剂盒。对牙周病的基因研究已构成了人类认识自身规律的重要一环,在不久的将来一定会起到更重要的作用。

(李鸣宇)

参 考 文 献

1　张筱林.口腔生物学.北京:北京大学医学出版社,2005.

2　刘正.口腔生物学.2 版,北京:人民卫生出版社,2003.

3　樊明文.口腔生物学.2 版,北京:人民卫生出版社,2004.

4　樊明文.龋病学:疾病及其临床处理.2 版,北京:人民卫生出版社,2006.

5　段海燕,章锦才.牙周诊断方法新进展.广东牙病防治,2004,12:307-309.

6　汪战红,李德懿.牙周病诊断方法研究进展.国外医学,口腔医学分册.2002,29:80-82.

7　曹采方.牙周病学.北京:人民卫生出版社,2003.

8　Watanabe H, Goseki-Sone M, Iimura T, et al., Ishikawa I Molecular diagnosis of hypophosphatasia with severe periodontitis. J Periodontol (UNITED STATES), 1999, 70: 688-691.

9　伏雅莉,曹采方,王申五.FcγR 基因型与早发性牙周炎易感性的研究.中华口腔医学杂志,1999,34:364-366.

10　伏雅莉,曹采方,王申五,等.FcγR 基因在成人牙周炎中的分布.现代口腔医学杂志,1999,13:1-4.

11　Hart TC, Hart PS, Bowden DW, et al., Firatli E Mutations of the cathepsin C gene are responsible for Papillon-Lefevre syndrome. J Med Genet (ENGLAND), 1999, 36: 881-887.

12　Huang QR, Danis V, Lassere M, et al., Manolios N Evaluation of a new Apo-1/Fas promoter polymorphism in rheumatoid arthritis and systemic lupus erythematosus patients. Rheumatology (Oxford) (ENGLAND), 1999, 38: 645-651.

第四节　黏膜病的生物学诊断

一、概　述

诊断是疾病治疗的基础,任何疾病的治疗都离不开诊断学的帮助。口腔黏膜病更因其类型各异,病损更迭使疾病的诊断和鉴别诊断显得尤其重要。对于口腔白斑和红斑等等癌前病损,疾病的早期诊断对于治疗和预后都有极大的意义,而错误的诊断则可能带来无法弥补的后果。传统的疾病诊断方法大致有 3 种:一是临床学诊断;二是血清学诊断;三是生物化学诊断。以上诊断方法都是以疾病的表型改变为依据的。现已知道,表型的改变在很多情况下不是特异的,出现的时间较晚。因此造成不能明确诊断的困难。随着分子生物学诊断的应用,可望弥补传统诊断的不足。现代生物学诊断综合了包括生物化学、生物物理学、遗传学、微生学等多学科知识,其核心的分子生物学诊断更是主要是以核酸、蛋白质等生物大分子为研究对象。

理想的生物学诊断指标应具有:能检出疾病的基本病理特征;在病理确诊的病例中得到证实;准确性高,能检出疾病的早期改变并能与其他病因的疾病相鉴别;可靠性高;无创性;操作简单;价格低廉。目前尚无完全符合上述要求的指标。

二、生物学诊断的意义

随着细胞分子生物学理论和技术的发展,对疾病的认识由宏观世界进入了微观世界。运用生物大分子诊断技术,对疾病的发生发展的机制及生物学行为从分子水平上进行认识,这是目前研究的主要趋势。对黏膜病的研究同样如此,从基因和蛋白质水平上研究黏膜疾病发生、发展的分子机制、对黏膜疾病进行分子病理学分型,这些均对黏膜疾病的鉴别诊断、早期诊断、预后判断及治疗方案选择提供更可靠的依据。

三、口腔黏膜常见疾病的生物学诊断

随着分子生物学的发展日新月异,不断出现新的理论和诊断方法,传统生物学诊断方法亦得到更新。常用的分子生物学技术主要包括免疫技术、核酸分子杂交、聚合酶链反应、凝胶电泳、基因芯片等,近几年来还不断涌现出蛋白质芯片、毛细管电泳及多维液相色谱等新技术。随着对黏膜病学研究的不断深入,相关技术已很快得到应用。本节即以发展最为快速的分子生物学诊断作为重点进行讲述,对相关技术在口腔黏膜常见疾病生物学诊断中的应用进展作一介绍。

(一)免疫学诊断

现代免疫技术广泛应用于临床检验,特别是自身免疫性疾病的抗体检测和特殊病原体的检测。在黏膜疾病的应用主要有:① 血清沉积反应和凝集反应:病原体(如梅毒螺旋体)的检测。② 免疫荧光技术:常用于口腔自身免疫性疾病(如天疱疮)的检测。③ 免疫组化技术:常作为疑难病例的分子病理学诊断常用技术。下面就其在各种黏膜疾病中的应用作一阐述:

1. 口腔梅毒的免疫学诊断

（1）梅毒螺旋体的免疫学检查

主要指直接免疫荧光实验（direct fluorescent antibody test，DFA），其特异性较高，能特异的同梅毒螺旋体结合，可区分梅毒螺旋体与其他非致病性螺旋体，适用于口腔病损的检查。

（2）梅毒血清学免疫实验

当人体感染梅毒螺旋体后 4～10 周左右，血清中可产生抗类脂抗原的非特异性抗体和抗梅毒螺旋体抗原的特异性抗体。临床梅毒血清学实验主要分为两大类：① 非梅毒螺旋体抗原血清学实验：常用的有性病研究实验室实验（venereal disease research laboratory test，VDRL）、不加热血清反应素实验（unheated serum regain test，USR）、血浆反应素环状卡片实验（rapid plasma regain circle card test，RPR）。该类实验方法简单且十分敏感，主要应用于初筛实验，由于该类实验有时会出现假阳性反应，故还应采用梅毒螺旋体抗原实验进行证实或排除。② 梅毒螺旋体抗原血清学实验：常用的有梅毒螺旋体血球凝集实验（treponema pallidum hemagglutination assay，TPHA）、梅毒螺旋体明胶颗粒凝集实验（treponema passive particle agglutination test，TPPA）、荧光梅毒螺旋体抗体吸收实验（fluorecent terponemal antibody - absorption test，FTA－ABS）、19s－IgM 梅毒螺旋体血球凝集实验（19s－IgM TPHA），主要应用于梅毒的确诊实验。

2. 天疱疮的免疫学诊断

直接免疫荧光法是检测天疱疮自身抗体的标准方法，能定位显示棘细胞间的抗细胞黏结物质的抗体，但步骤较繁琐，临床检验未普及。最近学者研究可用酶联免疫吸附试验（ELISA）检测血清抗桥粒芯蛋白 1（Dsg1）抗体及抗桥粒芯蛋白 3（Dsg3）抗体，检测结果在诊断天疱疮及其亚型方面可获得与间接免疫荧光法（IIF）一致的敏感性和特异性。IIF 与 ELISA 均可作为诊断天疱疮的血清学补充试验。

3. 口腔黏膜病的免疫组织化学诊断

在临床、病理和细胞学诊断均有困难时，免疫组织化学检查具有重要的诊断价值。现阶段免疫组化在口腔黏膜病的应用更多见于临床或基础研究方面，如研究疾病发生发展相关蛋白在组织原位的表达，根据其在不同疾病或疾病不同的发展阶段表达的不同以判定其与疾病发生的关系。当下进行的肿瘤分子标记物的研究中，免疫组化成为不可或缺的技术。而实际应用于临床诊断主要是作为分子病理学诊断的一个补充。对于一些用常规病理学染色不能判定的黏膜疾病，我们常可选用一些特殊的表面标记物进行免疫组化染色以确诊或进一步明确分型。如口腔黏膜肉芽肿性疾病，大多原因不明，多涉及面部和其他系统性疾病，或口内难治性深大溃疡，它们仅从临床表现或 HE 染色常难以确诊，多需辅以免疫组化或其他检查。

（二）基因诊断技术

1. 基因丢失、扩增及重复序列的检测

（1）基因重复序列的检测

① 单核苷酸多态性（single nucleotide polymorphism，SNP）

SNP 是指在基因水平上由单个核苷酸变异而引起的 DNA 序列多态性，通常以二等位基因的形式出现，其在群体中的分布频率均不低于 1%。作为第三代分子遗传标记，具有比第一代（限制性片段长度多态性）和第二代（微卫星多态性）遗传标记高密度、稳定和易于分型检测的优势。如果确定了某 SNP 的基因型或单倍型与某种疾病易感的强相关关系，就可以此 SNP 作为分子遗传学标记，进行分子标记辅助选择和分子诊断。其中对"两

病"——口腔白斑(oral leukoplakia,OLK)和口腔扁平苔癣(oral lichen planus,OLP)多态性的研究尤为深入和全面。

② 口腔白斑的基因多态性

对口腔白斑的 SNP 研究主要涉及:a. 代谢酶类:目前,酶类对于口腔白斑与谷胱甘肽硫-转移酶(Glutathione S-transferase,GST)家族研究较为深入,研究发现 GSTT1 和 GSTM1 基因缺陷型可能分别与口腔白斑及口腔鳞状细胞癌(oral squamous cell carcinoma,OSCC)的发病风险增加有关。GSTM3(A/A)基因型可能是白斑转变成癌症早期诊断的一个标志物。并且 GSTP1,GSTM1,GSTM3 和 GSTT1 基因多态性调控不同吸烟习惯的人群与白斑癌变的关系,这对伴有异常增生的口腔白斑患者预后判断有着重要的意义。b. 癌基因:对癌基因多态性的研究发现 P53 基因、P27 基因、细胞周期素 D1,VEGF 基因 - 460 BstU I(C/T)位点多态性,IGF - 2 基因的 +3580IGF-2Msp1 位点的 AG 或 AA 多态性以及尿激酶基因 3′非转录区(3′- UTR)C /T 多态性,均与口腔癌的发生和发展有关,可以作为预测癌前病损癌变发生的标志物。c. 细胞因子:肿瘤坏死因子 α(tumor necrosis factor - α,TNF - α)启动子 308 和 238 的多态性和 IL - 4 基因 - 590C/T 多态性以及 MICA(MHC classI chain-related gene A)等位基因 A6 也可能与口腔白斑的发病有关。

③ 扁平苔癣的基因多态性

现有研究多倾向于扁平苔癣是一种 T 细胞功能异常的自身免疫疾病,所以对其多态性的研究多集中于细胞因子。已发现扁平苔癣患者 TNF - α 基因有多个多态性位点,即 308G→A、238、376、163、+ 70G→A,多个微卫星等位基因。有研究表明扁平苔癣患者在 INF - γ 基因前导区第一内含子 T/T 基因型频率和 TNF - α 启动子 308 A 等位基因多态性均显著增高,而且 INF - γ 基因多态性与该病慢性迁延的特征有关;而 TNF - α 基因的多

态性却可能与口腔扁平苔癣伴发皮肤病损有关。这些均可作为疑难扁平苔癣的鉴别诊断和糜烂型扁平苔癣恶变潜能评估的有利指标。

④ 限制性片段长度多态性和第二代微卫星多态性

作为第一代和第二代遗传标记,与 SNP 比较其密度、稳定性和简易性及灵敏度均较后者差,所以渐被后者所取代。

2. 基因突变缺失与灭活的检测

基因在发生突变、缺失或灭活时可引起细胞恶性转化而导致肿瘤的发生,口腔白斑作为一种癌前病损,扁平苔癣作为一种癌前状态,其发生发展及癌变与肿瘤抑制基因的失活与肿瘤促进因子的激活密切相关,基因检测可作为评价口腔白斑和扁平苔癣癌变危险性的生物指标以早期诊断癌的发生,并对其预后趋势进行预测。近年来研究较多的基因异常如下。

① 凋亡相关基因的检测

通过研究相关的凋亡因子及基因的表达可揭示口腔白斑或扁平苔癣癌变的机制,预测上皮异常增生恶变的可能性,从而实现早期诊断癌变的可能。凋亡相关基因包括:

A. BCL - 2 基因家族

根据对细胞凋亡的影响不同,可将 BCL - 2 基因家族分为两类:一类促进细胞凋亡,如 BAX 基因(BCL -2 associated X protein)、BCL - XS 基因等;另一类抑制细胞凋亡,如 BCL -Xl 基因、BCL - W 基因等。BCL - 2 基因是一种重要的凋亡抑制基因,它通过抑制凋亡而延长细胞存活时间,另外 BCL - 2 基因还可与 C - MYC 基因协同转化细胞,抑制 C - MYC 所致的细胞凋亡。

B. 抑癌基因

P53 基因是一种典型的抑癌基因,可分为野生型和突变型两种,均参与凋亡的调节,但作用效果不同:野生型 P53 可诱导细胞凋亡,而突变型却抑制

凋亡。P27 基因是抑癌基因，P27 蛋白含有 198 个氨基酸残基，分子量为 22 257 u，它能抑制几乎所有的 Cyclin - CDKs 复合物的激酶活性，抑制细胞从 G1 期向 S 期的过渡，使细胞停滞在 G1 期，抑制细胞的增殖，导致癌前肿瘤细胞的凋亡，阻止肿瘤的发展。而 P16 基因直接作用于细胞周期，是 G1 期重要的调控因子，在 G1 晚期发挥功能，抑制细胞从 G1 期向 S 期过渡，从而抑制肿瘤细胞的生长。P16 基因的突变导致细胞生长失控，在头颈部肿瘤中 P16 表达减少。

C. FAS/FASL 基因

FAS 基因又称 APO - 1 或 CD95，它与其配体（FASL）的相互作用是引起细胞凋亡的主要途径之一。FAS 介导的凋亡不需 RNA 和蛋白质的合成，甚至在去核的细胞内也能完成其激活引起的凋亡。

② 端粒酶的检测

端粒酶是一种核蛋白酶，含有引物特异识别位点，能以自身 RNA 为模板，合成端粒 DNA 并加到染色体末端，使端粒延长，从而延长细胞的寿命甚至使其永生化。目前研究证明人端粒酶包括 3 个主要部分，即人端粒酶 RNA 组分（hTR）、人端粒酶蛋白基因编码催化蛋白亚基（hTRT）和人端粒酶相关蛋白（hTPl），hTR 与 hTRT 的端粒酶活性密切相关。近期研究表明，与良性病变相比，大多数人类恶性肿瘤及永生化细胞，端粒酶活性显著增高，因此认为端粒活化是细胞分裂增殖的基础，也与细胞的异常增生密切相关，是肿瘤发生学上的一个共同途径，在肿瘤的发生发展中起非常重要的作用。研究者们使用原位杂交的方法，对腔黏膜上皮恶性转化不同阶段的石蜡包埋标本进行 hTR，hTRT mRNA 表达的检测。结果发现口腔黏膜白斑在轻、中度不典型增生组织中 hTR 与 hTRT mRNA 表达率很低，口腔黏膜白斑重度不典型增生 hTR 与 hTRT mRNA 表达率明显上升，与口腔癌的 hTR 与 hTRT mRNA 表达率相比无显著的差异，说明 hTRT 与 hTRT mRNA 表达在一定程度上与细胞的恶性倾向有关。可以推测重度不典型增生的口腔黏膜白斑内的端粒酶可能被激活，它们具有一定恶变的潜能。临床上对重度不典型增生的口腔黏膜白斑应予高度重视，密切观察临床经过。

3. 基因分型

（1）概述

基因分型是分子生物学技术在临床医学的前瞻性应用，特别在微生物检测方面，其较传统方法更灵敏和精确。但目前的检测成本尚高，并有一定比例的假阳性。因此，现阶段主要运用于分子水平的研究。在口腔黏膜病领域研究最广泛的即是白色念珠菌的基因分型。

（2）白色念珠菌基因分型

口腔念珠菌病（oral candidiasis）是念珠菌属真菌引起的口腔黏膜感染性疾病。近年来，由于抗生素和免疫抑制剂在临床上的广泛使用，发生菌群失调或免疫力降低，导致内脏、皮肤、黏膜被真菌感染的病例日益增多，口腔念珠菌病的发病率也相应增高。念珠菌是一种真核微生物，与口腔疾病密切相关，迄今为止已发现 150 多种，但只有 7 种具有致病性，即白色念珠菌（candida albicans，又称白色假丝酵母菌）、热带念珠菌、类星型念珠菌、克柔念珠菌、近平滑念珠菌、高里念珠菌和假热带念珠菌。近年来，从 HIV 感染者口腔中又分离到一种新型念珠菌，其培养特性、染色形态及许多生物学特性与白色念珠菌非常相似，1995 年被鉴定为一个新的菌种，称为都柏林念珠菌（candida dubliniensis）。上述致病性念珠菌既能引起口腔和生殖器的浅表念珠菌感染，也可以导致严重系统性疾病患者继发念珠菌感染而死亡。在致病性念珠菌中，白色念珠菌和热带念珠菌致病性最强，而引起人念珠菌病的主要是白色念珠菌。念珠菌存在于人体的不同腔隙中，如口腔、直肠、阴道等。念珠菌是人的口腔共生菌，据报道健康人口腔念珠菌检出率达 50%。

口腔念珠菌病的临床诊断主要依靠病史和临床表现。但要确诊，就必须依靠实验室检查。能证实损害中存在病原菌的方法有多种,常规方法包括:① 涂片法:这类方法简便易行,操作成本低,但检出率低。其又分为直接涂片法和革兰染色法。② 培养法:这类方法检出率较高,结果比较准确,但需时间较长。具体方法为将标本接种于 Sabouraud 培养基,经 3～4 天后,形成乳白色圆形突起的菌落。通过芽管和厚壁孢子形成实验可确诊为白色念珠菌。③ 免疫法:这类方法是用间接免疫荧光法测定血清和非刺激性混合唾液的抗念珠菌荧光抗体。敏感、快速,但因存在较强的免疫交叉反应,故假阴性率较高。④ 生化检验法:这类方法是在"培养法"的基础上加以改进的。因 CHRO Magar 显色培养基中含有一种特殊的色素物质,不同念珠菌生理代谢产物的不同,可引起不同的显色反应。据此,视菌落的不同颜色就可以鉴定出念珠菌的种类,因而具有种类鉴别的功能。已有商品化的微生物鉴定系统(如 YBC 酵母鉴定系统等),可以快速准确地鉴定念珠菌的种类。

白念菌的基因分型:是以白念菌 DNA 序列的差异为基础建立的各种显示基因组多态性的方法,最准确的是基因测序,但费用较贵,不宜应用于临床。对白念菌基因分型的研究涉及其诊断、病因学和治疗等多方面,包括:免疫抑制剂对口腔白念菌分布及基因型的影响;口腔扁平苔藓与白念菌基因型的关系;念珠菌型白斑的基因分型;白念菌药敏性与基因分型的关系。研究白念菌基因分型的方法主要有:① 脉冲场凝胶电泳:重复性好,结果易于解释,缺点是耗时过长,鉴别能力较差。② 限制性片段长度多态性(RFLP):重复性较好,操作简便,但所需 DNA 量多,鉴别能力有限。③ DNA 印迹:该方法是 RFLP 的深入。将 RFLP 电泳胶上的 DNA 片断转移至硝酸纤维膜,选择白念菌特异的 DNA 序列与膜上的 DNA 片段杂交,根据杂交结果分型。能够提高 RFLP 的鉴别能力,但实验费用和操作难度均较大。④ 聚合酶链反应 PCR:简单、快速、可靠,其鉴别能力与 RFLP 相近。⑤ 随机扩增多态性:又称随机引物 PCR,其被认为是一种比较理想的分型方法,快速简单,所需模板量少,鉴别能力强。

4. 基因诊断的意义及前景展望

基因诊断的基本原理是运用现代分子生物学和分子遗传学方法检查基因的结构及其表达功能是否正常,它可达到多种目的,如:明确某一临床表现与基因表型的关系,从而发现其独特的致病机制。明确口腔黏膜病发生是否与某种遗传特征有关,是否存在易感基因或菌株。了解疾病发生的分子机制,为开发新型的药物提供分子靶向。所以虽然基因诊断技术用于口腔黏膜疾病的诊断还存在许多问题,有待研究解决,但已有的研究表明它是一种非常有前途的方法。我国的广大医务工作者也应掌握疾病发生的分子机制,建立疾病分子诊断的新观念,以适应新世纪医学发展的需要。

(三)上皮角化细胞分化标记物的表达

角化细胞表达多种分化标记物,包括角蛋白、转谷胺酰胺酶、胞膜蛋白(involucrin)等,这些标记物可视为上皮异常增生程度的间接指标。

1. 角蛋白表达的研究

角蛋白是一组不溶于水的中间丝蛋白,是上皮细胞的骨架成分,其功能可能与维持细胞的形态及完整性有关,并参与调节细胞运动和细胞分裂。角蛋白是良好的角化细胞分化标志,可反映细胞的角化方式,在颊黏膜、食道、宫颈黏膜,CK4、CK13 是基底上层主要的角蛋白,可视为该类上皮的标志。其余在颊黏膜上表达的蛋白质包括 CK6 及 CK16,是增值标志性蛋白质,CK5 与 CK14 是复层上皮的标志。口腔白斑、红斑与口腔扁平苔藓是具有恶变倾向的黏膜病变,上皮的异常增生和分化紊乱往往伴有细胞角蛋白的表达改变,这可能是复层鳞状上皮潜在恶变的标志之一。研究者发现不同类型口腔黏膜所含角蛋白组分有一定差异,单纯白斑中角蛋白表达类型与正常黏膜相似但染色程度增强,白斑伴异常增生时,大分子角蛋白表达减弱,分布不规则,小分子角蛋白表达增强,分布范围增大,随异常增生的程度加重向上皮表层扩展。

2. 其他上皮角化细胞分化标志的研究

转谷胺酰胺酶-1及胞膜蛋白(involucrin)被认为是鳞状分化的标志,谷胺酰胺转移酶主要位于基底上层细胞,它能将肽链上的谷胺酰基交联到氨基酸的第一个氨上,主要功能是稳定交联蛋白胞膜。胞膜蛋白是交联蛋白胞膜的前体蛋白,转谷胺酰胺酶-1及胞膜蛋白能否作为一个良好的上皮恶变标志,目前仍存在争议。

(四)生物学诊断的功能基因组学研究

21世纪是功能基因组学的时代,随着基因组学与蛋白质组学概念的相继提出和技术的不断完善,功能基因组学以其独特的优势应用于诊断学研究的前沿。它具有微量化、高灵敏度、快速、自动化、规模化、高效率等一系列优点,可在一个样品中同时检测数千种基因和蛋白质的表达,以获得疾病各个阶段各种基因和蛋白质信息,这将有助于全面探讨基因、蛋白质间的彼此作用关系,从而最终应用于临床诊断。

1. 基因组学

DNA微阵列(DNA Microarray)即是基因组学在研究领域的实际应用,它是近年来发展起来的应用于分子生物学研究的一项新兴技术,由特异序列的基因连接在固相载体的特异位点上而成,探针根据生物样本中的目标核苷酸而确定,相关的反应

结果被监测与分析。因其允许同时进行成千上万个基因表达分析,使借助生物学通路水平的质的变化观察疾病的发病机制、治疗反应成为可能,在临床诊断方面更有广阔的应用前景。白斑癌变过程是循序渐进的,由癌前病变发展到肿瘤是一个涉及多基因水平改变的复杂过程,不是单一因素作用的,因此探索与癌变相关的基因群及其网络关系显得格外重要。国内外有学者运用DNA微阵列检测技术,研究和探索导致口腔白斑癌变的可疑基因群,研究结果显示,口腔鳞癌与口腔白斑组织相比基因表达谱存在较大的差别,部分基因的表达下调,部分上调。比如细胞周期磷酸酶家族成员CDC25,成纤维细胞生长因子4(FGFR4)细胞免疫防御及代谢有关的基因 IL-8、PCOLCE、CDH1基因(E-钙黏蛋白)等。通过微阵列技术可以研究组织的基因表达谱差异,从而高通量地有效地发现与口腔白斑癌变相关的可疑基因群。为深入研究口腔白斑癌变发生机制、临床诊断、预防、治疗提供更全面、可靠的导向。

2. 蛋白质组学

(1)概述

蛋白质组学是在人类基因组计划研究发展的基础上形成的新兴学科,随着蛋白质分离、鉴定技术和生物信息学的完善,蛋白质组学在各个基础和临床领域得到了长足的发展。蛋白质组学技术主要基于分离技术-质谱鉴定-生物信息学平台,分离技术双向电泳最常用,除此以外还有高效液相色谱、毛细管电泳和新近发展的多维液相色谱。

(2)黏膜病学领域的研究方向

现阶段蛋白质组学在口腔中的应用主要集中于肿瘤领域,运用比较蛋白质组学鉴定出一系列潜在肿瘤标记蛋白。有学者根据有显著意义的蛋白质荷比峰值的变化,同时输入决策树编辑训练,建立诊断模型,然后随机对健康人和患者的血清进行诊断,得到83.3%的阳性率,得出蛋白质荷比峰值

变化可以作为肿瘤的生物标记的结果,结合其他肿瘤诊断模型的研究示范,可以预见运用蛋白质组学与生物信息学的计算方法研究肿瘤标记的蛋白质或多肽,有望成为口腔肿瘤各期患者早期诊断和预后判断及高危人群的筛查方法。这无疑是一个应用蛋白质组学分析蛋白质表达谱以诊断疾病的成功范例。参考其他领域的研究思路,现阶段口腔黏膜疾病的研究方向可集中于:① 建立正常黏膜组织、唾液、白念菌等病原菌的全蛋白表达谱,作为分类鉴定的基础。有学者已对唾液作了较全面的分析,鉴定出309种蛋白质,其中有很多功能未知的蛋白质。对黏膜组织、病原菌的研究未见报道。② 研究黏膜疾病与正常细胞蛋白的差异表达,筛选出各种病损的特异蛋白,构建疾病发生、发展的蛋白质组谱。③ 发现与评估组织切片、血清、体液中的特异蛋白:无创性生物诊断目标的提出,使人们将研究的焦点投向血浆蛋白组学。血浆中包含上万种蛋白质,其中高丰度蛋白质占总量的90%,数以万计的低丰度蛋白质仅占血浆总量的10%,在小于10 000 D范围内仍存在相当数量的血浆蛋白,为疾病时释放入血的特异蛋白。研究这些血浆蛋白在结构与数量上的改变,对疾病诊断与疗效监测具有重要意义。迄今为止只有少数血浆蛋白作为某些疾病诊断的常规。口腔黏膜疾病血浆蛋白质的研究仅限于少量零星的蛋白质的研究,如对口腔扁平苔癣中细胞因子的测定等,大规模高通量的研究有赖于蛋白组学的积极应用。

(五)其他生物学诊断方法

甲苯胺蓝-Lugol's碘液双染技术是一种有很大应用潜能的生物学诊断方法,下面对其原理与应用简述之。

1. 原理

甲苯胺蓝是一种嗜酸的异染性噻嗪类染料,它选择性地染色组织中的酸性成分硫酸盐、羧酸盐和磷酸根,因此染色DNA和RNA。发育异常或蜕变发育的细胞可能比正常细胞含有更多的核酸,而且恶性上皮可能具有更宽的细胞通道,因而能加速染料的进入。Lugol's碘液通过碘与糖原反应而发生黑棕色染色,Lugol's碘液仅染色正常的鳞状上皮组织,而对发育异常的上皮细胞或恶变组织不着色。

2. 优缺点

1960年Sherwin首次提出用甲苯胺蓝做活体染色,癌变组织、正常黏膜及白斑着色可能不同。国内外的许多报道都肯定了甲苯胺蓝染色对早期癌和恶性病损评估的意义,其简便、快速、价廉、无损伤,且敏感性高,假阴性率低,能够早期发现癌肿,指示癌变部位,指导活检,而被用于口腔癌高危人群普查及口腔癌术后或放疗后的复查,筛选白斑早期癌变及白斑监测等。但是甲苯胺蓝可使良性病变(溃疡、炎症)染色而导致假阳性结果,在鉴别良恶性病损,特别是良恶性溃疡时有一定困难。Lugol's碘液可结合正常上皮中存在的糖原产生黑棕染色,在鉴别良恶性病变组织时有一定的参考价值。上皮细胞中糖原的含量与角化程度呈负相关,与肿瘤细胞的分化亦呈正相关,所以,上皮异常增生及高分化鳞癌的Lugol's碘液染色可能出现假阴性结果,而腭、牙龈的良性病变因其角化层厚而出现假阳性结果,这就使Lugol's碘液在染色由角化上皮而来的病变时受到限制。

3. 应用

两种染料的联合应用可以克服各自单独使用时的不足。有研究表明,单纯应用甲苯胺蓝因其敏感性高是有价值的,但其可能使良性病变染色而导致假阳性结果从而降低了其特异性,使其应用受到一定的限制。当两种染色均呈阳性反应时,敏感性降低了,但特异性最高,阳性预见值也最高。因此,这两种染色作为一种辅助方法，以其简便快速、无损伤，且染色不影响病理检查的特点，对高危人群准确的临床诊断是有价值的。

（六）黏膜病生物学诊断应用前景

现代诊断学的内容包括临床病理形态、病理生理和病因诊断，而查明病因是有效地治疗和预防疾病的前提，是最理想的诊断手段。对生物分子结构与功能以及基因调控等生命本质问题的认识有助于更好地了解发病过程和机制，并有可能从实质上对一些疑难疾病进行分类分型，更好地指导和改进治疗，提供制订新的治疗方法和方案的依据，而正在兴起的新一代治疗方法——生物治疗现代生物学诊断取得巨大进步的结晶。所以作为口腔黏膜病医务工作者和研究人员，更应紧跟时代步伐，积极深入地加强相关理论与技术的学习，开拓黏膜病生物诊断的新篇章。

（陈谦明　王　智）

参 考 文 献

1　吕世静. 免疫学检验. 北京：人民卫生出版社, 2003.

2　何园, 林梅, 赵曼等. 梅毒的口腔表征及治疗措施. 临床口腔医学杂志, 2003, 19：123.

3　罗超权. 基因诊断与基因治疗进展. 郑州：河南医科大学出版社, 2000.

4　杨晓 邓初夏. 基因打靶和功能基因组学. 北京：军事医学科学出版社, 2001.

5　王国云, 平飞云. 蛋白质组学在口腔医学中的研究进展. 中华口腔医学杂志, 2006, 41：319.

6　魏本娟, 周曾同. 口腔白斑与扁平苔癣单核苷酸基因多态性. 中华口腔医学杂志, 2006, 41：770.

7　Wadsworth JT, Somers KD, Cazares LH, et al. Serum protein profiles to identify head and neck cancer. Clin Cancer Res, 2004, 10：1625.

8　谢敦祥, 王文红, 刘青梅. 甲苯胺蓝和 Lugol's 碘液联合应用在评估口腔早期癌的无创性诊断中的作用. 临床口腔医学杂志, 2002, 18：437.

第五节　口腔颌面-头颈肿瘤及类肿瘤的生物学诊断

一、口腔癌分子标志物

对于口腔癌而言，早期诊断、早期治疗是治愈的关键，对晚期患者通过标志物的应用实现个体化综合治疗，是提高生存率和生存质量最有效和经济的方法。

口腔癌的发生可以经过癌前病变的阶段，也可以没有任何症状，因此口腔癌早期诊断的关键在于筛检（screening）。长期以来对口腔癌的筛检方法包括病理检查、影像学检查等，并把组织形态学病理检查作为诊断的"金标准"。这些方法都是从形态学的角度来进行，无法对组织细胞功能的改变加以评估，然而在口腔上皮细胞恶性转化过程中功能性改变要早于形态学的改变，也就是说口腔癌在不同的发展阶段，即使在没有任何早期症状、组织形态学改变的时期，在分子水平已经发生了改变，而这些被确认的早期变化都有可能发展成为肿瘤诊断和生物学特性判定的指标，即生物标志物；因此在基因、基因转录和蛋白质水平对口腔癌进行生物学特性功能诊断势在必行。

口腔癌发生是一个多基因参与的分子疾病，这个过程主要包括细胞周期的失控、凋亡抑制和无限增殖，还有端粒酶异常激活等。其中一系列的细胞周期蛋白、抑癌基因、癌基因、端粒酶基因等在这个多阶段的致癌过程中均发挥了重要作用;肿瘤组织中这些基因出现缺陷并逐渐累积,编码的蛋白质功能失调,从而导致了细胞的生长、分化的失控,肿瘤周围血管生成,进而发生局部侵袭和转移。这些基因的改变是口腔癌的早期事件,可以应用分子生物学的技术和方法从组织和体液中检测到,从而为口腔癌的早期分子诊断提供了一种极有前途的方法。

20 世纪 80 年代以来,聚合酶链反应(PCR)、比较基因组杂交(CGH)、差异 mRNA 显示技术、荧光原位杂交(FISH)、生物芯片、组织芯片等一大批生物学技术的相继问世,极大地促进了分子生物学的发展,在分子水平上进行口腔癌早期的诊断成为可能。利用基因功能组学手段寻找肿瘤诊断的靶标已经成为了当今国际肿瘤防治研究的重点,也将是很长一段时间内肿瘤研究的趋势和必然,并成为生物医学研究方面最具有商业化价值的领域。

头颈部鳞癌是根据解剖部位进行分类的,但是基因的表达具有部位和时相特异性,因此,在头颈部鳞癌中,基因的表达应该随着部位和临床分期的不同而改变。Freier 等利用组织芯片这种高通量的工具,对大量的头颈部鳞癌进行了这方面的研究并证实了这一点。在这项研究中,选用的标本是 547 例头颈部鳞癌的标本,均为诊断明确的原发性肿瘤。采用免疫组化的方法对 $cyclinD1$、$c-myc$、$erbB1$ 和 $erbB2$ 进行了研究,发现 $cyclinD1$ 和 $c-myc$ 表达上调,与口腔癌相比,在咽喉部位的表达率增高。erbB1 和 erbB2 表达的增高主要与口腔癌相关。$cyclinD1$ 的表达增高主要是在临床晚期患者出现。为了进一步地弄清在基因水平上的差异,Freier 又进行了 609 例鳞癌患者的研究,其中包括不同临床分期、不同解剖部位的原发鳞癌 511 例,继发癌 98 例。他利用的是荧光原位杂交技术,对 5 个癌基因进行了分析,它们的扩增率分别为 CCND1 34.5%、EGFR 12.7%、MYC 8.8%、ZNF217 6.2%、erbB2 3.6%,其中在喉部的鳞癌中,ZNF217 扩增率比口腔癌中低。这 5 个癌基因在鳞癌中的表达不同,说明了在头颈部不同部位的鳞癌发生具有不同的分子机制,不能以头颈癌笼统的概念来进行研究,有必要单独对口腔癌分子标志物进行探讨。

(一) 口腔鳞状细胞癌分子诊断的基因筛选

口腔癌分子诊断基因筛选主要目的是确定与口腔癌的发生关系密切,在口腔上皮恶性转化过程中起关键作用,同时在肿瘤发生的早期就能提供诊断意义的基因。

口腔癌的发生是一个多基因、多因素、多步骤的发展过程。在这个发展过程中肿瘤分子生物学改变主要包括口腔上皮细胞基因的变异以及 DNA-染色质结构的改变。上皮细胞基因的变异主要包括 DNA 一级结构的改变,如 DNA 序列突变、丢失、扩增、易位及重排等,以及与基因调控的相互关系;DNA-染色质结构的改变主要是 CpG 序列中胞嘧啶的甲基化、去甲基化,染色质主要成分组蛋白的乙酰化、去乙酰化。这些改变会引起相应基因调控的异常,从而导致口腔癌的发生。目前在对基因变异进行大量研究的同时,人们逐渐认识到了 DNA 染色质空间构型的改变与细胞的基因调控有着密切的关系,并成为新的研究热点。

口腔癌相关基因中,有一些基因在口腔癌发生的早期阶段已经发生了改变,并在肿瘤的恶性转化过程中起着关键作用。这些基因的异常主要体现在基因转录层次上以及翻译层次上是否表达和表达强度。对口腔癌的早期分子诊断,也正是利用对这些改变的检测来达到目的。

基因的筛选是一个系统化的工程,需要分析肿瘤在发生、发展过程中,增殖周期中不同的阶段、不同的病理分期、不同的生物学行为以及在不同的诱导环境下口腔癌细胞的基因表达与正常组织的差异,从而对这些基因表达的个体特异性、组织特异性、分化阶段特异性、部位特异性、外界刺激的特异性进行综合的判断,确定几个或是多个基因作为口腔癌早期诊断的指标。指标的确定也与对单个基因功能的深入研究分不开。

生物芯片的兴起和在口腔癌基因研究中的应用大大地推动了基因筛选的进程。尤其是口腔癌的基因表达谱研究无论是在国外还是国内都成为一个新的热点。通过对口腔癌基因表达谱的研究,可以更加深入地了解鳞癌发生的分子机制,有助于找出肿瘤的早期诊断指标、治疗靶点、治疗应答和预后指标,有着广泛的应用前景。目前国内外应用较多的是基因微阵列技术,应用这种技术可以高效平行地检测到肿瘤细胞的基因转录表达图,通过与相对应正常细胞的表达图的对比,以此来进一步分析与恶性转变相关的基因。

国外的学者应用基因微阵列的技术对口腔癌中基因的改变做了一些研究,发现一些基因 $P53$、$P21$、PRB、$CK19$、$nm23$ 表达下调,一些基因表达上调,如 $cyclin\ D1$、$MMP-7$,$MMP-10$、$MMP-14$、$TGFa/p$、$PDGF$、HGF、$VEGF-C$,Wnt 和 MAP 激酶信号转导途径中的 ERKI、JNK、p38 和 ERK6 表达上调,凋亡抑制基因 IAP、$Akt2$ 表达上调。国内的学者利用基因微阵列技术筛选口腔癌组织和口腔癌旁正常组织中表达差异 2 倍以上的基因,共发现 39 个基因,其中已知的基因有 38 个,未知功能的基因有 1 个。

这些研究的结果充分说明了口腔癌的发生发展涉及多个基因,但究竟是哪些基因起决定性的作用,哪些基因起非决定性作用还需要进一步的研究。到目前为止,人们对口腔癌发生相关基因探索的研究中,几乎没有发现与口腔癌一致表达的基因或与口腔癌表型功能上相关的基因。

在口腔癌的发生过程中,涉及到了细胞分裂、信号转导、细胞的代谢、细胞的结构、细胞因子水平、肿瘤的抑制基因等方方面面。这些基因在口腔

癌的发生过程中,组成了一个有功能联系的网络。每一个基因都是基因网络上的一个环节,每一个基因都受上游基因的调控,又对下游的基因产生调控作用,同时又有可能存在通过其表达产物互相调控的可能。可见在口腔癌发生的相关基因之间的相互作用是极其复杂的,在这些基因相互作用的网络中,要寻找到能够作为诊断标志的基因,不仅仅需要筛选在肿瘤的发生过程中那些基因发生了早期的改变,同时还需要对这些基因的相互作用途径有充分的了解,这样才能够找到起关键作用的一个或是一组基因作为口腔癌的诊断标志,这样的诊断标志才能具有早期性、特异性、准确性。

(二)口腔癌早期分子诊断标志物

口腔上皮细胞发生恶性转化,其关键是人类基因组本身出现了异常。目前口腔癌早期分子诊断可以采取以下策略:① 检测口腔癌的相关抑癌基因和癌基因的突变、扩增、表达的情况。② 检测口腔癌的相关病毒基因。③ 检测口腔癌中表观遗传学的改变。④ 检测口腔上皮标志物基因。⑤ 检测口腔上皮中端粒酶的改变。总之,能够反映口腔上皮恶性转化的发展过程的基因改变都可以成为诊断指标。

1. 抑癌基因和癌基因与口腔癌的早期分子诊断

在口腔上皮的癌变过程中首先是癌基因的激活和抑癌基因的失活,抑癌基因和癌基因在肿瘤发生中的不同的阶段都发挥着重要的作用。

抑癌基因可以在口腔上皮细胞的增殖周期的某个环节上对细胞分裂和生长进行适当控制,使细胞按正常程序进行周期分裂、生长、死亡,防止细胞周期失调而导致无限制地扩增、分裂、生长;抑制细胞向口腔癌发展。癌基因是存在于正常口腔上皮细胞内的基因,编码生长因子、生长因子受体及蛋

白激酶、GTP 结合蛋白、核内蛋白质、甲状腺素/类固醇激素受体等,可调控细胞生长、增殖和分化,激活后具有使正常口腔上皮细胞发生恶性转化获得无限增殖的能力。目前发现在口腔癌中涉及多个癌基因和抑癌基因的改变,同时基因改变的频率也不同。这些基因包括有:Rb、$P16$、$P53$、APC、RAS、$Cyclins$、MYC 等。

在口腔癌中的抑癌基因和癌基因异常改变是复杂的,涉及多个基因。在不同的肿瘤发展阶段,不同的个体之间存在差异,要找出一个有价值的诊断标志,要注意这方面的复杂性,同时还要对每个基因在肿瘤发生过程中的具体作用机制进行深入的研究。

2. P53 基因

（1）P53 基因在口腔癌中的改变

在口腔癌中,$P53$ 基因的改变主要是杂合子的缺失、扩增、插入、点突变。Ogmundsdottir 等研究发现在口腔癌中 $P53$ 基因突变发生于 6,8 外显子,5,7 外显子未见突变。同时 $P53$ 基因的突变还与致病因素的差异相关,咀嚼槟榔相关的口腔癌中,87.5%的突变是 G：C 到 A：T 的转换,在与吸烟饮酒相关的口腔癌中,发生的突变没有特定的类型。

此外,在 $P53$ 基因中存在单个核苷酸的多态性,位于 72 位的密码子主要是编码 $P53$ 蛋白中精氨酸或脯氨酸。以前认为这种改变与癌的易感性有关,但是 Drummond 等研究发现,单个核苷酸的多态性与口腔癌的易感性无关。

（2）P53 基因在口腔癌发生中的作用

$P53$ 变化是口腔正常组织癌变的一个早期的事件,主要涉及到口腔上皮细胞的增殖和凋亡。Gonzalez-Moles 等发现在大部分的口腔癌患者中 $P53$ 基因抑癌途径在分子水平被阻断了,主要是由于其本身发生了改变或 $P53$ 调节因子表达异常而引起。Tachibana 等研究了口腔癌中 $P53$ 及相关

基因 $P21WAF1$、$MDM2$、$P33ING1$ 和 $P14ARF$ 表达,发现这 4 个基因 mRNA 的表达率分别为 5/12、5/12、6/12、0/12,对 $P53$ 免疫组化染色发现 7/12 患者细胞核中出现异常染色。Hoque 等对 $P53$ 抑癌途径相关因子也作了相关研究,得出了同样的结论。

（3）P53 基因在口腔癌早期诊断中的意义

$P53$ 基因和蛋白质的异常改变是口腔癌前病变发展为癌的一个敏感的危险性生物指标,可以对口腔癌前病变恶性转化趋势进行准确的预测和判断。

国内研究应用聚合酶链反应和免疫组织化学法检测 23 例口腔黏膜鳞癌和 15 例癌前病变 $P53$ 基因突变和 $P53$ 蛋白的表达,发现43.5%（10/23）的口腔黏膜鳞癌存在 $P53$ 基因第 8 外显子突变；口腔黏膜鳞癌 $P53$ 蛋白表达阳性率分别为43.5%（10/23）。应用免疫组化和单核苷酸多态性分析（PCR-SSCP）对 5 例正常口腔黏膜,22 例白斑（轻、中、重度异常增生各为 8、8、6 例）和 30 例鳞癌（有和无淋巴结转移各为 16、14 例）组织中 $P53$ 突变进行检测。发现轻、中、重度异常增生白斑和鳞癌 $P53$ 蛋白表达率为12.5%、25.0%、33.3% 和50.0%；$P53$ 基因突变率为12.5%、37.5%、50.0% 和70.0%。正常黏膜无一例阳性。白斑和鳞癌 $P53$ 变化有显著性差异。这些充分说明 $P53$ 基因突变和 $P53$ 蛋白过量表达与口腔上皮细胞恶性转化过程发生过程密切相关,可作为癌前病变发展为癌危险性的生物指标。

综上所述,抑癌基因 $P53$ 与口腔肿瘤的发生发展有密切关系。虽然 $P53$ 为细胞癌基因中研究最为广泛和深入的基因之一,对 $P53$ 基因的功能研究也取得重要进展,但对于 $P53$ 基因及其表达产物在正常细胞周期中的作用机制、基因间的调节及在口腔肿瘤中的具体作用还存在许多有待解决的问题。近来又有证据表明 $P53$ 基因家族的新成员 $P63$ 和 $P73$ 可能参与了口腔癌的发生。随着对

$P53$ 基因家族生物学功能和在肿瘤发生过程中作用深入的研究,将更有助于了解其在口腔癌的早期分子诊断中的意义。

3. $P16$ 基因

(1) $P16$ 基因在口腔癌发生发展中的失活机制

$P16$ 基因的异常改变发生在多种肿瘤当中,在口腔癌中失活的主要表现为,基因的缺失、点突变、甲基化、RNA 剪接加工错误;其中主要的是基因的缺失和甲基化。

① 基因的缺失

基因的缺失是基因改变的主要形式,比基因的突变常见。其中纯和性缺失要比杂合性缺失多见,主要发生在 exonl 和 exon2。研究 $MTS1$ 基因的纯合性缺失情况时发现,30 例癌前病变和正常对照标本均扩增出 exonl 和 exon2 产物,说明无 $MTS1$ 基因的纯合性缺失;在 45 例 SCC 标本中,有 7 例 exonl 缺失,8 例 exon2 缺失,其中 5 例标本中 exonl 和 exon2 同时缺失。$MTS1$ 基因总的缺失率是 22.2%(10/45)。正常黏膜和癌前病变中未发现基因突变,而鳞癌标本中仅有 3 例 exonl 突变和 1 例 exon2 突变,总突变率为 8.9%(4/45)。$MTS1$ 基因总变异率(包括突变和缺失)为 31.1%(14/45)。

② 基因的突变

$P16$ 基因的突变主要是点突变,发生的频率不高,主要是在 exon2,比基因的缺失少见。刘德胜等在研究口腔癌的基因变异中发现 33 例口腔颌面部鳞癌标本经 PCR 扩增 $P16$ 基因 exon2 后,有 7 例 $P16$ 基因纯合性缺失,缺失率为 21%(7/33);2 例点突变,突变率为 6%(2/33);变异频率为 27%(9/33)。

③ 基因的甲基化

$P16$ 基因的甲基化也是基因异常改变中最常见的。主要发生在 5′端 CpG 岛,与转录启动子的活性密切相关。在正常组织中启动子 CpG 岛不发生甲基化,在鳞癌中甲基化则较为常见,CpG 岛甲基化可导致 $P16$ 基因转录静默。Nakahara 和 Lopez 研究发现,在口腔癌中发生 $P16$ 甲基化的概率分别是 50% 和 56%。

最近研究发现甲基化不仅发生在口腔癌组织中,在癌旁正常组织中也有发生。Huang 对 48 例标本进行甲基化检测,其中癌组织中有 20 例标本在转录子周围 CpG 岛发生甲基化(41.7%),在 8 例癌旁正常组织中也出现了 CpG 岛发生甲基化(17%)。这说明在口腔癌的发生发展中,甲基化这种改变导致基因失活的机制是复杂的,所以对于 $P16$ 基因甲基化的作用应该进一步深入的研究,以揭示其在口腔癌发生中的作用。

④ RNA 剪接加工错误

DNA 在转录的过程中,也可以发生 RNA 剪接加工的错误从而使 $P16$ 蛋白失活,影响基因功能的发挥。Kannan 等利用碱基测序的方法发现在口腔癌中,intron1 和 exon2 之间转录后发生了剪接的错误,G 转换成 C(GCAG/CCAG)。

(2) $P16$ 基因在口腔癌早期分子诊断中的意义

$P16$ 基因的改变可以在上皮细胞转化的早期检测到。目前主要是通过检测基因的异常改变、mRNA 及蛋白质表达的变化来研究 $P16$ 基因与癌前病变和口腔癌之间的关系。

Shintani 等用免疫组化的方法,对细胞周期控制蛋白的表达进行了研究。他们主要分析了在 20 例正常组织黏膜、42 例上皮不典型增生、117 例口腔癌中 cyclin S、CDK、CKIs 的表达。结果发现 $cyclin D1$、$cyclin E$、CDK2 在正常组织、上皮不典型增生,口腔癌的标本中蛋白质的表达频率逐渐的升高。与此相反 P12(DOC - 1)、P16(INK4A)和 P27(KIP1)不表达的频率逐渐升高。由此可见在肿瘤的发生过程中,这些基因的改变与口腔上皮的恶性转化关系密切。其中 $P16$ 蛋白在正常组织中,轻度和中度的上皮不典型增生中都可以检测到,在重度上皮不典型增生和鳞癌的标本中蛋白质的未表达分别为28.6%和69.2%。

Wang等对癌前病变和鳞癌中P16蛋白的表达也进行了研究,同时对P16基因的异常改变也进行了比较。在口腔癌前病变中没有发现基因突变或是缺失的情况,正常黏膜组织中均有P16蛋白的表达,表达水平较低而且均匀一致,随着细胞异型性的增加,P16蛋白的表达强度呈上升趋势,且着色不均匀,但对P16表达强度量化后比较差异,未见显著性。P16蛋白表达的强度逐渐增加,但是与正常的组织比较没有显著的差异。

综上所述,P16基因缺失参与了口腔癌的发生发展过程。在口腔癌前病变阶段,没有基因改变,也没有蛋白质的缺失,但是有量的改变——表达强度升高的趋势。在鳞癌阶段基因缺失、突变率提高,表达水平也发生了改变。所以P16基因的变异和蛋白质的表达作为区分癌前病变和鳞癌的指标是有一定价值的。

4. Rb 基因

(1) Rb 基因在口腔癌的异常改变

Rb基因不仅是在口腔癌组织中存在,在正常口腔上皮组织中也存在,作为细胞周期调控的一部分,Rb基因对于维持正常组织细胞的生长、分化起着重要的作用。

Rb基因在口腔癌中失活主要是基因的缺失和重排。刘杰利用Southern杂交的方法检测了28例鳞癌发现,6例出现Rb基因的ECOR-I片段缺失,1例重排。其中缺失改变频率较高,为21.4%,重排改变频率较低,为3.6%。Huang等利用Southern杂交的方法,研究了30例口腔癌的患者,发现有7例患者有基因的部分缺失,1例患者发生了基因的重排。基因结构改变率为26.7%。这些结果说明了Rb基因在口腔癌中失活的主要原因是基因结构的异常,反映在限制性片段的缺失、重排

改变上,且基因缺失的频率要比基因重排的频率高。

(2) Rb 基因与口腔癌早期分子诊断中的意义

在口腔癌中Rb基因的异常改变率是较低的,作为诊断指标价值有限。Huang等研究发现Rb基因缺失与患者性别、年龄、肿瘤发生部位、组织学分级及临床分期无关。国内学者也得出了相似的结论。

目前大多数的学者认为在口腔癌发生过程中Rb途径导致的细胞增殖主要因为P16基因的缺失和cyclin D1基因的扩增,Rb基因的突变和蛋白质功能的丧失是次要的因素。El-Nagga等对cyclin D1、P16和Rb蛋白在口腔癌中的表达进行了分析,得到了相同的结论。Sartor在25例口腔癌的患者中14例检测到了pRb(56%),但是其中11例患者11/14(78%)含有具有一定生物活性的蛋白表达。可见通过Rb基因异常改变这个指标来诊断口腔癌是不可靠的,但若是与P16的改变联合诊断,应该有良好的前景。

5. RAS 癌基因

(1) RAS 基因在口腔癌发生中的作用

RAS基因被激活以后,主要通过两条途径导致上皮细胞恶性转化。一条是Ras/Raf通路,另一条是Rho/Rac通路。目前对Ras/Raf通路的研究比较明确。

① Ras/Raf 通路

Ras被激活后,对下游的信号具有正向调控的作用。它可以作用于Raf,使之活化,从而启动了MAPK的三级级联激活。Raf激酶磷酸化MAPK激酶(或MEK),MAPKK激活MAPK(或ERK)。MAPK被激活后,转至细胞核内,使转录调控因子(Elkl、Fos、myc等)发生磷酸化。磷酸化的转录因子作用于相应靶基因的启动子元件,从而改变基因转录的速度,影响基因的表达水平。最终,这些信号集中起来诱导cyclin D的表达和活性。cyclin

D 与 *cyclin* 依赖性激酶(如 CDK4 和 CDK6)形成复合体,该复合体的形成促使细胞从 G1 期进入 S 期。因此,Ras/Raf 通路在调节口腔上皮细胞的生长状态中有着关键作用。

②Rho/Rac 通路

Rho,Rac 蛋白也是小 G 蛋白的一种,属于 *RAS* 基因超家族,可以调节细胞骨架的形成,激活信号级联反应,调节口腔上皮生长和增殖。在口腔上皮的恶性转化中离不开 Rho/Rac 通路的共同作用,但是具体的通路不清楚。目前研究发现在口腔癌中,Rho 蛋白可以调节 FAK(focal adhesion kinase)酪氨酸磷酸化的水平,激活 FAK,通过与 HGF/SF 作用增强细胞的运动,使口腔癌细胞获得侵袭和转移的能力。

(2)在口腔癌早期分子诊断中的意义

在口腔上皮的恶性转化过程中,*RAS* 基因的改变是一个重要的指标;同时 *RAS* 基因容易受暴露因素的影响,大多数的口腔癌患者有吸烟、饮酒、咀嚼槟榔等不良习惯,*RAS* 基因的异常改变能够更好地反映致癌因素在口腔上皮恶性转化的过程,因此对于伴有危险因素的口腔癌患者这个诊断指标尤为适合。

目前通过对 RAS 蛋白的表达研究认为,可以通过这个指标达到早期诊断的目的。Kuo 等利用免疫组化的技术对口腔癌、上皮异常增生、上皮过度角化、正常口腔黏膜近研究发现:51 例口腔癌患者中有 47 例患者(92.2%)RAS 蛋白表达阳性;4 例上皮异常增生和 7 例上皮过度角化的患者 RAS 蛋白表达全部阳性;6 例口腔正常黏膜有 1 例 RAS 蛋白表达阳性。上皮异常增生和过度角化与正常口腔黏膜之间有显著性的差异。Oku 等同样利用免疫组化的方法研究 H-RAS 表达,发现 H-RAS 在口腔癌、口腔白斑、正常口腔黏膜阳性表达率分别是 43/70(61%)、3/10(30%)、3/10(30%),鳞癌和口腔白斑之间存在显著性差异。这些充分地说明 *RAS* 基因表达的改变作为口腔上皮恶性转

化的一个指标是有一定价值的。

6. *C-myc* 基因在口腔癌诊断中的意义

C-myc 基因的表达与肿瘤细胞生长特性相关,*C-myc* 参与细胞的增生和分化调节。在口腔癌前病变或癌前状态变为口腔癌的进程中,*C-myc* 产物的表达呈逐渐增高趋势。王洁等采用流式免疫荧光技术对 40 例口腔鳞状细胞癌,10 例口腔白斑和 14 例口腔扁平苔藓中 *C-myc* 的表达量进行定量研究。结果 *C-myc* 癌基因在口腔癌、白斑、扁平苔藓中表达的阳性率分别为 65%、30%、21%。在 *C-myc* 癌基因的平均表达量中,口腔癌明显高于白斑和扁平苔藓,差异均有显著性($P<0.05$,$P<0.005$)。张文建等应用免疫组化-链霉素抗生物素蛋白-过氧化酶连接法(SP)对正常口腔黏膜、白斑和鳞癌中 *C-myc* 基因的表达进行研究,发现正常黏膜无一例阳性;轻、中、重度异常增生白斑和鳞癌 *C-myc* 表达率为 0、12.5%、16.7% 和 23.3%。随着白斑异常增生程度的加重,*C-myc* 阳性率亦呈递增趋势,但各度异常增生白斑间及白斑整体与鳞癌间 *C-myc* 表达率未出现统计学上差异($P>0.05$)。两种结论在 *C-myc* 癌基因是否可以作为判断癌前病变恶变的指标上存在分歧,但是 *C-myc* 表达增高反映上皮异常增生程度的加重。

C-myc 作为诊断的指标还需要在 mRNA 水平得到验证,同时也应该对基因扩增和易位进行深入研究,探讨作为诊断指标的可行性。

(三)细胞角蛋白(CK)诊断价值研究

1. 细胞角蛋白表达在口腔癌中的影响因素

目前对 CK 在口腔上皮恶性转化过程中的表达机制与调控了解得不多,但是发现了有以下因素影响了 CK 的表达模式。

（1）维A酸（RA）及其受体参与CK的表达

维A酸受体（RARs）具有防止口腔上皮细胞恶性转化的作用，这种作用可能与它们调节口腔上皮细胞生长和分化的能力有关。细胞核内的RAR受体通过自身基因转录的调节，参与了RAR功能的发挥。Zou等研究发现RAR可以与特定的核内RA受体优先结合，诱导RAR-β受体的表达，抑制了CK1的表达。CK1的表达和RAR-β受体的表达成反比关系，说明RAR-β受体也参与抑制了上皮细胞的角化。Crowe在细胞培养中也发现RA可以调节CK19、CK5的表达。CK19、CK5的表达取决于细胞外RA的浓聚。CK19 mRNA随着RA浓度的升高表达水平也提高，CK5 mRNA的表达水平随着RA的浓度提高而表达降低。分析原因发现CK5 mRNA水平的改变主要是由于RA诱导的基因转录水平的改变；CK19 mRNA水平的改变不是基因转录水平上调的结果，而是由于mRNA稳定性的提高。

（2）bcl-2蛋白质的过度表达抑制了口腔角质上皮的终末分化

*bcl-2*是一个已知的抑制凋亡的基因，在口腔复层鳞状上皮中，它的表达主要是在基底细胞层。Harada等将bcl-2表达载体转染到SCC-25细胞中，发现在细胞中CK10、11的表达被显著抑制，据此推断bcl-2在抑制上皮细胞的终末分化中可能起到了关键作用，并抑制角质细胞的凋亡。

2. CK在口腔癌早期诊断中的意义

在口腔上皮中，CK的表达模式取决于口腔上皮的类型和分化程度。口腔上皮癌性转化时，在细胞中CK表达的类型也会产生相应的变化。为了判断CK异常表达是否是口腔癌诊断的一个标志，进行了大量的研究，主要是探索异常改变与口腔癌性状和生物学行为，如分级、分期，淋巴结转移、局部侵袭能力等之间的关系。Kannan等研究了CK与肿瘤分期之间的关系，发现在口腔癌的发展过程中，发现了CK19/CK10/CK18/CK11的异常表达，并且这些异常表达与临床分期有着显著的联系。这些改变一方面说明了在口腔癌的发展过程中，CK的分化途径受到了干扰，另一方面也说明了CK的异常表达模式可以作为口腔癌早期分子诊断的标志。

并不是所有的角蛋白异常表达与口腔癌的形状和生物学行为相关。目前，对这方面研究较多的是单层上皮标志物和分化特异性标志。其中CK19是一个研究的热点。Nie等应用免疫组化方法，研究CK18、CK19的表达意义。研究选择正常口腔黏膜，上皮增生，轻、中、重度上皮异常增生和口腔癌作为研究的对象，结果发现，在正常和异常口腔黏膜中都没有检测到CK18、CK19在这些标本中都有表达，但是表达的部位和阳性率都发生了改变。其中阳性率的改变与上皮增生的异常程度有相关性。可见CK19是一个有潜质的口腔癌早期诊断的标志。但是也有人认为，CK19作为口腔癌和癌前病变的诊断标志与PCNA相比既不敏感，同时特异性也差。Coltrera等研究发现，CK19在38例上皮增生中，有20例标本免疫染色缺乏或是局限于上皮的基底层，18例标本表达在基底上层；PCNA在所有的病例中都有表达，表达局限于基底层。在9例上皮异常增生和鳞癌的患者中CK19在6例标本中检测到了基底上层染色，3例标本中没有检测到；PCNA在所有的上皮异常增生和鳞癌中都检测到了表达。统计学研究发现，PCNA与上皮异常增生和鳞癌有显著性意义；笔者认为PCNA是一个较好的诊断异常增生和鳞癌的诊断标志。

许多学者也对其他的单层上皮标志物和分化特异性标志进行了研究，也发现了它们具有诊断意义，CK10、CK19的表达与肿瘤的大小有联系；CK18表达与淋巴结转移有显著的联系；CK13表达的缺乏与口腔癌的病理分级、复发、远处转移有联系。

3. CK 作为诊断标志的优越性

以 CK 作为口腔癌的诊断标志,可以达到对口腔癌的无创伤性诊断。体液检查或脱落细胞检查可用来检测其表达。Ogden 等比较细胞涂片和组织活检这两种方法,发现细胞涂片检查的结果与活组织检查结果差异没有显著性,认为可以通过涂片的方法来检测 CK 的表达实现对口腔癌的诊断。研究还发现,在口腔癌中,CK 的表达模式异常主要是多个 CK 发生改变,包括 CK10、CK13、CK18、CK19;虽然 CK19 具有较高的敏感性,但是特异性较差。可见应用涂片的方法进行诊断有一定的价值,但是还需要对多个 CK 的表达进行综合的判断,来确定诊断意义。Kawamata 等应用 RT - PCR 的方法对 CK20 mRNA 在血清中的表达进行了检测,在 12 例患者中有 11 例患者检测到了表达产物,说明在外周血中实现对 CK 的检测是可行的,但是目前在口腔癌早期诊断这方面的研究还相对较少,诊断的特异性和敏感性还不是很清楚。

(四) DNA 异常甲基化与口腔鳞状细胞癌

1. DNA 异常甲基化与口腔鳞状细胞癌的关系

基因组甲基化的存在对维持基因组的功能不可或缺,基因组中某个区域如启动子区域异常甲基化,将破坏基因组结构,影响基因正常表达,从而导致细胞生长、分化调控的失调,引发肿瘤。口腔癌多个相关基因的启动子区域存在甲基化的改变,这种表观遗传学的改变和基因本身结构的改变共同参与了口腔癌的发生。

在口腔癌的发生过程中,DNA 甲基化的发生是一个早期事件,并且与口腔癌的致癌因素如咀嚼烟草有关。Kulkarni 等对 60 例口腔癌患者的肿瘤组织和癌旁组织进行检测,同时用 20 例没有烟草习惯的正常人口腔黏膜作为对照。在这个实验中,一共对 P16、DAPK、MGMT、GSTP1 这 4 种基因的甲基化情况进行了分析。在癌组织和癌旁组织中发生甲基化的情况是 P16(66.7%/50%)、DAPK(68.3%/60%)、MGMT(51.7%/26.7%),这 3 种基因总共发生甲基化的病例数分别占到癌组织和癌旁组织的 86.7%/76.7%。GSTP1 在癌组织和癌旁组织中都没有发现甲基化的现象。正常黏膜组织中均未见到异常甲基化的发生。从以上可以看出,癌旁组织在没有形态学改变的时候,组织内部的遗传物质已经发生了改变,当然这里也有外界刺激因素的作用,因此基因启动子区域的甲基化在口腔癌的发生过程中早期起到了一定的作用。

到目前为止 DNA 甲基化在口腔组织细胞癌变过程中的作用机制尚未完全搞清,但是有一点是可以肯定的,在口腔癌发生过程中,甲基化的改变引起了口腔组织上皮细胞中多个基因表达的改变,包括抑癌基因、DNA 修复基因、代谢相关基因等,从而造成了细胞周期调控、细胞间信号转导、代谢等方面功能的紊乱,导致上皮细胞异质化,进而浸润转移。

2. 启动子异常甲基化与口腔癌分子诊断

基因启动子异常甲基化的本质是一种 DNA 分子异常(DNA alteration),在口腔癌发生过程中的是一个早期事件,是导致许多口腔癌相关基因表达异常的一个重要原因。同时这种改变比其他各种类型的 DNA 分子异常(如基因点突变、基因缺失、微卫星 DNA 多态性、基因异常扩增等)在口腔癌中出现的频率高。因此,从这方面入手进行口腔癌的早期分子诊断大有可为。Lopez 等在对口腔白斑的研究中,发现在口腔白斑的患者中存在高频率的甲基化现象,主要检测的基因是 P16、P14、MGMT,其中 P16 和 MGMT 启动子区域出现甲基化超过了 50%,P14 有 12%,这为口腔癌前病变恶性转化提供了一个有利的监测指标。

在口腔癌中各个基因启动子出现甲基化的频率是不同的,因此选择哪一些基因作为诊断指标,需要对癌组织中这些基因发生甲基化的频率有一个全面的了解,并需要与临床病理特征建立联系。日本学者 Ogi 等对这方面做了一些研究,在口腔癌组织中,发现 $P16^{INK4A}$、$P15^{INK4B}$、$P14^{ARF}$、DCC、DAP kinase、MINT1、MINT2、MINT27、MINT31 出现不同频率的甲基化现象,hMLH1、HRK、CACNA1G 没有检测到甲基化的存在。进一步分析发现,DAP kinase、MINT1 甲基化与基因的表达缺失有密切的联系。DCC 甲基化与牙龈癌的骨侵犯、舌癌的侵袭性、生存率的降低有密切关系;MINT1、MINT31 甲基化提示预后较差;$P14^{ARF}$ 甲基化提示预后较好。这些发现为分子诊断的研究开辟了另一条思路,也预示着有良好的前景。

肿瘤相关基因的甲基化状态是一种有前景的肿瘤分子生物标志物(biomarker),从理论上讲口腔癌相关基因的甲基化状态也可以在外周血及体液中检测到,为肿瘤的早期诊断提供非常有价值的信息,但是目前还未见到有关这方面的报道。

虽然目前已经发现在口腔癌中发现高频率的甲基化改变,但是作为诊断的指标还有很多工作需要去做,还有待进一步深入。如各种不同致癌因素对甲基化的影响,甲基化与基因表达的关系、大量样本的对照研究确定诊断意义,与基因结构改变联合实现早期诊断等等。但是应该相信随着进一步深入研究,异常甲基化状态会成为口腔癌早期分子诊断的一个重要指标。

(五)端粒酶检测与口腔癌诊断

1. 端粒酶检测在口腔癌早期分子诊断中的意义

在口腔癌早期分子诊断中,最理想的靶点就是口腔癌所具有而在正常组织细胞中不存在的物质。

端粒酶活性的改变在口腔鳞状上皮细胞发生恶变的早期就已经发生了改变,激活并维持细胞的无限增殖能力,是口腔癌和异常上皮增生区别于正常细胞的重要特征之一,具备作为口腔癌早期诊断靶点的条件。因此,端粒酶已成为口腔癌早期诊断研究的新的热点,有可能成为一种新的早期检测口腔鳞状上皮中生化细胞和恶性细胞的方法。

2. 端粒酶及其成分在口腔癌中的表达

端粒酶在口腔癌的发生过程中,主要是由三方面的变化:端粒酶的活性,端粒酶组成成分表达水平不一致,表达端粒酶组成成分的细胞分布变化。

Fujimoto 等利用 TRAP(telomeric repeat amplification protocol)方法和 RT - PCR 的方法,对培养的正常口腔角质细胞和口腔癌细胞进行端粒酶活性和端粒酶各组分表达进行研究,同时利用原位杂交对端粒的组分在正常口腔黏膜、癌前病变和癌组织中进行定位。研究发现,在正常的口腔黏膜上皮中,hTEP1、hTR 和 hTERT 主要表达在基底层细胞中;在牙龈白斑中表达在基底上层;在癌组织中,表达没有层次,分布于多层。在培养的细胞中端粒酶的活性与 hTERT 的表达水平显著相关,与 hTEP1 和 hTR 表达没有联系。Zhang 等研究也发现在正常口腔黏膜组织中,hTRT mRNA 呈弱表达,阳性率 21.4%,表达分布在基底层和基底层周围的细胞中;hTRT mRNA 随着上皮异常增生程度加重,表达逐渐加强,阳性率 46.7%,表达分布在上皮的多个层次;在口腔癌中表达最强,阳性率 81.6%。

端粒酶及其组分的改变,不仅说明了在口腔癌在发生过程中端粒酶组分功能的不同,同时为口腔癌诊断指标的选择提供了方向:端粒酶组分也可以作为口腔癌诊断的指标。其中 hTRT 与端粒酶活性表达基本一致,可以代替端粒酶活性检测。目前有研究证实,在口腔癌诊断中检测 hTRT 的表达与检测端粒酶活性相比更敏感。

3. 端粒酶检测与口腔癌的早期诊断

端粒酶活性在口腔正常组织、癌前病变、口腔癌中都有较大的改变，这种改变与细胞恶化过程基本一致，因此这种改变为区分病变性质提供了一种方法。Zhang 等为了探讨端粒酶基因表达和口腔黏膜上皮癌变之间的关系，研究了口腔癌前病变和口腔癌中端粒酶的表达。他们采用原位杂交的方法对 82 例标本中 HTR 和 hTRT 基因进行检测，其中包括正常的口腔黏膜 7 例，上皮增生 7 例，上皮异常增生病损 30 例，口腔黏膜原位癌 30 例，口腔鳞状细胞癌 30 例。结果发现在正常的口腔黏膜上皮、上皮增生组织中，hTR 和 $hTRT$ 表达较弱，阳性率分别是 28.6%(4/14)和 21.4%(3/14)；在癌前病损中 hTR 和 $hTRT$ 表达随着上皮异常增身程度的加重而增强，阳性率分别是 60.0% (18/30)和 46.7% (14/30)；在口腔癌中，hTR 和 $hTRT$ 表达更强，阳性率都是 81.6%(31/38)。Liao 等对口腔上皮恶变过程中的端粒酶活性进行了检测，也发现了这种趋势，并且发现在口腔白斑和鳞癌中，端粒酶表达阳性的细胞增殖活性要比阴性的高。这些充分的说明端粒酶基因的表达与口腔黏膜的恶性程度密切相关；端粒酶主要是在癌前病变的晚期重新激活，端粒酶检测可以成为口腔癌发展过程中的主要指标。

目前除了在组织标本中检测端粒酶的活性之外，还可以通过脱落细胞和体液进行检测。这些方法其标本来源方便、创伤小，在检测灵敏度和特异性方面优于细胞学检查，极有可能成为诊断和监测口腔鳞癌进展的有效方法。从目前的研究文献可以得出，在口腔正常组织中，端粒酶的阳性率较低(约 25%)，而口腔癌中检出率较高(约 85%)，与其他的口腔癌诊断指标相比这种差异是很显著的，因此在口腔癌的早期诊断中端粒酶具有重要地位，但端粒酶活性检测如果与其他口腔癌诊断标志联合应用将会更有意义。

（陈万涛　张　萍）

参 考 文 献

1 Nagler RM. Molecular aspects of oral cancer. Anticancer Res. 2002,22: 2977 - 2980.

2 Freier K, Joos S, Flechtenmacher C, et al. Tissue microarray analysis reveals site-specific prevalence of oncogene amplifications in head and neck squamous cell carcinoma. Cancer Res. 2003, 63: 1179 - 1182.

3 Kriakose MA, Chen WT, He ZM, et al. Selection and validation of differentially expressed genes in head and neck cancer. Cellular and Molecullar Life Science. 2004, 61: 1372 - 1384.

4 Kuo WP, Whipple ME, Sonis ST, et al. Gene expression profiling by DNA microarrays and its application to dental research. Oral Oncol. 2002, 38: 650 - 656.

5 Kannan S, Yokozaki H, Jayasree K, et al. Infrequent loss of heterozygosity of the major tumour suppressor genes in Indian oral cancers. Int J Oral Ma xillofac Surg. 2002, 31: 414 - 418.

6 Hoque MO, Kawamata H, Nakashiro K, et al. Dysfunction of the p53 tumor suppressor pathway in head and neck cancer. Int J Oncol. 2002, 21: 119 - 126.

7 李海如，郑健，袁苏娟. 口腔黏膜鳞癌和癌前病变 p53、ras 基因突变的检测及 p53、p21 蛋白的表达. 口腔颌面外科杂志. 2000,10: 131 - 133.

8 Tsai CH, Yang CC, Chou LS, et al. The correlation between alteration of p16 gene and clinical status in oral squamous cell carcinoma. J Oral Pathol Med. 2001,30: 527 - 531.

9 Huang H, Wang J, Li J. Abnormalities of the human Rb tumor suppressor gene in oral squamous cell carcinoma. Chin J Dent Res. 2000,3: 58 - 60.

10 Kuo MY, Chang HH, Hahn LJ, et al. Elevated ras p21 expression in oral premalignant lesions and squamous cell carcinoma in Taiwan. J Oral Pathol Med. 1995,24: 255 - 260.

11 Eversole LR, Sapp JP. c-myc oncoprotein expression in oral precancerous and early cancerous lesions. Eur J Cancer B Oral Oncol. 1993,29: 131 - 135.

12 Bloor BK, Seddon SV, Morgan PR. Gene expression of differentiation-specific keratins in oral epithelial dysplasia and squamous cell carcinoma. Oral Oncol. 2001,37: 251 - 261.

13 Yeh KT, Chang JG, Lin TH, et al. Epigenetic changes of tumor suppressor genes, p15, p16, VHL and p53 in oral cancer. Oncol Rep. 2003, 10: 659 - 663.

14 Rles JC, Hassfurther E, Steininger H, et al. Correlation of telomerase activity, clinical prognosis and therapy in oral carcinogenesis. Anticancer Res. 2001,21: 1057 - 1063.

二、免 疫 诊 断

肿瘤免疫诊断,是指机体的免疫功能与肿瘤发生、发展的相互关系,机体对肿瘤抗原的免疫应答和效应机制。20世纪80年代中后期,分子生物学和免疫学技术的迅速发展和交叉渗透,在肿瘤抗原的特性分析、MHC分子结构和功能、T细胞对MHC分子呈递肿瘤抗原肽的识别、肿瘤特异性T细胞的TCR谱等方面的研究相继取得进展,构建肿瘤细胞cDNA文库寻找肿瘤抗原基因,采用自身血清筛选肿瘤抗原,应用芯片技术以及微阵技术在肿瘤相关组织中的应用,在一片小板上进行细胞和组织的基因分析,这样的基因分析可以获得基因的整体信息(疾病的发生和发展的关系),肿瘤靶向诊断等一系列新技术应用能改变对肿瘤的诊断和分型的方法,对血液系统的恶性肿瘤诊断和分型就是一个很好的例子,将免疫分子技术与经典的形态学相结合,随着可对石蜡包埋组织进行标记的新的生物标记分子的出现,它们在确认原发恶性肿瘤和其分化阶段发挥了主要作用。免疫诊断和基因整体信息的相结合,把肿瘤免疫诊断和免疫防治提高到了一个新的水平。

(一)T细胞特异性人类肿瘤抗原

在过去的几年中,可被人类T细胞识别的肿瘤相关抗原不断被发现,大量蛋白质和抗原肽表达的分子机制也被揭露出来。这些抗原可分为发育调节抗原、分化抗原、突变基因产物、基因过表达产物、未糖基化的正常蛋白质和病毒蛋白。

1. 人类肿瘤抗原

人们运用了许多技术来发现可特异性被人类T细胞识别的肿瘤相关抗原。在这些技术中,人们运用遗传学识别方法分离出来了MAGE-1——第一个发现的肿瘤相关抗原。在该实验中,首先从肿瘤组织中制备cDNA文库并转染到可表达HLAI类分子的细胞系中,然后对转染细胞进行筛选,从而在体外获得能刺激特异性T细胞克隆产生细胞因子的转染细胞。通过同样的方法,可筛选到以上分离的cDNA中的一些片段,这些片段集中在编码特异性抗原肽链的cDNA区域。^{51}Cr标记的模板可反映肽链的合成,进行检测细胞毒性,通过此方法可在体外证实细胞毒性T细胞(CTL)对抗原肽链的识别。

生物化学实验方法是另一种发现肿瘤相关抗原的方法。通过该方法抗原肽可以从HLAI类分子中洗脱出来,并在高效液相色谱中片段化(high-performance liquid chromatography)。这些片段被转入靶细胞,并用相关的CTL细胞进行检测。用质谱分光法将阳性片段纯化并测序从而确定特异性抗原。这一方法的优势在于可以检测翻译后经过修饰的蛋白肽链。

第三种分离肿瘤相关抗原的方法是从可诱导淋巴细胞产生特异性CTL细胞的肽链入手。由于在肿瘤细胞中蛋白质往往过表达或突变,筛选的序列集中于可锚定在特定HLA分子(出现频率较高的HLA分子)的相同基序上。将可与HLA结合的肽链筛选出来并转入到抗原呈递细胞(APC),在体外刺激淋巴细胞。尽管该方法可检测抗原特异性CTL,但有些肿瘤细胞的HLA分子并不表达于细胞膜,这些细胞不能被CTL识别的原因可能是T细胞表面受体对抗原肽的低亲和性或肿瘤细胞不正确的加工和呈递抗原。尽管如此,通过该方法也发现了几个肿瘤抗原。

最近有一种新的技术可从大量的肿瘤表型中筛选出许多新肿瘤相关抗原,这一技术被称为SEREX,该技术通过重组cDNA表达自体肿瘤抗原克隆来进行血清学分析,以找到可与自体血清抗体发生反应的肿瘤抗原。简而言之,从新鲜的肿瘤组织中构建cDNA文库,并筛选可与患者自身稀释血清反映的克隆。这是因为可与自身抗体反应的抗原可能在宿主体内诱导强的免疫反应，若存在高亲和力的抗体，则提示可能存在着 T 细胞的辅助作用。由于该技术采用的是细菌表达文库，那些糖基化的抗原和折叠不正确的抗体在这种方法中不能被筛选出来。利用该技术，依次可同时从一种肿瘤中筛选出大量的抗原肽。在最开始的研究中，4 种被研究的肿瘤每一种至少可确定 4 个不同的表型。迄今为止，SEREX 技术可筛选 100 多种抗原。

2. 发育期共有的调节性肿瘤抗原

发育期共有的调节性肿瘤抗原是一类在不同组织中表达的频率不同且在大多数正常的组织中不表达的基因，这些基因来源于 MAGE 家族。1991 年第一个发现的人肿瘤抗原 MAGE - 1 也属于该家族。已经确定可与 MAGE - 1 结合的肽链基因位于 HLA - A1 或 HLA - Cw16 区域，可与 MAGE - 3 结合的肽链基因位于 HLA - A1，HLA - A2 或 HLA - A4 区域。现在 MAGE 家族至少有 20 个基因成员，并包括 BAGE 和 GAGE 两个亚家族，几乎已知的亚家族都位于 X 染色体上。在多种肿瘤中都可发现这些基因的表达，如黑色素瘤，多发性骨髓瘤，肺部、脑颈部、消化道、前列腺、卵巢以及乳腺的癌症。因为正常情况下这一家族的大部分成员在细胞中表达，所以这些基因的产物可作为癌症检测的抗原。由于组织中不表达主要组织相容性抗原（MHC）Ⅰ、Ⅱ类分子，在该组织中这些抗原不能呈递给免疫系统，因此这些抗原可认为是严格的具有肿瘤特性的。

此外，最近通过 SEREX 技术证实 NY - ESO - 1，SSX、SCP 和 CT7 也属于癌症检测的基因家族。在这些基因中 NY - ESO - 1 是最具特异性的，它是从食管癌患者的 cDNA 文库中发现的，而正常人只表达于睾丸和卵巢组织。在黑色素瘤、乳腺癌、食管癌、小细胞肺癌以及其他恶性肿瘤中有该

基因的表达，并且在黑色素瘤和食管癌患者中该基因编码的抗原可同时诱导体液和细胞免疫。至今为止，该基因编码的抗原也是最具有免疫原性的癌症检测抗原，大于 50% NY - ESO - 1 表达阳性的肿瘤患者均可在他们的血清中找到 NY - ESO - 1 的抗体。

3. 分化抗体

黑色素瘤患者的一部分 CTL 克隆既可识别正常的黑色素细胞又可识别癌症细胞。这些 CTL 细胞识别的靶抗原来源于黑色素细胞分化基因，不过，正常情况下黑色素细胞分化阶段中这些基因也有表达。现已发现许多由酪氨酸酶基因编码的肽链抗原，而酪氨酸酶参与了黑色素的生物合成。除了 CD8+ T 识别的酪氨酸酶肽链抗原外，第一个被证实由 CD4+ T 细胞识别的肿瘤抗原也是酪氨酸酶基因编码的产物。已证实在黑色素瘤患者中 gp100 基因和 Melan - A/MART - 1 基因特异性地在黑色素细胞中表达并由 CTL 细胞识别；这些 CTL 细胞抑制黑色素瘤的作用机制并不清楚，但它们与患者的白斑（该白斑的出现与患者生存期限延长有关）以及肿瘤的消退有关，提示了它们在这一方面的作用。

在其他疾病中，也证实有 CTL 细胞识别的分化抗原。癌胚抗原（CEA）为癌性胚胎蛋白，表达于正常结肠上皮和几乎全部的消化道疾病中。用 CEA 免疫患者后，发现 CEA 含有可被 T 细胞识别的肽链表型。前列腺糖基化蛋白是前列腺特异性抗原，表达于正常的前列腺上皮细胞和大部分的前列腺癌。该抗原中两个与 HLA - A2 结合的肽链在体外可激活 HLA 同型的特异性的 CTL 细胞。仅次于前列腺糖基化蛋白的前列腺特异性膜抗原，它表达于正常的和恶性的前列腺上皮细胞中，该抗原的表达量增加见于激素耐受性前列腺癌。已证实前列腺特异性膜抗原可结合 HLA - A2.1 分子，如果将该肽链表达于同源的树突状细胞上，可在前

列腺癌患者的 T 细胞。

对于恶性淋巴瘤和多发性骨髓瘤,肿瘤细胞表达限制性的免疫球蛋白分子,该分子可认为是肿瘤特异性分化抗原。有人猜测免疫球蛋白上的独特型表位可作为肿瘤抗原被 T 细胞识别,这种猜测后来被证明是正确的。有人使 APC 细胞携带上独特型免疫球蛋白重链互补决定 3 区的肽链,并用该细胞刺激同源的淋巴细胞。运用以上方法可刺激 B 淋巴瘤患者的 T 细胞系的增殖。这样产生的 T 细胞系可特异性识别自身的淋巴瘤细胞。

4. 突变的基因

基因的不稳定往往会导致肿瘤。基因的结构改变,如点突变或易位,会导致表达蛋白的改变,免疫系统有可能会将其视为外来抗原进行识别。突变的蛋白质与自身的天然蛋白质不同,免疫系统对后者产生耐受,而前者则具有免疫原性。这些突变可能会导致恶性肿瘤的发生,所以突变蛋白抗原也可能具有肿瘤特异性。

自体肿瘤特异性 CTL 细胞可识别几种因突变而产生的肿瘤抗原。用自体的 T 细胞对黑色素瘤患者的 cDNA 文库进行筛选分离出细胞周期依赖性激酶4(CDK4)基因突变体,在 CDK4 基因中出现了一处点突变,从而使得突变的抗原肽可以与 HLA - A2.1 结合。CDK4 广泛表达对于细胞周期而言是非常重要的,但突变的 CDK4 不能与 $P16^{INK4}$ 结合(一种与 CDK4 相互作用的蛋白质),因此推测 CDK4 可能参与了肿瘤的发生。

联结素是通过同样的筛选方法从黑色素瘤患者的具有浸润性的淋巴细胞系的 cDNA 文库中,分离得到的突变基因表达产物。在编码 T 细胞表位区域的一个点突变使其产生的肽链与 HLA - A24 的亲和力增加。联结素参与了由钙黏蛋白介导的细胞黏附并与恶性肿瘤的进程和转移有关。

目前已证实鳞状细胞癌细胞表达的突变抗原可特异性被 CTL 细胞识别,而且该抗原有突变的 CASP - 8 基因编码。该基因也称为 FLICE,是半胱氨酸天冬氨酸蛋白酶8(caspase - 8),该酶通过 Fas 受体和肿瘤坏死因子1的途径参与凋亡的诱导。突变使终止密码子发生改变,在蛋白序列中又额外地加入了 88 个氨基酸使蛋白诱导凋亡的能力受到影响。

5. 过表达基因

目前已经证实有一部分肿瘤抗原虽来自于没有突变的基因,但这些基因在肿瘤组织中的表达量较在正常组织中的表达量大。尽管这些基因并不具有严格的肿瘤特异性,但当它们的表达量超过域值后,也可有效地呈递给 T 细胞。此外,CTL 细胞的数量也会增加,它们可特异性地识别抗原并裂解肿瘤细胞。

HER - 2/neu 原癌基因表达于上皮细胞肿瘤(如发生于乳腺和卵巢中的上皮细胞肿瘤),肿瘤组织的水平高于正常组织的 200 倍。该基因表达的 HER - 2/Neu 肽链可能与 HLA - A2.1 结合,并可被卵巢中特异杀伤肿瘤细胞的 CTL 识别,并且该肽链的表达使肿瘤细胞更为敏感,从而使 CTL 更易裂解肿瘤细胞。

在癌症中常会发现 P53 肿瘤抑制基因的突变体,并且这些突变体会导致相关 P53 基因产物的过表达。有些学者提出在体外用可与 HLA - A2 结合的野生型 P53 肽链来得到抗 P53 的 LTL 细胞克隆,该细胞克隆可识别 P53 过表达的 HLA - A2 阳性的鳞状细胞癌细胞系,这种识别具有抗原肽和 MHC 限制性。

6. 未糖化的正常基因表达产物

在人乳中首次发现 MUC - 1 基因编码的腺上皮黏蛋白。MUC - 1 基因编码的抗原被认为可直接被 CTL 细胞识别,发挥抗乳腺癌、卵巢癌以及胰腺癌的作用。此外,该蛋白质也表达于结肠、前列腺、肺的上皮细胞腺癌和多发性骨髓瘤中。它是一种跨膜蛋白,有一个很大的胞外区,其中含有 20 个氨基酸的重复序列。通常 MUC-1 基因编码的蛋白质富含丝氨酸、苏氨酸和脯氨酸,并有着大量的氧原子相连的糖类。在肿瘤细胞中,由于出现了糖基化,使得一段具有免疫原性的 9 肽从 20 个氨基酸的重复序列中暴露出来。令人感兴趣的是对这些糖基化异常的肽链的识别并不具有 MHC 限制性。可能是因为 MUC-1 表型结构的高重复性和多价性,使其在并不需要被加工和 MHC 呈递的情况下,也可结合并活化 T 细胞受体。认为这些结构的异常有助于肿瘤的侵袭和转移,应用相应单抗生素检测其含量,可为肿瘤诊断和预后判断提供参考。

7. 病毒抗原

大量的动物实验对人类肿瘤的研究证明患者可诱发肿瘤,例如属于 DNA 肿瘤病毒的 EB 病毒与 Burkitt 淋巴瘤和鼻咽癌发生有关;人乳头状病毒 16 型(HPV-16)与宫颈癌的发生有关,并且 HPV-16 的 E6 和 E7 癌基因编码产生可持续表达在几乎所有的宫颈癌细胞中。用 E7 基因编码产生的肽链可诱导健康人产生 CTL 细胞,这种 CTL 细胞能够裂解表达 HPV-16E7 抗原的宫颈癌细胞。

(二)淋巴和组织细胞的恶性肿瘤

淋巴结是微观的免疫系统,淋巴结的每一个结构就是一个功能单位。虽然在淋巴结中可能会有一种细胞处于优势,比如说在滤泡内的 B 细胞,不过在淋巴结中存在着许多类型的细胞并在免疫反应中发挥着重要的作用。由于单克隆抗体和免疫组化技术的发展,人们可以对正常和病理状态下的淋巴组织中的细胞及其结构

进行检测。

1976 年,Mathe 为首的专家小组制订了造血和淋巴组织肿瘤性疾病组织学和细胞学分型的 WHO 分类,这个分类以细胞学为基础,所采用的术语不同于病理学术语,如淋巴肉瘤、网状细胞肉瘤等。因此,这个 WHO 分类提出后,几乎没有一个国家使用。

1995 年,美国血液病理学学会和欧洲血液病理学家协会的 52 名专家共同参与制订血液和淋巴组织肿瘤性疾病的 WHO 新分类,共成立了 10 个分组国际委员会,分别制订髓细胞肿瘤、淋巴组织肿瘤、肥大细胞疾病以及组织细胞和树突细胞肿瘤的分类。每个分组制订的推荐分类提交给由 Jaffe、 Harris、 Diebold、 Flandrin、 Miiller-Hermelink、Vardiman、Berard 和 Lennert 8 人组成的指导委员会审查。为了使这个推荐分类能得到临床医师最大限度应用,指导委员会邀请了以 Bloomfield 和 Lister 为主席的 30 多位血液病学家和肿瘤学家组成的临床顾问委员会对该分类提出问题,并与所有的病理学家共同讨论,取得一致意见,WHO 新分类中所有的淋巴组织肿瘤,包括 B 细胞肿瘤、T 细胞和 NK 细胞肿瘤以及霍奇金淋巴瘤。最近研究表明,霍奇金病(HD)的肿瘤细胞起自生发中心 B 细胞或其衍生细胞,因此,WHO 新分类将 HD 归入淋巴组织肿瘤,并更名为霍奇金淋巴瘤(HL)。

现代免疫学技术和概念的应用使得人们可以解释淋巴瘤形态学上的多样性以及淋巴和单核-巨噬细胞的恶性肿瘤与正常的免疫系统和造血系统的关系。实际上,单克隆抗体的发展提供了广泛的特异性试剂,并且这些试剂可与单个抗原决定族反应。在体内或体外,可与淋巴细胞、单核细胞和髓系细胞亚型反应的单克隆抗体不仅可用于对血液系统恶性肿瘤的分类、初步诊断和分期,还可作为免疫治疗辅助药剂。此外,一些病种尤其是 B 细胞淋巴瘤具有高度的免疫学特性,该特

性有助于鉴别诊断细胞分化的表面标志和癌基因产物的单克隆抗体,对淋巴肿瘤的发病机制的理解也极有帮助。

淋巴和组织的恶性肿瘤可通过流式细胞仪进行细胞悬液分析,也可通过免疫组化技术对石蜡包埋样品或冻存样品进行分析。免疫组化技术的优势在于它可以分析原位的组织和细胞的形态以及表型。该方法对于那些存在于大量正常细胞中的少量单纯性的细胞淋巴瘤的检测是十分有用的,比如有一些疾病,如霍奇金淋巴瘤、富于 T 细胞的大 B 细胞淋巴瘤,癌细胞数所占比例就较少。此外,细胞悬液并不能反映由纤维化或大量基质因子所引起的病理过程。

近来越来越多的单克隆抗体可用来对石蜡切片进行检测(见表 3-2)。抗原标记技术的发展也有利于石蜡切片的免疫组化技术的应用。抗原显色技术的发展使得可在活检诊断中进行免疫表型的识别而无需手术切除组织块进行检测。

表 3-2 用免疫组化技术对石蜡切片进行检测

抗原(抗体)	检测细胞
CD20(L-26)	B 细胞、RS 细胞+/-
CD79a(mb-1)、胞质免疫球蛋白	B 细胞、前 B 细胞、浆细胞
CD3	T 细胞
CD45RB	记忆 T 细胞、淋巴细胞及大部分淋巴瘤(B,T)
CD43	T 细胞、部分 B 细胞、骨髓细胞
CD15	粒细胞、RS 细胞
CD30	R-S 细胞、ALCL、免疫母细胞
MPO	骨髓细胞
CD68	组织细胞、骨髓细胞
TdT	淋巴母细胞
MIB-1/Ki-67	增殖细胞
Bcl-2	生发中心(-)
CD4,CD8	T 细胞亚型
CD5	T 细胞、CLL、MCL

续 表

抗原(抗体)	检测细胞
CD10	滤泡淋巴细胞、滤泡中心细胞
Bcl-6	正常和恶性生发中心细胞
IgD	外套细胞、MCL
CD21	FDC
CD23	FDC、CLL
CDla	朗格汉斯细胞、皮质胸腺细胞
TIA-1、穿孔素、颗粒酶 B	细胞毒性 T 细胞、NK 细胞
CD56	NK 细胞、鼻型 T/NK 淋巴细胞、TCL
CD57	细胞毒性 T 细胞、NK 细胞
LMP-1	RS 细胞,2、3 表型潜伏期的 EBV 阳性细胞
EMA	ALCL、浆细胞、L&H 细胞

MPO,髓过氧化物酶;LMP-1,潜伏膜表面蛋白;EMA,上皮膜抗原;L&H,异常的淋巴细胞和组织细胞 HD 病;FDC,滤泡树突状细胞;TCL,T 淋巴细胞。

1. 淋巴瘤诊断中的淋巴细胞标志物

(1)前驱淋巴细胞肿瘤

原始的淋巴细胞恶性肿瘤是 T、B 细胞前体的恶性肿瘤。它在临床上可表现为前驱淋巴母细胞淋巴瘤(LBL)或前驱淋巴细胞白血病(ALL),而 LBL 中 T、B 细胞系在形态上存在着许多迥然不同的变化。不过 100% 的肿瘤细胞上都表达脱氧核苷酸末端转移酶(terminal deoxy-nucleotidyltransferase,TdT),应用免疫组化技术用兔血清和鼠的克隆抗体均可检测 TdT。

T 细胞前体的 LBL 呈现的癌性细胞形态通常有纵隔样物质,有或没有骨髓损伤和白血病期。这些细胞表达未成熟 T 细胞的表型,这些表型与在 T 细胞胸腺发育的不同阶段有关。在某些特殊的细胞系中最早发现的 T 细胞相关抗原为 CD7。不过该分子在急性髓样细胞白血病中的表达较为少见,因为急性髓样细胞白血病与大多数 T 细胞 LBL 的表现不同,它与造血系统的恶性肿瘤表现更为相似。由于与 T 细胞抗原受体连接的 CD3 分子在胞质内的表达先于在细胞表面的表达,因而用免疫荧光检测活细胞时,CD3分子可能为阴性。所以,通常用流式细胞仪检测呈阴性的组织可能在T细胞LBL中CD3分子呈阳性反应。不过流式细胞仪也可通过胞膜渗入检测胞质内抗原的表达情况。还有一点需注意到,在淋巴细胞富集的胸腺中正常的胸腺细胞表型与T细胞的LBL相似,因而应用免疫组化技术首先检测胸腺上皮细胞的数目是必要的。

B细胞前体的LBL较多以白血病的形式而并非癌性细胞的形式表现出来。由于属于细胞淋巴瘤,临床表现通常有皮肤的改变(多数为头皮和脸部)、溶骨性损伤以及淋巴结病变。B细胞前体的LBL对中枢神经系统的损伤仅次于T细胞前体的LBL。尽管B细胞前体的LBL细胞通常并不能表达免疫球蛋白,但B细胞系的其他分子标志如CD19和CD79a已出现(这些抗原表达于重链重组阶段)。对于B细胞前体的ALL,癌细胞胞质内有重链表达但胞膜上并没有免疫球蛋白。CD20抗原只有到轻链重组的阶段才会表达并且它的表达率为50%。因此,B细胞前体的LBL样品在石蜡切片中CD20通常为阴性。

白细胞共有抗原CD45的表达在T、B细胞前体的LBL中均为阴性。此外,大多数T、B细胞前体的LBL均表达 myc-2 基因编码产物CD99。CD99也在尤因肉瘤(Ewing's sarcoma)中表达。尤因肉瘤是发生在儿童和成人的非淋巴系统恶性肿瘤,引起末梢骨组织的溶解性损伤。由于T、B细胞前体的LBL的组织学特性和临床特性可能会重复,因而在鉴别诊断中免疫组化技术的应用是必要的。

（2）成熟的B细胞淋巴瘤

在WHO的分类中有许多小淋巴B细胞恶性肿瘤,其中包括小细胞淋巴瘤/慢性淋巴细胞白血病(SLL/CLL)、滤泡细胞淋巴瘤(FCL)、皮质细胞淋巴瘤(MCL)、黏膜相关的淋巴组织结外边缘区细胞淋巴瘤(或称为MALT细胞淋巴瘤)、淋巴结内的边缘区细胞淋巴瘤、脾脏边缘区细胞淋巴瘤和毛状细胞白血病(hairy cell)。以上大部分肿瘤细胞处于B细胞成熟分泌期之前,可表达CD19、CD20和CD22这样的抗原。在边缘区淋巴瘤(MZL)中可出现浆细胞分化现象,同时该现象也是淋巴浆细胞瘤的普遍特征。每一种小淋巴B细胞恶性肿瘤都有自身特征性的免疫表型,这些表型对于鉴别诊断都是十分有用的(见表3-3)。

表3-3　小B细胞淋巴瘤的鉴别诊断

疾　病	CD5	CD10	CD23	CD43	细胞周期蛋白D1	Ig型别
FCL	−	+	±	−	−	IgM, IgG
MCL	+	−	−	+	+	IgM/IgD
CLL/SLL	+	−	+	+	−	IgM/IgD
LPL	−	−	−	±	−	IgM(c)
MALT	−	−	−	±	−	IgM(c,s)
SMZL	−	−	−	−	−	IgM/IgD
HCL	−	−	−	−	±	IgG

＊FCL,滤泡淋巴细胞瘤;LPL,淋巴细胞质细胞瘤;SMZL,脾边缘区淋巴瘤;HCL,毛状细胞白血病;Ig型别包括通常表达的重链型别;c,细胞质Ig;s,膜Ig。

在冰冻切片中容易检测到单克隆表面免疫球蛋白的表达,但在石蜡切片中并不明显。不过,在

冰冻切片的细胞缝隙中可能存在着大量的血清型Ig致使高背景染色,导致细胞染色的模糊,造成结

果分析的困难。如果对高丙种球蛋白血症的患者组织进行检测就会出现以上问题。在石蜡切片中，细胞质中的 Ig 可检测到并有清楚地显示，也可显示瘤细胞是否处于浆细胞分化阶段。在瘤细胞的细胞核四周会出现阳性染色，这并不是染色本身出现问题。

细胞形成滤泡的能力与滤泡树突状细胞（FDC）有关，运用单克隆抗体 CD21、CD23 和 CD35 可在石蜡和冰冻切片中检测到 FDC 细胞。在 FCL 中出现了大量的 FDC 细胞并且与瘤块关系密切，甚至在结外的病灶也是如此。对 FDC 细胞的染色往往使病灶变得模糊并在常规组织切片中很难观察到。在 SLL 中 FDC 细胞较为少见，但在 MCL 中呈不规则模糊的结节状分布。

CD5 对低分化的 B 细胞淋巴瘤的进一步分型十分有用。SLL 和 MCL 均呈 CD5 阳性，但 CD5 在 FCL 中几乎不表达，因而该抗原可用于模糊结节型生长的 MCL 与 FCL 的鉴别诊断。CD5 也可用于 SLL 和皮质细胞淋巴瘤与 MALT 细胞淋巴瘤的鉴别诊断。MALT 细胞淋巴瘤出现在淋巴结外（如肺、消化道和唾液腺）由小圆细胞和裂样（cleaved）细胞（中心细胞样细胞）构成，与 SLL 和 MCL 相似。不过 MALT 细胞淋巴瘤是 CD5 阴性的。CD23 对于 SLL/CLL 与 MCL 的鉴别诊断是十分有用的，因为 SLL/CLL 通常为 CD23 阳性而 MCL 通常为 CD23 阴性。ALL 的共有抗原（CD10）在 FCL 中的阳性率要比其他的小淋巴 B 细胞恶性肿瘤高许多。在 MCL 和毛状细胞白血病中均有 λ 轻链的表达，而在其他的 B 细胞淋巴瘤中表达 γ 链。

基因研究对于鉴别诊断也是极有价值的，在某些情况下癌基因产物的单克隆抗体作为替代性的分子标志（见表 3-4）。由于在 FCL 中，基因出现了 t(14;18) 使 Bcl-2 的基因易位。虽然 Bcl-2 蛋白的表达并非特异性地由基因易位引起，但在 FCL 中会出现过表达 Bcl-2 蛋白。在大部分由小细胞构成的 B 细胞淋巴瘤中也有 Bcl-2 蛋白的表达。在 MCL 中，基因特异性发生 t(11;14)。在易位的基因中有细胞周期蛋白 D1 的基因，因而在 MCL 的细胞中有细胞周期蛋白 D1 的相应表达，不过在淋巴细胞中该基因通常是不表达的。在 CLL/SLL 细胞中通常会异常出现 3 个 12 号染色体但在其他疾病中并不会出现。同样的，在 MALT 细胞淋巴瘤中出现 t(11;18) 使 AP12/MLT 基因易位。

表 3-4 免疫组化检测原癌基因和肿瘤监视基因

抗 原	相 关 疾 病
Bcl-2	滤泡淋巴瘤,t(14;18);基因易位抗原非特异性的表达
细胞周期蛋白 D1	MCL,t(11;14);多发性骨髓瘤(15%)
P53	淋巴瘤进展期,浸润性淋巴瘤
Bcl-6	生发中心源性细胞;DLBCL
ALK	ALCL
CD99	淋巴母细胞性的,骨髓母细胞性的,尤因肉瘤

分化完全的 B 细胞肿瘤合成并分泌 Ig，单克隆 Ig 的波峰提高。淋巴浆细胞瘤在组织学上常伴有 Waldenstrom 巨球蛋白血症。该疾病的细胞介于 B 淋巴细胞和浆细胞之间，并没有 IgM 到 IgG、IgA 的型别转换，在临床上类似于低分化的细胞淋巴瘤并广泛地涉及各淋巴器官。多发性骨髓瘤发生于 B 细胞分化的早期，会出现单克隆抗体 IgG、IgA、IgM 或 IgD。处于这一分化阶段的瘤细胞没有大部分 B 细胞的标志抗原如 CD20、CD19 和 CD22，但 CD79a 是阳性的。这些单克隆 Ig 主要存在于细胞质中，通过石蜡切片可以很容易地检测到。在实践中应该注意到正常的细胞和癌性的浆细胞均是 CD45（白细胞共有抗原）阴性细胞，但两者的上皮细胞膜抗原均呈阳性。在对于退行性癌细胞与多发性骨髓瘤的鉴别诊断中，病理学家应该注意到以上这些特征。

弥散性大淋巴 B 细胞淋巴（DLBCL）并不是一个单一的病种，它包括原始浸润性 B 细胞淋巴瘤和组织进行性细胞淋巴瘤。因为这一类疾病在免疫表型或形态学特征不可能进一步进行分型，因而在这一大类 DLBCL 中细胞形态是各异的。不过值得注意的是，其中一些特殊的病种已被证实，包括纵隔或胸腺 B 大细胞淋巴瘤、原发性渗出性淋巴瘤（人疱疹病毒 8 相关）和血管内的 DLBCL。

在低分化 B 细胞肿瘤中，大多数 DLBCL 并不表达惟一的抗原表型而是表达某些成熟 B 细胞表型。例如，CD10 的表达通常伴有染色体的 t(14;18)。尽管会有新生的 CD5$^+$ DBCL 细胞，在某些情况下 CD5 的表达提示小淋巴细胞恶性肿瘤（SLL/CLl）的发展，也称为里克特综合征（Richter's syndrome）。P53 通常会在肿瘤细胞中表达，这种表达提示着肿瘤组织在发展中出现了获得性 P53 基因的突变，P53 蛋白的表达也提示预后不佳。在大部分 DLBCL 中也有 Bcl-6 的表达，该基因的表达提示着瘤细胞来源于生发中心。不过，Bcl-6 基因的易位和突变也很常见，尽管从致病上来说 Bcl-6 基因的易位是十分重要的，但在生发中心 Bcl-6 基因的突变是正常的生理事件。

形态变异的 DLBCL 仅称为富于 T 细胞的弥漫大 B 细胞淋巴瘤（TCRBCL）。该瘤细胞在淋巴结中的比例小于 5%，大部分的细胞都是活化的多克隆 T 细胞。用 L-26 对石蜡切片进行染色对于确诊 TCRBCL 是十分有帮助的，借此可观测到巨型的瘤细胞。病灶淋巴结分离的细胞悬液中 T 淋巴细胞的含量通常大于 75%（甚至大于 90%），可能通过流式细胞仪检测后误诊为 T 细胞淋巴瘤。在大多数情况下，TCRBCL 的瘤细胞与结节型淋巴细胞优势的霍奇金淋巴瘤中的 L&H 细胞（也称为"淋巴细胞＋组织细胞"变异体）颇为类似，也许两者之间有一定的关系。

核抗原 Ki-67 表达于除 G₀ 期外的所有处于细胞周期的细胞中，可应用免疫组化技术在石蜡和冰冻切片中检测到。MIB-1 是 Ki-67 的拮抗剂，可作为 Ki-67 检测试剂。Ki-67 的表达通常与非霍奇金淋巴瘤的组织型别相关。更为重要的是，在单一组织型别的非霍奇金淋巴瘤中，Ki-67 的表达与肿瘤的浸润性相联系。不过，肿瘤细胞的高增殖率并不一定与治疗的低反应性相关，相反，它可能提示这种肿瘤细胞对细胞周期类药物具有较高的敏感性。

Burkitt 淋巴瘤恶性都很高，它表达 CD20、CD19 和 CD22。表面免疫球蛋白通常为 IgM 类，并表达 ALL 共有抗原（CD10）。在 FAB（French-American-British）分类中 Burlkitt 淋巴瘤很少以急性白血病（L3）的形式发生。在该肿瘤中 TdT 为阴性，由此可与 LBL 相鉴别（LBL 中通常 TdT 为阳性）。Burkitt 淋巴瘤有 c-MYC 基因易位的现象，该高增殖的肿瘤细胞 100% 位于细胞周期内（MIB-1 阳性）且 Bcl-2 表达阴性。若 Bcl-6 为阳性，则提示该肿瘤与生发中心相关。

（3）成熟的 T 细胞淋巴瘤

成熟的外周 T 细胞的淋巴瘤的起源标志细胞的异质性，不过相对于 B 细胞淋巴瘤而言，T 细胞的淋巴瘤细胞学上的特性对于病种的确定用处并不大。同样，大多数外周 T 细胞淋巴瘤没有一致的免疫抗原表型，因而对于所有的 T 细胞淋巴瘤的分子病原学均有待于证实。由于细胞学、免疫表型和分子各方面的信息并不充分，目前对 T 细胞淋巴瘤的分类主要以临床数据为依据。不过，T 细胞淋巴瘤比 B 细胞淋巴瘤更具浸润性。

外周 T 细胞淋巴瘤（PTL）与 DLBCL 的分类颇为类似。这一类型包括了众多的异型细胞，可进一步分型。PTL 细胞形态各异，拥有不同的大小和外观，病灶中有炎症细胞（嗜酸性粒细胞、组织细胞和浆细胞）的浸润。从这一点来看 PTL 与霍奇金淋巴瘤很难区别，但病灶背景中出现的淋巴细胞并不典型，这一点与霍奇金淋巴瘤不同。此外，免疫表型的检测也有利于这两种病的鉴别。

用免疫表型来区别 T 细胞克隆并不容易。T 细胞的主要亚型抗原 CD4、CD8 不能作为克隆标志。尽管大部分 PTL 只表达 CD4 或 CD8,在一定条件下可看做亚型的标志,不过通常 PTL 表达 CD4 抗原。如果在增殖的 T 细胞系中有 CD4 和 CD8 的共同表达,或者均不表达 CD4 和 CD8,则提示可能为恶性肿瘤。一些异常的抗原表型也在 PTL 中表达。如果使用 T 细胞的单克隆抗体,PTL 往往不表达一种甚至更多的细胞标志如 CD7、CD5 和 CD2,其中在大多数 PTL 中 CD7 的抗原表达是缺失的。不过,因为只有 85% 的正常 T 细胞表达这些抗原,所以这些抗原的缺失并不是恶性肿瘤的明确标志。实际上,一些活化的 T 细胞在增殖中 CD7 也是阴性的。

值得注意的是,在 PTL 中会出现静脉性毛细血管。血管免疫母细胞 T 细胞淋巴瘤(AILT)是 PTL 中一种特殊的亚型,它以静脉性毛细血管增生为特征。在 AILT 中,大多数浸润细胞为 T 细胞。它们具有成熟的 T 细胞表型,通常为 $CD4^-$ $CD8^+$ T 细胞。病灶呈现显著的炎症表现,包括多克隆浆细胞、组织细胞和嗜酸性粒细胞的浸润。在血管周围分布的 CD21 阳性的网织细胞的紊乱网状结构是该病的显著特征。

大约有 75% 的 AILT 有 T 细胞受体(TCR)链基因的重组。在某些 AILT 中 B 细胞的数量是变化的,甚至会出现数目众多的 B 细胞。此外,EB 病毒(EBV)阳性的 B 细胞几乎出现在所有的 AILT 中。在某些情况下,可用 Ig 重链基因的 VDJ 区(variable-diversity-joining)PCR 技术检测 EBV 阳性的细胞。在极少的情况下 EBV 阳性 B 细胞也可发展成为 DLBCL。在少数病例中,EBV 阳性的细胞引起多形性免疫表型典型性霍奇金淋巴瘤。人们推测 EBV 阳性 B 细胞的增殖可能会引起机体的免疫防御,而这种免疫防御可能是引起以上疾病的基础。

成人 T 细胞白血病/淋巴瘤是惟一临床病原学与人类反转录病毒 T 细胞白血病病毒 1 (HTLV-1)相关的。这种癌细胞有成熟 T 细胞的表型,CD4 表达阳性并强表达 IL-2 受体(CD25)。在血清中可检测到可溶性 IL-2 受体并且该受体的水平与疾病的活性相关。在临床的浸润过程中,它们会出现 MIB-1 相关的高增殖现象。在体外,它们具有抑制细胞的功能。与大多数 PTL 一样,该疾病为 CD7 阴性的。

另外 T 细胞和 NK 细胞的淋巴瘤是很特别的一类,在这一类中有许多组织学和免疫表型上相同的性质。在亲缘性相近的 NK 细胞和细胞毒性 T 细胞中就发现了以上性质,这些疾病包括肠病型 T 细胞淋巴瘤、皮下脂膜炎样 T 细胞淋巴瘤和鼻以及鼻外 NK/T 细胞淋巴瘤。大部分淋巴结外的 T 细胞淋巴瘤来自于细胞毒性 T 细胞,它们表达颗粒酶 B、细胞毒性细胞相关的嗜酸性蛋白 TIA-1 (也称为嗜酸性膜蛋白 GM-17)和穿孔素,表达于 NK 细胞上的 CD56 也可能会表达,但 CD56 的表达更多见于鼻的 NK/T 细胞淋巴瘤。这一类的细胞淋巴瘤通常发生于淋巴结外,在淋巴结内并不常见。在该类疾病中,伴随着血管侵入常常有大范围的坏死。这类疾病中肿瘤细胞的凋亡也是很显著的,部分由于癌细胞具有细胞毒的特性。EBV 普遍存在于鼻以及鼻外 NK/T 细胞淋巴瘤但在肠病型 T 细胞淋巴瘤较为少见,在皮下脂膜炎样 T 细胞淋巴瘤 EBV 通常是缺失的。肝脾 T 细胞淋巴瘤也属于以上类型的细胞毒性 T 细胞淋巴瘤。

退行性巨细胞淋巴瘤(ALCL)是一类不同的 T 细胞淋巴亚型。在不同的年龄的人群中它都可能发生,最常见于儿童和青少年。虽然该瘤细胞表达 T 细胞抗原,但通常也表达异常的抗原表型,在某些病例中还出现了无效的细胞表型(nullcell-phenotype)。不过,在所有的病例中均表达重组了的 T 细胞受体基因。在 HL 的癌性细胞中可检测到 CD30 的表达。在所有的 ALCL 中可观察到 R 细胞(一种活化的 T 细胞亚型)和 EBV 感染的 B

细胞。此外,该癌性细胞还表达细胞毒性分子。

从组织学上而言,ALCL 常常是由首先出现于淋巴窦中的分叶巨细胞构成的,过去通常将这一现象解释为恶性细胞的增多,但应用免疫组化技术对 CD30 进行检测后发现在淋巴窦中的恶性细胞并不多。

对 ALCL 的最早认识是基于它的组织学特征(淋巴窦浸润)和独特的免疫表型(CD30⁺)。不过,在这种疾病中也会出现窦内浸润和 CD30 表达均为阴性的特殊类型。随后,ALCL 在基因上的特征也被发现,它存在染色体的 t(2;5)。运用异常表达的 ALCL 酪氨酸激酶(ALK)单克隆抗体可对该疾病进行诊断,该方法提高了临床诊断的敏感性,是重要的诊断和预后指标。这些生物学检测方法的应用使 ALCL 的组织学型别范围发生了变化。ALK 的表达已确认为该疾病的一个特征,因为 ALK 表达阴性的 ALCL 患者疾病展现出不同的特点。皮肤原发性 ALCL 是一种与以上 ALCL 不同的疾病,它与淋巴瘤样丘疹病的关系更大(淋巴瘤样丘疹病是一种慢性的皮肤淋巴细胞增生类疾病)。值得注意的是,虽然在所有的 ALCL 中 ALK 表达为阳性,但在极少数其他疾病中 ALK 也可表达阳性,如成纤维细胞肿瘤和 ALK 阳性 CD30 阴性的巨 B 细胞淋巴瘤。

(4) 霍奇金淋巴瘤(HL)

HL 是一种不同于大多数癌症的疾病,因为它的肿瘤细胞只占瘤块中的极少部分。在病灶中,肿瘤细胞、RS 细胞和单核变异体与淋巴细胞、组织细胞、嗜酸性粒细胞、中性粒细胞和浆细胞混合在一起。用流式细胞仪进行分析,少数 RS 细胞的性质并不明确。在 HD 中的淋巴细胞通常为 T 细胞,大部分为 CD4⁺。不过,HL 中细胞的性质还有待于研究。

RS 细胞表达 CD15,该抗原在正常的粒细胞、组织细胞和许多上皮细胞中也有表达。RS 细胞也表达 CD30,这一现象是在 HL 中首先发现的,但白血病共有抗原(CD45)通常是阴性的。由于一些 HL 癌细胞表达 CD20,有人推测 HL 来源于 B 细胞。随后,分子研究表明在所有的 HL 中 RS 细胞来源于 B 细胞克隆。此外,研究发现 RS 细胞存在体细胞基因 *IGH* 的突变,提示来源于生发中心的分化阶段。由于免疫表型和临床病原性的不同,结内的淋巴细胞 HL 被认为是不同于其他 HL 的一种独立疾病。

2. 组织细胞的异常表现

(1) 正常的组织细胞亚型

组织细胞在组织学上主要分为两个大的亚型:抗原呈递细胞或树突状细胞以及抗原加工细胞或巨噬细胞。FDC 细胞存在于淋巴滤泡中并将抗原呈递给 B 淋巴细胞,但它们并不是造血系统起源。FDC 细胞 CD21、CD23 和 CD35 表达阳性,但 CD45 为阴性表达。并指状 DC 细胞(IDC)和朗格汉斯细胞(LCs)是骨髓源性的,它们将抗原呈递予 T 淋巴细胞。LCs 主要存在于皮肤,但也可存在于其他组织器官中。LCs 中含有其特征性的 Birbeck 颗粒,与 IDC 细胞在表型上有明显的不同,同时 LCs 为 CD1a 阳性细胞。IDC 细胞存在于淋巴结和其他淋巴器官中。LCs 和 IDCs 中 S100 均为阳性表达。网状成纤维细胞参与了细胞因子和其他介质的运输,它们通常为间充质细胞源性表达肌动蛋白。

在淋巴结中的巨噬细胞有着许多相同的酶组织化学性质和免疫表型。这些细胞有着不同的丰富的溶酶体活性,包括酸性磷酸酶和非特异性酯酶。如前所述,在某些条件下这些细胞都可发挥吞噬作用,它们都具有溶菌酶和 α1 抗胰蛋白酶的活性,不过在上皮细胞中活性尤为突出。这些细胞吞噬活性的突然下降可能与胞内溶酶体的空泡丢失有关。在常规石蜡切片中检测巨噬细胞用 CD68 抗原是十分有效的。

现在已经许多可与单核细胞和巨噬细胞反应

的单克隆抗体,但颇为不幸的是它们中的大部分在单核-巨噬细胞系统中缺乏特异性,可与造血系统的其他细胞如骨髓细胞、T 细胞、B 细胞等反应。例如,CD11c 表达于单核-巨噬细胞系统中,但在正常的 T 细胞和 B 细胞中不表达或弱表达。同时该抗原还表达于毛状细胞白血病(一种 B 细胞白血病)和某些 BN 细胞 CLL 中。同样,也存在 T 细胞的交叉反应,比如说:CD4 可在正常的单核-巨噬细胞中表达;CD25 除了存在于活化的 T 细胞中,也可表达在单核-巨噬细胞上;CD68 为强表达的组织细胞抗原,也发现表达于粒细胞的前体上。不过,目前为止 CD14 是表达在单核-巨噬细胞上最具特异性的抗原标志。

(2) 组织细胞的增殖性疾病

抗原呈递细胞的增殖性疾病相对而言较少见。树突状细胞主要的增殖性疾病为 LC 增多症(LCH)。对于婴儿,LCH 是致命的,但在年龄稍大的儿童和成年人中该疾病有一定的自限性。最近的研究表明,LC 占的细胞为单克隆,它们具有 LCs 的性质,有 CD1 的表达并含有 Birbeck 颗粒。与正常的 LCs 不同的是,这些细胞也表达巨噬细胞源性的抗原,如 CD14 和 CD11c。

很少有来源于 IDCs 的肿瘤。IDCs 的肿瘤通常发生在淋巴结内,并与感染和坏死相联系。对于组织细胞的肿瘤,它们的组织学特征和表型通常都有相同之处,并且在临床上可能伴有浸润的过程。此外,FDC 肉瘤通常表现淋巴结内发病的特征,它可在原发病附近再发,但并不扩散。FDC 肉瘤也是很少见的。网状成纤维细胞源性的肿瘤不仅很少发生,而且发病也仅限于淋巴结内。

单核-巨噬细胞的恶性肿瘤包括急性单核性白

血病和组织性肉瘤。在极少情况下,组织性肉瘤可能会扩散,而有关它扩散的报道常常与其他疾病的发生相关,如 ALCL。

急性单核性白血病与骨髓源性的原始单核细胞有关。它发生于骨髓中,随后转移到外周血中并且白细胞的数目显著增加。与急性髓源性白血病不同,它发生造血系统外的器官扩散较多,可浸润到皮肤和牙龈。

组织细胞的肉瘤是单核-巨噬细胞定居到组织器官后发生的。因而组织细胞的肉瘤表现出定位生长性,以及相对的局部肿大的性质。这些肉瘤除了侵入网状内皮系统外,通常还侵入皮肤和骨组织。由于几乎没有巨噬细胞特异性的表面分子标记,科研工作者只能应用免疫表型和分子方法排除其他细胞系进行研究。

由于缺乏特异性的研究,肉瘤细胞在形态学上出现的吞噬证据,通常表现为噬红细胞作用,使人们推测它来源于单核-巨噬细胞。不过,在大多数单核-巨噬细胞的恶性肿瘤中,吞噬作用并不明显。但在淋巴细胞、浆细胞甚至上皮细胞肿瘤中也没有特异性发现吞噬作用,即使发现了吞噬现象,实际上也不具有临床意义。在巨噬细胞增殖性疾病中,噬红细胞综合征(hemophagocytic syndrome)是最常见和具有临床意义的。不过,噬红细胞并不是癌性表现,它通常与免疫缺陷和造血系统恶性肿瘤相关。在病原学上,这一综合征的出现与可活化单核-巨噬细胞的细胞因子和趋化因子的过剩分泌有关。就形态学和表型特征而言,噬红细胞综合征中的细胞是活化的巨噬细胞。

(周晓健)

参 考 文 献

1 朱梅刚. 恶性淋巴瘤病理诊断学. 广州:广东科技出版社,2003.

2 谭锦泉. 诊断免疫学. 北京:科学出版社,2006.

3 孙汶生,王福庆. 医学免疫学. 北京:高等教育出版社,2006.

4 陈协群. 当今淋巴瘤分类. 第四军医大学学报. 2000,21:1301-1302.

5 孙硕,李官成. 国外医学肿瘤学分册. 2005,32:723-726.

6 巫振洪,吕凤林,吴玉章. 重组 cDNA 表达文库血清素分析技术筛选肿瘤抗原的研究进展. 免疫学杂志. 2002,18：315-318.

7 Garcia MJ, Delgado BM, Granizo JJ, et al. Igrl, TCRr and TORβ gene rearrangement in 80 B and T cell non-Hodgkin's lymphowns：study of the

association between proliferation and the so called "A berrant" patterns. Diag Mol Pathol, 2001,10：69-77.

三、口腔颌面-头颈肿瘤前哨淋巴结的核素诊断

（一）概述

1. 肿瘤的功能性淋巴解剖（functional lymphatic anatomy）

肿瘤的功能性淋巴解剖不同于既往的形态学淋巴解剖，它在后者的基础上引入了功能概念，认为淋巴系统是人体解剖生理学系统，局部淋巴引流途径与其生理功能息息相关，而不是千篇一律地按照形态学位置由近而远机械引流，可能存在旁路引流现象。在大多数情况下，区域淋巴引流与形态学的位置远近一致，但在个体解剖变异或者局部生理功能发生改变，如局部炎症、瘢痕、肿瘤浸润、异物阻塞淋巴管等时，淋巴引流可能发生改道，所以不同患者区域淋巴引流呈现出个体特异性。这也就给恶性肿瘤区域淋巴结转移状况的评价和区域淋巴结的治疗带来了一定的困难，如何准确地评价区域淋巴结的转移状况，是临床需要解决的课题。

2. 肿瘤的淋巴道转移

肿瘤的淋巴道转移是头颈部癌最常见的转移途径之一，其转移过程包括肿瘤细胞从原发肿瘤的瘤体脱落并突破基底膜，之后通过自身的阿米巴运动，在机械动力作用下经淋巴管内皮细胞间隙进入淋巴管，其在淋巴管内的引流路径与淋巴细胞及大分子物质基本类似，肿瘤细胞可以发生聚集形成瘤栓，也可以直接引流至淋巴结，在淋巴结内停留、生长、增殖，形成转移灶，还可以从局部淋巴结向远处淋巴结播散。

3. 前哨淋巴结（sentinel lymph node, SLN）

早在1948年,有人曾提出"淋巴引流区域中某些淋巴结可预测肿瘤区域扩散"的理论,1963年,Busch等提出首先接受原发肿瘤淋巴引流的一个或数个淋巴结的组织病理学状态可代表整个区域淋巴结的状态,而前哨淋巴结的概念最初是由Cabanas于1977年首次提出,Cabanas在研究阴茎癌时通过淋巴造影发现阴茎肿瘤引流到一组特殊的淋巴结群,临床上未发现淋巴结转移却常常发现这组淋巴结受累的现象,由于这种淋巴结比较"特殊",是原发灶癌细胞经淋巴管最先到达的淋巴结,故将其命名为前哨淋巴结。按照他的逐步分段扩散的假说（hypothesis of stepwise dissemination）,SLN是当癌细胞沿淋巴途径播散时首先累及的淋巴结,并且只有很有限的几个淋巴结首先接受肿瘤转移。理论上讲,肿瘤首先转移至SLN,再从SLN转移至别的淋巴结,因此SLN的性质可作为判断区域淋巴结状况的重要依据。但在当时,由于淋巴显像设备和技术尚不完善,这一观点并没有引起人们的足够重视。直到1992年,Morton等首次发表了对恶性黑色素瘤患者进行前哨淋巴结活检的文章,并将SLN定义为位于原发肿瘤附近,淋巴引流途径上可能最先发生肿瘤转移的淋巴结;随后,Alex等于1993年报道了乳腺癌进行前哨淋巴结活检的动物实验,同年Krag等报道了对22个乳腺癌患者应用放射性胶体示踪剂行前哨淋巴结活检的结果。此后,随着仪器设备的不断更新和操作技术的不断提高完善,SLN的研究受到了越来越多的关注。

SLN定位的基本原理是利用淋巴系统具有吞噬、输送和清除某些外来物质的功能,将能够反映

淋巴液的生理流动及能够停留于其引流淋巴结内、具有合适颗粒大小的示踪剂(可以是放射性核素标记的大分子物质也可以是蓝色生物染料等)注射于肿瘤周围组织间隙,因其不能透过毛细血管基底膜,而主要是借助毛细淋巴管壁的通透性和内皮细胞的饮液作用迅速,由组织间隙进入毛细淋巴管并主动或被动地随淋巴液引流向淋巴结,在淋巴结内由于吞噬作用及相应的滞留机制使一部分滞留于淋巴结内,另一部分则随淋巴液继续引流至下一站淋巴结,由于其首先出现于 SLN 且在其引流向其他非 SLN 时也会部分滞留于此,通过一些特殊的方法则可以有效地检出 SLN。

4. 前哨淋巴结活检(sentinel lymph node biopsy,SLNB)

由于 SLN 在肿瘤引流途径上的特殊性,可以根据其有无转移协助判断区域淋巴结的状况,从而指导肿瘤的临床治疗,研究显示,SLN 无肿瘤转移时非 SLN 肿瘤转移的可能性小于 1%。SLNB 技术,主要包括 SLN 的定位和定性两大方面,首先是对 SLN 进行准确定位,在此基础上通过对 SLN 的切除活检,了解 SLN 的病理状况,以 SLN 的病理状态为依据判断区域淋巴结的肿瘤转移状况,减少一些不必要的淋巴清扫术;其针对性强,能够发现早期的淋巴结转移灶,对提高肿瘤早期转移的诊断、保证准确的临床分期、手术治疗方案的制订以及判断预后具有十分重要的意义。目前 SLNB 技术已经成为肿瘤学、外科学和核医学的热门课题之一。由于最初的研究主要集中在恶性黑色素瘤和乳腺癌两个领域,因此在这两个领域中 SLNB 的技术相对成熟,在欧美一些国家已经进入临床应用阶段。近些年来,有关头颈癌 SLNB 的研究报道正在逐渐增多,目的均是期望能为尽可能切净肿瘤和转移灶以及尽可能保留正常组织、减少不必要的手术创伤提供客观依据,同时为头颈癌的手术个体化治疗奠定基础。其适应证主要有:全身情况好,无手

术禁忌;治疗计划以手术为主;术前未经手术或(和)放疗;患者知情同意等。禁忌证主要有:伴有严重的心、肺、肝、肾功能不全;有肿瘤远处转移;有手术、放疗病史;合并妊娠;多原发癌等。

具体来讲,临床上多种类型的头颈癌均易发生颈部淋巴结转移,对于已经有转移的患者行颈淋巴清扫术已经成为共识,但是对于临床颈淋巴转移阴性的患者,部分存在隐匿性转移的可能,这类患者是否行颈淋巴清扫术还存在争议;临床上大多数的治疗方案是对于转移概率大于 15%～20% 的肿瘤行淋巴清扫术,但这同时也意味着对 85%～80% 的患者实施了过度治疗;SLNB 技术则立足于解决这样的临床问题:首先通过特殊的方法检测出 SLN,对其进行深入细致的病理分析,若切除的 SLN 经组织学检查发现有肿瘤转移,则表明有必要进行相应淋巴床的手术清扫。相反若 SLN 未发现异常,理论上推断整个区域淋巴结未受累,则可避免颈部的过度治疗,减少患者不必要的痛苦和经济上的浪费以及淋巴清扫术可能的并发症,如影响美观、肩胛综合征等。

(二)前哨淋巴结的核素诊断方法

前哨淋巴结的核素诊断是利用某些特殊的物质经过放射性核素标记以后应用特定的方法注射入机体内,一定时间后应用相应的检测设备通过探测或显像的方法显示核素浓聚的部位,从而确认 SLN 的一种方法。自 SLN 的概念提出以来,尤其是 20 世纪 90 年代以后,这一方法在四肢恶性黑色素瘤以及乳腺癌中进行了大量的基础实验和临床应用研究,并得到了令人鼓舞的结果;但在头颈部,SLN 的研究起步较晚。另外,头颈部的淋巴引流相对复杂,有些部位注射核素不容易操作,加之口腔癌的引流淋巴结与原发灶距离比较近,容易受注射部位(原发灶)核素浓聚的干扰。一些特殊区域前哨淋巴结的定位困难,如位于腮腺靠近脊髓的椎

体(来自颈 V 区的淋巴引流)及纵隔内的前哨淋巴结查找起来相对困难等原因,目前头颈癌 SLNB 还处于试验研究阶段,将其应用于临床之前还需要进行大样本的前瞻性研究。概括起来,SLN 的核素诊断方法主要有以下 3 种。

1. 淋巴闪烁显像法

(1) 概述

淋巴闪烁显像是一项了解淋巴系统的走向及淋巴结形态、分布、大小和摄取示踪剂功能的核医学检查技术,由于它有助于准确识别肿瘤局部淋巴循环,协助寻找并标记淋巴结和淋巴管的位置而得到广泛应用。淋巴闪烁显像法用于 SLN 检测时,具体是在术前将放射性核素标记的胶体颗粒或者高分子聚合物等注射到瘤体组织周围,术前应用淋巴闪烁显像技术或(和)术中配合应用 γ 计数器探测仪定位追踪探测"热"结节,从而确认 SLN 的一种方法。理想的淋巴闪烁显像应该能够提供两方面的信息:① 能显示所有可能发生淋巴结转移的淋巴引流环,包括位于变异位置的淋巴结。② 能准确定位前哨淋巴结的位置及数目,使术中能够通过微小切口切除 SLN 进行活检。

术前淋巴闪烁显像为外科医师在手术时提供了不同部位肿瘤的相应淋巴引流途径以及 SLN 的位置信息,这对位于头颈部恶性肿瘤的较为复杂的淋巴引流具有十分重要的临床意义。研究表明在头颈部淋巴引流中,大约有 350 个淋巴结以及丰富的淋巴管网和不同的引流途径。准确确定淋巴引流区域十分重要,如果发现某一部位肿瘤有一个以上的淋巴引流途径,则有必要对其引流的每一个区域淋巴结进行组织学检查。有研究表明,约 25% 的患者不止有一个 SLN,每个 SLN 又同时可以接受一条或多条淋巴管引流的淋巴液,而且 3%～5% 的患者出现"反常"转移的淋巴结,对这些特殊患者淋巴闪烁显像的作用更是举足轻重。

放射性核素方面,由于 ^{99m}Tc 的半衰期仅为 6.02 小时,其发出的射线在体内引起的电离辐射损伤较小,而且其穿透力强、在体外能被 γ 探测仪方便地探测到,因而是临床上普遍应用的诊断用核素。目前常用的核素标记物有 ^{99m}Tc -葡聚糖(右旋糖酐,dextran,DX)、^{99m}Tc -硫化锑胶体(antimonytrisulfide colloid,ASC)、^{99m}Tc -人血清白蛋白(human serum albumin,HAS)、^{99m}Tc -硫胶体(sulfur colloid,SC)等。^{99m}Tc - DX 国内外均有成品药盒,各家生产的葡聚糖分子量各不相同,国内葡聚糖分子量在 10～15 万左右,平均直径 5～50nm。葡聚糖是一种多糖的化合物,易溶于淋巴液中,间质注射后仅被淋巴引流,能清晰地显示淋巴管和淋巴结,注射后 2～6 分钟后淋巴结便有摄取,随后摄取量逐渐增多,一般在 20～40 分钟时摄取达峰值,并持续 1 小时左右,淋巴显像时间短(<2 小时)。硫化锑胶体,直径范围 3～50 nm,国外有成品试剂。硫化锑胶体颗粒均匀,体内稳定性好,间质注射后,淋巴摄取率高,是很好的淋巴显像剂。白蛋白胶体,纳微胶粒(nanocolloid)平均直径 5～80 nm,毫微胶粒(microcolloid)平均直径 200～1 000 nm,虽然其淋巴结摄取率低于硫化锑胶体,但是标记方法简单,不需要加热,可直接标记。硫胶体经过滤的平均直径 5～50 nm,未过滤的平均直径 100～600 nm(粒子直径范围 5～5 000 nm),在美国广泛使用。

放射活性是核素的一个重要特性,但是由于标记物微粒大小、注射剂量、探测时间不同,加之原发灶到 SLN 的距离不同以及其他因素的影响,目前对于 SLN 的识别并没有统一的标准,有人将 10 秒内累计放射活性计数定为 10～25,有人定为 300～3 000;而淋巴结与周围背景的比值有人定为 ≥2:1,有人定为 ≥3:1,有人定为 ≥4:1 甚至 ≥10:1;而将淋巴结摘除后进行探测,有人将 SLN 与非 SLN 的比值定为 ≥10:1,有人甚至定义最"热"的结节即为 SLN。

值得一提的是,淋巴闪烁显像法中配合使用的

手持式γ探测仪也有了较快的发展,第一代的探测仪需要连线到一个固定的控制台,常常需要巡回护士协助明确仪器上的读数,而且由于连线的缘故医生操作起来不太方便(见图3-2)。第二代探测仪已经完全避免了这些缺点,无连线、重量轻、操作方便,而且其空间分辨率及灵敏度更高,能最大程度地减少背景的干扰(见图3-3)。

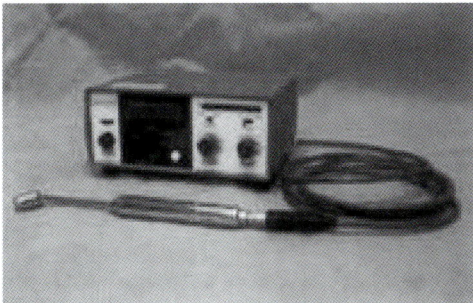

图3-2　手持式γ探测仪(第一代)

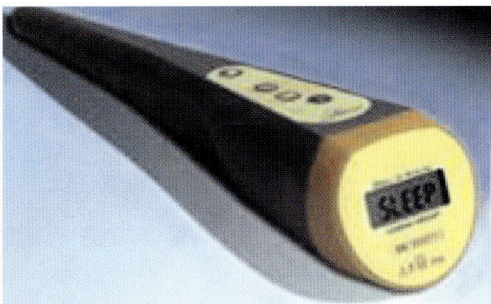

图3-3　手持式γ探测仪(第二代)

实际临床应用中,由于单纯淋巴闪烁显像法固有的一些缺点无法避免,为了更准确的定位SLN,目前在一些研究中采用淋巴闪烁显像法与蓝染法结合进行SLN的定位。具体的操作程序是:术前肿瘤周围皮(黏膜)下或皮内注射放射性核素标记物——术前应用淋巴闪烁显像法寻找"热"点并于皮肤标记——术中肿瘤周围皮下(黏膜下)注射蓝色染料——手术寻找蓝染结节并结合皮肤标记甚至术中应用γ探测仪探测"热"结节进行SLN的确认。据一些研究报道,两种方法联合应用能在一定程度上提高SLN定位的成功率;但也有学者认为蓝染色法对淋巴闪烁显像法的帮助不大。

(2) 临床应用

头颈部癌SLN的研究虽然起步较晚,在一些方面还不尽如人意,甚至存在一定争议,但确实也有一些研究显示出了良好的应用前景,以下分别从头颈部恶性黑色素瘤、口咽鳞癌、喉癌、甲状腺癌4个方面进行叙述。

根据四肢恶性黑色素瘤SLN检测的成功经验,头颈部恶性黑色素瘤SLN的检测取得了一定的成效(见图3-4)。由于肿瘤原发灶的部位不同,头颈部恶性黑色素瘤可能转移至颈部淋巴结或腮腺区淋巴结,SLN检测的最终目的是对SLN转移阴性的患者避免颈淋巴清扫术或腮腺切除术,尤其对于原发于耳、面部、头皮附近的黑色素瘤可以避免面神经损伤的并发症。1997~2005年间国外不同研究机构报道的头颈部恶性黑色素瘤SLN的研究结果见表3-5,可以更直观地了解近些年来对头颈部恶性黑色素瘤SLN的检测情况。总体上讲,头颈部恶性黑色素瘤SLN检测的敏感性和假阴性率比较理想。尽管头颈部恶性黑色素瘤的初步研究显示出了较好的效果,但同时一些研究者也指出,头颈部SLN分布范围广、腮腺放射背景高等原因均会对SLN的检出产生一定的影响,从而影响SLN检测的可靠性。在2006年Lin D的研究报告中,对2001~2004年的114例头颈部恶性黑色素瘤的患者进行了回顾性分析,入组的患者临床均未发现区域淋巴结转移或远处转移,术前2~15小时将^{99m}锝标记的硫胶体于原发灶周围分4点进行皮内注射,应用淋巴闪烁显像法进行前后位、侧位显像以定位SLN,术中应用手持γ探测仪对淋巴闪烁显像的阳性部位再次进行确认,瘤周注射蓝色染料后15分钟,将摄取放射性核素的"热结节"并且蓝染的淋巴结最终确定为SLN,切除的SLN行5μm厚的病理切片进行组织学评价,并行S-100及HMB-45免疫组织化学染色;对于SLN阳性的患者在SLNB后2月内行淋巴清扫术或腮腺切除术。结果114例中的111例(97%)检测到至少1个SLN,平均为4

个(1~13个);49例患者(43%)术前淋巴闪烁显像发现至少1个SLN位于常规引流区之外,在非常规颈淋巴清扫的部位,耳后占51%、耳前占6%、枕部占4%、Ⅵ区占4%、腋窝占4%,另外,还有一部分SLN虽然位于常规颈淋巴清扫的部位,但并不临近肿瘤区,而是位于较远的部位,其中Ⅳ区占27%、Ⅴ区占22%,没有检测到位于对侧的SLN;12例SLNB

阴性的患者出现了复发,其中8例为原发灶复发,另外4例为颈部复发,而且4例中的2例复发部位并不位于术前淋巴闪烁显像提示的SLN部位。笔者认为,尽管SLN的检出率较高,但同时非常规引流区SLN的检出率也高,这些SLN的临床相关性如何目前还不明确,应该对这些检测出的可疑部位密切随访。

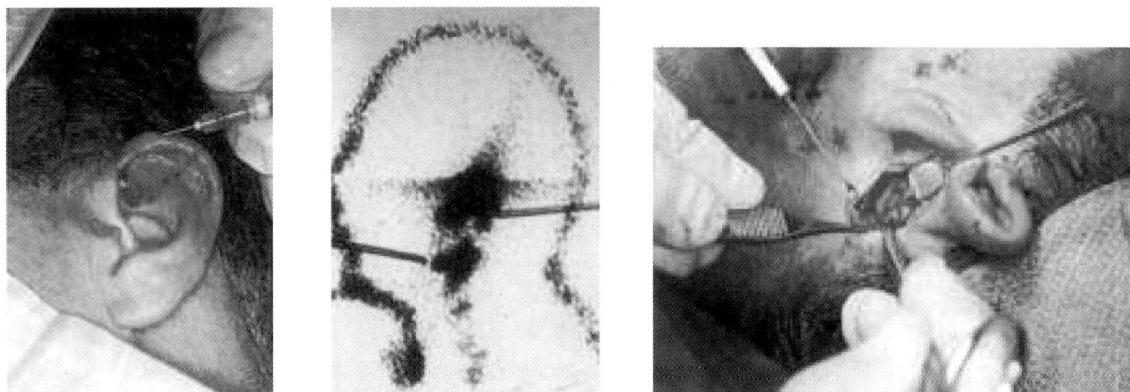

a. 于耳郭上方的恶性黑色素瘤周围进行放射性核素标记物(^{99m}Tc-硫胶体)皮内注射

b. 注射放射性核素标记物后淋巴闪烁显像结果(黑色杆状物指示"热"结节)

c. 通过微小的手术切口进行SLN的切除活检

图3-4 头颈部恶性黑色素瘤SLN的具体检测方法

摘自 Alex JC. The application of sentinel node radiolocalization to solid tumors of the head and neck:a 10-year experience

表3-5 不同研究机构中头颈部皮肤恶性黑色素瘤SLN的检测结果

作　者	年　份	病例数	敏感性(%)	假阴性率(%)
Bostick et al	1997	117	96	0
Wagner et al	2000	70	99	2
Rasgon	2001	27	96	10
Eicher et al	2002	43	98	0
Schmalbach et al	2003	80	94	4.5
Carlson et al	2005	132	95	5

摘自 Devaney KO, Rinaldo A, Rodrigo JP, et al. Sentinel node biopsy and head and neck tumors — where do we stand today

口腔癌或口咽癌的主要病理类型为鳞癌,目前对于临床上无淋巴结转移(clinic negative,cN0)患者的治疗方案还存在分歧,希望能够通过SLNB技术给临床治疗方案的制订提供一定的参考。SLNB技术在头颈部鳞癌的应用首次报道于1996年,Alex等通过淋巴闪烁显像成功对头颈部鳞癌

患者进行了SLN检测;此后,2001年,Shoaib的研究报告中应用术前淋巴闪烁显像加术中蓝染法辅助定位成功对40例患者进行了SLN检测。最近一项报道对截止2003年的19篇文献中301例口腔癌患者和46例口咽癌患者的meta分析表明,SLNB技术敏感性高,方法可靠,能够为这项技术

应用于临床提供可靠的依据(见图3-5)。但是综合目前的研究报告来看,头颈部鳞癌的病例数明显少于头颈部恶性黑色素瘤;而且,致力于此项研究的大多数学者认为目前此项技术在头颈部鳞癌方面还处于研究阶段,还不能作为常规指导临床手术,主要的问题是跳跃转移引起的假阴性、核素注射技术的不统一、核素外溢以及唾液腺对核素的高摄取等原因对检测结果的影响。近年来不同研究机构报道的口腔及口咽部鳞癌对SLN也有检测结果(见表3-6)。

表3-6　不同研究机构中口腔及咽部鳞癌SLN的检测结果

作　者	年　份	病 例 数	敏感性(%)	假阴性率(%)
Ionna et al	2002	41	95	0
Pastore et al	2002	20	95	0
Hyde et al	2003	19	100	5
Kohno et al	2003	8	100	12.5
Kontio et al	2004	15	100	6.6
Ross et al	2004	132	93	7
Gallegos-Hernandez et al	2005	48	100	8.3
Kovács et al	2005	39	95	0
Nieuwenhuis et al	2005	22	89	5

摘自 Devaney KO, Rinaldo A, Rodrigo JP, et al. Sentinel node biopsy and head and neck tumors — where do we stand today

如口咽部鳞癌一样,目前对于cN0喉部鳞癌患者,SLNB技术也没有作为临床常规应用,同时这项技术在喉部鳞癌的应用是否具有临床意义,也有学者提出了质疑。另外,需要特别指出的是,注射核素(或染料)相对困难,常常需要一些特殊的器械(见图3-6),也在一定程度上影响了SLNB技术在喉癌的应用。总之,对于喉癌来讲,将SLNB技术应用于临床指导手术还有不小的距离。

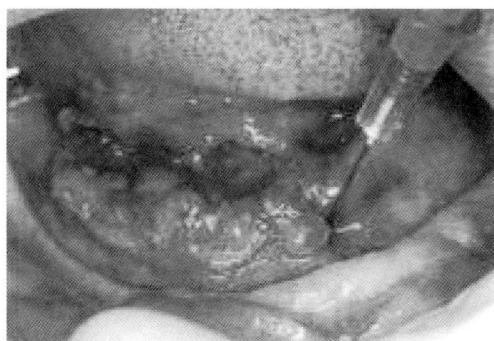

图3-5　口腔癌患者于瘤体周围黏膜下注射放射性核素标记物

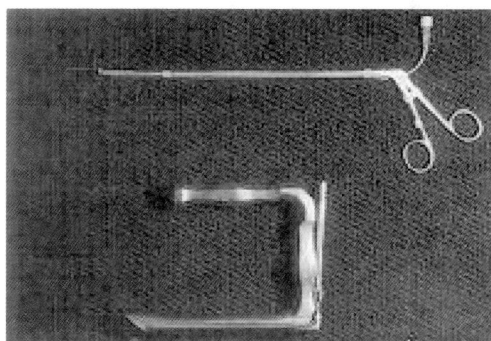

图3-6　通过喉镜完成瘤周放射性核素标记物注射应用的器械

摘自 Alex JC. The application of sentinel node radiolocalization to solid tumors of the head and neck: a 10-year experience

甲状腺癌有多种类型,低度恶性的滤泡癌很少发生转移,临床应用SLNB技术没有太大的价值;但是对于容易发生区域淋巴结转移的高度恶性的滤泡癌、乳突状癌、髓样癌以及未分化癌等,SLNB则具有一定的临床意义。目前文献报道甲状腺癌的SLN的平均检出率为91%(66%~100%),其中大部分病例(80%~100%)中都能准确预测出颈部淋巴结的状况。SLN检测的影响因素主要有纵

隔淋巴结的错误检出,原发灶的放射性散射(shine-through)效应等。另外,虽然甲状腺癌 SLNB 技术是可行的,但是,某些类型的甲状腺癌患者,淋巴结转移的预后价值还存在争议,而且选择性颈淋巴清扫术并不作为常规(髓样癌除外),SLNB 的临床价值还值得商榷,需要将 SLNB 技术的研究结果与区域淋巴清扫的病理结果以及长期的随访结果进行比较方能得出客观的评判。

(3)特殊显像剂的研究

为了对 SLN 更准确地进行定位检测,一些学者对放射性核素标记物的主动导向作用进行了研究,Vera 等通过分子组装制备了淋巴显像剂——^{99m}Tc - DTPA - mannosy-dextran,研究结果该显像剂具有自注射点快速清除以及较少聚集在下一站淋巴结的特征,由此笔者认为较常规应用的显像剂更为理想,但其确切的性能还需要进一步验证。Phillips 等则是应用^{99m}锝标记的带有生物素的微脂粒,与邻近部位注入体内的抗生物素蛋白在淋巴引流过程相结合,从而可使放射性核素在第一站淋巴结中浓集,进而对 SLN 进行定位,这一技术在动物实验中已经获得成功,但是抗生物素蛋白的重复应用是否会引起机体的免疫反应,是否可以将这一技术应用于临床患者有待于进一步研究。

目前应用于 SLN 研究的放射性核素标记物大多为非特异性显像剂,其原理是利用淋巴结巨噬细胞的吞噬作用,将放射性核素标记物滞留于淋巴结内。此类标记物的颗粒大小不完全均一,注射剂量不易严格控制,要求显像(或探测)及活检的时间相对严格,否则第二站甚至更远处的淋巴结会摄取核素标记物;尽管在一些研究中使用了过滤后的核素标记物,但仍未完全解决以上问题。而特异性的显像剂其原理为抗原抗体结合反应,分子结合紧密不易脱落,能够为临床上 SLNB 技术提供充足的时间,只有当 SLN 抗体位点完全饱和后,才能进入下一站淋巴结;其分子量均一,易于控制注射量,可通

过实验研究了解适宜的注射剂量从而避免次级淋巴结显影。在这方面,文献报道中作了一些有益的尝试。Flt4 是一种细胞膜受体蛋白,在成年动物只有淋巴内皮细胞表达,是淋巴内皮细胞特异的分子标志物。为了探索 Flt4 抗体对淋巴结的导向定位作用,李生娇等人应用氯胺 T 法对 Flt4 抗体进行^{125}I 标记做了初步探讨,并进行了初步动物实验,结果表明,^{125}I 标记的 Flt4 抗体在体内显示出良好的淋巴结导向定位能力,能够应用于 SLN 的定位检测,具有一定的临床应用前景。但是如何与临床相结合,应用适当的核素标记 Flt4 抗体,并最终将其应用于肿瘤患者 SLN 的定位检测还需要进一步的研究。在李金峰等的临床研究中,则应用了^{99m}锝标记的利托昔单抗;利托昔为针对 B 淋巴细胞膜 CD20 分子的高纯度人源化单克隆抗体,可与淋巴结内的 CD20 阳性细胞特异性结合;李金峰等应用标记^{99m}锝的利托昔单抗对 85 例原发性乳腺癌进行 SLN 定位,结果认为^{99}锝标记的利托昔单抗可使 SLN 显像持久,有利于 SLNB 技术的时间选择,热点淋巴结与背景反差明显,便于快速、准确寻找 SLN,适宜于临床推广。

(4)安全性问题

淋巴闪烁显像法需要应用放射性核素,对于医师而言,其安全性如何是研究者普遍关注的问题。研究显示,SLNB 过程中,在没有防护的情况下,普通手术过程中使用 10 MBq 剂量的同位素距离 100 cm 下辐射量为 0.17 μSv/h,距离 30 cm 下辐射量为 1.8 μSv/h,这样,医师在全年中大约要做 500 例手术才能达到最低允许接受的辐射量 1 mSv。因此就 SLNB 技术所用的放射性核素的剂量而言,几乎不会对手术者构成任何核辐射威胁。另外,^{99m}锝的半衰期较短,仅为 6.02 小时,手术过程中被核素污染的物具经若干个半衰期后,再无辐射威胁,可以与其他的医疗废物一起处理。

(5)SLN 定位的影响因素

影响 SLN 定位的因素很多,主要包括示踪剂

的粒径、示踪剂的注射剂量、背景的干扰、γ探测仪使用的熟练程度以及临床医生的经验等。SLN定位失败的主要原因有：① 示踪剂的标记率低，粒径过小，从而入血速度快，淋巴结内滞留少，与本底的放射性比值低。② 由于原发灶或其他部位的背景干扰等原因使淋巴闪烁显像不能清楚地显示"热结节"。③ 活检者未能熟练掌握γ探测仪的使用方法或（和）γ探测仪的空间分辨率及灵敏度低。④ 淋巴结由于发生肿瘤转移、破坏或者脂肪变异等导致回流受阻。

2. SPECT（SPECT/CT）显像法

单光子发射计算机断层扫描（single photon emission computer tomography，SPECT），是核医学的一种先进设备，它是利用注入人体内的单光子放射性核素（如^{99m}锝、^{123}碘等）发出的γ射线，在计算机辅助下重建影像，通过探头在不同角度探测后得到断层影像，其特点是通过静脉注射放射性核素作为示踪剂，显示脏器的改变，在空间分辨率、定位准确性、计算病变的大小及体积等方面远远优于γ照相机。SPECT/CT是指SPECT和CT在同一台机架上，将SPECT的显像结果与CT的解剖定位有机地结合，最终得到SPECT和CT的融合图像，最终不仅可以显示病灶部位，还可显示病灶与周围组织的关系（见图3-7）。

SLNB技术中，SLN的准确定位是最重要的前提条件，但是由于淋巴闪烁显像是平面显像，对于SLN的位置仅能提供二维的定位信息，具有一定的局限性，如当SLN离注射部位较近时，会由于重影及注射部位放射性散射的干扰不能清楚地显像，从而不能准确提供SLN的解剖位置，因此其效果还不够满意，在这方面，SPECT（SPECT/CT）则具有一定的优势。在一些报告中SPECT（SPECT/CT）被用来代替淋巴闪烁显像，术中仍然结合γ探测仪对显像结果进行确认，也有一些报告中单纯应用SPECT（SPECT/CT）进行SLN的显像定位。

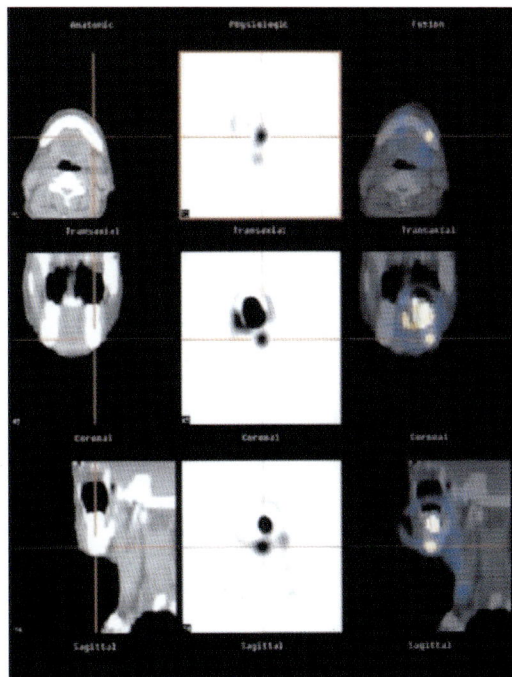

图3-7　SPECT/CT提示Ⅰ区的SLN"热结节"（左排为CT，中排为SPECT，右排为SPECT/CT融合图像）

摘自 Terada A, Hasegawa Y, Goto M, et al. Sentinellymphnode radiolocalization in clinically negative neck oral cancer

Arne Wagner等首次应用SPECT/CT进行了头颈癌SLN的辅助显像定位：报告的30例口腔和口咽部鳞癌患者，临床均未发现转移，应用SPECT/CT定位到49个SLN，与淋巴闪烁显像结果对比，49个SLN中11个仅在SPECT/CT清楚显像，尤其SPECT/CT对于肿瘤附近的SLN显像的准确率较高，由此作者认为，应用SPECT/CT能提高SLN的检测效率。而在Avi Khafif等的报告中，20例口腔鳞癌患者，经超声、CT或MRI检查后确定为临床无淋巴结转移，瘤体周围注射^{99m}锝标记的铼胶体后，进行淋巴闪烁显像及SPECT/CT显像，结果14例患者淋巴闪烁显像与SPECT/CT显像定位的SLN解剖区域基本一致；4例患者核素注射部位被淋巴闪烁显像误认为是SLN，2例患者Ⅱ区和Ⅳ区的SLN被淋巴闪烁显像遗漏（病理结果证实其中1例淋巴结转移阳性），而这6例患者的SLN均能应用SPECT/CT准确显像并定位。

Even-Sapir 等对 6 例口腔鳞癌的患者进行 SPECT/CT 显像定位 SLN,发现 3 例是淋巴闪烁显像未确定的 SLN,其中 2 例证实有转移,显像显示多淋巴引流道率为 33%。张胜等应用 SPECT 显像技术结合蓝染法及 SPECT/CT 同机融合技术对 21 例临床 cN0 口腔鳞癌患者的 SLN 进行研究,结果全组患者 SLN 的检出率为 100%,SLN 对全组病例颈淋巴结转移状况的预测准确率为 100%,因此认为 SPECT(SPECT/CT)技术结合蓝染法能有效地对口腔鳞癌 SLN 进行定位。总之,由于显像的原理不同,SPECT(SPECT/CT)在 SLN 的定位检测中能够提供更多的信息,更加有利于 SLN 的准确检出。

3. PET(PET/CT)显像法

正电子发射断层扫描(position emission tomography,PET)是继 CT 和 SPECT 技术之后发展起来的高度敏感的非创伤性的分子显像仪器。其显像原理为将正电子(^{11}C、^{13}H、^{15}O、^{18}F)标记的葡萄糖、氨基酸、胆碱、受体的配体等注入人体内,通过对核素显像从细胞和分子水平研究人体生理、生化、受体及基因改变,达到活体断层生化分析,其优势之一是可以对肿瘤相关的分子改变进行检测,甚至在亚临床期(临床症状表现之前)就表现出显像异常,从而达到对肿瘤早期诊断的目的。另外,由于其高度敏感性,常常可以发现一些常规方法难以发现的微小病灶,非常适合于肿瘤早期的生物学显像。PET/CT 是将 PET 反映分子功能代谢的信息和 CT 提供的解剖信息进行图像融合,一方面能明确脏器代谢变化,另一方面能明确代谢异常部位准确的解剖位置。目前已有一些学者将 PET(PET/CT)应用于 SLN 的检测中。

在 SLN 的检测中,大多数的研究均是将 PET(PET/CT)作为一种辅助手段,应用中仍结合术前淋巴闪烁显像或(和)术中 γ 射线探测进行 SLN 的确认。在一项研究报告中,62 例 T1～T3 的口腔

及口咽部鳞癌患者,术前均进行了 CT 和 PET 检查,若依据 CT 的检查结果和临床症状,36 例患者共 51 侧颈淋巴结阴性者需要进行选择性颈淋巴清扫术,26 例患者共 45 侧颈淋巴结阳性者需要行根治性颈淋巴清扫术(共计 96 侧需要行淋巴清扫术);作者对于 PET 检查阴性的患者(共 38 例)作为临床阴性病例进行淋巴闪烁显像及 SLNB 技术,38 例患者成功检测出 SLN,并对其中 5 例 SLN 阳性者进行了颈淋巴清扫术,加之 PET 阳性者共进行了 41 侧颈淋巴清扫术。随访 35 个月后,2 例患者颈部复发,且均为 PET 检查阳性的患者。由此笔者认为,结合 PET 进行 SLNB,与常规单纯依靠 CT 指导手术而言,能够明显减少颈淋巴清扫术的数量。由于 PET 检测的假阳性率较低,应用时与淋巴闪烁显像及 SLNB 技术互为补充,有利于起到较好的效果,在这方面,有学者做了有益的尝试:临床无颈部淋巴结转移的恶性黑色素瘤 18 例患者,术前进行了 PET 显像及淋巴闪烁显像,PET 术前检测到 3 例有颈部淋巴结转移,结合淋巴闪烁显像及 SLNB,最终 SLN 的病理结果发现 5 例有淋巴结转移,由此作者认为 PET 检查结合淋巴闪烁显像在预测黑色素瘤的淋巴结转移方面具有一定的价值。

另一方面,也有一些学者认为应用 PET 显像法辅助定位 SLN,其可靠性值得商榷。一项报告中对 19 例口腔鳞癌患者进行了研究,术前 2 周对所有患者进行了 PET 显像,结合术前淋巴闪烁显像、术中 γ 射线探测及染料注射法确认 SLN,所有患者按常规行颈淋巴清扫术。结果 19 例患者均成功检测出 SLN(共计 33 个,平均 1.7 个/患者),病理结果显示 15 例患者颈部淋巴结转移阴性,而且其 SLN 均为阴性,3 例患者颈淋巴结转移阳性,SLN 亦均为阳性,另外 1 例 SLN 阴性但病理显示有淋巴结转移;但是对于病理结果证实的 4 例淋巴结转移阳性的患者,PET 显像均未提示淋巴结有异常核素摄取,转移淋巴结的大小从

12 mm×10 mm×3 mm～25 mm×15 mm×10 mm 不等,由此作者认为在判断 SLN 的状态方面,PET 的价值不大。另一项研究中共纳入 18 例 cN0 口腔鳞癌患者,与最终的病理结果对比(共 10 例发现淋巴结转移),PET 仅检测出 3 例,7 例为假阴性。

PET(PET/CT)的显像结果受很多因素的影响,如仪器的分辨率、读片医师的经验等。目前应用 GE Advance LS PET - CT 系统进行了大动物(兔)舌癌的显像研究,GE Advance LS PET - CT 具有 PET 产品中最佳的分辨率(5 mm),配有先进的 8 排螺旋 CT 系统,初步实验结果较为乐观(见图 3-8,图 3-9),显像的最小的舌癌原发灶为 8.5 mm×4.8mm×8.5 mm,多数成功检测出转移淋巴结,在被检测出异常核素摄取的淋巴结中,病理结果均发现有肿瘤转移,转移淋巴结的假阴性率为 11.1%(1/9);另外,临床舌癌患者也成功检测出转移阳性的淋巴结(见图 3-10)。希望随着仪器设备的改进和检测技术的提高,PET(PET/CT)的检测效能进一步提高,从而在 SLN 的定位检测中发挥更大的作用。

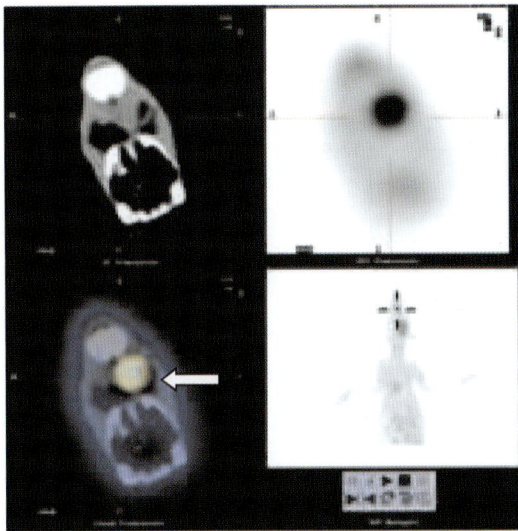

左上:CT 图像;右上:PET 图像;左下:PET 和 CT 融合图像;右下:大体 PET 图像

图 3-8　兔舌癌 PET/CT 检查提示舌部异常核素摄取

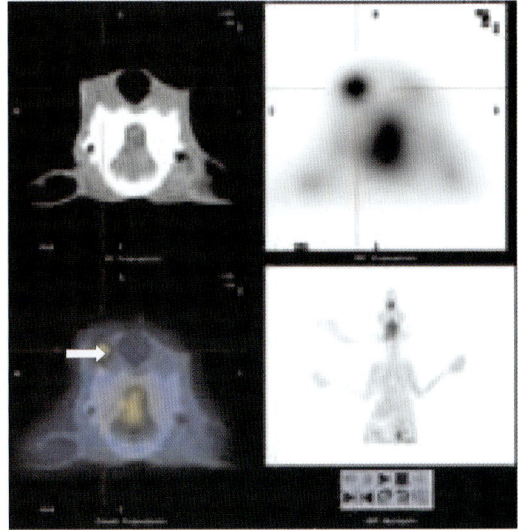

左上:CT 图像;右上:PET 图像;左下:PET 和 CT 融合图像;右下:大体 PET 图像

图 3-9　兔舌癌 PET/CT 检查提示右上颈部淋巴结异常核素摄取

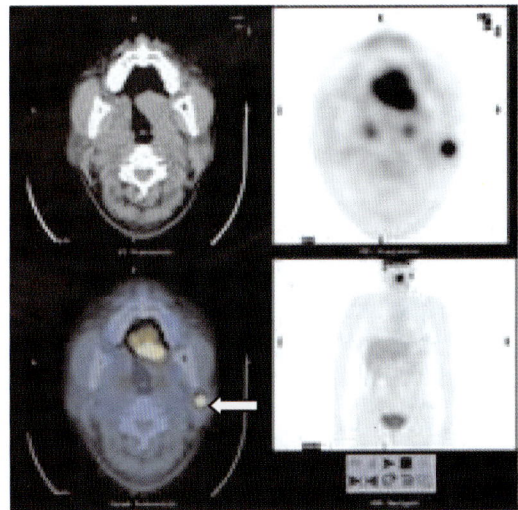

左上:CT 图像;右上:PET 图像;左下:PET 和 CT 融合图像;右下:大体 PET 图像

图 3-10　舌癌患者 PET/CT 检查提示左上颈部淋巴结异常核素摄取

(三) 应用核素检测前哨淋巴结的临床问题

1. 核素标记物的选择以及用法和用量

核素标记物在前哨淋巴结检测中的应用技术尚未统一,目前多种显像剂并存,不同的研究报告

中标记物的选择有所不同,在美国,常用的是^{99m}锝标记的硫胶体,而在欧洲,^{99m}锝标记的人血清白蛋白比较常用(蓝色染料的应用方面也有所差异,在美国常用异硫蓝,而在欧洲则常用专利蓝)。标记物的迁移率与颗粒大小有直接的关系,颗粒太小示踪剂会从淋巴管溢出,颗粒太大会造成迁移率差,不利于迅速浓聚,而且标记力弱;研究认为理想的标记物的颗粒大小为$100\sim200$ nm,既能稳定保存,又能通过淋巴管快速迁移,并能在前哨淋巴结中浓聚。另外,不同报告中标记物的用法也不统一,有的采用皮下注射,有的采用皮内注射。而对注射部位的选择,有的选择瘤周分点注射,有的选择肿瘤内单点注射。标记物的用量也不完全一致,但大多数头颈癌 SLN 检测报告中的用量均低于0.5 mCi,普遍低于乳腺癌 SLN 检测的用量($0.5\sim$1 mCi)。

2. SLN 的确认

注射核素标记物后到进行 SLN 检测间隔的时间标准不统一,目前大多报道为$2\sim4$小时。在确认 SLN 的方法选择上,有的学者应用术前淋巴闪烁显像结合术中蓝染法确认;有的术中应用手持γ探测仪结合蓝染法确认;有的应用术前淋巴闪烁显像再结合术中应用γ探测仪和蓝染法确认;还有一些学者应用 SPECT 或 PET 辅助 SLN 的定位。术中 SLN 的确认方面,结合淋巴闪烁显像术的,对于显像的"热结节"术中再利用γ探测仪进行确认;单纯应用γ探测仪探测的则是应用与背景的比值不同来区分,而与背景的比值,不同研究采用的标准也有所差异,有 4 倍、5 倍、10 倍,甚至简单定为"热结节",不同标准的应用对于结果的判断难免会产生一定的影响。

3. 背景的干扰

由于颈部淋巴结尤其是Ⅰ区的淋巴结距离原发灶比较近,探测或显像时常会被误认为是原发灶

的核素浓集而被遗漏,为了减少这种失误,有些学者采取了首先切除原发灶的方法以减少背景的干扰,获得了满意的效果,但是这种操作方法违反恶性肿瘤的手术原则,不应该提倡。另外,腮腺较高的放射背景也会对其周围 SLN 的检测产生一定的影响。

4. SLN 的检出率与检测医师的熟练程度有关

SLN 的检测,尤其是头颈癌 SLN 的检测是一项比较新的技术,与其他的新技术一样存在正常的学习曲线。如 Morton 等 1992 年首次报道对 70 例黑色素瘤进行的 SLNB,总成功率为 71%,后来报道的 24 例成功率提高到 92%。至于掌握 SLNB 技术所需要实践的病例数,Coxs 等认为是 20 例,Snider 等认为是 45 例,而 Krag 则认为应该达$50\sim60$例。总之,这项技术的掌握是一个循序渐进的过程,绝不可能一蹴而就,我们应该汲取成功的经验,规范操作,在实践中不断提高。

5. 头颈癌 SLN 检测的临床价值

大多数研究者对 SLNB 技术在头颈癌的应用前景持乐观态度,同时认为对于 SLN 阴性的患者是否可以避免颈淋巴清扫术,需要大量前瞻性的研究方能得出合理的结论。但是另一方面,也有一些学者对此产生质疑,原因有:头颈癌的"跳跃转移"及病理判断的不可靠性;口腔癌的 SLN 一般都位于Ⅰ到Ⅲ区,直接行颈淋巴清扫术更安全,而且并不比 SLNB 技术更复杂。

(四)前哨淋巴结的病理诊断

SLN 的检测包括两个方面:一是 SLN 准确的定位检出,二是 SLN 准确的病理分析,只有准确的病理结果才能给临床提供可靠的证据,一旦肿瘤转移灶被漏诊就会导致后续一系列错误的

发生。

提到 SLN 的病理诊断,首先需要阐述"微转移灶"的概念。1961 年,Huvos 等第一次使用"微转移灶(micrometastases)"这一概念来描述乳腺癌患者淋巴结中直径<2 mm 的转移灶。随着对癌症淋巴结的深入研究,淋巴结微转移灶日益受到重视,但其定义不完全统一,Gedalia 等认为淋巴结的微转移灶应符合以下 3 点:① 小的癌细胞团仅限于淋巴结内。② 淋巴结的结构未受到明显破坏或被癌细胞替代。③ 任何方向切片微转移灶的直径不超过 3 mm,没有血供。UICC 1992 年推荐定义微转移灶为单个肿瘤转移细胞或转移肿瘤细胞团<2 mm。AJCC 分期手册定义的微转移灶为≤2 mm,并>0.2 mm 的病灶;而"孤立的癌转移灶(isolated tumour cells,ITC)"为直径≤0.2 mm 的癌细胞簇,可以有或者没有(通常没有)恶性组织学征象。目前大多数研究中采用 2 mm 作为分界,但是并没有严格区分"孤立的癌转移灶"。

目前包括其他部位的肿瘤在内,SLN 的病理诊断方法标准还不统一。一项研究中对 4 所医院的调查结果显示,应用 SLNB 技术进行乳腺癌治疗中由于对 SLN 病理结果的判断标准不一最终导致治疗方案的不同,因为对是否将"孤立的癌转移灶"纳入为肿瘤转移阳性的病例采取了不同的态度。就病理确诊的方法而言,一项研究中 18 例口腔鳞癌患者的 10 例阳性淋巴结,6 例单纯通过冰冻切片即得到了确诊,2 例通过常规 H-E 染色才得以确诊,而另外 2 例则是通过免疫组织化学染色才被最终确诊。Hiroyuki 等应用 RT-PCR 及免疫组织化学,用角蛋白 mRNA K13、K19、K20 为标记物对 12 例舌癌手术标本中 179 个颈部淋巴结进行微转移灶检测,结果从 166 个组织学阴性的淋巴结中检测出微转移灶 24 个(14.4%),提示应用此方法进行 SLN 的定性研究可以更加准确地评价颈部淋巴结的转移状况。对于 SLN 的病理检测,是否只需要进行术中冰冻切片的 H-E 染色,还是需要术中进行快速免疫组织化学检测,抑或是还需要更深入的检测(如 RT-PCR 技术对肿瘤的分子标志物进行分析)还没有权威性的结论。就目前的情形看,免疫组织化学的方法受到了普遍关注,因为很多学者对术中进行的冰冻切片 H-E 染色的准确性产生了质疑。

研究认为,术中冰冻切片虽然是最常用的方法,但由于切片较厚、染色效果不佳,尚不能做到与常规石蜡切片的病理完全符合,如果不结合连续切片和免疫组织化学方法,约 10%～30% 的转移灶会被漏诊,而在诊断条件更困难的条件下,传统方法的准确性将更低。另外,冰冻切片对鳞癌和腺癌转移灶的诊断差别不大,但对恶性黑色素瘤,冰冻切片的敏感性则显著下降,因此,不提倡对恶性黑色素瘤的 SLN 进行术中冰冻切片检查。Cochran 等推荐以下方法进行恶性黑色素瘤的 SLN 检测:沿淋巴结的长轴将其一分为二,每一半切 10 张完整的组织切片进行染色,切片 1、3、5、10 用作 H-E 染色,切片 2 染 H-100 蛋白,切片 4 染 HMB45,切片 6、7 作为免疫组化的阴性对照,切片 8、9 用作其他免疫组化染色,或对染色不佳的切片重复染色。若前 10 张切片有异常难以确定,另外 10 张切片按同样顺序进行取样检查。

总体来讲,前哨淋巴结病理诊断出现假阴性,可能与以下因素有关:

1. "跳跃性转移"(skip metastases)

如肿瘤的癌栓堵塞淋巴管,使前哨淋巴结不能显示;或癌栓堵塞淋巴管后使淋巴引流改变方向,使有转移的前哨淋巴结不能显示,而非前哨淋巴结被误认为是前哨淋巴结。跳跃性转移率因人而异,有报道发生率约为 0～2%。这种转移实际上反映了不标准但仍有序的淋巴引流途径和(或)平行排列的淋巴结群引流途径的多样性。无论患者的淋巴引流系统是否"异常",按照前哨淋巴结的理论,SLN 总是肿瘤转移首先到达的淋巴结。由于跳跃

性转移的存在,会出现蓝染或(和)"热点"淋巴结并非真正的前哨淋巴结;

2. 病理检测方法的敏感性低

目前前哨淋巴结活检多采用冰冻切片法,此方法费用较低,操作简便,节省时间,但敏感性较低,较难发现肿瘤微转移灶,可能出现被检查的组织切片没有切到转移灶的情况;组织块连续切片、免疫组化检查、RT－PCR等技术敏感性较高,能在一定程度上提高肿瘤微转移灶的检出率,但费时费力,而且费用较高。

3. 原发肿瘤过大

肿瘤过大的患者,肿瘤转移会使淋巴结的生理完整性受到破坏也会导致前哨淋巴结活检出现假阴性。淋巴结是通过巨噬细胞的吞噬作用吸收示踪剂,肿瘤转移前期或初期,受抗原诱导影响,巨噬细胞的活性较高,吸收示踪剂能力较强。当淋巴结全部或大部分受肿瘤累及后,其吸收示踪剂的能力下降,淋巴引流改道,使替代淋巴结首先被示踪剂染色。

4. 存在多个前哨淋巴结

有时外科医师在检出1～2个前哨淋巴结后不再继续寻找,而剩余前哨淋巴结可能恰是肿瘤转移的中继站。

5. 也有人还认为前哨淋巴结假阴性与染料和核素标记的放射性胶体物质注射的剂量及部位也有一定关系

(五) 总结与展望

SLN在头颈癌的应用研究是应现代肿瘤外科的发展趋势而产生的,它要求在不断提高患者长期生存率的前提下,尽可能减少手术带来的伤残。尽管SLNB技术在头颈癌的研究结果大多是令人鼓

舞和振奋的,但目前还只是停留在研究阶段,还没有获准用于临床头颈癌治疗计划的制定,与临床应用还存在一定距离。以下的几个问题值得我们思考:① SLNB技术的风险之一是肿瘤转移,切除有转移的SLN是否会促进肿瘤转移还不清楚。② 用于SLN活检的示踪剂有待发展,目前使用的示踪剂是通过非特异性的吸收机制滞留于SLN中,发展新型的更敏感、受体介导的示踪剂将更有利于SLN的定位检测。③ SLN的确定:SLNB技术是为了捕捉有高风险肿瘤转移的淋巴结,因此对SLN临床定义的标准化是非常重要的,而检测过程中操作方法尽可能统一将更加有利于结果的判断。对于这个问题,有学者提出,必须确立统一的研究标准,进行大样本、多中心和长期的前瞻性研究,才能对SLNB的远期疗效作出更为可靠的结论。④ 肿瘤转移灶的病理检测:SLN病理检测的技术方法有待于进一步提高,寻找敏感性和特异性均高同时又简便快速的检测方法是需要重点解决的问题;另外,隐匿性转移不等同于微转移,根据组织学特征隐匿性转移可分为转移(macrometastases)、微转移、孤立的癌转移灶,转移和微转移的预后价值相对清楚,而孤立的癌转移灶预后价值如何还需要进一步研究,因此对于仅仅检测出孤立癌转移灶的患者是否必须行淋巴清扫术还不明确。⑤ SLN的假阴性问题:临床上应在确认SLN病理检测假阴性率极低的情况下才能将SLNB技术应用于制定颈淋巴清扫术的参考,否则不能真正体现SLNB技术的临床价值。

当然,SLN的定位检测在头颈癌的应用还只是初步研究,在SLNB技术成为指导cN0头颈癌患者手术治疗的方法之前,还需要进行大样本病例的随机对照研究和长期随访分析,才能更客观地评价SLNB的临床意义。相信随着这项技术的不断完善,早期头颈癌的手术方式将会发生革命性的变化。

(李生娇　郭　伟)

参 考 文 献

1　Paleri V，Rees G，Arullendran P，et al. Sentinel node biopsy in squamous cell cancer of the oral cavity and oral pharynx：a diagnostic meta-analysis. Head Neck，2005，27：739 - 747.

2　Devaney KO，Rinaldo A，Rodrigo JP，et al. Sentinel node biopsy and head and neck tumors — where do we stand today? Head Neck，2006，28：1122 - 1131.

3　Lin D，Franc BL，Kashani-Sabet M，et al. Lymphatic drainage patterns of head and neck cutaneous melanoma observed on lymphoscintigraphy and sentinel lymph node biopsy. Head Neck，2006,28：249 - 255.

4　李生娇，吕春堂，徐晓刚等.^{125} I 标记抗 Flt4 多抗的制备及对淋巴结定位的动物实验. 口腔颌面外科杂志,2004,14：24 - 26.

5　李金锋，欧阳涛，王雪鹏等. 新型示踪剂^{99m}Tc-利妥昔用于原发性乳腺癌前哨淋巴结活检的初步研究. 中华外科杂志,2006,44：600 - 602.

6　Hyde NC，Prvulovich E，Newman L，et al. A new approach to pre-treatment assessment of the N0 neck in oral squamous cell carcinoma：the role of sentinel node biopsy and positron emission tomography. Oral Oncol，2003,39：350 - 360.

7　Wagner A，Schicho K，Glaser C，et al. SPECT - CT for topographic mapping of sentinel lymph nodes prior to gamma probe-guided biopsy in head and neck squamous cell carcinoma. J Craniomaxillofac Surg，2004，32：343 - 349.

8　Khafif A，Schneebaum S，Fliss DM，et al. Lymphoscintigraphy for senti-

nel node mapping using a hybrid single photon emission CT（SPECT）/CT system in oral cavity squamous cell carcinoma. Head Neck，2006，28：874 - 879.

9　Terada A，Hasegawa Y，Goto M，et al. Sentinel lymph node radiolocal-ization in clinically negative neck oral cancer. Head Neck，2006，28：114 - 120.

10　张胜，陈伟良，李劲松等. 淋巴显像技术在口腔鳞癌前哨淋巴结活检中的应用. 中国口腔颌面外科杂志,2004，2：13 - 140.

11　Kokoska MS，Olson G，Kelemen PR，et al. The use of lymphoscintigraphy and PET in the management of head and neck melanoma. Otolaryngol Head Neck Surg，2001，125：213 - 220.

12　Kovacs AF，Dobert N，Gaa J，et al. Positron emission tomography in combination with sentinel node biopsy reduces the rate of elective neck dissections in the treatment of oral and oropharyngeal cancer. J Clin Oncol，2004，22：3973 - 3980.

13　Civantos FJ，Gomez C，Duque C，et al. Sentinel node biopsy in oral cavity cancer：correlation with PET scan and immunohistochemistry. Head Neck，2003,25：1 - 9.

14　Bolster MJ，Bult P，Schapers RF，et al. Differences in sentinel lymph node pathology protocols lead to differences in surgical strategy in breast cancer patients. Ann Surg Oncol，2006,13：1466 - 1473.

15　骆陈玉. 乳腺肿瘤微创与功能治疗学. 北京：人民军医出版社,2006.

四、口腔颌面-头颈肿瘤的耐药

化疗是口腔颌面-头颈肿瘤综合序列治疗的重要组成部分。化疗药物种类较多,口腔颌面-头颈肿瘤化疗常用的药物有替尼泊苷、紫杉醇、顺铂、卡铂、平阳霉素、甲氨蝶呤、环磷酰胺、长春新碱、达卡巴嗪、氟尿嘧啶、多柔比星和喜树碱等多种药物。临床选择何种化疗药物和方案作为特定肿瘤的辅助治疗方案,一般是根据所观察到的该方案对同类晚期癌症患者的客观有效率和毒副作用决定的。然而对同一解剖部位、病理类型和分级的不同患者实施同一方案,治疗效果往往相差较大。肿瘤组织的耐药性是导致这　　现象的主要原因。恶性肿瘤的耐药性通常是指多药耐药性,它表现为肿瘤细胞同时对几种结构和功能各不相同的化疗药物同时

产生耐药性,可以为肿瘤细胞所固有的,称为原发性耐药;也可以由于某些物理或化学因素引起,称为继发性耐药。MDR 是当前肿瘤化疗中亟待解决的问题。

（一）口腔颌面-头颈恶性肿瘤的耐药机制

理论上认为,肿瘤细胞对细胞毒药物较正常细胞更易受损和被清除,但实际临床应用的结果却往往令人失望,化疗没有能够治愈绝大多数肿瘤患者,而辅助化疗也很难彻底清除残余的少数肿瘤细胞。同全身其他部位的恶性肿瘤一样,口腔颌面-头颈肿瘤化疗的主要障碍就是肿瘤组织的耐药性。肿瘤的多药耐药性（multidrug resistance，MDR）是肿瘤细胞耐药最常见的方式,也是肿瘤化疗失败

的主要原因,是指肿瘤细胞接触一种抗肿瘤药物并产生耐药后,同时对结构和作用机制不同的多种天然来源的抗肿瘤药物具有交叉耐药性。多药耐药主要有两种类型:① 内在性多药耐:是指肿瘤细胞固有的对化疗药物不敏感。② 获得性多药耐药:是指肿瘤开始对化疗药物敏感,但经过几个疗程化疗后,肿瘤细胞不仅对该药产生耐药,而且对结构和作用机制不同的药物也产生耐药。此外,肿瘤细胞的耐药也可以表现为对某一种化疗药物敏感性的降低,即单药耐药。

近年来,随着分子生物学技术和生物信息学技术的发展,人们对肿瘤化疗药物作用的机制和耐药发生机制的研究也越来越深入。口腔颌面-头颈肿瘤的耐药机制十分复杂,已知的耐药机制包括药物摄入减少或(和)泵出增多;细胞解毒机制增强;细胞内药物靶点的改变;细胞对损伤的耐受性增强或(和)DNA 修复能力增强;细胞周期调控或(和)细胞凋亡异常等。这些机制事实上涉及了药物对细胞的作用机制、细胞本身对 DNA 损伤的识别、修复和凋亡等众多途径的改变,这些不同机制和途径是如何相互协调作用并导致细胞耐药并不清楚,造成了口腔颌面部恶性肿瘤耐药机制的复杂性和不确定性。故恶性肿瘤耐药机制的研究一直是肿瘤化疗的热点和难点。目前已知的耐药机制如下。

1. 肿瘤细胞内药物浓度降低

1976 年 Juliano 等首次在耐药的中国仓鼠卵巢细胞中发现了一类膜蛋白,可以将多种化疗药物作为底物从胞质内泵出细胞外,从而导致耐药。这就是目前研究最多,也是最经典的一种多药耐药机制——由 MDR1 基因编码的 PGP 蛋白,其分子量为 170 kDa,由 1280 个氨基酸残基组成,为 ATP 依赖性膜转运蛋白,属于 ATP 结合盒转运蛋白超家族成员之一。PGP 主要定位于细胞膜,在胞质内也可见其定位于高尔基复合体和溶酶体形成的小泡。在正常人体组织如肝、结肠、空肠、肾、肾上

腺、脑部毛细血管的内皮细胞、胎盘、造血组织及睾丸等组织中也有 PGP 的高表达,可能与转运毒物及药物等的解毒功能有关。几乎所有肿瘤细胞中均可检测到 MDR1 基因表达,在结肠癌、肝癌、肾癌、胰腺癌、神经母细胞瘤、乳腺癌、卵巢癌、食管癌、胃癌、膀胱癌、肺癌、胆囊癌、胆管癌等癌肿中 PGP 均有不同程度的表达。肿瘤细胞膜上的 PGP 过度表达,化疗药物与其结合后,导致 ATP 结合区活化,ATP 水解释放能量,在 Mg^{2+} 的作用下使 PGP 形态发生变化,在药物尚未发生细胞毒作用时,即将其泵出细胞外,降低了细胞内药物的浓度,从而减弱药物的细胞毒作用,产生耐药性。细胞膜上的 PGP 糖蛋白水平与抗药性及细胞内药物积聚减少程度呈正相关。PGP 主要介导多种亲脂性化疗药物,包括抗生素类如多柔比星、丝裂霉素,植物类药如长春新碱、依托泊苷等。人体正常组织器官也有不同程度的 MDR1 基因表达,临床观察表明 MDR1 表达水平较高的正常组织器官肾上腺、直肠、肝脏和肺脏所发生的肿瘤,对化疗不敏感或疗效差。这一现象提示 MDR1 基因的表达水平与肿瘤的内在性多药耐药即原发性耐药有关。多数肿瘤化疗后产生的多药耐药总伴随着肿瘤中 PGP 表达水平的升高。约有一半的肿瘤在化疗前就有 MDR1 基因表达,化疗后复发的肿瘤 MDR1 基因表达更高,与临床化疗效果密切相关。在头颈肿瘤中,刘勤江等检测 30 例头颈鳞癌组织中 PGP 的表达,发现 PGP 的阳性率为 63.3%。徐骏等检测了 40 例化疗前的口腔癌标本,发现 PGP 的阳性率为 45%,MRP 的阳性率为 48%,与临床化疗耐药性关系不是十分密切。

目前已经在不同组织来源的恶性肿瘤中相继发现了其他一些与 PGP 功能相似的膜蛋白,如 MRP 蛋白(多药耐药相关蛋白)、LRP 蛋白(肺耐药相关蛋白)、BCRP(乳腺癌耐药相关蛋白)等。多药耐药相关蛋白(multidrug resistance protein,MRP)与 PGP 同属于 ABC 家族,两者有 15% 的氨

基酸序列相同,但两者的转运底物明显不同。MRP 能识别和转运与谷胱甘肽(GSH)耦合的底物如 VP-16、柔红霉素和顺铂等,故又称为 GS-X 泵。同时,MRP 还能影响细胞内药物的分布,使药物局限于核周囊泡,呈房室分布,难以进入核内发挥细胞毒作用。但是其介导的 MDR 通常弱于 PGP 介导的 MDR。肺耐药蛋白(LRP)基因定位于 16 号染色体,编码 896 个氨基酸,分子量为 110 kDa,与黏菌和裸鼠的穹隆体蛋白编码基因高度同源。LRP 能够封锁核孔使药物无法进入细胞核而转运至运输囊泡,最终经胞吐方式排除。LRP 能够介导对顺铂、卡铂、烷化剂等一些 PGP 不能介导的药物耐药,这些药物的一些共同特点是以 DNA 为靶点。此外,1998 年 Doyle 等人从 MCF7/Ad-rVp 细胞中克隆出乳腺癌耐药蛋白(BCRP)基因,亦属于 ABC 转运蛋白超家族的成员。BCRP 是一个不完全转运分子,故称为半转运蛋白。而最近的研究发现 BCRP 在多种耐药细胞的细胞膜上都有过度表达,成为半转录体中惟一在细胞膜上表达的蛋白。它可能与细胞膜上的未知分子组成异二聚体发挥功能,而不同种类细胞膜未知分子的差异可能影响转运的特异性。研究表明,BCRP 并非乳腺癌所特有,它的表达与白血病、卵巢癌、乳腺癌的临床化疗敏感性有关,且与 PGP、MRP 的表达水平无相关性。BCRP 产生耐药机制与 PGP 相同,即通过水解 ATP 获得能量使药物排出细胞。

2. 细胞膜的变化

细胞膜的改变可以直接影响肿瘤细胞对化疗药物的摄取功能,此外,细胞膜鞘磷脂的水解产物酰基鞘氨醇可以作为第二信使,介导细胞因子和外界环境刺激诱导的细胞凋亡;而耐药细胞的膜鞘磷脂水解作用明显低于敏感细胞,有助于肿瘤细胞逃避凋亡。

3. 细胞内解毒机制的增强

谷胱甘肽(GSH)是机体中含量较高的一种含巯基三肽,主要功能为保护氧化剂对巯基的破坏与细胞膜中含巯基蛋白质和含巯基酶不被氧化,在谷胱甘肽-S-转移酶(GST)催化下,GSH 与化学药物结合,从而降低化学药物的细胞毒作用。GST 是从人胎盘中分离出的酸性谷胱苷肽-S-转移酶,分为 α、π、μ、θ 四种,GST-π 是肿瘤细胞和组织中最常见的类型,在许多耐药细胞特别是 MDR 表型的细胞系中高水平表达,是耐药性标志之一。GST 介导的 MDR 主要发生在烷化剂、蒽环类和铂类药物耐药细胞。谷胱甘肽和谷胱甘肽 S-转移酶(GST)参与对多种化疗药物的代谢,在 GST 的催化下这些化疗药物与谷胱甘肽(GSH)结合而被解毒。同时核内 GST 能抑制抗癌药物对 DNA 攻击作用,并能催化谷胱甘肽与金属铂结合,从而与 DNA 竞争结合,减弱铂剂的抗癌作用。我们曾经检测了 80 例口腔鳞癌,其 GST-π 的阳性率高达 85%。此外,金属硫蛋白(MT)可以参与铂类化疗药物在细胞内的代谢。目前知道的 MT 有 4 种亚型,在体外实验中发现顺铂治疗后耐药的口腔鳞癌细胞内有 MT-Ⅰ 和 MT-Ⅱ mRNA 水平升高,而敏感细胞内则没有。

4. 细胞内药物靶点的改变

拓扑异构酶(TOPO)是在 DNA 复制、转录和染色体分离中起重要作用的核酶。细胞内 TOPO 酶可分为 Ⅰ 型和 Ⅱ 型,其中 TOPOⅡ 是主要类型,增殖旺盛的细胞内 TOPOⅡ 的水平明显高于静止细胞。许多抗癌药物如阿霉素、VP-16 等均以 TOPOⅡ 为作用靶点,可以与细胞内拓扑异构酶Ⅱ 及 DNA 形成稳定的可切割复合物,影响 DNA 的转录和复制活性并导致 DNA 断裂和细胞死亡。TOPOⅡ 的水平与药物的活性有关,当 TOPOⅡ 活性降低时,这些药物就会因失去靶点而无法发挥细胞毒作用。这种类型耐药被称为不典型 MDR,耐药性与靶细胞内的药物浓度无关,也没有 PGP 的过度表达。此外,MTX 类化疗药物对细胞的毒性

作用主要通过抑制四氢叶酸合成酶(DHFR),并导致四氢叶酸含量下降,研究结果表明对 MTX 类药物耐受的细胞内往往伴有 DHFR 基因的扩增。

5. 细胞对损伤的耐受性增强和(或)DNA 修复能力增强

DNA 修复系统对纠正各种化疗药物引起的 DNA 损伤十分重要,因此肿瘤细胞对化疗药物的敏感性明显受到其自身修复能力的影响。目前已经鉴定了 6 种人 DNA 错配修复基因:hMSH2、hGTBP/hMSH6、hMSH3、hMLH1、hims1、hims2。2000 年 Rajewsky 等的研究表明,这些基因与剪辑切除修复及核苷切除修复系统中的一些其他基因都参与了细胞的耐药现象。以顺铂为例,顺铂被广泛用于口腔颌面部恶性肿瘤的治疗,过去认为顺铂对肿瘤的作用主要是抑制 DNA 合成,但近年来的研究发现,DNA 修复缺陷性细胞在低浓度(不抑制 DNA 合成)顺铂中也会死亡,而 DNA 修复活跃的细胞则在很高浓度的顺铂作用下仍能存活,表现出对顺铂的耐受。

6. 凋亡机制的异常

细胞凋亡功能的异常不仅在肿瘤的发生与发展过程中发挥了重要作用,还参与介导肿瘤细胞的多药耐药性,表现为肿瘤细胞对多种化疗药物诱导的凋亡耐受。细胞凋亡是一个多因子参加的复杂生理过程,化疗药物可以诱导癌细胞凋亡而发挥其抗肿瘤效果,同时也能诱发凋亡因子发生一系列变化而参与细胞的耐药形成。一系列基因能够正性或负性调节细胞凋亡,正性调节基因包括 P53、Fas/ Apo-I 等,负性调节基因包括 bcl-2、bcl-X 等,这些基因的活性和相互作用直接影响了化疗敏感性。目前比较明确的有:

(1) P53

与多药耐药 P53 基因是一种与肿瘤发生发展相关的抑癌基因,参与细胞生长、分化及死亡的调控,且在细胞凋亡过程中起重要作用。P53 基因及功能缺失时细胞凋亡受到显著影响,采用基因转移等分子生物学技术重建 P53 基因的表达和生物学活性时,也同样可以对细胞凋亡产生重要影响。P53 参与 MDR 调控主要表现在两方面:一方面参与细胞周期的调控。野生型 P53 参与细胞 G1 期检测点监测,DNA 损伤时(如暴露于抗肿瘤药)细胞可能进入依赖 P53 的 G0/ G1 期细胞周期停滞状态,随后开始进行 DNA 修复或是发生细胞凋亡。肿瘤细胞中多见 P53 突变或失活,导致细胞不能滞于 G1 期,促使细胞异常增殖而产生耐药。另一方面是参与调控耐药蛋白的表达。野生型 P53 抑制 MDR1 基因和 MRP 的表达,而最近在 LRP 启动子区域内也找到了 P53 结合位点,可能野生型 P53 对它有调节作用。野生型 P53 活性的丢失和 MDR 表型的获得是肿瘤细胞对化疗药物产生耐药的两个主要因素。

(2) 核因子-κB 与多药耐药

核因子-κB(NF-κB)普遍存在于各种细胞中,参与细胞的增殖、分化、凋亡、炎症等多种生物学效应。在正常情况下,NF-κB 与其抑制物 IκB-a 结合,存在胞质中处于失活状态。在细胞因子、电离辐射和化疗药物的刺激下 IκB-α 磷酸化和降解,NF-κB 的核定位信号释放,NF-κB 转位进入细胞核,与多种靶基因的启动子或增强子结合促进靶基因的转录。这些靶基因能编码多种抗凋亡蛋白,因此,NF-κB 在肿瘤细胞中发挥着重要的抗凋亡作用。实验发现,相比于野生型细胞,MDR 细胞中 NF-κB 和其 P65 亚基水平都较高。如果用 NF-κB 抑制蛋白激酶 A(PKA),则细胞的耐药性显著降低。

(3) Bcl-2 蛋白家族与 MDR

Bcl-2 家族是细胞凋亡的关键调控物,目前已经鉴定出的 Bcl-2 蛋白家族有 20 余种,根据它们在细胞凋亡中的作用可分为两类:一类是抗凋亡蛋白,包括 Bcl-2、Bcl-xL、Bcl-1 等 10 余个成员；另一类是促凋亡蛋白，包括 Bax、Bak、Bid、Bad 等 10 余个成员。抗凋亡蛋白如 Bcl－2、Bcl－xL，通过其 BH3 结构域能与一定数目的促凋亡蛋白如 Bax、Bak、Bid、Bad 形成异二聚体，它们的相互作用调节着细胞的凋亡或生存。大量资料显示 Bcl－2 的过度表达可导致细胞的多药耐药。Asakura 等认为在凋亡过程中 Bcl－2/Bax 的比值参与调节线粒体渗透小孔，使细胞色素 C 从线粒体释放到胞液。Bcl－2 分子量为 26 000 Da，蛋白质水平与肿瘤细胞的 MDR 相一致。Bcl－2 过表达的肿瘤细胞凋亡受抑制，同时对多种化疗药物如阿霉素、环磷酰胺、氟尿嘧啶、长春新碱、顺铂、米托蒽醌、氮芥等药物耐受。Itoh 等 2002 年用 Bcl－xl 反义核酸治疗耐药的口腔癌细胞，能部分逆转细胞的耐药性。

（4）c－myc 与多药耐药

普遍认为 c－myc 参与细胞的增殖、永生化、去分化、转化和凋亡等生物学过程。c－myc 必须与其同源的转录因子 MAX 形成异二聚体才能起作用，主要是以转录因子的形式，通过调节目的基因的表达，结合细胞所处的内外环境来影响细胞的生物学行为，从而促进细胞增殖或诱导细胞凋亡。研究认为与敏感细胞株比较，耐药株具有较高的 c－myc，而且参与调节 MDR1 的表达，并且在 MDR1 介导的多药耐药细胞中 c－myc mRNA 的水平降低。

（5）人类表皮生长因子受体 2 与多药耐药

人类表皮生长因子受体 2（HER2/ erbB－2）是酪氨酸激酶受体，属于跨膜受体中的一员，它是参与调节细胞增殖、分化的信号传导通路的网络受体，HER2/neu 的超表达预示着乳腺癌的恶性程度较高以及预后不良。资料显示，相比于敏感的乳腺癌细胞株，耐药株的 HER2/neu 呈现高表达，如果使用酪氨酸激酶抑制剂（如大黄素），可以使 HER2/ neu 高表达的乳腺癌细胞的耐药性提高，后来发现在 erbB－2 和 MDR1 基因中有一段与多

药耐药相关的共同序列。

（6）热休克蛋白 70 与多药耐药

热休克蛋白（heat shock proteins，HSPs）是生物体或离体培养细胞在不良环境因素作用下所产生的一组具有高度保守性的应激蛋白，它普遍存在于整个生物界，几乎所有的细胞均能合成 HSPs。大多数 HSPs 在因环境情况改变而被诱导，如热损伤、缺血、氧化应激、电离辐射、病源微生物以及化疗药物等作用下可被诱导。其中与凋亡抑制相关的主要是 HSP70。许多恶性肿瘤细胞内 HSP70 的高表达具有肿瘤细胞的保护作用。Karlseder 等发现 HSP70 高表达可以逃避阿霉素诱导的 G2 期的捕获，从而促使肿瘤细胞生长。而且 HSP70 对线粒体的功能具有保护作用并能抑制类 Caspase－3 样蛋白酶活性。有研究表明 HSP70 的调控因子 HSF1 和 MDR1 基因的表达存在相关性，MDR1 启动子含有两个热休克元件（HSEs），在热休克的刺激下，通过 HSEs 提高 MDR1 启动子的活性，以及通过调整 HSF 的活性来控制与 MDR1 基因转录相关的 Raf 依赖的信号传导通路。

7. 细胞微环境的变化

肿瘤细胞所处的微环境也对临床肿瘤耐药性有重要影响。有些类型的耐药只发生在肿瘤细胞密度过高，化疗药物无法有效地渗入肿瘤内部，达到预期的肿瘤细胞致死剂量。在体外实验中，球形培养细胞对化疗药物的敏感性低于单层培养的细胞。此外，pH、温度、氧分压和基质营养条件，肿瘤的大小均能影响化疗的敏感性。

8. 耐药与肿瘤干细胞

近年肿瘤干细胞假说为肿瘤治疗提供了很多新的思路。肿瘤干细胞假说认为肿瘤中存在着一小群具有高度自我更新和增殖能力的细胞，它们的存在是肿瘤复发和临床耐药的基础，因为干细胞对化疗药物天然耐受。肿瘤干细胞能凭借正常干细

胞所赋予的"自身更新"能力和处于静止期的特性，以及高表达 ABC 转运蛋白，逃脱药物的杀伤作用，从而在化疗后导致肿瘤的复发和转移。肿瘤干细胞和正常干细胞有很多相似之处，如耐药、DNA 修复活性和抗凋亡等。这些特性可以帮助肿瘤干细胞抵抗化疗药物的毒性作用，从而利于肿瘤增殖。目前对肿瘤细胞耐药产生机制有 4 种模型：经典的模型认为一个或多个肿瘤细胞获得基因突变后产生耐药，化疗后这些耐药的克隆仍存活并增殖；而基于肿瘤干细胞学说的理论则认为，肿瘤中存在肿瘤干细胞，它表达 ABC 转运蛋白，因此肿瘤干细胞及其子代细胞具有天然的抗化疗药物的能力而得以存活使肿瘤复发；第 3 种"获得性耐药"模型认为肿瘤干细胞表达 ABC 转运蛋白，能避免化疗药物的杀伤存活下来，之后肿瘤干细胞及其子代细胞获得突变如点突变、基因扩增或基因激活，从而进一步产生耐药性；第 4 个是"内源性耐药"模型，该模型认为肿瘤中的干细胞和各种已分化的细胞均具有内在的耐药性，故化疗对它们作用不大或没有作用，结果肿瘤无限生长。这 4 个模型均不能单独圆满地解释肿瘤耐药问题，肿瘤耐药性的产生可能是多个因素共同作用的结果。如以前研究发现急性淋巴细胞白血病细胞对 imatinib 的抗性与染色体易位 t(9；22)(q34；q11)有关，但这并非 imatinib 产生耐药的惟一原因。最近有实验证明 imatinib 既是 ABCG2 的底物，又是其抑制剂，这使它更容易被表达 ABC 转运蛋白的干细胞排出。肿瘤干细胞的耐药机制可能还包括许多其他因素，如肿瘤干细胞处于静息期，而大多数药物主要作用于细胞周期或分裂期细胞，导致耐药。近年来，越来越多的实验集中到了肿瘤干细胞和耐药关系上，并且发现不同的肿瘤干细胞表达相应的耐药基因，为肿瘤治疗提供了更多的启发。

以上这些耐药相关机制事实上涉及到了药物对细胞的作用机制、细胞本身对 DNA 损伤的识别、修复和凋亡等众多途径的改变，这些基因是如

何相互协调作用并导致肿瘤耐药，特别是它们在口腔肿瘤中的作用机制并不清楚，由于功能基因在不同的遗传背景下的作用机制并不完全相同，针对上述机制在口腔肿瘤中的作用，不同的研究者往往得到不同甚至相反的结论。笔者采用体外顺铂浓度递增法筛选口腔鳞癌顺铂耐药细胞系作为研究对象，结合临床组织标本，采用生物芯片技术比较了耐药和敏感肿瘤细胞之间基因表达的差异，并对差异表达进行聚类分析，发现口腔鳞癌中耐药相关基因涉及细胞周期调控基因、凋亡相关基因、EGF 信号通路等众多功能基因的异常。以往的研究往往期望根据其中一个或几个因素的变化来预测化疗效果，常常导致结果间的互相矛盾。由于基因的功能并不独立，单个基因表达的上调和下调往往会影响上游和下游几个基因表达的改变，从而激活不同的信号途径，也就是说口腔鳞癌对顺铂的耐受可能是众多机制共同作用的结果。而且口腔肿瘤的临床化疗效果也受到肿瘤微环境、给药方式、给药剂量等众多因素的影响，从而为临床研究口腔肿瘤耐药机制带来了一定的复杂性。

（二）口腔头颈肿瘤多药耐药的逆转

化疗是目前治疗恶性肿瘤的主要手段之一，尽管新的抗癌药物及化疗方案不断推出，但治疗效果仍不尽如人意。在研究肿瘤耐药机制的同时，科学家们也同时在研究如何克服肿瘤耐药的问题，并提出了一些解决策略。

1. 转运蛋白抑制剂

肿瘤细胞表面表达大量 ABC 转运蛋白，已被证明能够在肿瘤细胞中介导对多种化疗药物产生耐药。因此，相应逆转耐药研究大多集中在针对 ABC 转运蛋白家族，研制 ABC 转运蛋白抑制剂。迄今相继有多种 ABC 转运蛋白抑制剂被发现，但

这些抑制剂的临床疗效并没有人们想象的那样满意,可能的原因是 MDR 转运蛋白本身种类繁多,其活性相互之间有一定的重叠性,单一的针对一种转运蛋白的抑制剂不能完全阻止耐药的产生。

(1) P-糖蛋白的抑制

目前 P-糖蛋白抑制剂已经发展到了第三代。第一代抑制剂包括维拉帕米、环孢素 A、他莫昔芬和一些钙调节蛋白拮抗剂,在体外实验中可以逆转甚至完全逆转肿瘤多药耐药,但在体内试验中由于自身的剂量限制性毒性不能达到体外有效逆转多药耐药所需要的浓度;在临床上常常联合化疗药物应用来治疗多种肿瘤,但治疗的特异性不强,效果不理想且常常产生较大细胞毒性作用。第二代 P-糖蛋白抑制剂主要是通过对第一代 P-糖蛋白抑制剂进行结构改造而合成,主要包括右旋维拉帕米、右尼古地平、伐司朴达、比立考达等,其中比较具有代表性的是伐司朴达和比立考达。伐司朴达是环孢素 D 的衍生物,它对 P-糖蛋白的抑制作用是环孢素 A 的 10~20 倍。临床试验表明伐司朴达可使紫杉醇在体内的半衰期延长 49%,然而第二代糖蛋白抑制剂是 CYP3A4 的底物,能够抑制该酶的活性,导致该酶代谢的细胞毒药物体内代谢受抑,影响药物体内代谢过程,产生毒性反应。第三代 P-糖蛋白抑制剂是通过构效关系和组合化学技术来弥补第二代抑制剂的不足,主要由 XR9576、LY335979、S9788、ONT2093、粉防己碱、R101933 和 GF120918 等。其中 XR9576 是目前最具有发展前景的第三代 P-糖蛋白抑制剂之一,它本身不是 P-糖蛋白的底物,可以结合在 P-糖蛋白的 ATP 结合位点上,通过抑制 ATP 酶活性起作用。第三代 P-糖蛋白抑制剂的优点在于其不影响药物的代谢。

(2) 多药耐药相关蛋白 MRP 的抑制

MRP 也属于 ABC 转运蛋白超家族,迄今临床尚未发现低毒有效的 MRP 逆转剂。维拉帕米既能逆转 MDR1,又能逆转 MRP;环孢菌素 A 能逆转 MDR1,但不能逆转 MRP;异黄素样异鹰爪豆碱不能逆转 MDR1,却能逆转 MRP。

(3) 肺耐药蛋白抑制剂

对上皮样肉瘤 234 的体内和体外研究发现肺耐药蛋白介导了上皮样肉瘤对长春新碱的耐药,而环孢菌素 A 可以逆转这种耐药。Kitazono 等对由丁酸钠诱导 LRP 高表达人结肠癌 SW - 620 细胞研究发现,一种吡啶类似物 PAK - 104P 和抗 LRP 抗体可以增加阿霉素在细胞核内的累积,并可抑制阿霉素由细胞核流向细胞质。因而认为 PAK - 104P 可用于逆转由 LRP 介导的耐药。抗 LRP 抗体、抗 LRP 的核酶和反义寡核苷酸 RNA 干扰制剂也是值得深入研究的重要方面。

(4) 乳腺癌耐药蛋白的抑制剂

目前对乳腺癌耐药蛋白介导的耐药机制尚未完全弄清楚,有待进一步研究。传统的 MDR 逆转剂如维拉帕米、环孢菌素 A、他莫昔芬等对 BCRP 引起的 MDR 均无逆转作用。

2. 谷胱甘肽转移酶抑制剂

多药耐药蛋白减少药物在细胞内的聚集,主要是通过转运药物与 GSH 的结合物,而非转运游离型药物,因此清除细胞内的谷胱甘肽(氧化型)可能会抑制 MDR。丁硫氨酸亚砜胺(BSO)是特异性 γ-谷氨酰胺-半胱氨酸合成酶抑制剂,该酶是合成 GSH 的关键酶。BSO 可明显降低 MDR 细胞内 GSH 的含量,与左旋苯丙氨酸氮芥合用,可使抗左旋美法仑的耐药细胞恢复其敏感性。作用相似的药物还有硝基咪唑类、Vit K_3、对乙酰氨基酚、硒酸钠、硒半胱氨基酸。EA 依他尼酸,GST 抑制剂,可对 GST 介导的耐药起逆转作用,1 mmol/L 的维生素 K_3 与阿霉素(DXR)合用可明显提高后者的细胞毒作用。但是 GSH 是细胞活动的一个重要的内源性物质,清除 GSH 可能会引起细胞内环境的紊乱,因此谷胱甘肽耗竭剂作为逆转 MDR 的药物,其发展受到了限制。

3. 拓扑异构酶抑制剂

拓扑异构酶是细胞增殖的重要细胞核酶类,它能引起 DNA 二维及三维结构的改变,直接与基因表达和 DNA 复制有关。拓扑异构酶分为Ⅰ型和Ⅱ型两类,Ⅰ型抑制剂有喜树碱、放线菌素 D 等,Ⅱ型抑制剂有吖啶类、表鬼白毒素类、蒽环类以及蒽醌类等。

4. 蛋白激酶 C 抑制剂

蛋白激酶 C 可以改变药物在耐药细胞中的蓄积,一些耐药的肿瘤细胞 PKC 活性增高。目前 PKC 抑制剂有 NA2382、CGP41251、K2252a、cal-phostin C、H27 等。

5. 药物蛋白交联剂

由于抗肿瘤药与逆转剂同时给药改变了药物的动力学性质而加剧了抗肿瘤药的不良反应,因此可以通过制剂手段,将药物与蛋白质、多肽交联,或用脂质体,毫微粒包封,克服药物外排,逆转 MDR。将阿霉素与谷胱甘肽交联,GSH - DXR 非竞争性抑制谷胱甘肽转移酶,显著增加细胞毒性,从而达到逆转耐药的目的。GSH - DXR 对敏感或耐药的细胞株都有很强的细胞毒作用,这种细胞毒作用除由于 DXR 插入 DNA 外,还由于交联物抑制了 GSH/GST 的解毒活性。而阿霉素聚氰丙烯酸烷酯毫微粒逆转 MDR,一方面是毫微粒通过细胞内吞作用进入细胞,避免了细胞膜上 PGP 的作用,从而克服了细胞的耐药性;另一方面是毫微粒被细胞膜吸附,黏附于细胞膜上,造成 DXR 局部过浓后产生浓差梯度,有利于 DXR 由胞外向胞内扩散,而达到逆转作用。

6. 耐药细胞的基因治疗

目前许多药物可以用来逆转肿瘤细胞的 MDR,但不能从根本上解决问题,并且具有一定的不良反应,而基因治疗具有作用特异、敏感、不良反应低等诸多优点。因此,针对肿瘤 MDR 的产生对肿瘤进行基因治疗,可以增加耐药细胞对药物的敏感性,并且具有较强的特异性和无毒性,为肿瘤 MDR 的逆转开辟了崭新的途径,优化了化学治疗,因而具有广阔的应用前景。

(1) MDR 基因的反义寡聚脱氧核糖核酸 (AOD)

利用互补于 MDR 基因 5'末端转录起始部位的 AOD 传染表达 MDR 基因的 KB2825 细胞株后,细胞内 PGP 表达水平下降,细胞内柔红霉素浓度提高,被传染细胞对药物的半数致死量由原来药物敏感株的5.6倍降为3.2倍。说明 AOD 逆转了 PGP 介导的药物耐受性,但逆转作用不完全。原因可能为 AOD 的降解。针对 AOD 的降解,利用硫代磷酸修饰的 MDR 基因的 AOD 进行 MDR 逆转,发现在体内外均明显提高白血病细胞耐药细胞系对长春新碱(VCR)的敏感性。因修饰后可增加 AOD 对核酸酶清除作用的耐受性,且易溶于水,能更有效的与靶基因进行杂交,从而增加了逆转作用。

(2) 切割 MDR mRNA 的核酶

核酶是正常存在于细胞内并调控基因表达的 RNA,具有核苷酸内切酶的活性,能序列地切割靶 RNA,抑制基因的表达。表达核酶的逆转录病毒载体转化耐药肿瘤细胞后能有效地抑制 MDR 的基因表达,使已产生耐药的肿瘤细胞的 MDR 表型发生逆转,并对多种化疗药物重新产生较高的敏感性。

(3) 细胞周期调控基因

细胞毒类药物如顺铂等作用于肿瘤细胞后会引起细胞 DNA 损伤,细胞内一些重要功能基因如 P53 会检测到这种损伤,引起细胞周期停滞并诱导细胞内 DNA 修复系统启动修复或是诱发凋亡,细胞周期调控基因在此过程中发挥了重要作用。我们发现采用 CCND1 反义核酸探针或 RNA 干扰片段联合顺铂治疗顺铂耐药肿瘤细胞,在裸鼠体内可以取得满意的效果。

（4）细胞因子基因

机体免疫系统的一些细胞因子可降低 MDR 基因 mRNA 和 PGP 的表达水平,增强细胞对 MDR 相关药物 DXR 及 VCR 的敏感性。但细胞因子静脉应用可产生严重的不良反应,将细胞因子基因导入肿瘤细胞,在肿瘤局部微环境中产生和释放细胞因子,可减轻全身应用的不良反应。因此,联合应用基因治疗和化疗对耐肿瘤的治疗具有潜在的价值。

（5）抑癌基因

目前研究得较为深入和广泛的是 P53 基因治疗,P53 是肿瘤中最容易发生突变的抑癌基因,野生型 P53 蛋白主要功能是细胞 G1 阻滞和诱导细胞凋亡,当细胞受到某种药物如顺铂或放疗作用后,造成细胞 DNA 的损伤,受损细胞启动 ATM 激酶使 P53 表达增加,引起细胞 G1 阻滞以完成修复或进入凋亡以清除肿瘤细胞,这是化疗诱导细胞凋亡的最常见机制。因此 P53 的突变导致其功能丧失引起肿瘤耐药。一项 Ⅰ 期临床实验表明局部注射携带 P53 基因的腺病毒,可导致一部分肺癌和头颈部肿瘤消退。

（6）肿瘤基因工程瘤苗

利用基因重组技术,将目的基因导入受体细胞而制备的瘤苗;可用于肿瘤术后的转移,复发及术中无法清除的残留灶的治疗。

7. 中药

随着人们对化学逆转剂的研究,发现很多有效的逆转剂都存在作用靶点单一,体内应用可引起不同程度的不良反应,从而限制了临床应用。于是国内外学者转向从中药中寻找高效、低毒、多靶点的逆转剂。梁蓉等发现,川芎嗪与维拉帕米相似,有钙通道阻滞活性,能使 K562/ADM 对阿霉素的半数抑制率降低,同时可以使 PGP 的表达下调,能逆

转白血病 HL-60/VCR 细胞的多药耐药性。随后的研究又发现,MRP 基因和 MDR1 基因表达阳性的白血病患者用川芎嗪逆转 MDR,可以取得一定效果且无明显的不良反应。中药 R3 为补骨脂的提取剂,可以使 MCF-7/Adr 细胞对 ADR 的敏感性增加 720 倍,且其 PGP 的表达随着作用时间的延长而逐渐减少。另外还有人发现,孕激素、他莫昔芬等药物也是肿瘤细胞多药耐药有效的逆转剂,而 9-顺式维甲酸(9-cisRA)则可以增强人胆管癌细胞系 QBC939 对化疗药物的敏感性。汉防己属祛风利湿类中药,其主要成分粉防己碱,能提高柔红霉素、长春新碱等杀灭白血病细胞的能力,对耐药细胞的促杀伤作用,高于敏感细胞的 2~3 倍,在一定程度上抑制了细胞的耐药性;苦参碱是苦参的提取物,能增加白血病多药耐药细胞系对柔红霉素的敏感性,使柔红霉素的半数有效剂量由 14.92 mg/L 降低至 8.29 mg/L,能部分逆转 K562/A02 细胞对柔红霉素的耐药性,可能与苦参碱下调 PGP 蛋白表达有关。其他报道中药还有冬凌草甲素、大黄蒽醌生物碱、榄香烯等都有逆转肿瘤耐药的作用。

8. 物理方法

高强度聚焦超声波(HIFU)能够造成细胞膜通透性改变、影响膜表面的酶活性,可诱导细胞凋亡,引起细胞内药物浓度增加,增强化疗药物的杀伤作用。高强度聚焦超声波照射具有 MDR 的肿瘤细胞后,使其对多种化疗药物的敏感度增强,如阿霉素、5-氟尿嘧啶、甲氨蝶呤、顺铂、丝裂霉素等,表明 HIFU 能够逆转肿瘤细胞的耐药性。

虽然肿瘤耐药的研究已取得了长足进步,对其发生的机制和逆转方法也有了一些研究成果,但由于恶性肿瘤的发病机制非常复杂,但仍有很多问题亟待解决,比如,不同肿瘤产生多药耐药的具体机制如何;针对不同肿瘤的多药耐药,有哪些高效、低毒、价廉的逆转剂及其给药途径、剂量、给药时间的

相关研究;针对不同肿瘤的多药耐药如何选择抗癌药物以及如何与逆转剂联合应用以提高化疗的疗效等等,都是国内外学者所关注和研究的重点,需要我们进一步探讨研究。MDR 机制复杂,单独针对某一机制逆转不能解决全部问题;而且目前的逆转剂在体内往往也难以达到体外有效逆转浓度。因此,努力寻找高效低毒且能用于临床的逆转剂或开发对 MDR 细胞无耐药性的新型抗癌药物,如生长因子抑制剂、肿瘤血管生成抑制剂、生物反应调节剂、肿瘤耐药逆转剂、端粒酶抑制剂、基因工程药物等有良好的研究开发前景,给肿瘤的治疗带来新的希望。

(三)肿瘤药敏试验与临床优化治疗方案的研究进展

肿瘤化学治疗是治疗肿瘤的主要手段之一。近些年来,新药不断涌现及合理有效的化疗方案的应用,使化疗的疗效大为提高。但肿瘤细胞对抗肿瘤药物产生耐药性往往导致化疗的失败。据美国癌症协会估计,90% 以上的肿瘤死亡者,在不同程度上受到耐药的影响。另外,临床上肿瘤患者的化疗存在着明显的个体差异,不同个体肿瘤组织对同一化疗药物或化疗方案反应性不同。陈万涛等采用化疗前药物敏感性筛选的方法,选择肿瘤敏感药物针对不同肿瘤患者来设计单药或联合化疗方案,可明显提高口腔颌面-头颈肿瘤的近期化疗有效率,特别是 T3 和 T4 期的肿瘤患者的远期生存率和生存期。但即便如此,至少也有 20%～30% 患者对化疗药物不敏感。目前认为要提高口腔颌面-头颈肿瘤的临床化疗效果,一方面有必要对口腔颌面-头颈肿瘤化疗耐药性机制进行探讨,以期进一步研究探讨耐药性逆转的方法,设计无耐药性的化疗药物;同时应提高对肿瘤化疗药物敏感性的检测,以有利于在已有的化疗药物中针对每一个患者个体选择有效的药物,并制定个体化化疗方案,实现对肿瘤患者的合理用药和化学治疗的个体化。

1. 肿瘤药敏试验概述

尽管从 20 世纪 40 年代氮芥被用来治疗癌症以来,肿瘤化疗已经取得了很大的进展,但是根据肿瘤组织病理学原理和实际临床治疗效果发现,不同的患者对相同的药物化疗效果往往不同。为了实现个体化治疗,肿瘤药物敏感性试验逐渐发展起来,并成为肿瘤研究中的一个重要领域。化疗药物敏感性检测的目的之一,是应用一系列耐药试验推测对某一患者来说那些药物最有效,那些药物效果最差。药物敏感性试验使复发患者根据肿瘤生物学特性来选择化疗药物成为可能,因为药敏检测能预先识别出那些反应性较小或无效的药物,从而使化疗实施者选用最有效的药物,并能从化疗方案中剔除那些治疗作用小的药物。另外一个主要目的是通过药敏检测的结果,预测患者对欲实施化疗的可能效果;对无有效药物的患者不要进行化疗,而选择其他可能有效的手段。目前针对化疗药物敏感性检测方法很多,包括体内和体外两大系列、十多种药敏试验方法。体内法多是建立动物实验模型,如人肿瘤细胞裸小鼠的皮下模型、小鼠肾包膜下肿瘤移植法、重症联合免疫缺陷小鼠模型等,在肿瘤形成后进行化疗药物试验,筛选有效化疗药物。此法检由于符合肿瘤真实环境和药物代谢动力学的半定量检测法,具有较高的准确率、敏感性和特异性。但试验要求条件高,周期长,且费用昂贵。相比之下,体外法具有简便快捷、成本低、短时间内可以检测大量样品等优点,得到较广泛的应用。在 20 世纪 70 年代后期,Salmon 和 Hamburger 首先建立了适宜人肿瘤原代细胞生长的双层软琼脂培养系统,即肿瘤干细胞克隆分析,为抗癌药物敏感试验的发展打下了基础。而后发展到可以从实体肿瘤标本中分离出肿瘤细胞进行原代培养,用化疗药物作用之后从而评价药物的疗效,这主要是因为原代培养细胞离体不久,其生物学性状与原体内细胞比较接近,适于化疗药物筛选。1983 年 Mosmann 等报道了四氮唑蓝(MTT)比色分析法,用于活细胞数检测,通过检测对照组和加药组 OD 值,计算细胞对各种药物的抑制率。于是研究者就利用每个患者自身的肿瘤组织,将患者的肿瘤细胞在体外培养后,分别加入不同的化疗药物,通过测定肿瘤细胞对不同化疗药物的敏感程度而筛选最优的化疗药物。此外还有核酸前体渗入法、集落形成法、区别染色细胞法、荧光测定微培养细胞毒试验及三磷腺苷生物荧光法等方法。其中 ATP-生物荧光体外肿瘤药敏检测方法是通过测定细胞内源性 ATP 的含量,从而反映化疗药物对肿瘤细胞的杀伤能力,在肿瘤细胞数量很少的时候也能检测到较高数值,具有高敏感性、技术检测结果与体内治疗反应具有高度的一致性。成为除 MTT 法之外在临床上也较多用的肿瘤体外药敏试验方法,并已被制成试剂盒在国外应用较多,但因其成本高等原因国内还未广泛应用。

2. 肿瘤药敏试验应用现状

近年来,以抗肿瘤药物个体性治疗为目的的抗肿瘤药物敏感性试验愈来愈受到重视,许多体外试验方法在指导临床化疗及选择合适的化疗方案,评估现有的化疗方案的疗效,抗肿瘤药物的筛选和预测患者生存期方面均有重要的意义。由于 MTT 比色法简单、快速、灵敏,可以在短时间进行大量标本的测定,并且与临床化疗疗效有较好的一致性,成为目前最常用的体外肿瘤药敏试验方法,广泛应用于细胞系的体外药物敏感试验。在临床上最多用于白血病的药敏检测,并已逐步应用到胃癌、肺癌、肝癌、卵巢癌、乳腺癌、头颈部癌等实体肿瘤的治疗中,提高了药物的选择性和化疗的疗效。许多学者的研究表明,肿瘤细胞体外药敏试验结果与体内疗效有较高的符合率。在血液病和实体瘤中应用 MTT 法的研究发现,MTT 法所得结果与临床化疗疗效有良好的吻合性,在卵巢癌,两者的符合率为 65%~83%;在急性单核细胞性白血病,两者的符合率为 98%。日本对抗癌药敏感性试验的临床效果预测率显示,1101 例可进行测定具有可评价病变患者的抗癌药敏感性试验确诊率为 74%,可以认为抗癌药物敏感性测定是一种提高抗癌治疗效果较为有效的检测方法。药敏试验结果为阴性者,几乎可以肯定为体内临床用药不敏感或耐药的病例。尽管化疗的水平在不断提高,但新的抗癌剂和化疗方案的应用对于临床疗效的评估和最后常规应用都是极大的挑战。选择适应每个患者自身的最佳药物才能发挥最大的治疗作用。药敏试验不但可以辅助研发新的抗肿瘤药物以及筛选老药的新适应证,也是临床肿瘤医师化疗前对药物进行前瞻性研究的有效工具,因为根据试验可以排除无效药,避免药物的不良反应和不必要的花费。

3. 口腔颌面部恶性肿瘤药敏检测

上海交通大学医学院附属第九人民医院口腔颌面外科采用改良式 MTT 体外药敏检测方法,对 152 例口腔颌面部肿瘤住院患者进行药物敏感性检测,10 例标本因细胞过少或污染等原因没有获得数据,检测成功率为 93.42%。每例标本分别检测了 6~8 种化疗药物的敏感性,发现敏感性最高的药物是替尼泊甙(VM-26),它对鳞癌、腺上皮癌和恶性淋巴瘤中度以上敏感率分别为 90.48%、92.31%、100%。对鳞癌而言,其余各种化疗药物中度以上敏感比例从高到低分别为 CDDP(44.04%)、E-ADM(47.67%)、Taxol(32.81%)、5-Fu(25.45%)、PYM(22.22%)、VDS(16.51%)、MTX 最低为 15.89%。对三大类口腔恶性肿瘤耐药性最低的药物是 VM-26,其次是 CDDP 和 E-ADM,因此 VM-26 联合 CDDP 的化疗方案效果最好。由于不同个体对化疗的敏感性差较大,同一个体对不同化疗药物的敏感性不同,仅凭经验很难对各种肿瘤的化疗效果做出较正确的预测。陈万涛等采用改良式 MTT 法作为体外化疗药物的敏感性检测,药敏试验结果提示为化疗中度以上敏感组的实际化疗效果有效率高于化疗耐受组,两者具有统计学差异,且具有较好的准确性和重复性。对口腔癌临床敏感性预测率为86%以上,而耐药性的预测率为65%,提示改良的MTT体外药敏检测结果可以用来指导口腔癌化疗药物的选择和预测化疗效果。

4. 临床优化治疗方案的研究进展

肿瘤的化学治疗中选择有效的药物是化疗成功的关键,化疗要取得良好的疗效,必须有合理的治疗方案,包括用药的时机、药物的选择与配伍、剂量、疗程、间隔时间等等。如何合理使用抗癌药物,牵涉到药物的药理作用及其代谢动力学、肿瘤的本身特点、患者的身体情况等等多方面的问题。肿瘤对化疗药物的反应与肿瘤病理分型、肿瘤异质性、细胞动力学、患者对化疗药物敏感程度以及对药物的耐受程度、药物本身的毒性反应等因素有关。因此,在临床上用同一种化疗药物或同一个化疗方案治疗不同的肿瘤患者,显然带有一定的盲目性,不正确的治疗不仅可使患者遭受痛苦,同时可能诱导肿瘤细胞产生对多种药物的联合耐药,从而导致化疗的失败。因而针对不同患者进行肿瘤细胞药物敏感试验来选择有效化疗药物进行化疗就显得十分必要。目前体外药敏试验一般用单药进行研究,显示的只是单个药物的体外敏感性或耐药性,与临床联合化疗有一定的差异,难以反映联合化疗药物间的协同、相加、拮抗作用。此外单药药敏试验以联合化疗方案中的一种(或一种以上)药物敏感即

判断为体外敏感,这种标准也不够客观。从理论上说,联合药敏试验能更直接、客观地确定临床所用联合方案的体外敏感性,预示临床联合化疗的疗效。

肿瘤体外药敏试验在临床化疗中抗肿瘤药物的筛选、优化治疗方案和改善患者的生存期和预后等方面有着至关重要的作用。目前国内外一些医院已开始利用其指导临床选择有效的、针对性较强的个体化治疗的一线和二线化疗方案,以期大大提高癌症患者的疗效和生存率,避免不必要的毒副作用。虽然体外药敏试验的研究已有很多年,但目前还是主要集中在实验室研究上,真正进入临床前瞻性试验的常规应用还很少,而各个国际研究机构对药物浓度的采用、药物与细胞作用时间的选择及敏感标准的设立各不相同。常用的方法也各有不足之处,如MTT法和ATP生物发光法均需分离癌细胞,不可避免酶对细胞表面的损伤,而且不能分辨混入的成纤维母细胞等非肿瘤细胞。体外药敏试验平台下的肿瘤个体化化疗是一种客观有效的治疗模式,如何实现两者在化疗理念上的统一是医师面临的问题,临床医师应将药敏试验结果作为用药前的参考指标,将传统治疗方案和药敏结果两者结合起来,以降低无效治疗的风险。随着分子生物学技术的发展,抗癌药物敏感性检测也逐渐步入了分子基因水平,这将大大提高抗癌药敏感性试验的实用性及准确性,使肿瘤患者的个体化治疗逐渐成为现实。

(张　萍　陈万涛)

参 考 文 献

1　Juliano RL,Ling V. A surface glycoprotein modulating drug permeability in Chinese hamster ovary cell mutants. Biochim Biophys Acta,1976,455:152-162.

2　刘勤江,田尤新,王军. P-170在头颈部鳞癌中的表达及临床意义. 中国肿瘤临床与康复,1999,3:30-31.

3　徐骎,林国础,陈万涛,等. 口腔鳞癌P-gp、GST-π表达与化疗药物耐受

性. 中华口腔医学杂志,2002,37:90-93.

4　Doyle LA,Yang W,Abruzzo LV,Krogmann T,Gao Y,Rishi AK,Ross DD. A multidrug resistance transporter from human MCF-7 breast cancer cells. Proc Nat Acad Sci,1998,95:15665-15670.

5　张萍,陈万涛,周晓建,等. 细胞周期因子Cyclin Ds的表达水平与口腔鳞癌对顺铂敏感性的关系. 口腔颌面外科杂志,2005,15:128-131.

6　Rajewsky MF，Engelbergs J，Thomale J，et al. DNA repair：countera-gent in mutagenesis and carcinogenesis-accomplice in cancer therapy re-sistance. Mutat Res，2000，462：101－105.

7　Masuda M，Takano Y，Iki M，et al. Apoptosis in transitional cell carci-noma of the renal pelvis and ureter：associattion with proliferative activi-ty，bcl－2 expression and prognosis. J Urol，1997,158：750－753.

8　Itoh M，Noutomi T，Chiba H，et al. Bcl-xl antisense treatment sensitizes Bcl-xl-overexpressing squamous cell carcinoma cells to carboplatin. Oral Oncol，2002，38：752－755.

9　Ahmed KM，Cao N，Li JJ. HER－2 and NF-kappaB as the targets for therapy-resistant breast cancer. Anticancer Res 2006，26：4235－4243.

10　Karlseder J，Wissing D，Holzer G，et al. HSP70 overexpression mediates the escape of a doxorubicin-induced G2 cell cycle arrest. Biochem Biophys Res Commun，1996，220：153－159.

11　Donnenberg VS，Donnenberg AD. Multiple drug resistance in cance revis-ited：the cancer stem cell hypothesis. J Clin Pharmacol，2005，45：872－877.

12　Zhang P，Zhang ZY，Zhou XJ，et al. Identificaiton of genes associated with cisplatin resistance in human oral squmous cell carcinoma cell line. BMC Cancer，2006，6：224.

13　Kitazono M，Okumura H，Ikeda R，et al. Reversal of LRP－associated drug resistance in colon carcinoma SW－620 cells. Int J Cancer，2001，91：126－131.

14　周晓健，余杨，潘红芽等.细胞周期蛋白 D1 反义寡核苷酸调控联合顺铂抑制口腔鳞癌耐药细胞的研究. 中华口腔医学杂志，2006，41：354－357.

生物学治疗篇

第四章　口腔颌面-头颈部常见疾病的生物学治疗

第一节　牙体牙周病的生物学治疗

一、龋病的生物学治疗

（一）酪蛋白磷酸肽防龋作用

酪蛋白磷酸肽（casein phosphopetides，CPPs）是以牛奶酪蛋白为原料，经单一酶或复合酶水解、分离纯化而得到的富含磷酸丝氨酸的生物活性肽，可作为无机离子载体促进肠黏膜对钙、铁、锌、硒，尤其是钙的吸收和利用。CPPs 和无定性磷酸钙（amorphiccalcium phosphate，ACP）形成的毫微晶簇在牙釉质表面保持一种饱和状态，给牙齿提供一个钙离子和磷酸根离子的储库，促进脱矿牙齿的再矿化，具有重要的防龋作用。

酪蛋白磷酸肽能促进脱矿牙体组织再矿化。Reynolds 研究表明，CPPs 在溶液中能与钙磷结合成复合体，即酪蛋白磷酸肽钙磷结合成复合体（CPP‑ACP）。它是可溶性复合物，附着在龋损处，维持高水平的钙离子浓度，促使钙离子进入龋损区，促进早期龋损再矿化，具有防龋功能。CPP‑

CAP 加氟形成酪蛋白磷酸肽钙氟磷复合体（CPP‑ACFP）。它对釉质龋损的再矿化作用相当明显，因此 CPPs 可能是运送钙、磷、氟至牙齿的良好载体。

Rose 研究发现 CPP‑ACP 能使菌斑内的游离钙一过性升高，有助于再矿化。CPP‑ACP 还能形成一种迅速，有用的钙信号，阻止矿物质的分解。因此，CPPs 通过结合到菌斑上，缓冲游离钙和磷酸根离子的活性，阻止不溶性磷酸钙晶体的形成，保持磷酸钙相对于牙釉质的过饱和状态，在菌斑液中形成一个磷酸钙库，从而限制矿物质的流失，并为后来的再矿化提供了一个电势源，达到防止龋病的作用。在釉质表面损害的再矿化中 CPP‑ACP 优于其他形式的钙。通过体外细菌培养观察 CPPs 对变链和远缘链球菌的影响，发现 CPPs 无直接抑菌作用，其防龋作用主要是通过与体内的多个环节作用而产生效应，但其抑菌强度和作用有限，如要作为生物防龋剂用于临床，尚需添加其他无毒有效制剂，以提高防龋效能。

综上所述，CPPs 是从天然蛋白中提取的多肽，具有致敏性小、无细胞毒性、安全可靠的优点。其防龋作用已在动物小鼠致龋模型、人原位模型、体外再矿化模型和临床实验中得到证实。CPP－ACP有潜力作为儿童牙膏的单独防龋成分或与低浓度氟联合应用防龋。CPPs防龋的最佳效果是它可以加入含糖食物中,与致龋物质一并到达牙面而同时起到抑菌作用、促进再矿化的防龋的作用,但是CPPs的作用机制、影响因素、CPPs与氟的相互作用还值得深入研究。

(二) 木糖醇防龋

木糖醇因与蔗糖有同等的甜度,相似的味度和理化性质,而作为一种良好的糖代替品。木糖醇又被称为戊糖醇,是一种五碳糖醇,为结晶性的白色粉末,人体的胃肠道黏膜缺乏转运木糖醇的特殊系统,其在体内的吸收速度很慢,它是天然的甜味剂,广泛存在于白桦树和其他一些含木聚糖的硬木中,在一些水果(李子、草莓等)和蔬菜(花椰菜)中也含有少量的木糖醇。木糖醇是在100多年前由法国和德国的科学家从D－木糖醇(木糖)中提炼出来的,但是其真正开始应用于口腔领域始于20世纪70年代。

1. 木糖醇的防龋机制

由于木糖醇的结构特点使其不能被牙菌斑中的变形链球菌等口腔内的主要微生物分解、利用,其对牙菌斑pH的影响很小而被广泛认为是非龋性、具有抗龋性特性的糖替代品。

木糖醇对牙菌斑的抑制作用:抑制细菌生长;影响糖代谢、抑制细菌产酸;促进唾液分泌;促进再矿化。

2. 木糖醇的临床应用

(1) 含木糖醇的口香糖

将木糖醇加入口香糖中是最常见的摄取木糖醇的方法,这样既可以充分发挥木糖醇防龋作用又可以利用口香糖的咀嚼特性。研究表明,使用含木糖醇的口香糖可以明显减少牙菌斑的数量,以及牙菌斑的产酸量,促进唾液分泌和脱矿釉质再矿化,因此可以明显降低龋病和龈炎的发病率,而且木糖醇用量越多,越频繁,防龋作用也越强。

(2) 含木糖醇的牙膏

牙膏是发挥木糖醇有效防龋特性的良好载体。

(3) 含木糖醇的其他食品

虽然使用含木糖醇的口香糖、牙膏、漱口液可以达到防龋效果,但在幼小的儿童和一些残疾人群中,使用受到一定的限制,所以将木糖醇加入其他的一些食品中,例如糖果、糕点、饮料、布丁等,更容易被儿童接受,而且长期食用不会产生任何不良反应。

综上所述,木糖醇由于其独特的抗龋特性,作为糖的代替品将其加入到食品中具有广阔的应用前景,其在人们日常饮食中的应用对降低龋发病率、提高人们生活水平均有重要的意义。

(三) 牙本质黏结剂盖髓研究

盖髓术作为保存患牙牙髓活力的一种治疗方法,不仅适应证的选择非常重要,而且盖髓剂的选择也很重要。目前,已有许多药物和材料作为盖髓剂应用于临床,如氢氧化钙、氧化锌丁香油酚黏固剂、抗生素、降钙素、胶原、糖皮质激素和丙烯酸氰盐等。近年来,一些新型盖髓材料受到了广泛关注,牙本质黏结剂就是其中重要的一种。

1. 牙本质黏结剂应用于间接盖髓

目前认为,盖髓术失败的主要原因是充填体边缘微渗漏引起的细菌侵入,而并非洞衬剂和(或)充填材料的细胞毒性。因此,若能使用一种能严密封闭牙本质和充填体界面的材料作为盖髓剂来防止细菌渗入,则会大大提高盖髓术的成功率。新型牙本质黏结剂如 4 - META 则可与牙本质、釉质、复合树脂紧密结合形成一永久性密封屏障，并可防止充填术后敏感和继发龋的发生。基于这一认识，可将牙本质黏结剂作为盖髓剂应用于盖髓术。

首先用酸蚀剂或处理剂去除牙本质表面的玷污层，使管周牙本质脱矿，深度约 $2\sim5~\mu m$，牙本质小管内径增大，接近牙本质小管开口的管间胶原纤维支架暴露，然后涂布底胶和黏结剂，它可润湿牙本质表面，并沿暴露的胶原纤维支架和内径增大的牙本质小管渗入，随后其溶剂挥发，通过光照使其发生原位固化。这样就形成一黏结剂和胶原纤维支架相互嵌合的混合层，而形成一永久性密封屏障。

牙本质黏结剂渗入胶原纤维支架和牙本质小管并原位固化后，会形成许多树脂突，它可以密封牙本质小管，即密封牙髓牙本质复合体，减少充填体和牙体组织之间的细菌及其毒性产物的渗入，从而防止继发龋和牙髓炎症的发生。

牙本质黏结剂的抗菌作用。虽然牙本质黏结剂可与牙体组织紧密结合形成一永久性密封屏障，但这种密封不是绝对的，已有研究证实牙本质-树脂界面内有一些微隙（microgaps），这就使细菌和其毒性产物有可能渗入牙髓组织导致牙髓病变的发生。而牙本质黏结剂本身所具有的固有抗菌性能则可弥补这一缺陷。由此认为现在的一瓶黏结体系（single bottle dentin adhesive）有不同程度的抗菌作用，对去腐备洞后仍残留于牙本质中的细菌有抑制作用，可减少牙髓炎症的发生。

牙本质黏结剂的细胞毒性。牙本质经酸蚀或处理后，由于牙本质小管内径增大，管塞（smear plug）和玷污层（smear layer）的去除，使牙本质通透性增大，残留于牙本质小管深层未聚合的黏结剂单体会随牙本质液的内侧向流动而到达牙髓组织。因此，牙本质黏结剂的细胞毒性研究就显得很有必要。从总体来讲，牙本质黏结剂细胞毒性较低，生物相容性良好，对牙髓组织无明显刺激。另外，其

他一些动物实验、离体牙实验和临床实验也证实，牙本质黏结剂用于间接盖髓后，牙髓组织仅发生轻度炎症反应，未发现严重反应。

2. 牙本质黏结剂应用于直接盖髓

自从牙本质黏结剂用于直接盖髓术以来，有关研究主要集中在其生物相容性上。从上述研究结果可以看出，对牙本质黏结剂应用于直接盖髓安全性的看法很不统一，其原因可能在于各种牙本质黏结剂本身具有不同的成分和性质，或由实验方法不同引起的。研究发现牙本质黏结剂 Prime&Bond NT 具有肾上腺素样收缩平滑肌作用，可在直接盖髓时替代其他止血剂有效控制牙髓出血，提高直接盖髓术的成功率。

牙本质黏结剂作为一种新型盖髓材料，用于间接盖髓术是安全有效的，但对于其在牙本质中的渗透性和远期效果则应作进一步研究。对于其是否可用于直接盖髓，尚有较大争议。

二、牙周病的生物学治疗

（一）牙周炎的阻断治疗

牙周炎是一组病因复杂的炎症破坏性疾病，菌斑细菌是其发生的始动因子，细菌的胞膜成分及产生的酶、毒素、代谢产物等可以直接引起牙周组织的破坏。然而目前认为细菌对牙周组织的直接破坏作用是有限的，而由细菌激发的宿主反应是造成牙周组织破坏的主要原因。因而，一些学者设想除了进行常规的菌斑控制外，还可以通过阻断宿主反应过程中产生的一些生物活性物质辅助治疗牙周病。

1. 对组织破坏性酶的抑制

结缔组织的破坏是牙周炎的一个基本病理特征，这主要是溶肽酶作用的结果。溶肽酶包括基质

金属蛋白酶(MMPs)和其他宿主来源的蛋白酶,如组织蛋白酶、弹性蛋白酶等,其中起主要作用的是MMPs。MMPs是一组金属依赖性的内肽酶,它不仅可以降解多数的细胞外基质成分,还能灭活宿主来源的组织破坏酶抑制因子如 α1 蛋白酶抑制因子等,从而加重结缔组织的破坏。因此,阻断 MMPs 对结缔组织的破坏作用就可以抑制或延缓牙周炎的进展。四环素类药物一直被作为一种抗菌剂应用于牙周炎的临床治疗。然而研究发现,此类药物还能抑制 MMPs 的活性,并且认为这种抑制作用与四环素类药物的抗菌性能无关。四环素类药物通过多种途径抑制 MMPs 的活性:① 四环素类药物具有很强的螯合金属离子的作用,它可以通过与钙离子、锌离子等金属离子结合而抑制 MMPs 的活性。② 四环素类药物可以去除胶原酶前体氧化所必需的活性氧(recative oxygen species,ROS),如次氯酸、过氧化氢等,阻断 MMPs 前体的氧化,从而抑制 MMPs 的活性。③ 四环素类药物能抑制 MMPs 表达过程中信息传递分子 NO 的合成,抑制 MMPs 的表达,促进基质的合成,减轻结缔组织的破坏。此外,四环素类药物可以抑制弹性蛋白酶等其他组织破坏酶的活性,减轻结缔组织的破坏。

2. 对前列腺素的阻断

前列腺素特别是前列腺素 E_2 (PGE_2) 是牙周炎症的重要介导因子。PGE_2 具有十分重要的生物学功能:诱导 MMPs 的产生,促进骨的吸收,减少 IgG 的产生,抑制牙龈成纤维细胞的增殖。非甾体类抗炎药物(NSAID)能选择性地抑制花生四烯酸环氧化物酶途径,抑制 PGE_2 的生成,减轻牙周组织的破坏程度。由于全身应用 NSAID 有很大的不良反应,因此目前研究主要集中于 NSAID 的局部应用,如局部缓释胶囊、牙膏、含漱液等,临床实验证实局部应用 NSAID 能有效缓解牙槽骨的吸收,且较全身应用更有效。

3. 对白细胞介素-1β(IL-1β)和肿瘤坏死因子 α(TNFα)的抑制

IL-1β 和 TNFα 被认为是牙周病发生发展的重要介导因子。两者不仅可以促进前列腺素、IL-6、胶原酶等的合成,还可以促进骨吸收。在牙周病患者的牙龈沟液及牙龈组织中存在着大量的 IL-1β 和 TNFα,且两者的水平与牙周炎的活动性相关。因此阻断 IL-1β,TNFα 的生物学作用对于治疗牙周病具有十分重要的意义。大量研究表明,可以通过多个途径抑制 IL-1β 产生:① 糖皮质激素能够抑制一些细胞因子如 IL-1β、TNFα 和 IL-6 的产生。② 一些细胞因子如 IL-10、IL-13 等可以抑制单核细胞 IL-1β 的产生。③ 胞质内无活性的前体 IL-1β 和细胞膜上的 IL-1β 转化酶(ICE)连接后才能转变成有活性的细胞外 IL-1β。④ 可溶性白细胞介素-1 受体(sIL-1R)可以和 IL-1结合,抑制后者与细胞表面的 IL-1R 结合,从而阻断 IL-1 的生物学功能。⑤ 白细胞介素-1 受体拮抗剂是人体自身产生的 IL-1R 拮抗因子,它可以竞争性地与细胞表面的 IL-1R 结合,阻断 IL-1 的生物学功能。同样许多药物能够通过不同途径抑制 TNFα 的产生。沙立度胺、己酮可可碱、腺苷等能选择性地抑制 TNFα 的产生,研究显示低剂量使用沙立度胺可以有效缓解与 TNFα 相关的克罗恩病。使用抗 TNFα 单克隆抗体也可以阻断 TNFα 的生物学功能,静脉注射这种抗体治疗类风湿关节炎患者能取得显著的疗效。而可溶性肿瘤坏死因子受体(sTNFR)是阻断 TNFα 作用的又一途径。Assuma 等动物实验发现,局部注射 sTNFR 和 sIL-IR 治疗后的牙周炎病变部位,炎症细胞聚集及骨的丧失明显下降。牙周病阻断治疗的研究主要集中在对 MMP、PGE_2、IL-1、TNFα 等炎症物质的阻断上,四环素类药物、NSAID 已用于临床治疗,并取得了良好的效果。目前发展了一些新的治疗方法,包括使用 sTNFR、sIL-1R、抗

TNFα 单克隆抗体、IL-1R 等。但是，由于 IL-1 和 TNFα 等在正常的宿主反应中也起着重要的作用，因而在使用这些新方法治疗牙周炎的过程中，正常的宿主反应是否会受到影响仍需要做进一步评估。此外，这些方法的临床应用，如用药途径、剂量等方面尚需深入研究。

（二）DOXY 和 CMTs 调节牙周炎宿主反应

四环素类药物用于牙周炎的治疗已有较长的历史。近年来研究发现，小剂量应用时还可以对抗过度宿主反应，且这种作用与其抗菌作用无关。其中的代表药物有多西霉素（doxycycline，DOXY，又名强力霉素、多西环素）和化学修饰性四环素（chemically-modified tetracyclines，CMTs）。DOXY 是由土霉素经 6-α 位脱氧得到的一种半合成抗生素。CMTs 是四环素脱去 A 环 C4 位置上的二甲氨基形成的一类无抗菌活性但保留抗胶原酶活性的化学衍生四环素，目前已衍生出 CMT1～CMT10。近年的研究表明，当两者低于其抗菌浓度小剂量（20 mg bid）应用时，均能有效地降低牙周炎症过程中的宿主反应。

1. 对宿主反应性酶的调节作用

DOXY 和 CMTs 通过竞争性结合钙离子等金属阳离子来抑制胶原酶活化而发挥作用的，CMT_8 有抑制弹性蛋白酶的作用。

2. 对宿主反应性酶调节剂的影响

DOXY 可通过抑制磷脂酶 A_2 而抑制 PGE_2 的产生，从而降低中性粒细胞 MMPs 的表达。另有研究也证实 DOXY 和 CMT_1 均可阻断 $α_1$-PI 的失活。

3. 对破骨细胞功能的调节

小剂量的 DOXY 和 CMTs 除了可以通过阻断骨型胶原酶 MMP-13 的活性，间接减少牙槽骨吸收外，还具有破骨细胞功能的潜在调节作用。

4. 对 B 淋巴细胞抗体分泌及类型转化的影响

Ignor 等发现 DOXY 和 CMTs 可明显抑制活化的 B 细胞分泌 IgG 和 IgE，并阻断 IgM 转换为 IgG 和 IgE。

5. 促进牙周组织胶原的合成及表达

6. DOXY 和 CMTs 的临床应用及其安全性

对慢性牙周炎患者基础治疗后辅助性应用小剂量 DOXY 周期疗法（1～2 月 20 mg bid；3～4 月无药物治疗；5～6 月 20 mg bid）。证实小剂量 DOXY 可以明显减少临床附着丧失 CAL，牙周探诊深度 PD，探诊出血 BOP；但对菌斑指数 PLI，牙龈指数 GI 改善无统计学意义。说明 DOXY 是在不引起任何抗菌作用的情况下阻断牙周组织的破坏。DOXY 和 CMTs 具有良好的抗宿主反应作用。同时并不引起细菌的耐药性，也不干预正常牙周组织的代谢更新。研究发现牙周炎基础治疗后辅助应用小剂量 DOXY（20 mg bid ×9 月），口腔菌群的比例未发生改变，只是细菌总量的减少。采集辅助性应用小剂量 DOXY 的慢性牙周炎患者的龈下菌斑，未发现药物最小抑菌浓度改变。

1998 年，调节宿主反应的牙周辅助性药物已在美国通过 FDA 和 ADA 验证并投入临床应用，其成分为盐酸盐 DOXY，每片 20 mg，建议用法为：口服，20 mg bid。综上所述，应用小剂量 DOXY 和 CMTs 能有效地对抗牙周炎症过程中过度的宿主反应。减少牙周组织破坏，促进牙周组织修复，同时并不引起牙周致病菌的耐药性。以上特性使 DOXY 和 CMTs 作为牙周炎基础治疗的辅助药物，在临床的应用越来越广泛。

（三）基因转移技术及其在牙周组织再生中的应用

外源性生长因子的引入可促进牙周组织再生，但种子细胞需要生长因子足量的、持续的特异性诱导才能实现定向分化，从而实现组织再生。而外源性生长因子半衰期较短，要求相对大的剂量才能刺激足量的组织形成而发挥治疗作用。这样就会增加临床应用的成本并可能导致毒性作用的产生，同时还存在需反复给药、易流失和效率低等缺点。因而，需要寻找新的方法以解决这些问题。基因转移技术是将编码某种生长因子的基因分离出来，以适当的方式转移到某个细胞内，再将这个细胞植入到治疗部位，它就能在该部位合成这种生长因子并持续一段时间，当治疗部位植入许多含有某种生长因子基因的细胞时，就可以维持较高的生长因子浓度而促进组织愈合及再生。通过基因转移技术将外源基因导入靶细胞中，既可使治疗性蛋白在特定区域持续高表达，又能在局部产生微环境，诱导细胞定向分化。因此将具有促牙周组织再生作用的生长因子转入某些细胞，使这些细胞能在治疗部位分泌生长因子并持续一段时间和维持所需浓度，从而有效促进牙周组织再生，这样就避免了应用外源性生长因子的蛋白质所带来的弊病，在牙周组织再生及组织工程中有广阔的应用前景。

1. 基因转移的策略

基因转移治疗的策略有体内转移和体外转移两种。体内转移是将含有目的基因的载体直接注射到治疗部位，局部的某些细胞将目的基因吸收。体外转移是首先从体内分离出某种细胞并进行体外培养，再通过载体将目的基因导入所培养的细胞，然后将细胞植入治疗部位。体内转移方法简单，但体外转移方法比较安全。鉴于体外基因导入是目前最为安全有效的基因导入途径，以下主要讨论体外转移的一些研究进展。

2. 基因转移载体的选择

裸 DNA 具有廉价、安全的优点，但是没有载体帮助，细胞摄入目的基因的效率较低。载体可显著提高细胞对目的基因的摄入和表达水平。基因载体的选择是基因转移中的关键，目前转基因所用载体可以是病毒类或非病毒类。病毒类载体主要有逆转录病毒载体（RV）、腺病毒载体（AV）、腺相关病毒载体（AAV）、单纯疱疹病毒载体（HSV）以及目前正在兴起的慢病毒载体等，如人类免疫缺陷病毒载体（HIV）。这些病毒载体虽各有千秋，但也都各自存在着难以克服的缺陷。传统的非病毒载体，如裸 DNA、脂质体、碳酸钙及电转移等，虽然价格比病毒类载体低且安全，较少产生抗原性。但转导效率极低，表达持续时间较短，难以获得有意义的基因表达。新型非病毒类载体主要为纳米载体，其他还有胆固醇脂质体、病毒脂质体、多肽-脂类载体等。树枝状高聚物是一种人工合成的新型纳米载体，其最早于 20 世纪 80 年代初由美国化学家 Tommalia 发明并成功合成。以纳米为载体均较裸 DNA 以及其他阳离子载体介导的基因转移率显著提高。

3. 转基因治疗在牙周组织再生中的应用

牙周组织修复与重建的难度很大，已开展的牙周骨移植，引导牙周组织再生技术等虽取得了一定的进展，但在恢复牙周组织的生理结构和功能上还远未达到所期望的目标。随着组织工程技术的发展，牙周组织工程将成为牙周修复再生研究的主要发展方向。然而，牙周组织工程目前尚处于初步实验阶段，还有许多问题尚待解决。而基因治疗的发展有望解决这些问题。牙周组织重建中的关键是生长因子在牙根面上的定向传送，例如血小板衍生生长因子（PDGF）促进牙骨质形成与成骨形成。最近在基因治疗方面的发展为活体中的组织提供长期的重组蛋白创造了条件。Ciannobile 等创建了可将 PDGF 基因载入细胞的可编码 PDGF - A 的重组腺病毒载体 Ad2/PDGF - A。他将 Ad2/PDGF - A 转导入克隆化的成牙骨质细胞,评价其基因表达、DNA 合成及细胞增殖的情况。这些发现证实 PDGF 基因转染可刺激成牙骨质细胞的活性,而这些活性原来是需要给予重组 PDGF - AA 才能维持的。应用基因治疗作为生长因子传递的模式为牙周组织工程提供了新途径。Zhu 等也进行了一系列研究,他们检测了编码 PDGF - A 或 PDGF -1308(PDGF - A 的一种突变异种,可终止内源性 PDGF 的生物活性)的重组腺病毒对起源于牙周组织的细胞的影响。该研究支持在牙周组织中应用基因治疗来维持 PDGF 的释放。司晓辉等构建了骨形成蛋白 2 噬菌体表达载体,结果 BMP - 2 基因得到了稳定有效的表达。基于以上细胞学实验的积极结论,研究人员开始了进一步的研究。许多结果证实体外基因转染 BMP 可成功地用于牙周组织工程,并为修复牙周组织缺损提出了新的方法。牙龈成纤维细胞不仅位置邻近牙周组织缺损区,来源丰富,容易获得,还具有很强的生长和自我繁殖能力,通过基因治疗可能成为诱导牙周组织再生的一种理想的靶细胞。为此,已有研究人员进行了一些相关研究。段春一构建了釉原蛋白真核表达载体,并将其转染入牙龈成纤维细胞内,在转染后检测到釉原蛋白在牙龈成纤维细胞中成功地被合成与表达,证实了基因治疗在牙周组织再生中的可行性。Bonadio 等将 BMP - 7 基因导入牙龈成纤维细胞,将修饰后的细胞植入小鼠皮下,在植入区均能观察到骨形成,表明 BMP - 7 基因转染后可诱导骨形成。Anusaksathien 等通过腺病毒将 PDGF - A 和 PDGF - B 基因转染人牙龈成纤维细胞,通过图像分析检测细胞在牙龈缺损的增殖情况,结果提示 PDGF 基因转染牙龈成纤维细胞有可能应用于牙周软组织工程中。学者推测通过基因转染,将目的蛋白基因导入牙龈成纤维细

胞后,不仅可以通过旁分泌途径诱导牙周膜细胞分化,促进牙周组织再生,还可诱导牙龈成纤维细胞自身向成骨样细胞分化。因此通过基因转染,牙龈成纤维细胞可能成为牙周组织再生组织工程中一种重要的种子细胞。

(四)组织工程应用于牙周组织缺损修复

组织工程是一个以细胞生物学,发育生物学和生物材料学为基础,采用发育的方法,以新组织取代损伤组织的新兴科学领域。它用一种载体材料在体外形成支架,支架上形成细胞外间质液,建造类似人类的组织,修复体内组织缺损。它的应用范围很广,包括皮肤、软骨、骨、中枢神经系统、血管等。组织工程渗透到牙周组织相关领域,给牙周病的治疗开辟了一条新路。初步研究表明,牙周韧带细胞和骨细胞可以移植到牙周区,且无不良免疫反应和炎症反应。牙周伤口的愈合依赖于祖代细胞的补充,该细胞具有分化为再生细胞的潜能,可以使细胞增殖,合成修复所需的结缔组织成分。由此可见利用位于牙周组织中的细胞的再生能力,可以使细胞在体外支架上生长,然后种植到牙周缺损中,这种方法可以突破传统再生方法的许多限制,因而成为修复牙周组织缺损的新的研究方向。

牙周组织工程用于修复牙周组织缺损的特点:① 维持牙周缺损区的空间。在牙周组织工程中,构建材料进入牙周缺损区,可阻碍后来再定位组织向缺损区塌陷。足够的受损空间和合适的再生环境协同作用,可以保证再生过程的顺利进行。在维持空间时,支架应有足够的硬度,其内部结构有助于所需表型细胞以最快速度定居,且长入的组织与再生的组织有良好的相容性。② 屏障功能。在组织工程中,构建的组织相当于一个屏障,既允许再生组织向内生长,又阻止牙龈上皮和结缔组织等不需要的组织进入其中。由此可见,组织工程用于牙

周缺损修复的主要目的，就是迅速形成生物封闭区，保护脆弱的再生活动。③ 生物相容性。支架材料要么与组织有相容性，要么可以生物降解，逐渐被再生组织代替。这些材料应当不会传染疾病，具有免疫惰性，不引起过多的炎症反应。可生物降解的材料应当随着时间的推移缓慢降解，最终被与牙周韧带相容的软联结组织、新牙槽骨和有胶原纤维伸入其中的根面牙骨质代替。生物构建产品引导再生的效果与支架的多孔性和孔的大小有关，材料表面的特性能直接影响细胞的反应，最终影响组织形成的速度和质量。④ 培养细胞的作用。培养细胞介入的方法具有较大潜力。位于组织中的所谓祖代细胞是否可以分离和培养繁殖尚需进一步研究。这些具有牙周再生表型的细胞经培养可以结合到牙周缺损区内可生物降解的支架上，通过遗传操纵有可能改变产生特殊基质成分或指示因子的能力。⑤ 指示因子的作用。有关生长、分化和特殊细胞外基质蛋白的基因表达所必需的信号分子，可以结合到构建基质中，用于牙周再生。

人们对牙周病病因的认识越来越深入，治疗方法也越来越多地考虑到生物学特点，以求修复组织能最大限度地符合正常生理结构，行使正常生物功能。以生物学为基础的组织工程应用于牙周组织对修复牙周组织缺损具有重要意义。牙周缺损的修复不仅依靠组织工程，还需结合去除疾病致病因素的其他治疗方法。

（五）牙釉质基质衍生物治疗牙周缺损

目前临床牙周引导组织再生术常用可吸收性的再生膜。然而，在使用再生膜手术时，仍存在许多问题。如解剖学上的限制，再生膜被污染和延迟愈合等。由于再生膜以上所述的使用限制，学者们试图找到一种更简便，更好操作的使用方式和能获得更多的牙周再生的材料，近年来研究最多的是牙

釉质基质衍生物（enamel matrix derivatives，EMD）。

1. 牙釉质基质衍生物的作用方式

EMD 的主要成分是釉原蛋白和其相关的蛋白质，目前惟一使用于临床的 EMD 商品名称为 Emdogain(Biora 公司所生产)，是由 6 个月大的猪的牙中提取。釉原蛋白是牙胚发育时期由内釉上皮和 Hertwing 上皮所分泌的一种蛋白质，可诱导间质细胞(mesenchymal cells)分化成造牙骨质细胞而产生无细胞性的牙骨质(acellular cementum)，即有 Sharpey 纤维的产生而达到组织再生的目的。1997 年 Emdobain 被使用于牙周病骨缺损方面的治疗，并且已通过美国国家食品暨药物管理局(FDA)的认可，第一代 Emdogain 需两剂于使用前再混合，而新一代 Emdogain 则通过 propylene glycol alginate(PGA) 作载体所成的单管凝胶状的注射针筒直接挤出即可使用，操作方便许多。

2. 牙釉质基质衍生物的安全性

临床及实验室研究均未发现牙釉质基质衍生物会引起免疫反应。因此至少可以确定在短期内（5 年内），牙釉质基质衍生物临床使用相对是安全的，但还需要更多的长期研究来验证它的安全性。

3. 动物和人体的组织学观察

Hammarstrom 以猴子为研究对象，实验组骨缺损区用 Emdogain 治疗，对照组不用，结果显示，Emdogain 治疗组在组织学下观察到有新的牙骨质和功能性的牙周韧带生成。而 Yukna 等对 10 颗严重牙周病患需拔除的牙齿同样施予清创手术和 Emdogain 治疗，结果发现只有 3 颗牙齿达到真正的牙周再生，其余 7 颗牙齿则仅形成上皮附着。实验证明，Emdogain 确有牙周再生的潜能。

4. 临床效果及与其他生物材料的比较

大多数临床研究发现，牙周手术合并使用 Emdogain 的临床效果，明显优于单独牙周翻瓣手术者；而使用 Emdogain 者，其术后第 1 个月的软组织修复优于只做单纯牙周翻瓣手术者。由以上实验可知，在治疗骨缺损方面，Emdogain、再生膜和异体骨移植材料这三者可以得到接近一致的牙周附着水平高度增加。

5. 牙釉质基质衍生物的临床特性和成功条件

使用牙釉质基质衍生物，可以克服再生膜使用上的限制，并简化牙周再生手术的操作，同时可以获得类似于再生膜手术的临床效果。Froum 等认为，要获得良好的牙周再生效果，必须彻底去除牙结石和感染的牙骨质，创造出一个可供牙周先驱细胞生长和附着的空间组织瓣，必须能完整覆盖材料以及感染的控制等。Emdogain 治疗成功的关键是控制出血和唾液污染，提出牙釉质基质衍生物较难解决的是空间维持的问题。因此建议 Emdogain 应合并使用骨粉（如 DFDBA）以解决此问题。

无论组织学观察还是临床效果，牙釉质基质衍生物修复功效都是令人满意的，它为牙周骨缺损的治疗提供了一种方便的选择。

（唐子圣）

参 考 文 献

1　周学东，岳松龄. 实用牙体牙髓病治疗学. 北京：人民卫生出版社，2004.

2　徐琛蓉，章锦才，胡琳. 牙周炎的阻断治疗. 国外医学口腔医学分册，2002,29：75.

3　Ramammurthy NS, Rifkin BR, Greenwald RA, et al. Inhibition of matrix metalloproteinase-mediated periodontal bone loss in rats: a comparison 6 chemically modified tetracyclines. J Periodontol, 2002, 73：726.

第二节　口腔黏膜病的生物学治疗

口腔黏膜病是发生在口腔黏膜上的常见的疾病，有十大类百余种之多，病因复杂，临床表现各异。绝大多数口腔黏膜病的发病机制目前尚不完全清楚，故在治疗方面尚无特效药物及疗法。近年来随着基础免疫学、免疫病理学、细胞生物学及分子生物学等学科的发展，对口腔黏膜病发生发展分子机制有了更深入的认识，特别是一些新的检测方法的问世，使口腔黏膜病的诊断水平得以提高；在口腔黏膜病的治疗方面，新的治疗方法、新的药物及治疗技术也有较快的进展。

生物治疗是在分子生物学、分子免疫学等学科的基础上发展起来的一种新的治疗方法。近年来对生物治疗研究很活跃，它使口腔黏膜病的治疗进入了一个新时代，有人预测在 21 世纪有望发挥更为重要的作用。但真正可在临床上用于口腔黏膜病的生物治疗方法，总体来说仍处于刚刚起步的阶段，因此本章节就此方面现况作一简述。

口腔黏膜病生物治疗的定义可概括为：任何生物学物质或生物制剂应用在口腔黏膜病的治疗。

生物治疗应具有的主要特点是：① 以现代分子生物学、细胞生物学和分子免疫学等前沿科学为基础，强调疾病发生发展及转归的分子基础。② 针对 CD 分子、膜受体信号传导、基因转导、血管形成等靶位设计相应药物（单抗或小分子等）、病毒或细胞,用于疾病的防治。治疗具有针对性、特异性和有效性。③ 生物活性功能多,作用范围广,均具有抗肿瘤、抗病毒和免疫调节活性等多种作用。单独应用有确切疗效,与其他治疗手段联用可能增加疗效。④ 对正常造血、免疫和主要器官功能大都没有负面影响和明显毒性。这些特点对于口腔黏膜病的治疗来说,具有极好的诱人前景。但是目前已经开发出来并能真正符合以上特点的生物治疗制剂尚少,而且价格昂贵,所以只是在个别病种的个别病例中使用。

口腔黏膜病的生物治疗主要包括以下几个方面:基因治疗、免疫治疗(利用细胞因子、干扰素等)、靶向治疗、中药治疗、细胞治疗(利用生物工程技术修饰的杀伤细胞、抗原呈递细胞、干细胞等)。

一、口腔黏膜病的基因治疗

基因治疗是以修饰人的异常遗传物质为基础的生物医学治疗。它通过一定方式将人正常基因或有治疗作用的 DNA 序列片段导入人体靶细胞,从而纠正基因的缺陷或者发挥治疗作用。基因治疗的靶细胞主要分为两大类:体细胞和生殖细胞。由于伦理方面的原因,目前能够被多数国家接受的基因治疗只限于针对体细胞的基因治疗。基因治疗常用病毒来介导基因转移,即以病毒为载体(vector),将外源性目的基因通过基因重组技术组装于病毒上,再让这种重组病毒去感染受体宿主细胞。在基因治疗领域里,目前最为常用的病毒载体之一是腺病毒载体。

临床上基因治疗的成功,需要以对靶细胞的正常生理学以及疾病的临床特点、免疫、分子、细胞病理生理学有充分的了解为背景,因此,在口腔黏膜病的基因治疗方面,必然会以此为前提选择突破口。

舍格林综合征(SS)是一种常见的口腔黏膜病。它以涎腺和泪腺功能减退为特征。主要的临床表现是唾液减少或缺如、口腔黏膜干燥、发红、萎缩、疼痛、异样感觉,伴吞咽困难,语言中断;眼睛干燥、无泪、伴角膜炎或结膜炎。患者中女性的发病率较男性高大约 9 倍,尤其是老年女性更为常见。可有多器官功能受累的并发症。例如:类风湿关节炎、全身红斑狼疮、多发性皮肌炎、硬皮病等。临床上根据有无并发症可以分为原发性舍格林综合征(不伴有并发症)和继发性舍格林综合征(伴有症状)两类。两种舍格林综合征都是自身免疫性疾病。舍格林综合征患者的腺体组织破坏是由于细胞免疫过程造成的结果。病理特点为涎腺及泪腺中有淋巴细胞及质细胞浸润,同时伴有腺体不同程度的破坏和萎缩。对舍格林综合征的治疗目前只能缓解外分泌腺症状和系统症状。局部用药:常使用人工眼泪和毛果芸香碱等口腔制剂刺激腺体分泌。系统用药:主要是羟基氯喹、类固醇制剂以及其他免疫调节药物。但这些常规治疗对绝大多数患者并无满意效果。因此,生物治疗作为一种可探索的治疗方法自然而然被想到用于舍格林综合征。

事实上,由于涎腺的解剖结构特点和治疗的易操作性,使得涎腺成为基因治疗的优良靶组织,从而也使舍格林综合征有可能成为最先被尝试基因治疗的口腔黏膜病。可以想见,大唾液腺的导管插入是临床涎腺造影术的常规步骤,不需要麻醉;此外大涎腺有良好的被膜包被,一般来说,基因转移载体不易播散到腺体外,而在其他某些疾病治疗需要的给药部位(如肌肉、静脉),极易出现因基因治疗的载体或转基因产物播散到周围组织而造成系统性后遗症,因此对涎腺的生物治疗安全性较大。倘若通过插入导管把载体输入到大唾液腺内,载体可能到达所有的腺管表面上皮细胞,就能发挥高效的局部治疗作用。这些都是涎腺基因治疗的有利操作因素。

鉴于这种设想,目前已经有人致力于这方面的研究,并发现基因治疗在头颈部放疗后的舍格林综合征中有潜在的应用前景。试验性治疗的临床研究证实，那些腺泡丧失分泌功能的舍格林综合征患者可以通过基因转导的方法使唾液量增加。

例如，Fox PC 等学者用酶联免疫吸附实验方法，发现舍格林综合征患者腮腺中的 IL-1b、IL-6、IL-10、TNFa 和 IFN 等细胞因子含量明显升高。舍格林综合征患者的涎腺上皮细胞比正常上皮细胞能产生高达 40 倍的 IL-1、IL-6 和 TNF-α 的 mRNA，通过 RT-PCR 的方法也证实了这些在小涎腺组织中升高的 mRNA 与局部细胞因子的蛋白质合成、释放是一致的。尽管上述各个细胞因子在舍格林综合征发病机制中的作用目前仍未论证清楚，但这些细胞因子都与致炎有关，推测这些细胞因子可能刺激腺体，从而使涎腺内发生 T 细胞的细胞毒性反应，使涎腺功能减退。具体来说，IL-10 主要由 T 辅助细胞产生，与组织的保护作用有关。因为 IL-10 可以阻止可能致组织损伤的抗原引起免疫反应，而且已有证实 IL-10 在外周耐受和抵御自身免疫疾病的过程起到重要作用。因此研究者推测 IL-10 在舍格林综合征的治疗中起到局部调节作用。有学者应用上述原理成功地构建出携带人类 IL-10 的腺病毒载体。当这种载体注射到敲除 IL-10 的老鼠时，能够防止形成脂多糖诱导的内毒素休克反应。虽然老鼠血清中仅有一定量的人类 IL-10，但仍发生了强大的生物保护作用。在腮腺注射携带人类 IL-10 的腺病毒载体后，老鼠血清中的人类 IL-10 的表达可以稳定地表达 8 周，从而提高腮腺唾液的分泌。虽然应用这种载体治疗舍格林综合征很有发展前景，但 IL-10 作为潜在的 B 细胞反应激活剂，可以诱导人类 B 细胞的分化和活化，后者可以分泌大量的 IgG、IgA、IgM。因此在理论上虽然可以用 IL-10 来提高受浸润涎腺的免疫球蛋白含量，似乎有利于舍格林综合征的治疗，但 Shin 等学者的研究发现，在临床上舍格林综合征患者发生 B 细胞淋巴恶性肿瘤的概率要大一些。这些发现引起了广泛的关

注，提示基因治疗对于自身免疫性疾病的治疗目前还不够成熟。尤其是对基因治疗的安全性问题，基因转移载体的效率、导入基因治疗的持续表达，以及表达效率等问题，还需做更多的研究工作。

又如，血管活性肠肽（VIP）是一种具有多种生理功能的重要神经递质。最近越来越多的研究揭示，VIP 是神经系统和免疫系统之间相互作用的一种信号分子，在机体免疫，尤其是在局部黏膜免疫中起着一定的调节作用。Lodde 等学者构建出含人类血清型 2 型血管活性肠肽腺伴随病毒载体（rAAV2hVIP），缓慢输送到雌性非肥胖性的糖尿病 non-obese diabetic（NOD）老鼠的 SS 模型；用编码 β-半乳糖苷酶的腺伴随病毒重组体作为对照；在涎腺炎开始发作时给药；在输送载体之前和处死动物时分别测试唾液流量；处死后收集血清、唾液以及下颌下腺；分析唾液总量、炎症的浸润情况、VIP 蛋白的表达、细胞因子及抗 VIP 抗体。结果显示 rAAV2hVIP 能够明显提高唾液流量，与对照组相比，下颌下腺和血清中的 VIP 明显升高，IL-2、IL-12、TNF-α 减少；局部输送 rAAV2hVIP 能够缓解 SS 的 NOD 鼠模型的疾病状态，具有免疫抑制作用。

总之，涎腺上皮细胞在原发性舍格林综合征的自身免疫介导过程中起了重要作用，已被证实前者能分泌多种常见的细胞因子。在腺体内淋巴样浸润灶可能与涎腺上皮分泌的正常细胞因子的功能失调有关。而舍格林综合征患者的外分泌腺症状比全身症状要明显，所以，可以利用重组腺伴随病毒携带特殊的细胞因子基因（如 IL-10、VIP 等），对局部功能失常的涎腺上皮细胞的微环境进行调整，改善局部唾液腺的免疫功能。自身免疫性疾病的治疗首先应考虑免疫调节法，理想中的免疫治疗应该选用疾病活动期起到重要作用的环节作为靶点，但因为目前人们还不知道 SS 的确切病因，所以使用免疫调节治疗必须谨慎。然而，SS 至今没有常规的治疗方法或以基因为基础的靶点，但在多数

SS 患者中,临床表现往往以外分泌腺炎症的表现为主,并没有突出的系统症状,所以局部给予免疫性生物治疗有可能取得良好的效果。

二、口腔黏膜病的靶向治疗

靶向治疗也称分子靶向治疗(targeted therapy 或 molecular targeted therapy)。美国国立卫生研究院下设的国立癌症研究所将它定义为:使用药物或其他物质识别和攻击特定的癌症细胞,同时不损伤正常细胞的一种针对性治疗手段。近年来,随着分子靶向药物的开发和药物靶向治疗新技术不断涌现,靶向治疗口腔黏膜病渐渐成为一种全新的治疗战略。

天疱疮(pemphigus)是一种可能危及生命的自身免疫性皮肤-黏膜联发疾病。口腔黏膜是天疱疮好发或首发部位。根据天疱疮的临床特点,可分为寻常性天疱疮、增殖性天疱疮、落叶性天疱疮和红斑性天疱疮等不同类型。寻常性天疱疮为临床上最常见的类型,而它的口腔损害也最为常见和最严重。患者的口腔黏膜常常反复发生水疱、破溃、糜烂和继发感染,因此影响进食和营养。组织病理显示出黏膜上皮棘层松解和上皮内疱形成,所以尼氏征阳性。目前认为天疱疮的重要发病机制是血清中出现针对桥粒成分,即桥粒芯糖蛋白的自身抗体,干扰黏膜或皮肤间的黏附功能,导致表皮细胞松解形成水疱。近年来的研究已明确,天疱疮抗原——桥粒芯糖蛋白(Dsg)的基因位于 18 q12.1 上,属于黏附分子钙黏素超家族成员。寻常型天疱疮为 Dsg3,分子量 130 kDa,主要在基底层和棘层表达。Dsg3 有 5 个细胞外功能区(即表位,EC):EC-1 位于氨基端,EC1-2、EC-3、EC-4 与抗寻常型天疱疮抗体有高度亲和力,为致病性表位。落叶型天疱疮为 Dsg1,分子量 160 kDa,大部分在颗粒层至基底层上表达,从表皮基底层往上 Dsg1 合成逐渐增多,主要在颗粒层优势表达。研究显示天

疱疮的临床表型与 Dsg 自身抗体表型有明显的相关性,仅限于黏膜病变的寻常型天疱疮患者血清中抗体表型为抗 $Dsg3^+$/抗 $Dsg1^-$,而抗 $Dsg3^+$/抗 $Dsg1^+$ 除黏膜损害外还可见皮肤损害。尽管如此,有关天疱疮的发病机制至今未完全阐明。

正因为此,对天疱疮的治疗一直是临床上非常棘手的难题。目前尚无疗效确切的治疗方案。在皮质类固醇问世之前,约 75% 的天疱疮患者死于一年之内。开始应用激素治疗天疱疮后,其死亡率可望下降至 15%~45%。20 世纪 60 年代后期,随着联合应用免疫抑制剂(例如硫唑嘌呤、霉酚酸酯、甲氨蝶呤、环孢菌素 A)治疗天疱疮,使其死亡率进一步下降到目前的 5%~15%。尽管目前已有皮质类固醇(corticosteroids,CS)和免疫抑制剂可以作为治疗天疱疮的常规药物,但临床上仍有不少天疱疮患者应用上述药物后没有明显的疗效。而且,为了缓解患者病痛而大剂量使用的 CS 容易引起严重的并发症和增加药物的毒副作用,这些都可能提高患者的死亡率。所以,开发无创性的分子靶向治疗也许是天疱疮治疗的良好出路。

例如,2001 年 Borradori 等首先用利妥昔单抗(美罗华)治疗类肿瘤性天疱疮患者的滤泡性 B 细胞性淋巴瘤,在一个多月的 4 次注射后,他们发现副肿瘤性天疱疮得到显著改善。此后有将近 20 余例应用利妥昔单抗治疗寻常性天疱疮、落叶性天疱疮、副肿瘤性天疱疮等自身免疫性疱类疾病的报道,均取得了良好的疗效。在无创性分子靶向治疗天疱疮的临床实践中作出了有益的尝试。

研究表明,利妥昔单抗是一种针对 CD20 的人/鼠嵌和的单克隆抗体,这种 IgG1 有很长的半衰期(76~200 小时),结合的靶点是 B 淋巴细胞表面特异性抗原 CD20,而 CD20 抗原主要存在于骨髓中的早期 B 细胞、特异性自身抗原记忆性 B 细胞、已致敏的 B 细胞。其中未成熟及成熟的 B 淋巴细胞对 B 细胞的活化和增殖起很重要的作用;而已经致敏的成熟 B 细胞随后就变成产生自身抗体的质

细胞。美罗华与 CD20 抗原结合后将介导补体和抗体依赖的细胞毒反应及抗原所在细胞的凋亡,起到靶向治疗的作用。而 CD20 抗原在干细胞和质细胞中不表达,因此美罗华与 CD20 抗原结合后可能引发的 B 细胞亚群衰竭的现象只是短暂的,并不影响到免疫球蛋白的合成。实验证明,在接受美罗华治疗后,血清总 IgG 含量保持正常水平,抗单纯疱疹病毒 1/2 型和水痘带状疱疹病毒的抗体水平也没有受明显影响。在 Borradori 等用利妥昔单抗治疗副肿瘤性天疱疮之前,利妥昔单抗已被证实能够有效的治疗顽固和复发性滤泡性淋巴瘤,而且有报道显示它可应用于自身免疫抗体介导的疾病,如类风湿关节炎、原发性血小板减少性紫癜、自身免疫性溶血性贫血、重症肌无力、韦格纳肉芽肿病等等疾病。推测利妥昔单抗作为靶向治疗药物的原理可能和以下几点有关:① 利妥昔单抗能影响 B 细胞自身抗原的加工和呈递。② 利妥昔单抗能抑制自身反应性 T 细胞。③ 产生 T 细胞调节性细胞因子。有研究显示自身反应性 T 细胞对 Dsg3 的反应可能在天疱疮的发病中起关键性的作用,这是因为抗体形成一般需要 T 细胞的辅助;CD4$^+$ T 细胞的参与与 HLA-Ⅱ 等位基因有明显的相关性,携带该基因的正常人 T 细胞与天疱疮患者同样也对 Dsg3 产生增殖反应;Dsg3 特异性 T 细胞通过辅助 B 细胞调节病理性自身抗体的形成。许多研究表明活动期天疱疮患者皮损中浸润的 T 细胞 CD4$^+$:CD8$^+$ 为 2:1,其外周血 CD4$^+$ T 细胞对 Dsg3 发生明显的增殖反应,受到人主要组织相容性抗原-Ⅱ 的限制。因此利妥昔单抗无论对细胞还是细胞的作用,都可能影响天疱疮患者的自身免疫反应强度,从而取得疗效。

2001 年 Borradori 等人及其之后的 20 余例报道都是天疱疮疑难病例。患者中的多数对常规糖皮质激素和免疫抑制剂治疗无明显药物应答,这些患者要靠每天应用大剂量的激素(每天超过 60 mg 的泼尼松)和免疫抑制剂(环磷酰胺等)控制病情,

一旦停药,病情就有明显反复。但应用利妥昔单抗治疗后,皮质类固醇激素可以完全撤退或以较低的维持量逐渐减药,病情得到有效控制。据报道,对天疱疮的靶向治疗方法采用利妥昔单抗治疗淋巴瘤的类似治疗方案。通常是按患者体表面积 375 mg/m^2 剂量静脉内给药,每周 1 次,共 4 个疗程。有趣的是,有报道在系统性红斑狼疮治疗中单一给予 375 mg/m^2,甚至 100 mg/m^2,也可以使患者的 B 细胞衰竭获得好的临床反应。此外,低毒性是利妥昔单抗的主要特点之一。在第一次注射时有时会发生温和的过敏反应,比如发热、寒战,但在随后的注射时此过敏反应通常不会发生。因为利妥昔单抗目前的价格比较昂贵,还不可能替代对天疱疮的常规疗法,但对于那些经常规治疗没有效果的患者或者经济能力可能负担起药费的患者可以考虑应用。

三、口腔黏膜病的免疫治疗

免疫治疗是指通过刺激人体自身免疫系统来抵抗疾病的治疗方法。免疫治疗又叫做生物反应调节(biologic response modifiers),是一种重要的生物疗法。免疫疗法可以单独使用,但大多数情况下是作为主要治疗的辅助治疗方法出现的。免疫治疗可以分为二大类:一是特异性免疫治疗:包括主动免疫治疗(如疫苗)和被动免疫治疗(如单克隆抗体,详见靶向治疗);二是非特异性免疫治疗:包括细菌性免疫治疗增强剂(如卡介苗、短小棒状杆菌等);生物反应调节剂(如 INF 等干扰素、TNF 等肿瘤坏死因子、胸腺肽等);多糖类免疫增强剂(如香菇多糖、酵母多糖、茯苓多糖、芸芝多糖等)。

口腔黏膜是人体免疫系统中非常重要的自身防卫屏障之一。是抵御外界刺激的重要免疫防线。因免疫因素所引起的口腔黏膜病,常常以口腔黏膜作为自身免疫反应的靶器官,引发口腔黏膜的自身免疫反应性疾病,其症状可以局限在口腔黏膜也可

涉及到其他器官的黏膜和皮肤。口腔黏膜病中的许多疾病都与此有关。例如口腔黏膜药疹、多型红斑、扁平苔藓、天疱疮、原发性或继发性免疫缺陷综合征等等。即使像单纯疱疹、带状疱疹、复发性口疮以及白塞病等临床多见的口腔黏膜病,其口腔黏膜的糜烂和溃疡表现,也往往与机体产生超敏反应或免疫缺陷导致免疫系统失衡有关。随着细胞生物学、分子生物学及生物工程技术的迅速发展,自20世纪80年代初,口腔黏膜病的免疫治疗作为生物治疗的一种,越来越受到重视。

例如,对口腔单纯疱疹的免疫治疗。口腔单纯疱疹是临床上最常见的、由Ⅰ型单纯疱疹病毒(Herpes simplex virus,HSV)感染引起的、急性口腔黏膜及口周皮肤疱疹性疾病。临床上分为原发性感染和复发性感染:当人体内尚无Ⅰ型单纯疱疹病毒的循环抗体时,由Ⅰ型单纯疱疹病毒引起的感染称为原发性感染;而原发感染后机体尽管产生了抗Ⅰ型单纯疱疹病毒的循环抗体,但由于该抗体无明显的保护作用,在外界诱因(如疲劳、精神压力、外伤等)的激活下,Ⅰ型单纯疱疹病毒被再次激活而引发口腔单纯疱疹,称为复发性感染。对口腔单纯疱疹的常规治疗方法是抗病毒治疗、全身支持疗法、对症处理和防止继发感染。但是,对病毒病的治疗目前仍然是摆在医学科学家面前的难题。这是因为病毒的复制过程与机体细胞密切相关,人们很难找到既能杀死病毒又对机体没有不良反应的药物。另外,由于病毒病的发病机制很复杂,常涉及机体免疫系统的一连串反应,人们也很难找到能在多环节上同时或与此连锁反应相匹配的理想药物。因此,长期以来,对于病毒病的主要防治手段是依靠接种有效的疫苗来预防,一旦发病,只能依靠对症治疗或支持疗法,指望患者自身的免疫力将病毒清除。所以诸如疫苗预防的生物治疗在临床上对于复发频繁而严重的口腔单纯疱疹患者,或长期免疫力低下的患者,除在发病时应用抗病毒药物外,还应在疾病尚未发作前采用生物反应调节剂(如干扰素、胸腺素、转移因子等)来调节患者的自身免疫状况,以减少疾病的发生和促进疾病痊愈。

目前,单纯疱疹病毒疫苗尚处于研究阶段,研究较多的有减毒活疫苗、多肽疫苗、以病毒为载体的基因工程活疫苗和核酸疫苗。由于单纯疱疹病毒有致癌可能性,有人提出减毒活疫苗和死疫苗不宜用于人体。因此,目前看来,多肽疫苗和以病毒为载体的基因工程活疫苗有较好研发前景。理想中的单纯疱疹病毒疫苗应能预防Ⅰ型单纯疱疹病毒感染和防止口腔单纯疱疹的复发。在国外,有关单纯疱疹病毒疫苗的研究已经取得一些进展,重组gB和gD亚单位疫苗、重组腺病毒或痘苗病毒基因工程活疫苗已在动物试验中显示良好效果,但在已进行的临床前试验或临床试验,其实际效果还不尽人意。目前我国尚无单纯疱疹病毒疫苗可供临床应用。

又如,对白塞病的免疫治疗。白塞病(Behcet's disease,BD)又称口-眼-生殖器综合征。以口腔黏膜和外阴部黏膜反复发作的溃疡、红膜睫状体炎伴前方积脓为病变基本特征,同时可有皮肤病变、关节炎、中枢神经系统及消化道等系统损害的疾病。目前已明确本病是一种以血管炎性改变为主的慢性全身性的自身免疫性疾病,但确切病因尚不清楚,可能是一种多因素综合作用所致的异质性疾病。白塞病的特异缩氨酸(p336-351)已被证实含有人类热休克蛋白60kDa(HSP60)。近年有人研究发现,口服重组霍乱毒素B亚基-p336-351疫苗(p336-351∷CTB)可以阻止口腔p336-351诱导的鼠眼葡萄膜炎,预防白塞病,其可能的机制与黏膜免疫有关。黏膜免疫是指通过系统特异性抗原免疫耐受(即口服免疫耐受)的诱导来保护黏膜表面,抵御外来感染和作为外周免疫疾病的免疫治疗手段。研制无论是对感染性疾病的免疫治疗还是口服免疫耐受的免疫治疗所需要的黏膜免疫疫苗,都需要有效的抗原传递和佐剂系统,只有这样才能给黏膜免疫系统呈递恰当的疫苗和免疫治疗抗原。虽然重组霍乱毒素 B 亚基疫苗的口服免疫耐受机制还未完全清楚,但可能与霍乱毒素 B 亚基能介导提高抗原通过黏膜屏障的摄取量、提高抗原与树突状细胞和其他抗原呈递细胞的结合和呈递等作用有关。依据霍乱毒素 B 亚基(cholera toxin B-subunit,CTB)的无毒性、免疫原性强、能刺激产生黏膜 IgA 和血清 IgG 抗体、加强抗原表位的抗原性等特点,有人提出多选用霍乱毒素 B 亚单位基因作为佐剂治疗白塞综合征的设想。国外近期的一组 Ⅰ、Ⅱ 期临床实验研究,对 8 名白塞病患者投入了口服重组疫苗 p336 - 351::CTB 的黏膜免疫治疗,每周给药 3 次,持续 12 周,期间逐渐减少用于控制疾病的免疫抑制药物。通过对患者的临床观察、眼科检查和全面的免疫功能监测,发现口服的重组疫苗 p336 - 351::CTB 没有不良反应。在免疫抑制剂减量的 8 名白塞病患者中,有 5 名患者没有复发眼葡萄膜炎。在这 5 名患者中,有 3 名停止所有药物治疗后的 10~18 个月内仍没有复发眼葡萄膜炎。尽管口服霍乱毒素 B 亚基疫苗的有效性还需要 Ⅲ 期临床实验研究进一步验证,但是这种新方法已经展现出应用于特异性抗原已经确定的自身免疫性疾病的诱人前景。

四、展　望

口腔黏膜病的生物治疗研究目前虽然多数还处于实验室或临床前期阶段,但是已经表现出良好的势头。因此人们有理由相信,生物治疗的发展一定会为口腔黏膜病的治疗带来新的突破性进展。

(周曾同　马婧媛)

参 考 文 献

1　Fox PC, Grisius MM, Bermudez DK, et al. Cytokine mRNA expression in labial salivary glands and cytokine secretion in parotid saliva in Sjo¨gren's syndrome. Adv Exp Med Biol, 1998, 438; 909 - 915.

2　Shin SS, Sheibani K, Fishleder A, et al. Monocytoid B-cell lymphoma in patients with Sjo¨gren's syndrome: a clinicopathologic study of 13 patients. Hum Pathol, 1991, 22; 422 - 430.

3　Lodde BM, Mineshiba F, Wang J, et al. Effect of human vasoactive intestinal peptide gene transfer in a murine model of Sjo¨gren's syndrome. Ann Rheum Dis, 2006, 65; 195 - 200.

4　Bystryn JC, Steinman NM. The adjuvant therapy of pemphigus[J]. Arch Dermatol, 1996, 132; 203 - 212.

5　Sundharam J. Anti-CD 20 monoclonal antibody (rituximab) in the treatment of pemphigus. Indian J Dermatol Venereol Leprol, 2006, 72; 173 - 174.

6　Phipps PA, Stanford MR, Sun JB, et al. Prevention of mucosally induced uveitis with a HSP60-derived peptide linked to cholera toxin B subunit, Eur J Immunol, 2003, 33; 224 - 232.

7　Stanford M. , Whittall T. , Bergmeier LA, et al. Holmgren and T. Lehner, Oral tolerization with peptide 336~351 linked to cholera toxin B subunit preventing relapses of uveitis in Behcet's disease, Clin Exp Immunol, 2004, 137; 201 - 208.

第三节　口腔颌面-头颈肿瘤及类肿瘤的生物学治疗

一、免 疫 治 疗

免疫治疗有特异性与非特异性免疫,主动与被动(过继)免疫之分。特异性免疫是指特定的抗原针对相应的抗体或淋巴因子的反应。主动免疫是指抗原刺激机体而产生致敏免疫细胞及活性物质发挥免疫效应,而被动免疫是指利用已免疫个体中血清抗体或过继成分发挥免疫效应。

评定免疫治疗效果的指标,主要是临床疗效,尤其是远期疗效的评价;同时,还须评定治疗前后机体的免疫功能状态,以及治疗后的免疫病理变化。免疫功能检测通常包括细胞免疫(T淋巴细胞及其亚群、自然杀伤细胞、巨噬细胞),体液免疫以及细胞因子(IL-2、IFNs、TNF-α等)。

肿瘤的免疫治疗已从改变宿主的免疫反应性治疗,转向对免疫细胞或肿瘤细胞的基因操纵治疗;从狭义的单纯应用细胞与体液免疫,发展到以免疫细胞与免疫分子调节机体免疫网络的生物治疗。口腔颌面部癌患者特别是鳞状细胞癌患者,其细胞免疫功能早期就不同程度地受到损害,再加上常规杀伤性治疗方法(手术、放疗、化疗等)又可导致机体免疫功能的进一步损伤。因此,口腔颌面部癌肿的最佳治疗策略应是包括免疫治疗在内的综合疗法。

目前,许多免疫治疗的药物是属于生物反应调节剂(biological response modifier,BRM)。例如,卡介苗(BCG)、短小棒状杆菌(CP)、溶血性链球菌制剂(沙培林、OK-432)、干扰素(IFNs)、白细胞介素-2(IL-2)等。临床上最常用的口腔颌面部癌肿的免疫治疗介绍如下。

(一) 卡介苗(BCG)

卡介苗(BCG)为减毒的牛型结核分枝杆菌菌株制备的菌苗。对肿瘤的治疗作用是激发机体产生非特异性的免疫反应。

其免疫作用机制主要是活化淋巴网状内皮系统,包括T细胞、NK细胞、巨噬细胞等,对肿瘤产生非特异性的免疫治疗作用。它可以增加T细胞的数量、增强其抵抗抗原抗体复合物的封闭作用;活化辅助性T细胞、促进抗体的产生;激活T细胞释放淋巴因子,致巨噬细胞被激活并聚集在反应的部位,巨噬细胞又能活化T细胞,进一步发挥免疫效应。

1. 临床应用

(1) 制剂种类

划痕用减毒冻干活BCG(50~75 mg/ml),皮内注射用减毒死BCG(0.75 mg/ml)。

(2) 使用方法

① 皮肤划痕法

选上臂、腋下、腹股沟等部位的皮肤,经严格消毒后用5号注射针头纵横各划5道,每道长约5 cm,每道间隔1 cm,交叉成"棋盘"形;深度以划破皮肤表皮、达真皮浅层,稍有渗血为宜。将卡介苗稀释液(1 ml)迅速均匀涂布于划痕线上;等待渗血干结后,方可用敷料覆盖创面。每周1次,4次为一疗程,每疗程隔2周,共10个疗程。

② 瘤内、瘤周皮下注射法

每个瘤灶内注射1 mg/ml,每周1次,共3周。文献报道该法效果好,但不良反应较大,甚至可以出现过敏性休克、死亡。

2. 临床效果

卡介苗免疫治疗癌肿,已用于急性白血病、黑色素瘤、肺癌、胃癌、食管癌、膀胱癌、皮肤癌等恶性肿瘤的治疗等。在口腔颌面部恶性肿瘤中,主要用于黑色素瘤的辅助治疗。上海交通大学医学院附属第九人民医院口腔颌面外科报道,冷冻、手术治疗黑色素瘤时加用BCG皮肤划痕患者,其3、5、7年的生存率比未用BCG组明显提高。

3. 不良反应和处理

(1) 全身不良反应

发热、寒战、肌肉酸痛、恶心、食欲不振等流感样症状。严重反应时,可发生播散性卡介苗感染,典型症状包括持续发热、体重下降、恶心、呕吐。少数患者出现碱性磷酸酶或丙氨酸转氨酶轻度升高、黄疸,偶见狼疮性肝炎。可以发生过敏性反应,出现寒战、发热、溶血、血管内凝血、血压降低、少尿等症状。发生皮肤结核样反应的皮疹。

（2）局部反应

局部红肿、引流的淋巴结肿大，有时发生皮肤结核、结节红斑、局部瘢痕增生等。对一般不良反应仅需对症治疗。

（二）厌氧短小棒状杆菌菌苗（corynebacterium parvum,CP）

CP 呈短棒状、无芽胞，是不能运动的革兰阳性菌。在厌氧条件下生长，对人的致病性低，不产生外毒素和内毒素。一般使用的是死菌苗，无潜在感染的危险，局部使用不引起皮肤溃疡，无严重的不良反应。

1. 免疫机制

主要激活 NK 细胞、巨噬细胞和 B 细胞。

2. 临床效果

CP 菌苗用于治疗肺癌已有报道，有一定的疗效。对口腔颌面部鳞癌的治疗，CP 联合平阳霉素有较好的近期效果。

3. 使用方法

一般用法是每次 2～4 mg，皮下注射；每周 2～3 次，对实体恶性肿瘤的治疗以局部注射疗效较好。

4. 治疗方案

平阳霉素 - CP - 平阳霉素 - CP - 平阳霉素×3 次 - CP - 平阳霉素×3 次。平阳霉素每天每次 10 mg，静脉推注，CP 每天每次 4 mg，瘤内注射。

5. 不良反应

全身反应主要表现为高热、寒战、恶心、呕吐、血压升高、头痛等。有的患者发生嗜睡、呼吸困难、肝功能障碍、白细胞、血小板减少等。局部反应多见注射部位疼痛、肿胀等。

（三）溶血性链球菌制剂

国产溶血性链球菌制剂为链球菌 722，又名沙培林（sapylin）；日本产名为 OK - 432。Sapylin 均由溶血性链球菌 A 型 Su 株制备而成，经实验与临床应用证明，该制剂不仅是一类 BRM，而且是一种抗癌制剂。

1. 免疫作用机制

沙培林的抗肿瘤效应主要是激活宿主杀伤性 T 细胞、中性粒细胞、巨噬细胞、NK 细胞，也可诱导细胞产生干扰素、肿瘤坏死因子等细胞因子并激活相应的免疫效应细胞，此外还有直接杀伤恶性肿瘤细胞的作用。

2. 临床效果

国内陆昌语等报道，对 27 例口腔鳞癌患者术前局部单独注射沙培林，完全有效（CR）者 3 例，部分有效（PR）者 16 例（肿瘤缩小 50％以上），无效（NR）者 8 例，有效率高达 70.4％。国外 Kubata 等报道，用 OK - 432 激活人的外周血单核细胞局部免疫治疗头颈部癌病人 19 例，其中，17 例原发癌疗效可以评价；治疗结果是 CR 6 例（35.3％），PR 9 例（9/17，52.9％），总有效率 88.2％。Kimura 等提出，OK - 432 能防止化疗或放疗引起的白细胞减少及血小板减少等症状。

3. 使用方法

沙培林制剂规格：0.5、1.0、2.0、5.0 KE。1 KE 相当于 0.1 mg 干菌重量。用药途径：皮下、肌内、静脉、瘤内注射均可。应用剂量一般从 0.5 KE 开始，隔天 1 次，剂量为 1～5 KE 之间。

4. 治疗方案

有单独使用和与其他疗法配合应用两种方法，

如与放疗或化疗联合应用。Fukagawa 等报道，对 78 例癌肿患者进行 OK - 432 - Ge132 - BCG 的免疫治疗，其结果是患者的复发率、转移率与不良反应均较非免疫免疫组低，而生存率有一定提高。

5. 不良反应和处理

沙培林的主要全身不良反应是发热，其次为倦怠、食欲不振、恶心、呕吐等。30% 的患者不出现任何不良反应。发热一般发生在注射后 1~6 小时，24 小时后自然消退。如发热在 38℃ 左右，继续用药后大部分患者不再发热；服用吲哚美辛可以减轻发热反应。

局部的不良反应主要是注射区疼痛、红、肿。

（四）干扰素（interferon，IFN）

IFN 是具有抗病毒活性的糖蛋白，是由干扰素诱导剂（包括病毒）诱导人或动物细胞产生的一种物质。根据其抗原的特异性，主要可分为 α、β、γ 三型。IFN - α 是白细胞干扰素（Ⅰ 型干扰素）；IFN - β 是成纤维细胞干扰素（Ⅱ 型干扰素）；IFN - γ 为免疫干扰素，来源于淋巴细胞（Ⅲ 型干扰素）。

1. 作用机制

IFN 主要是通过抗病毒、抗肿瘤和免疫调节 3 种途径发挥治疗作用。

（1）抗致癌病毒及其诱发的细胞癌变

IFN 能抑制癌病毒合成核酸，阻止其引起的细胞癌变。因此，其对病毒引起的肿瘤具有很好的预防作用和治疗效果。

（2）抗肿瘤作用

抑制癌细胞增殖；直接溶解癌细胞；暴露特异性肿瘤表面抗原，增强抗原表达，或改变抗原性质，以被机体的免疫监视细胞识别而排斥。

（3）对免疫系统的调节作用

增强免疫效应细胞的活性，而产生抗癌作用。

主要表现在：① 增强 T 杀伤性细胞的作用。② 促进 K、NK 细胞的成熟与活化，增强其杀伤能力。③ 激活巨噬细胞，增强其吞噬和细胞毒的功能。

2. 临床应用

干扰素用于治疗骨肉瘤、黑色素瘤、急性髓性白血病、恶性淋巴瘤已取得了较好的治疗效果，在临床上已被较广泛应用，并确定了 IFN - α 临床应用指征。到目前为止，IFN - α 治疗有效的重要疾病已确定有 36 种之多，其中得到各有关国家最高药政部门批准的临床应用指征有 15 种疾病。

3. 使用方法

使用剂量：在抗癌治疗中，一般用 $1 \times 10^6 \sim 6 \times 10^6$ IU，皮下或肌内注射，每天 1 次，或每周 3 次，持续 6~12 个月。合理使用 IFN 剂量十分重要，一般认为高剂量应用 IFN 时，反而会降低 NK 及单核细胞的活性。有研究报道，IFN 与化疗药物联合应用疗效得到明显提高。

4. 不良反应和处理

全身反应最常见的是发热、头痛、肌痛，尤其是大剂量给药时，还伴有疲乏、无力、胃肠不适等。发热反应发生在注射药物后 2~4 小时，体温可达 38℃~40℃，多次用药发热可以逐渐降低或消失。IFN 还有轻度骨髓毒副作用。局部反应多是注射部位出现触痛性的红斑。

（五）转移因子（transfer factor，TF）

转移因子（TF）是淋巴因子之一，属核苷一类的小分子物质，能传递免疫信息。TF 有特异性与非特异性的双重功能。

1. 临床应用

对细胞免疫不足或缺陷的疾病有较好的效果。

例如,病毒感染、白色念珠菌感染、肿瘤、DiGeorge综合征等。

2. 使用方法

宜皮下注射,注射部位应选择在淋巴结丰富的区域,如腋下、颌下、腹股沟区等部位;每次抽提物1×10^8淋巴细胞。每周1～2次,3个月1个疗程。有报道该药物对骨肉瘤、黑色素瘤患者有一定效果,但效果不肯定。

3. 不良反应

主要不良反应是注射部位疼痛,一般无全身不良反应。

(六) 白细胞介素-2(interleukin 2,IL-2)

IL-2是由T辅助细胞产生的淋巴因子之一。现在临床应用的多是基因重组生产的人类IL-2(γhIL-2)。IL-2不仅是产生免疫应答的基本物质,且是免疫应答中的重要调节者。具体作用如下:① 促进T淋巴细胞的增殖。② 诱导杀伤性T细胞分化或诱导淋巴因子活化杀伤细胞(LAK)活性,对NK细胞分化也起作用。③ 不同浓度的IL-2,可刺激不同的淋巴细胞亚群的前体细胞的分化,而成为相应的效应细胞。④ IL-2还作用于B细胞,诱导其增殖,IL-2与IFN协同诱导B细胞分化成为分泌免疫球蛋白的质细胞。

1. 临床效果

IL-2用于临床治疗癌肿已有报道,但疗效不肯定。从临床治疗观察的结果可以看出,单独小剂量的IL-2治疗效果不佳,大剂量可能有一定的效果,但不良反应较大。使用方法以肿瘤局部注射效果更好。

Cortesina等报道,在头颈部癌引流区淋巴结周围注射IL-2治疗20例晚期复发性鳞癌,结果20例中有3例达到CR,3例PR,7例MR,他建议应用IL-2于手术或放疗后小的残留灶以及预后差的病例。单用大剂量IL-2全身治疗,除黑色素瘤和肾细胞癌有一定疗效外,对其他类型癌症疗效不理想,却几乎都产生了较大不良反应。而小剂量瘤周、瘤内、引流区淋巴道或组织内动脉灌注,或腔内给药取得了较满意效果,尤其对头颈部肿瘤。Cortesina报道用小剂量IL-2在引流区淋巴道注射治疗晚期头颈部鳞癌,获得了6/10的有效率。Mitchell采用350 mg/m^2环磷酰胺静脉注射,3天后每周前5天,给IL-2 $3 \times 10^6 \text{ u} \cdot \text{m}^2/\text{d}$,两周为一疗程,共观察24例晚期黑色素瘤患者,有效率达25%(CR 1例,PR 5例)。而单用环磷酰胺对黑色素瘤的治疗效果不明显。

国内报道,应用国产重组白介素-2(rIL-2)对159例癌肿进行临床试验,多数采用rIL-2瘤内、腔内、瘤周或区域动脉灌注等局部疗法。胸腔内注射治疗癌性胸水69例,总有效率为69.5%。治疗头颈部原发或转移性恶性肿瘤53例,平均有效率为56.5%。作者强调IL-2局部应用的优点,可使IL-2集中在局部提高作用强度,而全身循环中IL-2却很低,大大降低IL-2的不良反应。付光忠等1995年报道,用^{60}Co放疗联合局部注射IL-2治疗鼻咽癌颈淋巴转移(病理证实均为低分化鳞癌),共66例,随机分两组,对照组按常规计划放疗,实验组以病灶最大直径计,IL-2 50万 u/cm 肿瘤基底部注射,每周5次。结果放射使肿瘤完全消退所投予平均放射剂量实验组为$40 \pm 14.9 \text{ Gy}$;对照组为$55 \pm 16.2 \text{ Gy}(P < 0.05)$。治疗结束残存转移灶情况,实验组残存率3.03%(1/33),对照组为36.36%(12/33)($P < 0.025$)。全组观察13～39个月,实验组复发率3.03%(1/33),对照组复发率30.3%(10/33)($P < 0.05$)。表明适当地局部应用IL-2联合放射治疗有协同或增强作用。

2. 不良反应和处理

最常见的不良反应是发热、寒战、乏力、关节疼痛及消化道症状，停药后可消失；较严重的不良反应是水钠潴留，可造成低血压和向心性水肿，严重者有生命危险。IL-2 还可引起口干症、唾液分泌减少（占 $51\%\sim80\%$）、口腔不适、黏膜炎症、烧灼感、味觉障碍、念珠菌感染、口腔溃疡等。一般不良反应可不用停药，对症处理即可；如有严重不良反应发生，除对症处理外，建议暂停用药或降低应用剂量。

（七）单克隆抗体治疗

单克隆抗体具有高度特异性，能在多种抗原中识别单一的抗原决定簇，纯度高、效价亦高。有报道口腔癌肿的单克隆抗体仅用作肿瘤的定位诊断。近年来单抗技术的发展主要表现在两方面：一是对杂交瘤基本技术的改进（包括免疫方案的选择、细胞融合方法的创新和使小鼠具备产生人抗体能力的转基因小鼠的培育），以解决在短期内对微量、弱免疫原性抗原的单抗和人单抗的制备问题；二是新型抗体（如双功能抗体等）特别是基因工程抗体的不断推新（包括嵌合抗体、重构型抗体、单链抗体、单区抗体以及通过抗体库技术选择噬菌体抗体等），为人源单抗的产生开辟了一条快速简便的新途径。这些重组基因的人源化单抗可能具有较高的特异性和亲和力，用量小，或分子量低，较易进入实体瘤周围的微循环，从而产生较好的疗效。抗体库（repertoire antibody）技术的出现标志着抗体生产技术进入了一个新时代——基因工程抗体，对肿瘤抗原研究、肿瘤被动免疫治疗及导向治疗的发展均有重大的推动作用，并预示着良好的前景。自从 1975 年发展杂交瘤的技术并大规模生产单克隆抗体以来，经过近 30 年的努力已有多个单克隆抗体通过了 FDA 批准，并分别用于临床研究和肿瘤治疗。最早的单抗药物是 Trastuzumab（Herceptin）和 Rituximab（Rituxan），该单抗药物的问世引起了国际肿瘤学界的极大兴趣和关注。

1. Herceptin 治疗

（1）免疫机制

Herceptin 是美国 FDA 通过的第一个用于实体瘤的单抗。它的适应条件是肿瘤必须过度表达 HER2/neu 受体。转移性乳腺癌病例中 $25\%\sim30\%$ 表达 HER2/neu 受体。HER2/neu 是一个 185 kDa 的跨膜受体，是表皮生长因子（EGF）酪氨酸激酶受体家族的一员。这些受体一旦与 EGF 或 Neu 分化因子连接就被激活，进而自体磷酸化特异性酪氨酸残基，促使细胞增殖。erbB-2 原癌基因的过度表达导致在细胞膜表面的 HER2/neu 受体过度表达，而促进细胞增殖。Herceptin 连接到该受体上后就形成了受体的内吞，而抑制了 EGF 或 Neu 分化因子的连接，从而干扰了磷酸化和信号转导旁路而阻碍细胞增殖。此外，该抗体还有诱导抗体依赖性细胞介导的细胞毒作用（ADCC）。

（2）治疗方案和临床效果

Herceptin 的给药方法是第 1 周首次静脉给 250 mg，以后每周给 100 mg，连续 9 周为 1 疗程。FDA 批准的申请资料涉及 2 组患者。一组为 222 名化疗后又进展的转移性乳腺癌患者，另一组为 469 名未化疗的转移性乳腺癌患者。所有患者 HER_2 表达都是＋＋～＋＋＋阳性。222 名患者中有效率为 16%，包括 2% CR 和 14% PR。469 名患者中未用过阿霉素的被随机分入单纯抗体组（MoAb）和抗体加 AC 方案（ADM＋CTX）组；用过阿霉素的随机分入单纯抗体和抗体加紫杉醇组（TXL）。结果表明，Herceptin 加 AC 或 TXL 要比单用 Herceptin 要好。表现在有效率和生存期都大大提高，而 HER2 表达越高效果越好。

（3）不良反应

Herceptin 的毒副作用与其他单抗相似，主要为发热、寒战、恶心、咳嗽、皮疹、感染等。值得注意的是长期的毒性反应涉及心脏功能的影响,可能与心肌损伤修复中 HER2 表达增加有关。由于该单抗与阿霉素之间有松散的结合,可能增加了对心肌的阿霉素输送量。因此,临床上的联合用药与紫杉类比与蒽环类联合要安全些。

2. 美罗华(Rituximab)治疗

(1) 免疫机制

Rituximab 是用重组 DBA 技术将鼠的免疫球蛋白可变区和人 IgG 的恒定区组合在一起产生的嵌合、人源性抗体,它仅能够识别 CD20 分子,而 CD20 分子只在正常 B 淋巴细胞和恶性 B 细胞上表达,而不在其他血细胞和非血液系统组织细胞上表达。Rituximab 在补体和效应细胞存在的情况下,对于 CD20 阳性细胞具有细胞毒作用。

(2) 临床效果

Rituximab 的临床验证始于 1993 年,在 166 名化疗失败后病情进展的滤泡性淋巴瘤中获得 60% 的有效率;中位有效时间为 13.2 个月,有 87% 的患者可测得瘤体有不同程度的缩小。治疗后血清中 Rituximab 水平可持续 3~6 个月,有些患者几个月后出现延迟性肿瘤缩小的后效应。在 38 名缓慢进展型淋巴瘤的治疗中,Rituximab 联合 CHOP 方案有效率达 100%,中位无进展生存期超过 2.5 年。在 31 名中度恶性淋巴瘤中,Rituximab 和 CHOP 方案联合应用有效率为 96%,包括 63% 的完全缓解率和 33% 的部分缓解率。在 60 名用 Rituximab 治疗有效后又复发的病例中,再次使用该药仍有 41% 的有效率,中位有效时间超过 10 个月。

(3) 不良反应

Rituximab 的主要不良反应是与循环中的 CD20 阳性细胞反应而出现的相关症状,如发烧、寒战、皮肤反应、恶心、喉部发紧、呼吸困难和低血压等。一般都是轻度到中度的,常常发生在给药的第 1 周。这是由于抗原抗体特异性结合后发生的必然反应。

(八)过继免疫治疗

过继免疫疗法(Adoptive immunotherapy, AIT)是通过给荷瘤机体输注抗肿瘤免疫效应细胞或免疫细胞因子治疗肿瘤。可用作过继免疫治疗的抗肿瘤效应细胞有以下几类:① 细胞毒 T 细胞。② NK 细胞。③ NC 细胞(Natural Cytotoxic Cell)。④ 植物血凝素激活的细胞毒细胞(PHA-activated Killer Cells, PAK)。⑤ LAK 细胞。⑥ TIL 细胞(Tumor Infiltrating Lymphocyte)和 DNL 细胞(Tumor Draining Lymph node Lymphocyte)。⑦ LICC 细胞,即淋巴因子诱导细胞毒细胞(Lymphokine Induced Cytotoxic Cells),以(脾)淋巴细胞+IL-2+CCDF→LICC,其中 CCDF(Cytotoxic cell differentiation factor)可由巨噬细胞+吲哚美辛诱导产生。⑧ MAK 细胞,即由 IFNr 激活的巨噬细胞(Macrophage activated killer cell),可由血中分离巨噬细胞,体外通过 IFNr 激活而获得。

用作过继免疫治疗的活性细胞,必须具备下列条件:① 对肿瘤细胞有选择性杀伤活性,而对正常细胞无明显作用。② 不产生抗宿主反应,以患者自身或同卵双生细胞为安全。③ 细胞来源丰富,能获得治疗作用的足够数量的细胞数。④ 能在体内增殖,能较多地聚集或到达肿瘤组织。⑤ 必须无致热原,无致病原,宿主能耐受。目前用作过继免疫治疗的细胞因子,主要有白介素类 ILs、干扰素 IFN、肿瘤坏死因子 TNF、克隆形成因子 CSF 四大类。

1. 免疫和治疗机制

(1) LAK 细胞

该类细胞作用的主要方式是直接杀伤肿瘤细

胞,外观与 CTL 和 NK 细胞的杀伤过程基本相同,LAK 细胞以核在前,线粒体等细胞器在后,向靶细胞"游走",与靶细胞结合,胞质中的高尔基体、微管和细胞毒素颗粒向靶细胞定向移动,然后 LAK 细胞释放细胞毒素颗粒,在 Ca^{2+} 激活下,细胞毒颗粒释放穿孔素、丝氨酸酯酶等结合于细胞膜上,从而使靶细胞裂解,1 个 LAK 细胞只杀伤 1 个肿瘤细胞,目前尚未观察到 LAK 细胞具有类似于 CTL 的再循环(Recycling)杀伤作用。LAK 细胞的间接杀伤作用已有许多研究,LAK 细胞可分泌 IFNγ、TNF 和 IL-1,对肿瘤细胞有杀伤或抑制作用;还有促进诱导 NK 细胞、巨噬细胞作用等。LAK 细胞是不同于 T 细胞、B 细胞、巨噬细胞和 NK 细胞,并且不受 MHC 限制的一种新型杀伤细胞。应用 1 000 U/ml 的 IL-2 体外诱导培养外周血单个核细胞,3 天后细胞呈现明显 LAK 活性,活性可维持21 天,细胞可扩增 100～1 000 倍,应用时取其培养的中期细胞。

(2) TIL 细胞

从实体瘤组织中分离到的肿瘤浸润淋巴细胞(TIL)在体外经 IL-2 激活后可大量扩增,并对肿瘤细胞具有高度杀伤活性。研究证明 TIL 中主要成分为 T 淋巴细胞,其他单核细胞、巨噬细胞只占5%～10%,NK 细胞很少;T 细胞只有少数具有IL-2 受体,因此,肿瘤内的 TIL 细胞多数处于非活化状态,对抗原和丝裂原刺激反应比 PBL 低下。新分离的 TIL 与自体 PBL 的 NK 活性比为3.3%:26.9%。

有研究证明自体 PBL、淋巴结淋巴细胞和新分离的 TIL 对自体肿瘤细胞杀伤活性,分别为 30%、40% 和 15%。TIL 分泌 IL-2、IFNγ、淋巴毒素(LT)的能力极低,但经外源性 IL-2 体外培养后反应性明显高于 LAK 细胞,持续时间长,扩增倍数可达数万倍至数 10 万倍,对肿瘤细胞的杀伤活性比 LAK 细胞高 50～100 倍,并具有特异性。LAK 细胞虽然扩增潜力比 TIL 弱,但进入活化和

增殖期快,在 IL-2 中培养 5～20 天都能在临床应用,而且具有来源丰富等优点。TIL 分离率低,因此培养时间长,污染率高。应用肿瘤引流区淋巴结淋巴细胞是一个重要的 TIL 细胞来源,尤其对头颈部癌症患者更为合适。

根据 Resenberg 研究的经验,大约有 80% 的人类肿瘤(如黑色素瘤、肾细胞癌、结肠癌、乳腺癌、卵巢癌等)所分离的 TIL 细胞,可以在 IL-2 作用下体外扩增。约有 1/3 黑色素瘤分离的 TIL 细胞,对新鲜的自体瘤细胞有溶解杀伤作用。TIL 细胞的这种特异性溶解作用可以被抗 CD 抗体和抗MHC-I 类分子的抗体所阻断。从黑色素瘤来源的 TIL 细胞,在 IL-2 和 IL-4 存在下,对自体瘤的溶解作用增强。肿瘤细胞与 γ-干扰素作用后,可以增加 TIL 细胞对肿瘤细胞溶解的敏感性。

淋巴细胞表型分析表明,原位的或新分离的 TIL 细胞,可因肿瘤个体不同,有很大的差别,但在大多数情况下,在 TIL 的成熟 T 细胞中,CD8+ 细胞多于 CD4+ 细胞,高于患者自身 PBL 中的 CD8+ 细胞的比例,而 CD4+ 细胞明显低于患者自身 PBL 中的 CD4+ 细胞比,因此 CD8+ 细胞高,CD4+/CD8+ 之比值低下,以及缺乏 NK 细胞,是原位或新分离的 TIL 细胞表型的共同特点,表明浸润肿瘤组织中的 T 淋巴细胞是处于抑制状态。TIL 细胞经 IL-2 体外培养扩增后,细胞表型的变化各家报道很不一致。Kurnick 等的研究表明,培养后的TIL 细胞,几乎都是成熟的 CD3+ 细胞(占 94%)。Muul 等对黑色素瘤的 TIL 细胞分型的动态结果表明,所分离的 TIL 细胞 CD3+ 细胞占 40%,其中CD4+ 细胞略多于 CD8+ 细胞,经 IL-2 体外培养后,CD3+ 细胞迅速增加,至第 4 周达 90% 以上;培养的最初 2 周内,CD8+ 细胞比例有所增加,而CD4+ 细胞基本上没有增加;至第 3 周,CD8+ 细胞和 CD4+ 细胞比例相近,随后 CD4+ 细胞的比例逐渐增加,而 CD8+ 细胞比例逐渐下降,至第 6 周后,TIL 细胞基本上均为 CD3+、CD4+、CD8+ 细胞;

CD4$^+$的 TIL 细胞也具有直接杀伤活性,其效价接近甚至超过 CD8$^+$细胞。

2. 临床治疗效果

(1) LAK / IL-2临床治疗效果

West 报道 LAK / IL-2 治疗 40 例患者,13 例部分缓解,占 32.5%。Dutcher 报道 32 例,6 例 PR。Fisher 等报道 34 例,CR1 例,4 例 PR。

国内 IL-2Ⅱ期临床试验协作组报道 159 例,其中 LAK/IL-2 组 60 例,结果 PR 6 例,MR 7 例。韩福刚报道 10 例晚期肝癌,CR 2 例,PR 4 例。上海同仁医院采用 LAK/IL-2 和小剂量化疗药物动脉灌注介入疗法,对肝、肺、结肠、卵巢、肾等 268 例癌症患者灌注 682 例次,总有效率达36.5%。LAK/IL-2 治疗癌肿敏感性依次为肾癌、黑色素瘤、非霍奇金淋巴瘤、结肠癌、肺癌、卵巢癌等。

(2) TIL/ IL-2 的临床治疗效果

根据早期的体内外实验观察,TIL 细胞比 LAK 的抗癌效果高 50~100 倍,但临床效果并不尽然。Kradin 报道,从患者切除的原发肿瘤组织标本中分离 TIL 细胞,经体外扩增培养后静脉回注或瘤内注射,共治疗转移性肺癌 6 例,5 例有不同程度反应,但无 1 例超过 50%;分析原因可能与单用 TIL 细胞,没有同时输注 IL-2 有关;1989 年又总结了联合应用 TIL 和 IL-2($1×10^6$~$3×10^6$ U/m^2·24 h,静脉输注)治疗 28 例晚期肿瘤,包括黑色素瘤 13 例,肾细胞癌 7 例,非小细胞肺癌 8 例,结果 3 例黑色素瘤和 2 例肾细胞癌缩小 50%以上。Rosenberg 应用 TIL/IL-2/环磷酰胺方案治疗 20 例转移性黑色素瘤,以往未经 IL-2 治疗的 15 例患者,结果有 9 例(60%)部分消退;另 5 例曾接受过 IL-2 治疗而无效的患者,改用本法治疗后,其中 2 例(40%)有部分消退。

(3) DNL/IL-2 的临床效果

郭伟等报道,应用自体或异体 DNL 细胞联合 rIL-2 治疗晚期头颈癌,结果 5 例患者中有 1 例治疗后转移灶明显缩小,1 例无瘤生存。

(九) 肿瘤疫苗治疗

肿瘤疫苗是指自体或同种异体肿瘤细胞或其粗提取物,经过物理、化学、生物或基因工程手段修饰处理后,对患者进行免疫接种,以激发患者机体对肿瘤的特异性免疫反应,最终达到消除肿瘤目的。近几年,研究和开发应用新型有效的肿瘤疫苗成为生物治疗的一大热点。常见的几种疫苗如下。

1. 肿瘤细胞疫苗

将自体或同种异体肿瘤细胞经过一定量 Co^{60} 照射或化疗药物处理后,消除其生长能力,保留其免疫原性,然后接种患者,产生特异性免疫应答。

2. 肿瘤基因工程疫苗

将目的基因通过基因转染方法导入受体细胞制备而成。目前国内外选用最多的目的基因有:IL-2、IL-6、IL-12、IL-15、IL-18、IFN、GM-CSF、TNF、MHC-Ⅱ、B7。几种细胞因子或细胞因子与自杀基因联合转导能产生协同作用,且具有更好的免疫效应。

3. 肽疫苗和核酸疫苗

由癌基因、抑癌基因突变肽制备的肽疫苗,以及由能引起保护性免疫反应的抗原基因片段及其载体构成的 DNA、RNA 疫苗,可激发特异性 CTL 反应,并已在动物体内实验中得到理想的结果。目前正在进行Ⅰ、Ⅱ期临床试验。此外,抗独特性抗体疫苗因子具有模拟抗原及免疫调节的双重作用,引起人们的极大兴趣,目前针对黑色素瘤、卵巢癌、B 细胞淋巴瘤、乳腺癌制备的抗独特型抗体研究已取得可喜成果。

(陈万涛)

参 考 文 献

1 曹雪涛.肿瘤免疫治疗和基因治疗研究某些新进展.中国肿瘤生物治疗，1997,4：79-83.

2 胡荣刚,邱蔚六,沈言备,等.口腔鳞癌免疫化疗近期疗效的临床和病理学观察.上海口腔医学,1997,6：1-4.

3 陆昌语,王济民,殷德民,等.链球菌-722(沙培林)免疫治疗口腔鳞状细胞癌.中华口腔医学杂志,1990,25：213-215.

4 李涛,邱蔚六,何荣根.外源性TNF-α基因修饰口腔鳞癌DNL的实验研究.上海第二医科大学学报,1996,16：77-81.

5 周宗余,张锡泽,邱蔚六,等.国产厌氧棒状杆菌菌苗联合平阳霉素治疗小鼠移植瘤的实验研究.华西口腔医学杂志,1984,2：74-77.

6 陆昌语.正常人转移因子(TF)综合治疗口腔颌面部恶性肿瘤的初步观察.中华口腔科杂志,1979,14：37-40.

7 Wantao Chen, Ronggen He, Zhiyuan Zhang, et al. Enhanced efficacy of the combination of all-trnas-retinoic acid and γ-interferon in inhibiting proliferation of Tca8113 cells. Chinese J Dent Res, 1999,2：54-57.

8 陈万涛,何荣根,刘兴坤,等.ATRA联合IFNγ对Tca8113细胞凋亡的诱导作用.上海第二医科大学学报,2000,20：220-223.

9 Zusen Fan, Beresford PJ, Oh DY, et al. Tumor suppressor nm23-h1 is a granzyme A-activated Dnase during CTL-mediated apoptosis, and the nucleosome assembly protein SET is its inhibitor. Cell,2003,112：1-20.

10 郭伟,邱蔚六,何荣根,等.口腔癌DNL与LAK细胞体外、体内抗瘤作用的比较.中华口腔医学杂志,1994,29：336-338.

二、中医中药治疗肿瘤

（一）肿瘤的病因与发病机制

肿瘤的病因与发病机制，迄今尚未完全阐明，但中医学对肿瘤的发病原因，可概括为外因和内因两个方面。外因是指六淫（风、寒、暑、湿、燥、火）之邪，饮食所伤，以致邪毒蕴结于经络脏腑；内因为正气虚弱，阴阳失调，气血运行失常，脏腑功能失调等。但中医非常重视内因在肿瘤形成中的作用。外邪的入侵，主要是由于人体先有正气内虚、脏腑功能失调，以致邪毒（致癌因子）乘虚而入，蕴聚于经络、脏腑，使得机体阴阳失调，气血功能障碍，导致气滞、血瘀、痰凝、毒聚相互胶结的病理变化，日久形成肿瘤。当然，精神抑郁、生活习惯和长期慢性刺激等，均可引起机体的阴阳失调和气血失和，亦为诱发癌瘤的因素。由此可见，正气虚损是形成肿瘤的内在依据，邪毒外侵只是形成肿瘤的一个条件，中医从整体观来看待疾病的本质，认为肿瘤是全身性疾病的局部表现，是一个全身属虚，局部属实的疾病。因此，中医治疗肿瘤的方法，可归纳为扶正与祛邪两个方面。扶正的方法有补气、补血、滋阴、温阳等，祛邪的方法有活血化瘀、清热解毒、化痰软坚等。扶正是为祛邪创造条件，祛邪是为了进一步保护正气。由于癌瘤病情复杂、变化迅速，在不同时期邪正的消长在不断变化，因此，正确处理扶正与祛邪，整体与局部之间的关系，在肿瘤治疗中是非常重要的环节。

中西医结合治疗口腔颌面-头颈肿瘤可以提高疗效和延长生存期。主要表现在中药联合放化疗的减毒增效作用；晚期肿瘤已经不适合西医治疗，临床证实应用中医中药治疗可以减轻临床症状，稳定瘤体，延长生存时间。中医认为患者接受了大手术创伤、放疗、化疗等，或多或少伤害了人体气血、津液和五脏六腑的功能。临床应用健脾和胃，补气养血，养阴清热的中药可以减轻和改善不良反应。以邱蔚六教授领衔的一项中医中药治疗晚期口腔癌的国际合作项目，历经十余年，动物实验和临床研究都证明了"参阳方"在辅助治疗晚期口腔癌方面的免疫调节作用和临床疗效。目前该中药已成为临床常用处方。

（二）肿瘤的治疗法则

1.治病宜早

治病宜早包括两个含义：①早期治疗，轻病防重，即在肿瘤早期及时予以治疗，防止病情进一步发展。临床经验提示疾病的发展一般规律是由轻到重。疾病的早期病情尚属单一，正气比较盛，治疗矛盾少,及时给予治疗,容易收到较好的效果。否则,随着疾病的发展,病情复杂多变,虚实互见,寒热错杂,给治疗带来较多困难,甚至产生严重后果。恰如《素问·阴阳应象大论》所说:"邪风之至,疾如风雨,故善治者治皮毛,其次治肌肤,其次治筋脉,其次治六腑,其次治五脏。治五脏者,半死半生也。"《素问·八正神明论》又讲:"上工救其萌芽,下工救其已成,救其已败",由此可见中医把早期治疗肿瘤视为必须遵循的基本原则,亦是衡量临床医师的医疗水准的一个标准。② 先证而治,既病防变,在疾病传变过程中趁证候尚未显露或者端倪初见及时给予预防性治疗,防止并发症的发生。正如《温热经纬·外感温热篇》所说"先安未受邪之地"正是治病宜早的含义,即"治未病"的理念。

2. 辩证与辨病

辩证论治,是中医认识疾病与治疗疾病的主要方法。辩证就是通过望、闻、问、切的四诊方法所得到的症状、体征、舌苔、脉象,以中医理论为指导,进行整理、归纳、分析,并就恶性肿瘤患者临床常用八纲辩证、气血辩证、脏腑辩证为主,辩明病因、病机,患者的阴阳气血盛衰、经络脏腑虚实,然后制订治疗方法。但是对于肿瘤的治疗,还必须结合辨病治疗。所谓辨病,即除了辨清中医的病名诊断及证候类型外,还要以现代医学各种诊断手段来判明病变部位及性质、病理细胞类型、病期,确定疾病的诊断,选择有抗癌作用的中草药配合使用,这样通过辩证辨病的结合,中西医明确诊断,病证合参,既注意选择针对肿瘤的抗癌药物,又注意到辩证论治,调整机体的抗病能力,从而提高中医治疗癌症的效果。

3. 局部与整体

中医学非常强调整体观念,认为癌肿是全身性疾病的一个局部表现,癌肿与人体之间是对立统一的辩证关系。因此,在治疗癌灶的同时,还必须重

视调整全身状况。缩小癌灶可改善全身状况,而全身状况的好转,又能增强机体的抗癌能力,控制癌灶的发展。恶性肿瘤发生在机体的某一部位,没有及时治疗必然要向相邻的部位或远隔脏器转移或传变。正如《素问·玉机真藏论》指出:"五脏受气于其所生,传之于其所胜,气舍于其所生,死于其所不胜。"这就要求医师根据这些规律,把握疾病转变的机制,从全局的观点、动态的观点,采取科学的治疗措施,阻断和防止肿瘤的转移、扩大和转变。所以,扶正是为祛邪创造条件,祛邪又进一步保护了正气,两者是辩证的统一。所以扶正与祛邪两个方法不可偏废,必须从实际出发,具体分析患者阴阳气血的盛衰、经络脏腑的虚实、肿瘤的种类、病理类型、病型病期、病程长短和临床表现等一系列情况,使攻补两法在临床中起到"相辅相成"的作用,达到"治病留人"的目的。如果只见局部,不见整体,一味滥用攻法,不顾正气,则不但达不到祛邪的目的,反而因药物本身的不良反应,造成进一步损伤机体(正气)。因此,对于癌肿的治疗,应扶正与祛邪、局部与全身结合。

4. 治标与治本

标本,是指疾病的主次本末和病情轻重缓急的情况。标是疾病表现于临床的现象和所出现的证候;本是疾病发生的机制,即疾病的本质。在诊治肿瘤的过程中一般是按照"急则治其标,缓则治其本"及"间者并行,甚者独行"的原则。肿瘤患者在其患病的过程中,肿瘤始终是疾病之本,由肿瘤而并发的各种症状和疾病发生过程中出现的一些急迫症状有时可威胁患者生命,这些症状均属于标,如出血、发热、感染、胸腹腔大量积液、上腔静脉压迫症等,需要及时治疗。即是治标,待症状有所改善后,再继续抗癌治疗。但癌肿患者也常常发生标本交叉的情况,治疗时常要标本兼顾,本不除,标也难治。

标本兼治是指标本俱急的情况下,必须两者同

治,如见咳喘、胸满、腰痛、小便不利、一身尽肿等症,其病本为肾虚水泛,病标为风寒束肺,乃标本均急之候,所以就必须用发汗、利小便的治法,表里双解。

(三)肿瘤的常用治疗方法

中医认为恶性肿瘤的发生是由于正气虚损,邪毒入侵而造成气滞血瘀、痰凝毒聚的病理变化。因此,对恶性肿瘤的治疗有扶正培本、活血化瘀、清热解毒、化痰软坚、理气散结等方法,现简介如下。

1. 扶正培本法

扶正培本法主要用于正虚,临床上常用具有扶助正气、培植本源的药物治疗虚损不足,以调节人体的阴阳气血和脏腑经络的生理功能,提高机体的抗病能力,增强免疫功能,从而达到强壮身体,缓解病情,延长生命,抑制癌瘤发展,甚至治愈的目的。扶正培本法范围很广,是治疗肿瘤最重要的治法之一,现将治疗肿瘤时常用的扶正法简介如下。

(1)益气健脾法

益气健脾法是治疗气虚的基本方法。气虚的主要临床表现为神疲乏力,面色晄白,语言低微,气短,自汗,纳少便溏,脉弱无力,舌质淡或胖,有齿痕,舌苔薄白等症。常用药物有黄芪、人参、党参、太子参、白术、茯苓、淮山药、甘草等。

(2)温肾壮阳法

温肾壮阳法多用于肾阳虚或脾肾不足之证。临床表现可有畏寒、肢冷、腰酸腿软、神疲乏力、少气懒言、气短而喘、面色苍白、小便清长、大便溏薄、舌质淡胖、苔薄白、脉沉细等症状。常用中药有熟附子、肉桂、卢胶、仙灵脾、仙茅、锁阳、苁蓉、巴戟天、补骨脂、薜荔果等。

(3)养阴生津法

养阴生津法多用于阴虚内热证或接受放疗后。其症可见手足心热,午后潮热,盗汗,口燥,咽干,心烦,失眠,大便艰行,舌质红,少苔或舌光无苔,脉细数无力等虚热症状。常用药物有西洋参、南沙参、北沙参、天冬、麦冬、生地、元参、石斛、天花粉、龟板、鳖甲、玉竹、黄精、女贞子、知母等。这一类药物分别具有养阴清肺、养阴增液和滋养肝肾的作用。

(4)滋阴补血法

滋阴补血法多用于血虚证或化疗后。血虚的主要临床表现有头晕,目眩,心悸,失眠,面色萎黄,唇和指甲苍白,腰酸,疲乏无力,脉细,舌淡白等症。常见于晚期癌症患者或化疗后造血功能损害所致贫血患者。常用药物有熟地、当归、阿胶、白芍、龟板胶、制首乌、枸杞子、龙眼肉、紫河车、红枣、鸡血藤等。这些药物大多具有补血养精的作用。临床应用时又常与补气药(如黄芪、人参),健脾药(如白术)等同用。

2. 活血化瘀法

活血化瘀法适用于治疗肿瘤有瘀血之症。临床主要表现为肿块,痛有定处,肌肤甲错,舌质青紫或黯,或有瘀斑、瘀点或舌下有青紫斑点或静脉扩张,脉象弦细或涩等。常用药物有三棱、莪术、川芎、丹参、地鳖虫、赤芍、红花、当归、穿山甲、鬼箭羽、王不留行、桃仁、石见穿、凌霄花、生蒲黄、五灵脂、水红花子、乳香、没药、水蛭、喜树、斑蝥、蜈蚣、全蝎等。这些药物具有疏通经络、促进血行、消散瘀血,改善血液循环和抑制结缔组织增生,抑制肿瘤的生长以及消除肿块等作用。

3. 清热解毒法

清热解毒法适用于治疗邪热壅盛的癌症患者。临床主要表现为发热,肿块增大,局部灼热肿痛,口渴,小便黄赤,便秘或黄疸,苔黄,舌质红绛,脉数等。常用药有白花蛇舌草、半枝莲、石上柏、龙葵、七叶一枝花、蛇莓、白英、山豆根、苦参、白毛藤、夏枯草、土茯苓、天葵子、鱼腥草、冬凌草、猪殃殃、紫草、臭牡丹、青黛、野葡萄藤、墓头回、苍耳草、狗舌草、菝葜、藤梨根、黄芩、黄连、黄柏、八角莲、水杨梅根、凤尾草、农吉利等。

4. 化痰软坚法

化痰软坚法适用于一切痰凝之证，如肿块、淋巴结肿大等。常用药物有瓜蒌皮、皂角刺、夏枯草、海藻、昆布、生牡蛎、海带、瓦楞子、山慈姑、天南星、黄药子、泽漆、海蛤壳、蛇六谷、半夏、僵蚕、猫爪草、礞沙、柘木等。

5. 理气降逆法

理气降逆法适用于气机失畅而致的气滞与气逆之症。临床表现可有胸闷，胸胁胀痛，胃脘及腹部胀痛，吞咽困难，气急、咳嗽、嗳气、呃逆、呕吐、恶心；乳房作胀，肿块作胀，里急后重，脉象弦滑或弦细，苔薄白等。常用药物有八月札、枸橘、苏噜子、陈皮、川朴、砂仁、叩仁、木香、川楝子、延胡索、香附、乌药、枳壳、枳实、槟榔、柴胡、苏梗、玫瑰花、月季花、绿萼梅、沉香曲、旋复花、枇杷叶、丁香、降香等。但在选用上述理气药时，尚应根据病因以及气滞的脏腑、部位的不同，而选用不同的方药，始能取得良好的效果。如脾胃气滞，常用木香、砂仁、枳壳、川朴、陈皮、八月札、枸橘、玫瑰花、苏噜子、蔻仁；少腹气滞常用乌药、沉香曲、枳实、槟榔、柴胡；胃气上逆常用旋复花、代赭石、丁香、降香、柿蒂、苏梗，与半夏、茯苓等同用；肝郁气滞常用柴胡、香附、青皮、绿萼梅、川楝子、延胡索等；肺气上逆的气急、咳嗽之症，则用苏子、紫菀、枇杷叶等；气滞挟有血瘀者，则行气与化瘀药同用；气滞挟痰者，则拟行气佐以化痰药同用。

6. 脏腑补泻法

由于人体是一有机体的整体，脏腑之间在生理上相互联系，在病理上相互影响，一脏有病往往影响到它脏，而它脏的情况有了改变，小会反过来影响原发病的脏腑。临床上就应用脏腑之间的生克

表里关系，作为补泻治法的原则。

（1）虚则补其母，实则泻其子

这是将脏腑生克关系运用于临床的治疗原则。如脾与肺是母子相生的关系，脾为肺之母，肺为脾之子。若肺气不足，就可影响其母脏。久咳的患者肺虚，会出现脾胃不振，见食少便溏等症，此时，就可按照虚则补其母的方法进行治疗，一旦脾胃健全，食欲增进，便溏自止，而且因肺得谷气之滋养，久咳等症状也能减轻或痊愈。这就是临床常用的"培土生金"法。

实则泻其子，如肝火偏盛，影响肾的封藏功能，在治疗上就应清泄肝火之实，使肝火得平，则肾的封藏功能也就恢复。

（2）壮水制阳和益火削阴

这是从脏腑病机上着手的一种重要治法。壮水制阳，适用于肾之真阴不足的证候，以峻补肾之真阳来消除因肾阴不足未能制阳所引起的一系列阳亢之症。如舌燥喉痛，虚火牙痛等症。可用六味地黄丸。益火消阴，适用于肾之真阳不足的证候，如腰痛腿软、少腹拘急、水肿等，可用金匮肾气丸。

（3）泻表安里，开里通表和清里润表

这是将脏腑的表里关系运用于治疗上的方法。适用于脏与腑之间表里俱病的情况。如肺阴虚而生燥，津液被耗所致大便秘结，在治疗上就可采用二冬汤加减以清里（肺）润表（大肠）。当阳明实热，大便燥结而致肺气壅阻时，只从肺治很难见效，就可采用凉膈散泻表（大肠）而安里（肺）。

上述疗法在临床上可单独运用，也可随病情的变化而互相配合使用。一般病情的早期或某一阶段辩证或辨病比较单一，单独一个疗法多以奏效。晚期的肿瘤患者合并多脏腑的病变，病情复杂，通常是数法配合使用，如温清并用，攻补并用，消补并用等。

（郭　伟）

参 考 文 献

1 王永炎.中医内科学.上海:上海科学技术出版社,2004.

2 潘明继.扶正生津汤配合放射治疗鼻咽癌150例远期疗效观察.中西医结合杂志,1985,2:83-85.

3 刘嘉湘,施志明,徐振晔,等.滋阴生津益气温阳法治疗晚期原发性肺腺癌的临床研究.中医杂志,1995,36:155-158.

4 刘嘉湘.实用中医肿瘤手册.上海:上海科技教育出版社,1998.

5 朴炳奎.肺瘤平膏治疗晚期原法性肺癌临床观察附339例临床分析.中医杂志,1991,4:21-23.

6 孙燕.中药的免疫调节作用.中国肿瘤,1993,3:13-14.

三、基 因 治 疗

(一)概述

基因治疗是随着分子生物学和基因工程技术的发展而逐渐形成的一种新型的"分子靶向治疗"手段。除了急性创伤等特殊情况,几乎所有遗传性疾病和其他后天性疾病都不同程度地和基因的异常有关。因此,基因治疗是人类战胜疾病的必然途径,具有广阔的发展前景。基因治疗的内涵是指将限定的遗传物质转入特定的靶细胞中代替突变的或缺失的基因;或者将突变的基因删除,使细胞恢复正常的生理功能,以达到预防或治疗疾病的方法。最初的基因治疗是用于治疗某些单基因缺陷的先天性疾病,如珠蛋白生成障碍性贫血(地中海贫血)、腺苷脱氨酶(ADA)缺乏症引起的严重合并性免疫功能低下症(severe combined immunodeficiency, SCID)等,并取得了显著的疗效。在此成果的鼓舞下,人们将基因治疗的方向转向了一些难治的常见的后天获得性疾病上,如癌症,心脏病,糖尿病,神经系统疾病,自身免疫性疾病(类风湿关节炎、多发性硬化症等),传染病(AIDS、肝炎等)。

恶性肿瘤发病率高,死亡率高,已成为人类健康的第一杀手。是生物医学界需要攻克的首要难题。肿瘤基因治疗的原理是将目的基因用基因转移技术导入靶细胞,使其表达此基因而获得特定的功能,继而执行或介导对肿瘤的杀伤和抑制作用,从而达到治疗的目的。近十几年来,肿瘤的分子生物学研究迅猛发展,如人类基因组计划(HGP)和癌症基因组解剖方案(CGAP)的即将完成等,为肿瘤的基因治疗奠定了坚实的基础。然而恶性肿瘤的发生不同于单基因遗传病,它是多基因异常和多种外界环境因素相互作用的结果,在治疗上远远难于单基因疾病的基因治疗,但在治疗方法上却比单基因疾病有较多的选择性。因为肿瘤的治疗基本目的是杀灭肿瘤细胞,无须长期或终身表达引进的基因。既可采用传统的基因替代或基因剔除疗法,也可以不顾及癌细胞中特殊的基因变异情况,针对与癌细胞生长、凋亡或血管生长有关的分子途径中某个或某些关键分子,设计分子靶治疗方案,促进癌细胞凋亡或抑制其生长或转移。可见癌症的基因治疗在概念上比单基因治疗要广得多,已成基因治疗中的一个主要研究方面,也是肿瘤治疗研究中最活跃、最有希望的领域。

理论上,基因治疗可分为两种方式:一种是基因矫正和转换,即将基因的异常序列进行矫正、置换和精确地原位修复;另一种是基因添加和增补,即不去除异常基因序列,而是将具有治疗意义的外源性基因进行定点整合,使其表达正常产物以补偿缺陷基因的功能。

根据针对宿主病变细胞基因采取的措施不同,可分为基因置换、基因修正、基因修饰和基因灭活4种方法。肿瘤基因治疗通常采用基因修饰和基因灭活的方法。基因修饰是将外源性目的基因导入靶细胞,通过目的基因产物修饰缺陷细胞,使其恢复功能或使原有功能得到加强,包括免疫基因治疗、增强抑癌基因表达、靶向化疗或提高机体化疗耐受性等方面。基因灭活是应用反义技术特异性封闭某些基因的表达。肿瘤治疗中主要是利用反义寡核苷酸抑制和封闭癌基因的表达。

基因治疗涉及目的基因、载体和受体细胞 3 个方面。通过基因的导入、传递和表达 3 个步骤来实现，其中基因导入系统是最关键的技术。而有效的基因治疗依赖于外源性基因高效而稳定的表达。利用病毒载体介导基因转移是肿瘤基因治疗中应用最广泛的方法。具有转染率高、靶向性好等特点，包括逆转录病毒、腺病毒、腺相关病毒、单纯疱疹病毒、痘苗病毒以及新近出现的慢病毒(lentivirus)等载体。目前常用的基因治疗方法有两种：一种是体外法(ex vivo)，又称体细胞基因治疗、"二步基因治疗"，即将受体细胞在体外培养转移入外源基因，经过适当的选择系统，把重组的受体细胞回输患者体内，让外源性基因表达以改善患者症状。是目前普遍采用的方法，具有转导效率高、表达稳定等特点。另一种是体内法(in vivo)，又称"直接法基因治疗"，是直接将外源性 DNA 注射至肌体内，使其在体内转录、表达而发挥治疗作用。该方法比前者简单、直接，但转导效率不高，基因表达短暂。

(二) 基因治疗的基本策略

1. 癌基因靶向治疗

(1) 反义技术介导的基因治疗

反义技术也称反基因技术，原理是通过阻止从 DNA 的转录过程或者从 mRNA 到蛋白质的翻译过程，来阻断细胞中的蛋白质合成。包括反核酸技术和反义肽技术。反义核酸技术是根据核酸碱基互补配对的原则设计出能与靶基因特定区域结合的 RNA 或 DNA，以影响靶基因的表达，进而抑制其功能。包括反义寡聚核苷酸、反义基因和核糖酶 3 种。具有如下特点：① 反义化合物的靶点是导致肿瘤发生的基因，通过调控基因产物的表达而发挥治疗作用，与传统的药物作用具有互补性。② 反义化合物可用于治疗传统药物不能治愈的基

因疾病。③ 反义治疗比表达载体基因治疗更安全有效，不良反应更少。④ 治疗费用比传统药物更低廉。但是，反义技术仍有许多技术难点需要攻克，如不易获得定向靶组织的反义药物、寡脱氧核苷酸(oligodeoxyuncleotide, ODN)易受核酸酶的破坏，在血浆中半衰期短、作用模式的不确定性及潜在的毒性等。反义肽是通过外源性的人工合成的反义肽，对目的基因蛋白质的结合而阻断基因产物的生物学效应。

① 反义寡聚核苷酸

一般不超过 30 聚体，通过内吞及被动扩散方式进入细胞。为了提高内吞效率和减少体内核酸酶的降解作用，通常对人工合成的寡聚核苷酸进行化学修饰，如甲基化磷酸、硫化磷酸铵类似物代替磷酸二酯键骨架，形成甲基磷酸型、硫化磷酸型寡聚核苷酸等。寡聚核苷酸到达细胞后，在 DNA 结合蛋白的识别位点处，以氢键结合的方式阻止基因的转录和复制，从而产生基因治疗效应。实验结果表明，用反义 bcl-2 可以封闭慢性粒细胞白血病的 bcl-abl 融合基因的表达，能抑制肿瘤生长。也可以阻止非霍奇金淋巴瘤的生长。反义 K-ras 能封闭胰腺癌、肺癌的 K-ras 癌基因，明显地抑制肿瘤细胞的生长。

② 以表达载体介导的反义基因

反义基因是将特异的反义基因连接到质粒载体或病毒载体上，转化或转染肿瘤细胞，在细胞内转录出能与目的基因正义 RNA 互补的反义 RNA，从而阻断目的基因蛋白质的表达，发挥治疗肿瘤的作用。目前发现的 100 余种与肿瘤相关的癌基因都可作为特异性反义 DNA 介导的基因治疗攻击的靶点。

③ 核酶

核酶是具有反义催化活性的反义 RNA，能催化性地切割靶基因，破坏遗传信息，而不抑制蛋白质的功能，因而应用领域更广泛。其作用的靶基因有癌基因、融合基因、抗药基因及端粒酶基因等。

（2）三链 DNA 靶向基因治疗

作用于双链 DNA 的脱氧寡核苷酸，通过专一性序列结合形成三链 DNA，阻止基因转录或 DNA 复制，此脱氧寡核苷酸被称为三链 DNA 形成脱氧寡核苷酸（TFO）。为了与反义 RNA 技术区别，三链 DNA 技术也称反基因技术。TFO 基因治疗只针对转录水平的 DNA 序列，信息没有放大，因此所需要的剂量比较小。TFO 通常结合在蛋白识别位点，由 15～40 个碱基设计合成，严格地按照 T+AT、C+GC、G+GC、A+AT 三碱基体的规律与双链 DNA 结合，具有较强的特异性，1～2 个碱基的错配将导致三链 DNA 稳定性大大降低。但是 TFO 的稳定性不足，半衰期短等问题仍未解决，目前还不能临床应用。

（3）抑癌基因介导的基因治疗

抑癌基因具有抑制增殖或转移、诱导凋亡、促进分化的作用。抑癌基因介导的基因治疗是将外源性的正常基因导入抑癌基因失活的肿瘤细胞内，恢复由于缺失或突变而丧失功能的抑癌基因。目前最常用的抑癌基因是 RB、P53、APC 等。其中人类 P53 基因是研究最深入的抑癌基因，它位于 17 号染色体短臂 17p 13.1。转录产物为 2.5 kb mRNA，编码 393 个氨基酸的蛋白质，分子量为 53 kDa，是一种半衰期很短的核磷酸蛋白，对细胞生长具有负向调节作用，野生型 P53 被认为是细胞周期的负性调控因子。P53 的改变与多种肿瘤有关，如肺癌、肝癌、结肠癌、乳腺癌、食管癌等几乎所有人类的恶性肿瘤都发现突变型 P53 表达增加。通过尝试用野生型 P53 基因导入这些肿瘤细胞，均能发现细胞生长速度明显减慢，细胞周期发生改变，即 G0/G1 期升高，S 期细胞减少，以及琼脂集落形成率和裸鼠致瘤能力降低等。

"今又生"是我国第一种正式上市的重组 P53 基因腺病毒注射液，临床应用于头颈癌的治疗中取得了一定的效果。裸鼠动物试验发现皮下接种 $1×10^7$ 个肿瘤细胞，7 天后，100% 裸鼠出现花生米大小瘤块；若在第 3 天注射今又生，则 100% 裸鼠均未见瘤块长出。Ⅰ期临床试验的 12 例喉癌患者 4～6 年的随访表明，11/12 例患者存活，平均生存时间 5.9 年，无病生存者 9/12 例；5 年生存率 91.7%。在另一组治疗头颈部鳞癌的 Ⅱ/Ⅲ 期多中心临床试验中，77% 为 Ⅲ～Ⅳ 期。今又生联合放疗组的肿瘤完全消退率（CR）达 64%，肿瘤部分消退率（PR）29%，有效率（CR+PR）93%；单纯放疗组 CR 率为 19%，PR 率为 60%，有效率为 79%；两组间 CR、PR 率有显著差异（$P<0.01$）。基因治疗联合放疗将单纯放疗的肿瘤完全消退率（CR 率）提高约 3.4 倍，$P<0.01$。主要不良反应是自限性发热，发生频率约 32% 人次。在口腔癌治疗方面，李龙江等采用今又生联合化疗药物经选择性动脉灌注给药的方式治疗晚期口腔癌，联合用药组、单纯今又生组和单纯化疗组的 CR 率分别为 28.57%、16.67%、10%。而且联合用药组的不良反应明显轻于化疗组。

（4）病毒基因治疗

原理是通过对病毒基因进行改造，使改造后的病毒能在肿瘤细胞中特异性地增殖，而对正常细胞没有影响，因此，当病毒感染肿瘤细胞后在细胞内增殖并裂解肿瘤细胞，裂解后释放的病毒颗粒再次感染其他肿瘤细胞，直到将全部肿瘤细胞杀灭，故这种病毒也称肿瘤特异性增殖病毒或溶瘤病毒。其中病毒在肿瘤细胞中特异性地增殖的机制包括：① 利用某些病毒对特定组织的亲和性，通过这些病毒表明的结合蛋白使其与特定的肿瘤组织细胞结合而发生感染达到溶瘤作用。② 选择性转录病毒增殖必需的基因，将肿瘤组织特异性启动子或增强子插入病毒增殖必需基因的上游，使其表达仅限于肿瘤细胞，从而达到该病毒对肿瘤细胞的特异性感染。③ 将病毒在正常细胞内复制所必需而在肿瘤细胞内非必需的病毒基因选择性地缺失，如 P53 基因是宿主细胞抗病毒的主要蛋白质，正常细胞感染腺病毒后即激活

P53，导致细胞凋亡，使病毒复制终止。野生型腺病毒由于存在能抑制 P53 激活的 E1B 55 kDa 蛋白质，故野生型腺病毒能在正常细胞内增殖。当腺病毒缺失这种蛋白质时，感染正常细胞后，P53 被激活，使细胞凋亡，腺病毒不能再继续增殖而使感染终止。而在 P53 突变的肿瘤细胞中，病毒感染后，P53 不能被激活，缺乏 E1B 55 kDa 蛋白质的腺病毒不能继续复制增殖，最终使肿瘤细胞溶解死亡。Clayman 等用腺病毒载体携带 B-D-半乳糖苷酶基因转染口腔黏膜鳞癌细胞，达到抑制癌细胞 DNA 复制的目的，使鳞癌细胞发生明显凋亡。他还比较 P53，P21 是否有抗肿瘤活性将腺病毒转导入人头颈癌细胞中。结果在体外和动物体内均显示前者有明显抗肿瘤作用，后者无抑癌作用。1997 年 Chang 等人报道用 P53 基因替代法联合放射治疗裸鼠移植瘤模型，取得很好的抗肿瘤效果。其机制是野生型 P53 基因可以解除人头颈鳞癌细胞 DNA 合成前期的阻滞状态，增强肿瘤细胞对放疗的敏感性，进而引起其凋亡。这进一步提示该方法临床应用的可能性。

目前，惟一正式用于获准上市用于临床治疗的病毒基因治疗药物是 2005 年 11 月经 SFDA 批准的组织工程腺病毒注射液，商品名"安柯瑞"。主要用于鼻咽癌的治疗。安柯瑞是一种删除 E1B 55 kDa 和 E3 区基因片断的重组人 5 型腺病毒颗粒。能够特异性地在肿瘤细胞中复制、包装及释放，最终导致癌细胞裂解。在正常组织细胞中不能有效复制，因而无损伤作用。受感染癌细胞裂解后释放出的病毒可感染、裂解新的肿瘤细胞。经中山大学附属肿瘤防治中心等 13 个全国重点大型医院进行临床试验结果表明，在人体肿瘤内每天重复注射安柯瑞 5×10^{11} vp~1.5×10^{12} vp，连续 5 天与全身化疗并用是可行的；联合化疗（顺铂＋5-FU）治疗组的客观有效率比单纯化疗组提高。在头颈癌的客观有效率分别为 78.8% 和 39.6%，在鼻咽癌分别为 86.5% 和 59.4%，差异都具有统计学意义。

显示出安柯瑞瘤内注射对头颈-食管鳞癌有明确的治疗作用。同时还发现注射安柯瑞后出现的发热反应有利于提高其疗效。安柯瑞主要的不良反应为注射局部反应、发热、白细胞粒细胞减少和包括寒战、头痛、肌痛、乏力在内的流感样症状。

2. 肿瘤的免疫基因治疗

肿瘤免疫基因治疗是指利用基因进行免疫治疗，即通过增强肿瘤抗原或免疫效应细胞的杀伤活性，实现抗肿瘤的目的。包括：肿瘤的细胞因子基因治疗、肿瘤抗原靶向的基因治疗（肿瘤疫苗）、自杀基因疗法、肿瘤的共刺激分子基因治疗、抗体介导的肿瘤免疫基因治疗等等。

（1）细胞因子免疫基因治疗

细胞因子（cytokine，CK）是一类由免疫细胞（淋巴细胞、单核-巨噬细胞等）和相关细胞（成纤维细胞、内皮细胞等）产生的调节细胞功能的高活性、多功能蛋白质多肽分子，但不包括免疫球蛋白、补体和一般生理型细胞产物，绝大多数细胞因子是低分子量（15 kDa~30 kDa）的蛋白质或糖蛋白。以单体形式存在，少数形成二聚体和三聚体。根据细胞因子的作用机制不同可分为：效应性细胞因子和调节性细胞因子。细胞因子具有多种功能，包括抗病毒活性、免疫调节活性、炎症介导活性和调节造血生长活性等。按功能可分为六大类：白细胞介素（interleukin，IL）、干扰素（interferon，IFN）、肿瘤坏死因子（tumor necrosis factor，TNF）、趋化因子（chemokine）、集落刺激因子（colony stimulating，CSF）和生长因子（growth factor，GF）。用于抗肿瘤治疗的细胞因子基因治疗包括：

① 免疫效应细胞介导的细胞因子治疗

其主要原理是以过继免疫疗法为基础，将细胞因子基因转染到免疫效应细胞内，增强抗肿瘤作用，以免疫细胞为载体，在输注免疫细胞的同时将细胞因子基因携带至相应的靶部位，增高局部细胞因子的浓度，从而增强局部的抗肿瘤免疫效应。目前用于肿瘤治疗的免疫效应细胞主要有肿瘤浸润淋巴细胞（TIL）、淋巴因子活化的杀伤细胞（LAK）、细胞毒淋巴细胞（CTL）、自然杀伤细胞（NK）和巨噬细胞（MΦ）等。将 TNF 基因导入 TIL 细胞进行肿瘤基因治疗曾一度产生轰动，1990 年 11 月，美国 NIH 和 FDA 还批准将该方法用于恶性黑色素瘤的临床治疗，取得了一定的缓解，但远期效果并不令人满意。国内郭伟等在术后标本的引流区淋巴结中提取淋巴细胞并转染 TNF 基因后，经过扩增用来治疗口腔癌患者，取得了初步疗效。LAK 细胞的抗肿瘤作用是非特异的，靶向性也差，故现已很少将其用作受体细胞。CTL 细胞可以特异性识别、结合和杀伤相应的靶细胞，大量的动物实验都取得了显著的效果。但是由于肿瘤细胞多缺乏较强的抗原表达，诱导、分离和扩增困难，不便于临床应用。NK 无需抗原致敏就可杀伤肿瘤细胞，发挥重要的免疫监视功能，动物实验和临床应用都取得了明显的抗肿瘤效果，不良反应也很轻微，还有待于进一步临床试验。MΦ 即是抗肿瘤免疫效应细胞，也是重要的抗原呈递细胞，还可以分泌大量细胞因子，是一种较理想的受体细胞。因 MΦ 是一种终末期细胞，用逆转录病毒转染较困难。而用能感染非分裂细胞的腺病毒作为载体，能使 MΦ 的体外杀伤活性明显提高。

② 非免疫效应细胞介导的细胞因子基因治疗

以成纤维细胞、骨髓细胞、内皮细胞等非免疫效应细胞作为受体细胞具有诸多优点：这类细胞易于获取和培养、生命周期较长、容易转染外源基因并稳定表达、在体内可持续产生细胞因子、回植的细胞容易取出等。国内外对于该方法的研究比较多，取得了大量研究成果，其中成纤维细胞介导的细胞因子基因疗法已进入临床试验。

③ 体内途径的细胞因子基因治疗

直接将细胞因子基因导入体内，发挥抗肿瘤作用。包括裸露的细胞因子表达质粒的肌内注射法、携带细胞因子基因的腺病毒或痘病毒体内注射、将前两者用脂质体包裹后体内注射等。该方法简便易行，应用十分广泛。

④ 肿瘤细胞靶向的细胞因子受体基因治疗

通过将细胞因子受体基因转染，使肿瘤细胞表面的细胞因子受体表达增多，增加了细胞因子与靶细胞的结合，提高了靶细胞对细胞因子作用的敏感性，从而增强了细胞因子的抗肿瘤效果。

（2）转基因肿瘤疫苗

将细胞因子或免疫相关基因导入肿瘤细胞制备成肿瘤疫苗，增强肿瘤细胞的抗原性和抗体对肿瘤抗原的识别和呈递能力，修复机体的抗肿瘤免疫缺陷和肿瘤细胞的免疫逃避，实现机体的抗肿瘤免疫。

① 细胞因子基因导入肿瘤细胞

其原理是以主动免疫为基础，将经过实验证实具有增强免疫功能和抗肿瘤作用的细胞因子基因转染肿瘤细胞，制备成新型肿瘤疫苗，再输入宿主体内，不仅能在体内持续产生细胞因子，维持局部细胞因子的高浓度，更重要的是这些导入细胞因子基因的肿瘤细胞经过基因水平的调控或局部高浓度的细胞因子的作用，已变为具有强免疫原性的细胞，能有效地激发宿主的特异性抗肿瘤免疫反应。随着人们对免疫细胞和免疫应答机制的认识的不断深入、新型细胞因子的发现以及新型细胞因子表达载体等的发展，使这一类肿瘤疫苗的制备变得简化和多样化。

② 免疫相关基因导入肿瘤细胞

这类方法包括肿瘤的 *MHC* 基因治疗和肿瘤的共刺激分子基因治疗等。CD8$^+$ CTL 必须识别肿瘤表面的 MHC-Ⅰ分子抗原肽复合物才发挥杀伤作用，同样，CD4$^+$ Th 只有识别 APC 表面的 MHC-Ⅱ分子抗原复合物，才能产生免疫应答，而两者都需要 B7 共同刺激。肿瘤细胞低水平表达或不表达 MHC 分子即共刺激分子，造成抗原呈递障碍，逃避机体免疫。肿瘤的 *MHC* 基因治疗的目的是促进肿瘤细胞重新表达内源性 MHC-Ⅰ类分子，或将外源性 MHC-Ⅰ类分子转移至肿瘤细胞中使其高表达 MHC－Ⅰ类分子,激活机体的肿瘤排斥反应。单独 B7 基因治疗对无免疫原性的肿瘤细胞作用弱,故 B7 基因治疗多与 MHC 基因治疗联合应用。

③ DNA 疫苗

DNA 疫苗由来自病原微生物或肿瘤细胞有编码基因的非复制型 DNA 质粒组成。将编码不同蛋白质的质粒接种于体内,可激发 T 细胞和相应抗体对这些蛋白质产生免疫应答,从而提供一种特异性免疫手段。具有避免导入强毒力病毒的风险;易于大量制备,价格便宜;可以干粉形式长期保存;小剂量即可诱导保护性免疫;一次即能产生长期免疫力等诸多优点。可应用于病毒诱发的肿瘤。抗病毒的预防性免疫接种可降低肿瘤发生率。

（3）其他类型的免疫基因治疗

① 抗体介导的肿瘤免疫基因治疗

将肿瘤特异性单链抗体基因导入免疫效应细胞,使之分泌抗体,通过抗体的特异性结合增强免疫基因治疗的靶向性,还可通过抗体杀伤肿瘤细胞。还可通过合成胞内抗体特异性灭活某些靶蛋白,抑制肿瘤生长。

② 肿瘤抗原靶向的基因治疗

其抗肿瘤机制是把肿瘤特异性抗原或肿瘤相关抗原基因通过适当的载体(病毒、成纤维细胞、DC 等)在宿主体内表达,打破机体对肿瘤抗原的免疫耐受,刺激机体产生抗肿瘤免疫反应。目前所应用的肿瘤抗原有黑色素瘤相关抗原(MAGE)、癌胚抗原(CEA)、酪氨酸酶、gp100 等。

③ 综合性基因治疗

根据不同免疫基因疗法的原理不同,将不同的基因治疗方法加以综合或与传统的放疗、化疗联合,以发挥相加或协同作用,提高抗肿瘤疗效,具有广阔的发展前景。

3. 自杀基因治疗

自杀基因治疗是将药物敏感性基因转染肿瘤细胞,通过提高肿瘤细胞的药物敏感性而达到杀灭肿瘤细胞的方法,又称为病毒介导的酶-药物前体疗法(VDEPT)。其原理是把编码某一敏感因子的基因转入肿瘤细胞,使其对原本无毒或低毒的药物产生特异的敏感性而死亡。这一表达敏感性因子的基因成为药物敏感基因或自杀基因。多数自杀基因疗法是通过编码病毒或细菌的酶来介导药物敏感性,即肿瘤细胞产生的酶把药物的无活性形式转化成毒性代谢产物,来抑制核酸的合成。自杀基因治疗的不足是仅能杀伤 S 期细胞。

（1）自杀基因作用体系

自杀基因治疗是一个治疗体系,包括自杀基因和前体药物两个部分。常用的自杀基因有单纯疱疹病毒胸苷激酶(HSK－TK)基因、水痘-带状疱疹病毒苷激酶(VZV－TK)基因、大肠杆菌胞嘧啶脱氨酶(CD)基因、黄嘌呤-鸟嘌呤磷酸核糖转移酶(XGPRT)基因、嘌呤核苷磷酸化酶(PNT)基因、细胞色素氧化酶 P450 基因、胞苷激酶(DCK)等。前药部分在肿瘤细胞内没有抗肿瘤效应,当被腺病毒携带的活化基因转化后,才能转化为有抗癌活性的药物,发挥肿瘤杀伤效应。目前有两种自杀基因治疗系统包括胞嘧啶脱氨解酶基因/5-氟胞嘧啶(CD/5－FC)和胸苷激酶基因/甘昔洛韦(TK/GCV)两种。一般以逆转录病毒、复制缺陷性腺病毒为载体,HSV－1－tk/GCV 系统较为常用。

（2）旁观者效应

在实验中发现,在转染自杀基因的肿瘤细胞被杀死后,还能引起其旁边未被转染自杀基因的肿瘤细胞死亡,这种效应称为旁观者效应(bystander effect, BE)。关于旁观者效应的机制,多数学者认为是由于细胞之间的缝隙连接引起的。还有认为是,细胞凋亡产生的小泡可以包裹自杀基因产物,这些小泡被邻近的细胞吞噬后将自杀性蛋白质传递给这些肿瘤细胞,导致其死亡。最新的研究发现 T 淋巴细胞介导的免疫反应可能在 BE 中起关键作用。BE 的意义在于它能扩大自杀基因的杀伤作用,弥补了该方法转导效率低的问题,对肿瘤治疗有重要意义。

(3)自杀基因疗法的应用

O'Mally等用腺病毒介导单纯疱疹胸腺嘧啶激酶治疗人头颈鳞癌裸鼠移植瘤模型。首先在裸鼠口底区接种瘤细胞,14天后,将含有单纯疱疹胸腺嘧啶激酶基因的缺陷病毒颗粒1010直接注入肿瘤结节内,8小时后腹腔注射羟甲基阿昔洛韦(ganciclovir),100 μg/kg,每天两次,连续6天。接种肿瘤后21天处死裸鼠。疗效的评定标准,采用计算机图像分析对肿瘤横断面积定量检测。结果治疗组比对照组中指数有显著差异($P<0.001$);存活率的研究表明,在治疗160天后,治疗组50%存活,而对照组43天全部死亡。本研究提示由腺病毒介导的自杀基因治疗动物肿瘤模型的实验研究,为临床基因治疗头颈癌展示良好的应用前景。Wilson等用动物实验证实羟甲基阿昔洛韦可以杀伤由$HSV-tk$基因感染的人头颈癌细胞,表现为局部及远隔部位旁观者效应。美国国立卫生研究院用这一方法治疗脑肿瘤,在观察的10个病例中6例有效。国内顾建人等也报道得出类似治疗效果。有人将这一疗法亦称为"分子化疗"。

4. 树突状细胞(dendritic cell,DC)介导的基因治疗

树突状细胞是目前发现的功能最强的抗原呈递细胞,具有典型的树突状形态、膜表面高表达丰富的MHC-Ⅱ类分子及B7等、能够移行至淋巴器官和刺激初始型T细胞的增殖分化,表面有相对特异性标志的一类抗原呈递细胞。DC是机体免疫反应的始动者,对于诱导免疫应答有重要作用。人类的DC表面表达CD1a、CD1c、CD83,大鼠为OX62,小鼠为33D1和NLDC145。

DC抗肿瘤的机制包括:捕获抗原加工成短肽,以抗原肽-MHC分子复合物的形式呈递给T细胞,启动MHC-Ⅰ类限制性CD8$^+$ CTL和MHC-Ⅱ类限制性CD4$^+$ Th1变态反应;分泌IL-12、趋化因子等细胞因子以增强免疫反应强度。

以DC为基础的肿瘤免疫基因治疗的策略有:一方面用肿瘤抗原基因修饰DC后回输体内,诱导特异性抗肿瘤免疫反应。另一方面用细胞因子基因修饰DC后,通过DC在体内表达的细胞因子增强局部或局部的免疫功能。

目前,DC细胞基因治疗只用于恶性黑色素瘤、前列腺癌、乳腺癌、宫颈癌、结肠癌等,许多临床试验得到了满意的结果。曹雪涛等采用抗原致敏的人树突状细胞(APDC)治疗结肠癌有效率达到46.2%,而化疗组的有效率仅为22.5%,显示了相当好的临床应用前景。

5. 抗肿瘤血管形成基因治疗

肿瘤通过血管获得营养,并可通过血管发生转移,故抗肿瘤血管形成是抗肿瘤治疗的基本策略之一,属于抗肿瘤间质治疗。肿瘤血管细胞是正常组织进入肿瘤的正常血管细胞,生长活跃且目标突出,但基因组稳定而较容易控制。因此,从基因水平破坏肿瘤新生血管具有靶点单一、特异性强、生理毒性小等特点,对于抑制肿瘤的生长、预防肿瘤的转移和复发有重要的意义。

肿瘤细胞生长过程中分泌血管内皮细胞生长因子(VEGF),从而促进肿瘤血管形成。VEGF是一种碱性可分泌的肝素结合蛋白,其编码基因位于6p21.3,由8个外显子构成。VEGF受体Flt/Flk为酪氨酸蛋白激酶型膜受体,具有高度的特异性。VEGF与受体结合后,可以刺激血管内皮细胞增殖,促进血管形成,增加血管通透性,由此增加肿瘤细胞的营养供应。血管形成的各个阶段都可以作为基因治疗的攻击靶位,包括抑制血管生成因子的形成和释放、阻断血管生成因子与血管内皮细胞的结合、抑制细胞外基质的重塑、诱导内皮细胞的凋亡等。目前已有多种药物应用于临床,如Endostatin(恩度)、TNP-470、TSP-1、PF4等。

6. 肿瘤多药耐药基因治疗

肿瘤细胞的多药耐药(multidrug resistance, MDR)现象是影响化疗疗效的主要原因。研究发现 MDR1 基因编码的 p-糖蛋白(p-glycoprotein, P-gp)的过度表达是引起多药耐药发生的重要原因。故通过对 MDR1 及其调节基因的修饰,达到抑制 MDR1 的表达,进而提高肿瘤细胞对化疗药物的敏感性。如利用反义技术制备 MDR1 的反义寡聚脱氧核苷酸(AOD)影响 MDR1 的转录、用 MDR1 基因的反义 RNA 抑制 MDR1 的 mRNA 的翻译、用核酶切割 MDR1 mRNA 等,都能减少 MDR1 的表达,抑制 P-gp 介导的药物外排,逆转肿瘤细胞对化疗药物耐受性。还可将一些细胞因子基因(如 IFN、TNF、IL-2 等)或抑癌基因(如 P53)导入肿瘤细胞,通过增加局部的细胞因子浓度或激活抑癌基因来降低 MDR1 的表达。另外,将 MDR1 基因导入正常细胞(如造血干细胞),避免化疗药物对正常细胞的毒性,提高机体对大剂量化疗的耐受性。

总之,MDR1 是肿瘤基因治疗的又一重要靶点,既可用来逆转肿瘤细胞的耐药性,也可用来保护正常的细胞以提高化疗的耐受性。但目前因为基因技术尚不成熟,还无法应用到临床,有许多问题需要解决。相信随着基因工程理论和技术的不断发展,其必将为肿瘤的化学药物治疗揭开了新的一页。

7. 端粒酶为靶点的治疗

端粒(tolemere)是真核生物细胞染色体末端的一种特殊结构,其 DNA 序列由长约 5~15 kb 的(TTAGGG)n 的串联重复片段组成。端粒的功能是稳定染色体、防止染色体末端的融合、保护染色体结构基因等。端粒酶(telomerase)是一种核糖蛋白酶,由三部分组成,即人端粒酶 RNA(rTR)、端粒酶相关蛋白(TP1/TLP1)和人端粒酶催化蛋白亚单位(hRERT)。端粒酶具有逆转录活性,能以 rTR 为模板,向染色体末端添加 TTAGGG 序列。

端粒和端粒酶与细胞的衰老和肿瘤的发生有密切的关系。大量研究资料表明,约 85% 的人类肿瘤细胞存在端粒酶活性的明显升高,而绝大多数体细胞和良性肿瘤缺乏端粒酶活性,是最广泛的肿瘤标记物之一。因此,端粒和端粒酶可以作为生物治疗的重要靶点。围绕以抑制端粒酶活性为靶点的肿瘤基因治疗策略主要包括:

(1) 阻断 rTR 的模板作用

通过反义技术封闭 rTR,抑制端粒酶活性,从而实现限制端粒的合成。

(2) 抑制 hRERT 的基因表达

研究发现,hRERT 与肿瘤的发生最密切,下调 hRERT 基因能抑制端粒酶的活性。

(3) 核苷类似物竞争性抑制逆转录过程

利用一些核苷类似物竞争性抑制端粒酶的逆转录过程,达到抑制端粒酶活性和阻止端粒延长的目的。

(4) 细胞分化诱导剂抑制端粒酶活性

研究发现,维 A 酸(RA)、二甲苯砜(DMSO)等能抑制端粒酶的活性,但其机制尚不清楚。

(5) 其他端粒酶活性抑制剂

如 DNA 交联剂和蛋白激酶抑制剂等都能抑制端粒酶活性。

以端粒酶为靶点的肿瘤治疗具有良好的应用前景,但还没有应用于临床,存在着诸如端粒酶活性调控机制尚不明了、对显示端粒酶性的人体正常细胞,如生殖细胞、造血干细胞、表皮细胞等的毒性等问题还没有解决。相信随着研究的不断深入,以端粒酶为靶点的基因治疗必将成为一种有效的抗肿瘤手段。

(三) 基因治疗的基本方法

1. 基因治疗的靶位

(1) 基因治疗的靶组织及靶器官

用于基因治疗的靶组织及器官包括骨髓、

皮肤、上皮细胞、血管内皮、间皮、肌肉、神经、肝脏、胰腺等。其中,骨髓具有容易获得,可在体外培养和易于返回体内的优点,应用也最广泛。皮肤是最容易大面积接近的组织,并能持续表达更新来影响全身,也是比较理想的靶组织。

(2) 基因治疗的靶细胞

基因治疗的靶细胞又称受体细胞,通常要求符合的基本条件:① 来源容易。② 能在体外培养和扩增。③ 易于被基因转染并进行高效表达。④ 易于体内移植或回输,进入人体后所携带的目的基因能稳定地表达。⑤ 具有比较长的生存寿命。用于基因治疗的靶细胞包括淋巴细胞类、肿瘤细胞、造血干细胞、肌细胞、皮肤或纤维细胞等。

① 免疫细胞

外周血淋巴细胞是各种基因治疗的主要靶细胞。其中 T 淋巴细胞是主要的肿瘤基因治疗靶细胞,如肿瘤浸润性淋巴细胞(TIL)、肿瘤引流淋巴结细胞(DNL)等都取得了一定的临床应用疗效。

② 肿瘤细胞

癌细胞是肿瘤基因治疗的主要靶细胞之一。可采用原代肿瘤细胞或 HLA 配型的肿瘤细胞株。通过构建肿瘤细胞特异性定向高表达病毒载体,使肿瘤细胞作为受体细胞更具有优越性。

③ 造血干细胞

在肿瘤的基因治疗中,造血干细胞是耐药基因、细胞因子基因等较理想的受体细胞。此外,造血干细胞还常用于遗传病、自身免疫性疾病的基因治疗。

④ 成纤维细胞

成纤维细胞遍布全身并具有较强的自我更新能力。各种基因转移技术中均可以采用成纤维细胞作为靶细胞。是基因治疗理想的受体细胞之一。主要缺点是在体内由于细胞凋亡而引起的基因表达失活。

⑤ 其他

肝细胞、骨骼肌细胞、神经胶质细胞、角质细胞、血管平滑肌细胞、上皮细胞等都具有各自的特点而作为肿瘤基因治疗的受体细胞。

(3) 肿瘤基因治疗的目的基因

肿瘤基因治疗的目的基因主要包括细胞因子基因、MHC 分子基因、协同刺激分子基因、抗癌基因、反义核酸、肿瘤的药物相关基因及病毒基因等。根据肿瘤基因治疗的目的可分如下几类靶基因。

① 能改变肿瘤细胞的恶性表型的基因

针对癌基因的突变、扩增、过度表达等,采用反义核酸或核酶。而对于抑癌基因的突变、失活,可采用野生型的正常基因替换或剔除缺陷基因。

② 能提高肿瘤细胞的免疫原性的基因

将细胞因子($IL-2$、IFN、$GM-CSF$、TNF 等)基因、共刺激分子 $B7$ 基因等,以增强宿主的抗癌免疫反应,这类基因治疗统称免疫基因治疗。

③ 肿瘤药物增敏基因

将编码某一敏感性因子的基因转入肿瘤细胞,使其对某种原本无毒或低毒的药物产生特异的敏感性而死亡。这一表达敏感性的基因也称自杀基因。自杀基因通常由病毒载体转移进入细胞,该法又称病毒导向的酶前药物疗法(VDEPT)。

④ 耐药基因

主要目的是提高造血干细胞对化疗药物的耐受性,防止化疗药物的骨髓抑制作用。研究比较深入的耐药基因有多药耐药基因(MDRL)、二氢叶酸脱氨酶(DHFR)等。

2. 基因治疗的载体

运载或携带治疗性遗传物质的工具称为载体(vector)。基因载体系统是基因治疗的关键技术之一。基因载体必须能容易进入靶细胞内,并能在靶细胞内特异、有效、持续地表达外源性基因,整个过程还必须毒性低、安全可控。遗憾的是目前为止还没有一种完全满足这些条件的基因载体。常用基因治疗载体可分为病毒载体和非病毒载体两大类。天然存在的载体可通过结合（和运动）、转导和转染3种形式在不同细胞之间转移。转导依赖于整合入细胞基因组并经过细胞分裂繁殖的病毒DNA分子。转染是将DNA通过物理或化学的方法被动转运至细胞内的过程。病毒载体转染效率较高，是目前基因治疗的主要手段，但病毒载体缺点在于制备复杂，有免疫原性，体内不能反复应用，安全性也存在隐患以及非导向性，必须进一步改建。非病毒载体是病毒载体的重要补充途径，其体外试验应用较多，通常利用亲水或疏水的多价阳离子聚合物来凝聚重组质粒或反义寡核苷酸，形成微粒，被细胞内吞。非病毒载体在基因表达质粒，反义寡核苷酸或反义表达质粒直核细胞的靶向转移中，有着病毒载体不可替代的作用，尽管非病毒载体转染效率目前较低，但非病毒载体由于具有低毒、低免疫反应、靶向性和易于组装等优点。另外，非病毒载体作为一种药物释放系统，对药物尤其是化疗药物能定点释放，是一种潜在的靶向化疗载体。

此外，新近出现的嵌合性载体和多肽基因释放系统，为基因治疗提供了更有效的手段。

（1）基因病毒性载体

① 腺病毒（AV）载体

经过基因重组腺病毒载体在基因转移中的应用非常广泛。AV优点是能够感染非增殖细胞，不会整合入机体细胞染色体，滴度高，免疫原性强等。缺点是容量仅4.5 kb大小，体内表达时间短，使用次数受限制等。

② 逆转录病毒（RV）载体

RV载体是经修饰的逆转录病毒，其复制所需要的基因被除去，代之以治疗性基因和选择性标记物。RV优点是能在体外条件下把基因高效转入增殖细胞，可同时感染大量细胞，有广泛的宿主范围，能稳定整合，插入基因的表达时间长等；缺点是RV的负载容量限于8 kb，整合的随机性有潜在的危险性，基因导入原代人类细胞的效率低及靶细胞稳定转化后就难以逆转治疗等。在肿瘤基因治疗研究中，逆转录病毒载体介导法是应用最为广泛、有效的基因转移方法。

③ 痘苗病毒（VV）载体

VV载体的优点是复制能力强，载体容易构建，容量大，可容纳25kv片段并且掺入基因的数量没有限制，免疫原性强，使用安全等。据点是病毒的强复制能力可能对处于免疫抑制状态的病人有害，偶尔也在健康个体致病等。

④ 腺相关病毒（AAV）载体

AAV是4.7 kb单链DNA基因组的人类微小病毒。AAV载体的优点是：AAV并不引起任何疾病，而在细胞培养及动物模型可表现抗肿瘤作用。病毒本身只有两个基因，即复制基因 *rep* 和编码衣壳蛋白的基因 *cap*，后者易于消除并可降低细胞毒性 T-淋巴细胞反应的危险性。可在19号染色体上进行位点特异性整合，如果没有辅助病毒如腺病毒、疱疹病毒或水痘病毒等共感染，野生型AAV就潜伏在19号染色体上的特定部位，直到辅助因子出现才复制。病毒DNA能够稳定有效地整合人细胞基因组。有宽广的宿主范围，该载体似乎易感染造血干细胞，能潜伏感染非分裂期细胞。AAV是一种可富聚的物理性质稳定的病毒体。单链载体基因组存活于静态培养基，但经刺激后可分裂，然后可进行收获转导。在动物模型中表达可持续半年以上。AAV载体也有一些局限性，如病毒小，最大插入痛列仅4.5 kb，复制基因 *rep* 缺失的AaV与野生型AAV相比，载体整合效率较低、位点特异性较差。

⑤ 单纯疱疹病毒（HSV）

HSV-1是嗜神经性病毒，该载体可用于脑肿瘤基因治疗。其优点是容量人（40～45 kb），能感染有丝分裂后细胞，能永久维持潜伏状态等。缺点是可能引起潜伏感染等。

⑥ 其他病毒载体

EB 病毒（EBV）衍生的载体、猴病毒 40 （SV40）、人类巨细胞病毒（hCMV）、狂犬病与假狂犬病病毒及基于 HIV 的慢病毒载体等都可用于基因治疗。

（2）非病毒性载体

① 脂质体（Liposime）

脂质体是由磷脂和相似的两性脂形成的稳定的微囊。可分为带正电荷的或阳离子型脂质体和带负电荷的或 pH 敏感的脂质体两种类型。基因治疗用脂质体多为阳离子型脂质体，其优点有：制备与使用方法简单。可携带大片段 DNA，乃至整个染色体。可容纳疏水性及亲水性物质。能与 100% DNA 形成复合物。消除了危险重组于形成的可能性。通用于各种类型的裸露 DNA 或 RNA。能转染各种类型的细胞，转染率较高。没有免疫原性。阳离子型脂质体已成为商业化产品。

② 配体 - 多聚赖氨酸 - DNA 复合物（Polyplex）

Polyplex 是有效的转染制剂，其活性发挥并不需要脂质体的参与。阳离子聚胺（Polymine）是该制剂的重要成分，并与阴离子 DNA 形成复合物。另一种制剂多聚 - L - 赖氨酸的优点是不同的配体与碱性氨基酸基团耦联。多聚乙烯亚氨（PEL）是具有最高阳电荷密度的有机大分子，是基因治疗的高度有效载体。可用以进行体内外寡苷酸和质粒的传递。此外，各种脂精氨（lipospermine）显示了较高的基因转移水平。

③ 树突三聚体（dendrimer）

树突三聚体作为基因转移载体的优点有：可形成精确的大分子结构；构件极其微小；没有免疫原性。

④ 受体介导的内吞作用

受体介异载体也称为分子交连载体。其原理是 DNA 连接到靶向分子如多聚赖氨酸，交连的 DNA 复合体再结合到特异的细胞表面受体，通过内吞作用将 DNA 转入细胞。

⑤ 其他非病毒载体

合成的肽复合物、人工（合成）病毒载体及人工染色体等非病毒载体，在基因治疗的应用在不断研究和完善中。

（3）嵌合性载体

嵌合型载体又称杂合性载体，是近几年来出现的基因载体系统。通过把不同性质的基因载体联合起来，取长补短，以满足理想的基因载体的要求。联合的方式有：嵌合病毒载体，即将两种或两种以上的病毒进行组合。非病毒载体与病毒载体的联合，不但能发挥非病毒载体的靶向性强、黏附性强，可将病毒载体包裹混入 DNA 复合物的优点，还可以发挥病毒载体转染效率高、能促进细胞内吞活性，以增加非病毒载体的摄入量的优势。非病毒载体的联合应用，主要是脂质体与阳离子多聚物的联合。

（4）多肽基因释放系统（polypeptide gene delivery systems）

多肽载体是配体区、结合 DNA 的阳离子区、核定位信号区四位一体的合成短肽。外源性 DNA 通过某种方式共价结合到细胞表面特异受体的配基或单克隆抗体或病毒胞膜蛋白等，利用特异的结合特性而介导外源性基因导入到某一类型的细胞中。多肽系统可以用多肽合成仪大规模合成，与其他系统相比具有制备简单、对补体系统活化作用弱、小型化的优点。不足之处是该系统的阳离子负荷偏少。

3. 基因转移技术

根据转移进入体内的途径不同可分为：回体法基因转移、体内基因转移和直接注射法 3 种基因转移技术。每种技术各有特点，下面分别介绍。

（1）回体法基因转移技术

回体基因治疗一般应用病毒载体将目的基因通过离体转移（ex vivo）后再回输给患者，也可采用体内直接注射途径。由于前者更有效，故在临床试验中较常使用。该方法的缺点是在把细胞植入机体之前，可能发生细胞的遗传性改变，植入体内不能长期生存等。在具体的操作过程中，又可分如下几种方式。

① 化学法

常用钙磷酸盐转染法，即先将质粒 DNA 与氯化钙溶液混合，然后再加入磷酸盐缓冲液，通过形成质粒 DNA 钙盐沉淀达到转移的目的，其转移效率不足 1%，转染之后很难观察到转移基因的表达。该方法的细胞毒性极低，操作简单。

② 物理法

A. 电穿孔法

通过在细胞上施加电场作用后，使细胞膜上暂时形成小孔或开口，以便把大分子如 DNA 导入细胞。该法具有可重复、干净、快速及相对没有毒性等优点，但基因转移的效果仍然较差。

B. 基因枪

也称颗粒轰击法或生物子弹微射法，基因枪可直接轰击包被金属颗粒的治疗性 DNA，将其直接射入靶组织或单个靶细胞。该法具有简单、快速、可重复、基因传递谱广泛、不受基因大小及数量限制等优点。其缺点是进入内脏器官受限、基因转入细胞核的效果差、植入的 DNA 稳定整合的水平较低等。

C. 显微注射法

在显微镜下，人工用带细针的注射器穿透细胞膜并把遗传物质注入细胞质的方法。该法主要用于胚素基因转移。

D. 超声波介导的转染

超声波增加细胞膜的通透性并使质粒被动扩散进入细胞变得容易。该法是把外源性 DNA 及其他大分子导入细胞的较有前景的方法。

③ 细胞介导的基因治疗

将细胞在体外扩增、修饰后，注入机体靶组织。常用于介导基因治疗的细胞有成纤维细胞、淋巴细胞、骨骼肌细胞、血管平滑肌细胞、肝细胞、神经元细胞等。

④ 囊包细胞植入

该技术采用选择性通透膜包囊靶细胞，然后植入宿主体内特定部位。

⑤ 靶向基因治疗

将基因转运到特定的靶细胞是提高基因治疗效果和减少不良反应的重要措施。常用靶向基因治疗转移技术包括：

A. 靶向逆转录病毒载体

逆转录病毒包被基因的修饰、包被蛋白的耦联剂、伪饰型包被的再导向。

B. 靶向腺病毒载体

应用分子交联剂的靶向治疗、靶向非病毒的基因疗法-位点控制区（LCR）、脂质体靶向基因治疗、抗体介导的基因导入法、用细胞结合肽作为载体的细胞靶向的基因治疗、转录打靶、由疾病相关蛋白激活的基因转移等。

（2）体内基因治疗的基因转移技术

体内基因治疗是直接把遗传物质导入人体，这可以用非病毒载体完成。体内基因转移可以是局部（原位的）或者是全身性转移，其中原位基因转移（In situ gene therapy）指将遗传物质直接导入人体局部区域；全身性基因转移时，基因传递的部位可能与某种形式的靶位无关，只要治疗分子最终到达作用部位。体内基因治疗的优点是：① 不需要特殊细胞培养设施。② 在控制条件下，大量制备临床用质粒 DNA 要比制备病毒载体容易。③ 没有回体基因治疗可能造成的致病性，一般较为完全等。体内基因治疗的缺点是由于难以接近靶组织，故转移效率较低，注入的 DNA 的稳定整合的水平也较低等。体内基因治疗的载体既可以是病毒载体，也可以是非病毒载体。将基因 DNA 直接导入机体的途径（见表 4－1）。

表 4-1 基因直接进入机体的途径及其优点

途　　径	优　　点
直接注射	
皮下注射	与药物制剂的应用相似
肌内注射	方法比较简单
直接注射到肿瘤等	治疗性蛋白质可转入靶器官局部
鼻腔内注射	外源基因可在终末分化的非分裂期细胞表达
静脉注射	可在活体宿主以全身或组织特异性方式进行基因转移及表达
经导管动脉内转移	最有效载体是重组织腺病毒；血管平滑肌是主要靶细胞
骨髓内基因转移	比肝、肾等组织结构简单
经黏膜传递 DNA	可用于消化道疾病治疗
气管内基因转移	可用于腺病毒、质粒载体
器官内注射	可用于相应器官疾病治疗
腹膜内基因治疗	腹膜面积大；淋巴引流丰富

体内直接途径的基因治疗是指不需要细胞移植而直接将外源 DNA 注射至机体内，DNA 可单独注射，也可以与畏助物如脂质体一起注射，使其在体内转录，表达而发挥作用。体内直接途径比 ex vivo 或 in vitro 的基因治疗方式简单、直接、经济，疗效也比较确切。

用注射器或经血管床灌注直接注射"裸露"的 DNA 至特定的组织。该方法是利用细胞膜破裂直接传递 DNA，可用于 DNA 转入肌肉及脑组织等。

直接注射交连于脂质体载体的 DNA。脂质体是由磷脂形成的稳定的微型载体，可按药物使用的常规途径给药，在每次临床应用时可根据需要优化其大小和表面性质。

血管内注射病毒载体如腺病毒载体等，或注射非病毒载体如阳离子型脂质体复合物等。动脉、静脉内传递 DNA 重组病毒或非病毒载体，可在机体以全身或组织特异性方式进行基因转移和表达。

基因枪颗粒介导基因转入各种组织，包括插入

皮肤、乳腺、肝脏、肌肉、神经、血管/淋巴组织及暴露的肿瘤组织等。

（四）基因治疗存在的问题及展望

据统计，2004 年共有 900 多个基因治疗方案进入临床，其中 63.4% 用于癌症治疗，但获得显著疗效的方案很少。肿瘤在实际应用过程中除了存在缺少高效、导向的载体系统和对目的基因的有效调控等问题外，还有安全性和社会伦理等问题。

1. 载体系统的问题

目前虽然有许多载体系统，但能够高效、靶向地将基因导入体内靶细胞的基因导入系统尚不多。脂质体等转染性载体虽然简便易行、抗原性弱等，但有转染效率低、基因表达短暂等缺点。而腺病毒等转导性载体高效、持久、容易生产，但抗原性较强容易引起免疫排斥及炎症反应，大多数的基因治疗都以病毒介导为主。不少临床治疗方案的失败归因于载体系统未达到要求，通过改良病毒载体和采用新型的嵌合型载体、多肽基因释放系统等有望解决载体系统的问题。

2. 外源性基因体内表达的可控性问题

增加基因的可控性表达，使外源性基因在体内高表达以达到抗肿瘤治疗的目的是肿瘤基因治疗的另一个关键。目前发现的可诱导的调控系统——TAXI/UAS 系统是迄今为止惟一可调控的系统。该系统以一个酵母 GAL4 的顺式元件作为外源基因的上游，另组建一个激素受体（黄体酮）及一段 GAL4 的反调控基因的嵌合体，将两个载体共转染靶细胞后，只有当诱导物（黄体酮）或其拮抗物（RU486）存在时，目的基因才能表达，从而实现了对基因表达的诱导性调控。

3. 安全性和社会伦理问题

基因治疗自从诞生之日起就备受争议,主要是伦理学问题,集中在对种系细胞的基因改造方面,可能导致克隆人的产生。故目前国际上对于种系基因治疗一般持反对态度。

另外,对于基因治疗取得的一些成果的过度乐观和狂热,低估了基因治疗的复杂性,忽略了安全性问题,产生一系列负面效果。因此,对于加强有关的教育和严格的规范是十分必要的。在人体上的试验必须十分谨慎,在美国任何一项基因治疗临床试验必须得到 FDA 的批准,其他许多国家也制定了措施来管理基因治疗,这都是为了最大限度地减少基因治疗带来危害的可能性。

（郭　伟　任国欣）

参 考 文 献

1　李经忠,王青青.非病毒载体的研究现状.国外医学.分子生物学分册,2002,24；317－320.

2　Peng Z. recombinant human Ad-p53 agent for treatment of cancers. Hum Gene Ther. Current status of gendicine in China；2005,16；1016－1027.

3　罗荣城,韩焕兴.肿瘤生物治疗学.北京：人民卫生出版社,2006.

4　郭伟.口腔临床免疫学.上海：复旦大学出版社,2003.

5　夏忠军,常建华,张力,等.基因工程腺病毒（H101）瘤内注射联合化疗治

疗头颈部及食管鳞癌的Ⅲ期临床研究.癌症,2004,23；1666－1670.

6　李殿俊,刘旭,曹雪涛,等.肿瘤生物治疗新方法的研究.中国肿瘤,2001,10；126－128.

7　宋海珠,罗荣城,姜波.肿瘤基因治疗的研究进展和展望.解放军医学杂志,2002,27；651－652.

8　Yoshida J, Mizuno M,Wakabayashi T. Interferon-beta gene therapy for cancer basic research to clinical application. Cancer Science, 2004,95；1－8.

四、分子靶向治疗

（一）概述

近十年来,随着分子生物学、人类基因组学的迅猛发展,人们对肿瘤的恶变、侵袭、转移的分子机制,以及一些生物信号传导通路认识在不断加深。在此背景下,分子靶向治疗应运而生,成为一种全新的肿瘤治疗方法和策略。也是 21 世纪肿瘤诊断和治疗的发展方向。所谓肿瘤的靶向治疗是指应用单克隆抗体、酶、多肽、基因、脂质体、光动力学、反义寡核苷酸等特异性地作用于细胞膜表皮生长因子受体、信号传导通路中的特定位点、生长因子受体,以及肿瘤细胞增殖、分裂、侵袭和转移相关基因的特定靶点,特异性地作用于肿瘤细胞,不作用或少作用于正常细胞,同时又能极大地降低宿主毒性反应的治疗药物或疗法。可见,靶向治疗包涵两种含义：一是指抗肿瘤药物或抗肿瘤制剂特异性地作用于肿瘤细胞的特定靶点,以达到高选择性杀死肿瘤细胞的目的,即具有高效性和特异性。二是指正常细胞不表达或少表达这些靶点,因此靶向治疗对正常组织或细胞不杀伤或很少损伤,其毒性较细胞毒药物要低得多,即具有良好的安全性和耐受性。

（二）表皮生长因子受体为靶点的治疗

1. 表皮生长因子及其受体系统

人类表皮生长因子受体（human epidermal growth factor recepter，HER）家族有 4 个成员组成,即 HER1（EGFR/erbB1）、HER2（neu/erbB2）、HER3（erbB3）和 HER4（erbB4）。均属于Ⅰ型酪氨酸激酶受体基因家族,都位于细胞膜上,并有相似的结构,包括富含半胱氨酸的胞外生长因子结合区,亲脂性的跨膜区,带有调节性羧基末端的胞内酪氨酸激酶区。其中,HER2 具有酪氨酸激酶活性,但缺乏特异性配体。HER3 具有配体结合能力,但缺乏酪氨酸激酶活性。这两种受体

只有通过与家族其他成员结合形成异源二聚体才能发挥作用。而 EGFR 和 HER4 同时具有配体结合能力和酪氨酸激酶活性，这两种受体既可与家族其他成员结合形成异源二聚体，也可形成同源二聚体。

EGFR 有 10 余种配体，都是二价的多肽生长因子，如 EGF、转化生长因子（transforming growth factor，TGF）、两性调节素（amphiregulin，AR）、表皮调节素（epiregulin，EPR）、Neu 调节素（neuregulin，NRG）等等。这些复杂的受体-配体结合系统构成了 EGF 受体家族生物学功能的多样性。

EGFR 与配体结合后活化，可能激活以下信号途径：Src、PKC、PLC - r、JAK - STAT、Ras - Raf - MEK - erk/MAPK、PI3K - Akt 等。可见 EGFR 介导多种信号途径参与多种生物学反应，主要表现在促进细胞增殖、血管生成、浸润和转移、抑制细胞凋亡等。因此，阻断 EGFR 可以抑制肿瘤生长，EGFR 成为肿瘤治疗的重要靶分子。

2. EGFR 抑制剂和口腔颌面-头颈恶性肿瘤

EGFR 在多种实体肿瘤中有表达，同一肿瘤也可以同时表达多种 EGF 受体，已知 60％的肿瘤中至少有一个以上的 HER 受体过度表达。研究显示，在肺癌、乳腺癌、结肠癌、头颈鳞癌、前列腺癌等多种恶性肿瘤中都有 EGFR 受体的过度表达。文献报道头颈部鳞癌的 EGFR、HER2、HER3、HER4 的阳性表达率分别为 36％～100％、17％～53％、81％、28％～69％。

目前研究中的针对 EGFR 的靶向性药物分为：① 抗体类：能特异性地与细胞外配体区结合的单克隆抗体。代表药物：西妥昔单抗（Cetuximab，爱必妥）。② 酪氨酸激酶抑制剂：通过抑制 ATP 与酪氨酸激酶的结合，达到抑制酪氨酸激酶的活化及自动磷酸化，进而抑制 EGFR 介导的信号传导。代表药物：易瑞沙（吉非替尼，Iressa、Gefitnib）。③ 重组 EGF 疫苗：直接针对配体，进入机体后激发免疫系统产生抗 EGF 抗体，抑制因 EGF 过度表达造成的 EGFR 信号系统的转导。如 EGF - P64K。其他还有反义寡核苷酸 AS - 21，能阻止 TGF、EGFR 基因的翻译。下面就当今临床应用于口腔颌面-头颈部恶性肿瘤的 EGFR 抑制剂作一介绍。

（1）西妥昔单抗体

西妥昔单抗体是 IgG1 鼠/人嵌合型单克隆抗体，能与 EGFR 高度亲和，特异性阻断其与内源性配体的结合，从而阻止下游信号的传导及其细胞效应。能显著地增强化疗和放疗的疗效。

一项随机、双盲临床研究将爱必妥联合顺铂作为一线药物治疗复发和/或转移性头颈部鳞癌。治疗组(n＝57)给予顺铂（每 4 周 100 mg/m²）联合爱必妥（首次 400 mg/m²，随后每周 250 mg/m²），对照组(n＝59)给予同剂量的顺铂和安慰剂。结果显示，爱必妥/顺铂治疗组和对照组的有效率(CR＋PR)分别为 26％和 10％，$P＝0.029$，显著地提高了疗效。但在中位无病进展生存期（分别是 4.2 和 3.4 个月）和中位生存期（分别是 9.3 和 8.0 个月）方面无显著差异。

另一项将爱必妥联合顺铂作为二线药物治疗以铂类为基础的化疗失败的复发和（或）转移性头颈部鳞癌。结果显示总有效率为 11％，疾病控制率为 52％。

同样，爱必妥联合放疗治疗头颈癌也取得了令人鼓舞的效果。一项临床研究对局部晚期头颈部鳞癌的患者进行爱必妥联合顺铂和同步加速器放疗。具体方案：顺铂 100 mg/m² 第 1、第 4 周。爱必妥第 1 周 400 mg/m²，第 2～10 周 250 mg/m²。放疗总剂量 70Gy。结果 21 名患者中，2 例 CR，13 例 PR，总有效率 71％，3 年总生存率 76％，3 年无进展生存率 56％。

此外,在晚期喉癌、鼻咽癌等头颈部肿瘤的治疗中,爱必妥也显示了较好的效果。

爱必妥联合化疗后的主要不良反应有骨髓抑制,痤疮样皮疹,呼吸困难,乏力,呕吐等。

(2)易瑞沙

易瑞沙是苯胺喹唑啉化合物,一种强力的EGFR酪氨酸激酶抑制剂,能阻断调节肿瘤细胞增殖,生长,存活的信号传导通路。还可以影响其他的ErbB家族的信号系统。临床前研究发现易瑞沙可以增加铂类、紫杉醇类、阿霉素类药物的细胞毒作用。该药在肺癌的治疗临床应用较多,显示了一定的效果。在一项包括71例晚期头颈部鳞癌的临床研究中,治疗前未检测EGFR表达,在42例可评估效果的患者中,3例部分缓解,7例稳定。主要不良反应是可逆的痤疮样斑丘疹和腹泻。

以EGFR为靶点的相关研究目前已经成为抗肿瘤研究的一个热点,并已经正式用于临床。但仍然存在许多不足,如有一定毒性、有些疗效尚不满意、靶向性差、抗体的异质性和突变引起的耐药性等。相信随着研究的深入这些问题会最终得到解决。

(三)以血管生成为靶点的治疗

肿瘤通过血管获得营养,并可通过血管发生转移,故抗肿瘤血管形成是抗肿瘤治疗的基本策略之一,属于抗肿瘤间质治疗。肿瘤血管细胞是正常组织进入肿瘤的正常血管细胞,生长活跃且目标突出,但基因组稳定而较容易控制。因此,从基因水平破坏肿瘤新生血管具有靶点单一、特异性强、生理毒性小等特点,对于抑制肿瘤的生长、预防肿瘤的转移和复发有重要的意义。

肿瘤细胞生长过程中分泌血管内皮细胞生长因子(VEGR),从而促进肿瘤血管形成。VEGF是一种碱性可分泌的肝素结合蛋白,其编码基因位于6p21.3,由8个外显子构成。VEGF受体Flt/Flk为酪氨酸蛋白激酶型膜受体,具有高度的特异性。VEGF与受体结合后,可以刺激血管内皮细胞增殖,促进血管形成,增加血管通透性,由此增加肿瘤细胞的营养供应。血管形成的各个阶段都可以作为基因治疗的攻击靶位,包括抑制血管生成因子的形成和释放、阻断血管生成因子与血管内皮细胞的结合、抑制细胞外基质的重塑、诱导内皮细胞的凋亡等。目前已有多种药物应用于临床,如内皮抑素(Endostar,恩度)、TNP - 470、TSP - 1、PF4等,治疗效果值得期待。

(四)环氧化酶- 2(cyclooxygenase - 2,COX - 2)抑制剂

环氧化酶又称前列腺素内过氧化物合成酶(prostaglandin endoperoxide synthase, PGHS)是催化花生四烯酸转变为前列腺素和血栓素的限速酶。它有两个活化中心发挥作用:首先通过环氧化反应将花生四烯酸转化为前列腺素 G2(PGG2),然后经过氧化反应,PGG2还原为前列腺素 H2(PGH2),后者可转化成具有生理活性的前列环素(PGI2)、血栓素 A2(TXA2)、PGF2α、PGE2、PGD2等。以发挥多种重要的生理功能并参与许多病理过程。

环氧化酶有两种同工酶:COX - 1和COX - 2(见表 4 - 2)。COX - 1是一种结构酶,一直存在于正常组织中,维持胃、肾、血小板、肺等组织器官的生理功能。在外界条件影响下,仍能以相对恒定的数量表达。COX - 2为诱导酶,正常组织中很少能检测到。在多种细胞因子、脂多糖、佛波脂、维A酸、突触活动和高渗状态等刺激下被诱导表达,参与类风湿关节炎、动脉粥样硬化、恶性肿瘤、肝炎等多种病埋过程。

表 4-2 COX-1 和 COX-2 基本性质和功能比较

	COX-1	COX-2
基 因	22.5 kb,位于 9q32.0~33.3 11 个外显子,编码 599 或 600 个氨基酸残基	8.8 kb,位于 1q25.2~25.3 10 个外显子,编码 603 或 604 个氨基酸残基
蛋白质定位	内质网	核膜
组织表达	正常组织	炎症、肿瘤等病理组织
功 能	维持胃、肾、血小板、肺等组织器官的生理功能	参与类风湿关节炎、动脉粥样硬化、恶性肿瘤、肝炎等病理过程

COX-2 与癌发生的关系和机制表现在:① 生物异原物机制:病理条件下 COX-2 过氧化氢酶催化了由癌前病变到癌的转变过程。在头颈部生物异原物含量较多,在 COX-2 过氧化氢酶的作用下,可使这些物质氧化成癌的诱变剂。此外,致癌物也可诱导 COX-2 的产生,进一步促进生物异原物的生成。② 抑制凋亡。③ 炎症和免疫抑制。④ 促进肿瘤血管淋巴管的生成,COX-2 过度表达促进了 VEGF 和毛细血管的形成。⑤ 促进侵袭和转移。

目前大量研究结果表明 COX-2 在多种肿瘤组织中高表达,如肺癌、胃癌、头颈癌、结肠癌等。Minter 对 37 例口腔鳞癌标本、23 例正常黏膜标本进行免疫组化染色,同时用 COX-2 抑制剂 NS398 处理 4 个口腔鳞癌细胞系。结果发现 COX-2 在口腔鳞癌中高表达,正常口腔黏膜无表达。NS398 能显著抑制口腔鳞癌细胞的生长,认为其机制之一是通过抑制 PGE2 的合成,提示 COX-2、PGE2 合成酶及其受体是口腔癌化学预防和治疗的分子靶点。Jon Sudbo 对 22 例口腔癌前病变、29 例口腔癌患者标本进行检测,结果 30 例正常对照组仅 1 例有 COX-2 表达(3%),DNA 含量均正常;26 例口腔癌患者存在 COX-2 过表达(88%),25/26 为异倍体;癌前病变患者中 9/22(41%)过表达,DNA 为异倍体,其中 7 例随访 5 年,6/7(85%)发生了口腔癌。由此得出结论:对高危患者有必要服用 COX-2 抑制剂,以减少口腔癌的发生。目前人们主要关注 COX-2 抑制剂的预防作用,然而更应强调其对肿瘤的治疗作用。

COX-2 特异性抑制剂有罗非昔布、塞来昔布等,临床上已经联合化疗或放疗用于肺癌、结肠癌、口腔癌、胃癌等的治疗。与 COX-2 非特异性抑制剂相比,COX-2 特异性抑制剂没有明显的消化道不良反应和抑制血小板功能的作用。现有的研究显示其主要不良反应是肾毒性,表现为体液潴留和高血压。

(任国欣 郭 伟)

参 考 文 献

1 韩宝惠.肿瘤生物免疫靶向治疗.上海:上海科学技术出版社,2006.

2 郭伟,曾庆华,王存玉.头颈肿瘤防治的新靶点环氧酶的研究进展.中华口腔医学杂志,2004,261-263.

3 Burtness BA, Li Y, Flood W, et al. Phase Ⅲ randomized trail of cisplatin+ placebo versus cisplatin+ C225, a monoclonal antibody directed to the epidermal growth factor receptor: An Eastern Cooperative Oncology Group trial. Clin Cancer Res, 2003,9.

4 Baselga J, Trigo JM, Bourhis J, et al. Phase Ⅱ multicenter study of the antiepidermal growth factor receptor monoclonal antibody cetuximab in combination with platinum-based chemotherapy in patients with platinum-refractory metastatic and/or recurrent squamous cell carcinoma of the head and neck: J Clin Oncol, 2005,23.

5 Su YB, Kraus DH, Zelefsky MJ, et al. Concurrent cetuximab, cisplatin and radiotherapy for loco-regionally advanced squamous cell carcinoma of the head and neck: updated results of a novel combined modality paradigm. J Clin Oncol, 2005,23.

6 Minter HA, Eveson JW, Huntley S, et al. The cyclooxygenase 2-selective inhibitor NS398 inhibits proliferation of oral carcinoma cell lines by

mechanisms dependent and independent of reduced prostaglandin E2 synthesis. Clin Cancer Res, 2003,9: 1885-1897.

7 Sudbo J, Ristimaki A, Sondresen JE, et al. Cyclooxygenase-2(COX-2) expression in high-risk premalignant oral lesions. Oral Oncol, 2003,39: 497-505.

五、口腔颌面-头颈肿瘤的加热治疗

(一) 概述

热疗(hyperthermia)又称温热治疗(mild hyperthermia),是通过物理加热装置,选择性地将肿瘤加热至治疗温度(40～44℃),从而杀灭肿瘤细胞的方法。尽管在许多中外古代文献中就有采用加热的方法治疗包括肿瘤在内的各种疾病的记载,但是真正科学、系统地进行基础和临床研究还是近二三十年的事情。1975年在美国华盛顿召开的第一届国际肿瘤热疗会议标志着现代肿瘤热疗学的开端。经过近30年的研究,有关肿瘤热疗学的研究取得了很大的进展,特别是随着现代生物物理学、计算机科学的迅猛发展使这种既古老又年轻的学科焕发了青春。表现为:在热生物学方面,基本阐明了温热的生物学效应和抗肿瘤机制;发现了热休克蛋白(HSP)和热耐受的关系;热增敏剂的发现和应用;热损伤及热疗增强放、化疗疗效的机制;热疗与全身免疫功能的关系;以及从分子水平探索温热的抗肿瘤机制等。这些都为热疗应用于临床提供了可靠的生物学基础。在热疗物理技术方面,各种专门用于肿瘤治疗的热疗机被不断地开发出来,从而满足了对不同部位的肿瘤进行有效而均匀地加热。测温技术的完善保证了对肿瘤加热的监控,并且正在从有创测温向微创或无创测温过渡。值得一提的是近几年超声热辐射技术应用于热疗正日受瞩目,该技术克服了以往微波、射频加热技术的诸如加热深度表浅、加热不均匀等缺陷,并且安全无辐射、可控性好。在1996年罗马第七届国际肿瘤热疗会议上被认为是一种很有发展前途的加热手段。在临床应用方面,多项临床Ⅱ/Ⅲ期试验结果表明热疗与化、放疗联合具有协同效应,取得了令人鼓舞的疗效。目前,热疗与生物治疗的基础及临床研究正成为热点。肿瘤热疗已在国外较为广泛地开展,1985年FDA已正式将热疗列为常规的抗肿瘤方法之一。在我国,热疗的基础研究在不断深入,临床应用也在逐步推广,并且一些具有自主知识产权的热疗装置在不断地推出。我们相信,随着肿瘤"综合治疗"模式的广泛认同和建立,热疗的选择性抗肿瘤作用和对放疗、化疗的增敏作用,必将确立其在抗肿瘤治疗中的重要地位,尤其是对于无手术指征和放疗、化疗耐受者又带来了新的希望。

(二) 热疗的抗肿瘤机制

1. 热的直接细胞毒作用

温热不同于放疗、化疗,其作用的最初靶点是细胞的膜系统(细胞外膜及核糖体、溶酶体、粗面内质网等细胞器的膜),热作用使膜的流动性加强,通透性增高,继而引起膜的液晶态发生相变。还可以导致膜蛋白变性、脱落、异位等变化。这些变化导致细胞内外各种离子梯度及细胞内pH的改变,抑制膜结构参与的能量代谢和物质合成,最终引起细胞损伤以致死亡。由于肿瘤细胞的代谢以糖酵解为主,致使肿瘤细胞内的低pH、低氧环境,这种微环境的特殊性,加之结构上与正常细胞的差异,造成肿瘤细胞对热更敏感,故加热具有一定的选择性抗癌作用。温热导致肿瘤细胞死亡的形式与温度的高低密切相关。在临界温度以上,细胞主要以坏死为主。这是由于强烈的温热作用后,细胞质膜的整体性结构破坏,发生不可逆性膜通透性增高,细胞器内和胞外的大量钙离子涌入胞质,高浓度的钙离子激活磷脂酶,分解磷脂质,细胞发生坏死形式的死亡。当细胞处于临界温度左右时,主要发生细胞凋亡。其机制是细胞在温和的热作用下,细胞膜结构未遭到完全破坏,胞内出现一过性钙离子浓度升高,引发依赖钙离子的 DNA 内切酶活化,剪切 DNA 形成很多 180～200 bp 的整体倍数的片段,出现细胞凋亡。各种细胞对热的敏感性不同,因此温热对其损伤的临界温度也各不相同。从热生理学角度,正常组织有完善的血液循环系统,可迅速将局部热带走而避免热损伤,故正常细胞能耐受较高的温度。而肿瘤组织由于血运差,容易热积聚,不能耐受较低温度的加热。可见加热对肿瘤细胞有一定的选择性杀伤作用。

2. 温热与放化疗的协同抗瘤效应

(1) 增敏作用

热疗除可阻止肿瘤细胞对射线和化学药物造成的各种损伤的修复外,还可解除肿瘤细胞对放、化疗的抵抗。一般认为是通过提高组织内的氧分压,使对放疗不敏感的乏氧细胞变得对射线敏感;以及通过改变细胞膜的通透性而提高药物吸收并改变药物代谢等提高化疗药物的细胞毒作用,使某些化疗药物抵抗的肿瘤细胞变得对药物敏感。

(2) 互补作用

热疗时,只有达到有效的温度和足够的时间才能杀灭肿瘤细胞。由于机体组织的不均质性及肿瘤组织内血管发育的异常,肿瘤组织的血流量只有正常组织的 10% 左右,散热性差,加热后出现热积聚,温度往往高于邻近组织 3～7℃,故很难使肿瘤均匀加热,尤其是周边区域往往达不到治疗温度。由于血循环不畅造成的中央区域乏氧、低营养化,使该区域的肿瘤细胞对放疗不敏感;同样化疗时,药物容易达到并作用于肿瘤的周边区域而不易渗透至中心部

分。但放疗造成的肿瘤局部纤维化和血运障碍,加重了肿瘤的乏氧、低 pH 及低营养化,却增加了此微环境下的肿瘤细胞的热敏性。另外,从细胞增殖周期的时相来看,M 期细胞对放射线最敏感,S 期细胞对射线多表现为抗拒,而温热却对 S 期细胞杀伤作用最强。以上均说明温热与放疗、化疗具有多方面的互补优势和联合应用的合理性。

3. 温热增强机体的抗肿瘤免疫反应

免疫系统在肿瘤的发生、发展过程中起到重要的作用。众所周知,恶性肿瘤患者的免疫功能都普遍出现降低或缺陷,这其中 NK、T 淋巴细胞在对肿瘤的免疫监视作用中起着重要作用。温热能改变机体的免疫状态,提高免疫功能。其可能的机制是:① 温热增加膜脂质流动性,使镶嵌在细胞膜脂质双层中的抗原流动性增加,并积聚在细胞膜表面,有利于抗体与抗原结合。② 高热阻止抗原抗体复合物脱落,使免疫效应对靶细胞发挥细胞毒作用。③ 热疗后肿瘤细胞变性蛋白、坏死的分解产物,作为一种抗原刺激机体免疫系统产生抗肿瘤的免疫反应,如果过热则会损害细胞表面抗原,而使免疫原性下降。④ 最新的分子生物学研究表明,肿瘤细胞受热后产生热休克蛋白(HSP)尤其是 HSP70,可与抗原肽结合,通过抗原呈递细胞(APC)的加工,被细胞毒淋巴细胞(CTL)识别,杀灭肿瘤细胞,产生抗肿瘤免疫反应。

(三) 各种加热治疗的方法和特点

1. 按加热范围分类

(1) 局部加热

指加热范围仅限于病变和周围小部分正常组织,是最常用的一种热疗方法。常用的方法包括:微波局部透热、超声局部加热、射频局部透热以及组织间和体腔内的透热等局部加热方法。局部加热的特点:① 安全,对正常组织和全身各系统影响

很小,并发症少,适应证广。② 操作简便,便于推广。③ 局部加热的方法比较多,可根据肿瘤的部位、形状、种类等特点灵活选择最合适的加热方法。④ 可以达到较高的治疗温度,肿瘤中心的温度可达 43℃ 或更高,故治疗效果好。局部加热治疗的不足是对于范围广泛、体积巨大及颅脑等特殊部位的肿瘤不宜或不便采用该方法。

(2) 区域加热

加热范围比局部加热更大的热疗方法。通常认为加热范围占机体体积的 1/4～1/3 属于区域加热。最常用的区域加热方法是射频环形阵列经体表加热,术中、术后的腹、盆腔热灌注也属于区域加热。由于加热范围较大,对机体的影响比较大,可出现心律加快、血压降低等症状。因此需要同时进行严格的体温监控和对重要脏器(如颅脑)的保护措施,且有时需要全身麻醉下施行。区域热疗的加热范围比较大,一般可包括一个解剖区域,故能对范围较大的肿瘤、部位深在或一个区域内的多个肿瘤进行有效的加热,同时还可以对区域内的微小转移灶加热。

(3) 全身加热

对全身各个部位同时加热,需要在全身麻醉下进行,适用于广泛转移和播散性肿瘤的治疗,尤其联合化疗疗效更加显著。常用的方法有体外循环加热法、红外线体外辐射和全身热水浴等。该方法对机体影响很大,诸如凝血现象、脑组织损伤等,故要求对体温、心律、血压等生命体征和生理参数进行严格监控,同时对颅脑等重要器官的保护至关重要。一般认为 41.3～41.8℃ 是全身热疗的安全而有效的范围,否则易发生危险。由于对加热温度和机体状况不容易控制,全身加热治疗虽然存在着理论上的许多合理性,但临床仍较少应用。

2. 按加热的作用部位分类

(1) 经体表加热

热源经过体表对病变部位加热,是最常用的肿瘤热疗方法。各种加热方式对浅表的肿瘤采用经体表加热往往都能达到有效的治疗温度,而深部肿瘤的经体表加热常采用聚焦超声、射频电容式加热的方法。经体表加热会受体表至肿瘤之间的组织异质性(如骨、脂肪组织)而影响加热效果。

(2) 体腔内加热

将热源置于体腔内对体腔内的病变加热的方法。该方法可直接对腔内肿瘤加热,避开体表和肿瘤之间正常组织对热量的吸收。存在于体腔内的肿瘤如鼻咽癌、宫颈癌、食管癌、直肠癌等都可通过该方法加热治疗,常用的热源有超声波和微波等,体腔加热要求热源的辐射器制作成适合不同体腔的形状,以便于有效的加热操作。

(3) 组织间加热

是把加热电极或辐射器制成针状直接刺入病变组织中进行加热的方法,最常用的加热方式是射频和微波。该方法具有损伤性,在作用范围内加热温度可高达 60℃ 以上,可根据肿瘤的形状和范围插入多个电极或辐射器。多用于肝癌、颅脑肿瘤和对术中瘤床的加热治疗。

3. 按热源分类

目前常用的热源有射频、微波和超声波,分别介绍如下:

(1) 射频(radio frequency,RF)加热

RF 是一种频率在 3 kHz～300 MHz 之间的电磁波,包括长波、中波、短波和超短波 4 个波段,常用于热疗的波段是 3～30 MHz。按加热方式可分为电容性射频加热(短波和超短波)和电感性射频(短波)加热两种。前者可满足人体任何深度的加热,而后者加热表浅,仅用于浅部肿瘤的加热,射频组织间加热属于电容性射频加热,可采用长波、中波波段。电磁波本身不发热,其通过作用于组织内的带电粒子(各种离子、电子等)、偶极子(各种生物大分子)发生高频振动,将电能转换成热能,使组织内产生热,故这种热也称为内源热。组织产热量的多少除了与加热频率呈正相关外,还与组织的介电常数密切相关。

由于人体各种组织的异质性很大,因此射频加热会产生明显的加热不均现象。脂肪、骨骼等低含水组织比肌肉、皮肤等高含水组织的介电常数小,在同一电场作用下,肌肉、皮肤组织产热量更多。尤其是电容性射频加热深部肿瘤时,会出现皮下脂肪过热现象,故需要在电极和皮肤之间放置冷却水囊。

(2) 微波(microwave,MW)加热

微波指频率 300 MHz～30 GHz 的电磁波,分为分米波、厘米波和毫米波 3 个波段。目前的微波热疗频率是有 2 450 MHz、915 MHz 和 434 MHz。微波的加热原理与射频相同,也属于内源热。由于频率更高,主要被肌肉组织吸收,所以无脂肪过热等现象,但加热深度较浅、范围小,最大加热深度仅 3 cm 左右,主要用于浅表、体积较小肿瘤的热疗,如唇癌、皮肤癌等。微波对测温有干扰,且有辐射,需要作必要的防护。

(3) 超声(ultrasound,US)加热

超声波是指频率在 20 kHz～1 000 MHz 的声波,是一种机械振动波。常用的加热治疗频率是 0.5 MHz～5 MHz。超声波在人体不同组织介质传播的过程中,作用于组织内的细胞、细胞器等各种微粒发生机械振动,使之相互摩擦产生内源热发挥热效应,从而杀灭肿瘤细胞。超声波在传播过程中,能量不断被组织吸收而衰减,频率越高衰减得越快,因此加热深部肿瘤要选择较低频率的波段。此外,超声波的"空化效应"在抗肿瘤过程中也发挥重要作用,所谓"空化效应"是指超声波作用于液体或软组织中形成的空泡,在压力作用下发生振荡、膨胀、收缩等一系列交替出现的动力学过程,当达到一定的声压,气泡出现破裂的现象。空化效应产生的瞬时高温、高压,对组织细胞产生很大的破坏作用。超声波在空气中几乎全部被反射,因此超声波不能经含气的组织给深层肿瘤加热,且辐射器与皮肤之间必须使用导声胶以保证消灭含气空腔。超声波在还可被骨组织表面反射和过度吸收,出现过热导致的骨痛和加热方向的改变。故治疗中应注意避开骨组织。通过多元聚焦技术,超声波可以对深部肿瘤进行加热。

(4) 其他

如红外线加热、热水浴、体外血液循环加热等,主要用于全身加热,在此不赘述(见表 4-3)。

表 4-3　常用加热方法的比较

加热方法	优　点	缺　点	用　途
射频(RF) 0.1～100MHz	电容 RF 极板可适形、水冷 电感 RF 可深部加热 无电磁辐射	脂肪组织选择性加温 加热不均 电磁辐射	体腔加热 四肢 组织间加温
微波(MW) 100～2 450 MHz	无脂肪组织选择性加温 操作简单 辐射器可适形	干扰测温 加热表浅 电磁辐射	浅表加热 腔内加热
超声(US) 0.5～5 MHz	无脂肪组织选择性加温 聚焦 US 加热深达 15 cm 穿透、指向性好	不能穿透含气空腔 骨吸收痛	浅、深部肿瘤 骨肿瘤

(四) 热疗在口腔颌面-头颈恶性肿瘤综合治疗中的应用进展

作为一种能显著提高肿瘤治疗效果的手段,热

联合治疗的目的是提高晚期肿瘤的可切除性和局部控制率,增加生存率,延长疼痛缓解期。Kim 等应用 CDDP 100 mg/m² +5FU 1 000 mg/m² 结合局部加热 40℃～42℃、30～40 min,治疗 5 例放、化疗抵抗及术后复发的晚期口腔癌患者。经过 2 个

周期的治疗,2例达到完全缓解(CR),1例部分缓解(PR)。原来对CDDP耐受的患者又重新表现为有效,其中1例后经手术治疗,随访26个月仍无复发。反映出该方法的乐观的前景。但由于化学药物代谢的复杂性及对HT仍缺乏可控性,有效的热化疗方案尚未确立。国内在头颈癌的热化疗方面与国际几乎同步,早在1982年,李名烈等就采用微波加热装置联合化疗治疗口腔鳞癌20例,总有效率达85%,其中CR 35%(7/20),PR 50%(10/20),随访5年生存率76.6%(14/18),5例单纯热化疗的5年生存率为100%(5/5),12例热化疗后行根治性手术者5年生存率达75%(9/12)。毛祖彝等应用热化疗治疗口腔癌,并尝试用高糖作为热增敏剂,其中的34例唇癌CR 76.5%(26/34),PR 23.5%(8/34),总缓解率100%,保留了器官,效果令人满意。可见,对于能够达到有效治疗温度的表浅肿瘤,热化疗的疗效是肯定的。随着对HT与放疗、化疗协同抗癌机制研究的深入,人们把注意力转移到热化放疗(hyperthermochemoradiotherapy,HCRT)上,以期获得更大的局部控制率及远期生存率,并在包括头颈癌在内的各种实体瘤治疗中取得可喜的效果。Amichetti等对18例晚期头颈癌采用术前HCRT方案,包括:CDDP 20 mg/m^2/w＋HT 42.5℃/30 min＋RT 2 Gy×5×7周取得了88.8%的缓解率,其中CR 66.6%。HCRT不但能提高局部控制率和可切除率,还能提高无瘤生存率和总生存率。Tohnai等应用类似的HCRT方案后行根治性手术治疗8例N3口腔癌患者,具体方法:CDDP 100 mg/m^2/w＋HT 42.5/30 min＋RT 40 Gy,结果术前PR 6/8例,NC 2/8例,术后随访13～64个月,6例生存,5年累积生存率70%,无瘤生存期最长63个月,从而提示这种方法很有前途,可以提高头颈癌综合治疗后的总体疗效。Hoshina等以HCRT治疗晚期头颈癌18例(25个部位),并与22例(27个部位)接受放、化疗(RCT)的晚期头颈癌进行比较。结果HCRT组的总缓解率为92.0%,其中CR 44%(11/25);而RCT组的总缓解率是63%,CR 18.5%(5/27)。HCRT组的5年累积局部控制率和生存率分别是68.2%和44.4%,RCT组为22.2%和18.2%。无论在总缓解率、CR率还是在预后方面,HCRT都具有显著优势。加热并非能提高所有化疗药物的细胞毒作用。顺铂是被证明最具温度依赖性的细胞毒药物之一,也是热化疗中使用最多的药物,Matsumoto等认为,CDDP与HT联合还具有独特的协同机制,即CDDP通过活化hsp72转录抑制因子,显著地抑制hsp72蛋白的积聚,从而改变了HT后细胞对CDDP的敏感性。多项临床试验采用不同的HCRT方案,治疗头颈癌取得了令人鼓舞的疗效,但尚未得出肯定的结论。相关的临床Ⅲ期试验结果尚未报道,因此治疗口腔癌及头颈癌的最佳HCRT方案仍未建立。

可靠的预后指标是衡量一个治疗方案是否有效和指导临床及时调整治疗方案的依据。现已发现一些可以正确预测热联合治疗疗效的生理、生物物理和分子生物学指标。包括:组织的氧和度、P53基因、加热的温度控制参数等。

1. 组织的氧合度(oxygenation)

通常以氧分压(PO$_2$)表示,多项研究结果证实,肿瘤组织的氧饱和程度直接影响放、化疗的疗效,治疗前具有较高比例乏氧细胞的肿瘤比氧合好的肿瘤的局部控制率显著降低。PO$_2$<10 mmHg的颈部肿瘤具有较低的生存率。Ressel等采用HCRT三联方法,治疗人头颈鳞癌裸鼠移植瘤的结果表明:治疗后肿瘤内的氧合度与完全缓解率(CR)高度相关,三联治疗组的CR率最高;治疗后PO$_2$不小于10,比治疗前低于10 mmHg者有更长的无瘤生存期,并提出PO$_2$<10 mmHg,可以提供一个判断热联合治疗的有效性及预后的指标。

2. P53 基因

分子生物学研究表明,热诱导的细胞凋亡是通过 P53 依赖的凋亡途径进行的。P53 阳性表达的肿瘤细胞对热敏感,而阴性者有较强的热耐受性。转染突变型 P53 基因的头颈癌细胞系,对热的耐受性明显提高。而在腺病毒介导下转染野生型 P53 基因,可使神经胶质瘤细胞、鼻咽癌细胞对热的敏感性提高,热诱导下可以增加凋亡率,这也为基因治疗开辟了新的思路。临床研究也证实,P53 蛋白和 ki67 抗原的表达,能够预测食管癌的术前 HCT 的有效性。

3. 加热的温度控制参数

Vujaskovic 等发现,$T_{50} > 44℃$(即肿瘤的全部测温点的所有温度数据中有 50% 的温度超过 44℃)导致 PO_2 下降,pHe(细胞外 pH)升高,肿瘤的消融减少;而 $T_{50} < 44℃$,PO_2 升高且肿瘤消融最显著,总体上 PO_2 是升高的,而 PO_2 小于 5 mmHg 的乏氧细胞比例降低。但 T_{50} 小于 44℃ 时更显著,提示 T_{50} 大于 44℃ 将造成血管损伤,而不利于肿瘤组织的氧合,可能影响联合治疗的效果。可见,在 39~44℃ 范围内,温度变化对肿瘤细胞的杀伤作用影响最为显著。因此,并不是温度越高,抗瘤作用越强。高于 44℃ 所导致的肿瘤细胞死亡,被认为是细胞的直接坏死而非温和加热诱导的细胞凋亡。故两者的抗瘤机制是不同的,这是临床治疗中应该注意的问题。

(五)口腔颌面-头颈恶性肿瘤热疗的临床应用原则

理想的热疗,应力求对全部肿瘤组织加热到有效的治疗温度范围,并维持一定的治疗时间,避免对靶区以外的正常组织过度加热。李鼎久等倡议的"3F"原则,即治疗温度要在 40℃ 以上,每次治疗时间要大于 40 分钟,每个疗程要至少做 4 次,正符合了这个理念。头颈部恶性肿瘤的加热治疗要考虑到以下原则。

1. 病例和加热方法的选择

头颈部解剖关系的复杂性、各种加热技术和测温技术的局限性、患者的个体差异等因素的影响,选择加热治疗时要全面考虑各方面的因素,制定最有效的热疗方案。例如,微波仅能用于唇癌、皮肤癌、颊癌、涎腺癌等表浅的部位。电容式射频透热最好选择皮下脂肪层较薄的患者,以避免发生脂肪过热现象。超声加热可用于较深部位的肿瘤加热,但是要避开口腔、鼻腔、鼻旁窦等含气空腔和颌骨等对声波传导等不利因素。头颈部毗邻颅脑,并有眼、出入颅脑的许多重要血管神经,考虑到这些特殊解剖关系,原则上选择局部热疗而不采用全身热疗。

2. 综合治疗的原则

综合治疗是肿瘤治疗的公认原则。尽管单纯热疗对部分肿瘤能达到近期完全缓解,但是维持时间短,很少有治愈的,因此不主张单独采用热疗治疗肿瘤。热疗是增加放射治疗和化学药物疗效的重要辅助手段。临床研究结果表明,对化疗耐受、放疗抵抗者联合热疗后,仍表现出显著的疗效。近来,热、放、化疗"三联"疗法取得了令人显著的完全缓解率,正成为研究的热点。

3. 保证准确、可靠的测温

温度是热疗各种参数的第一要素,肿瘤热疗界常流行一句话:"没有测温,就没有热疗"。不能凭经验,或患者的感觉,或根据达到有效加热温度的加热功率来估计加热温度。这样不能科学地评价热疗疗效,也不利于热疗的临床研究和学术交流。应该按照有关的热疗质量保证建议书开展临床热疗。

4. 头颈部热疗的适应证和禁忌证

（1）适应证

理论上热疗能够治疗各种类型的恶性肿瘤。头颈部肿瘤大多位置表浅，采用局部热疗往往能取得较好的效果，但必须联合放疗或（和）化疗才能保证巩固的疗效。但是对于口腔内的肿瘤尤其舌根部的肿瘤，以及颌骨深部的肿瘤因不便于加热，目前还没有合适的加热方法。局部热疗本身非常安全，特别适用于全身状况差已无手术治疗、放疗、化疗指征的头颈癌患者等，经过热联合治疗，部分患者又获得了手术指征。热疗对于缓解晚期肿瘤顽固性疼痛有显著的效果。

（2）禁忌证

① 患者一般情况较差，有重要脏器功能不全，Karnofsky 评分低于 60 分。

② 加热部位的皮肤有损伤。

③ 行热化疗或热放疗时，有化疗或放疗禁忌证，具体参照有关章节。

④ 安装心脏起搏器者不宜采用电磁波加热装置。

⑤ 出血倾向性疾病。

⑥ 邻近颅脑部位的头颈部肿瘤禁用射频透热。

⑦ 体温高于38℃发热患者。

（六）口腔颌面-头颈恶性肿瘤热疗的具体操作方法

1. 患者的准备

治疗前对患者作全身彻底检查，排除热疗及放疗、化疗等联合治疗的禁忌证。对于如白细胞过低、肝肾功能异常的患者要经过对症治疗恢复正常后方可进行治疗。热疗前必须经过活检确定病理类型，拟行热化疗者，最好作肿瘤药物敏感性试验以选择最有效的化疗药物。热疗前后必须借助于影像学检查，测量肿瘤的体积和范围，以便于疗效的判断。

2. 制定热疗计划

热疗联合放疗、化疗的最佳序贯尚无一致的结论。通常在热化疗中，采用化疗药物应用后30分钟开始局部加热，已达到同步热化疗的目的。热放疗要在放疗前后的30分钟内实施局部加热。达到治疗温度后，每次的加热时间30～45分钟。为了防止热耐受的发生，两次热疗要间隔48小时以上，有条件配合热增敏剂。由于热联合放化疗后，对全身的毒性增加，所以要根据患者的全身情况适当减少放、化疗的剂量。

3. 热疗的实施

热疗过程中，必须有专职的热疗医生陪护，监测加热温度，并观察患者的反应，避免局部烫伤等严重不良反应发生，热疗后要作详细的热疗报告。由于患者的疼痛等主观反应对预防局部烫伤至关重要，局部热疗不宜采用局部麻醉。

4. 热疗的安全防护

热疗要在专门的屏蔽房间内进行，以防止电磁辐射。医护人员及患者要戴防护衣帽眼镜等。同时定期由有关部门检测电磁防护情况。

（七）热疗的不良反应的预防及处理

1. 局部热疗的不良反应

多项动物及临床试验表明局部热疗几乎无全身毒副作用，主要是局部烫伤和疼痛，如皮肤烫伤所致的红斑、水泡及脂肪过热造成的疼痛等，长期治疗可出现组织溃疡、坏死。这里值得一提的是热疗是否会促进肿瘤的远处转移和局部扩散的问题，这种担心是出于以下考虑：一是加热增加了肿瘤

273

局部的血液循环,可能促进了肿瘤细胞远处转移;二是测温的损伤可能引起肿瘤细胞沿着针道扩散。现在已经认识到肿瘤的转移是一个复杂的过程,并不是单纯的肿瘤细胞远处运动就能引起远处转移,还与肿瘤细胞的附着、侵袭等多因素有关。况且研究发现肿瘤局部的血运增加只出现在加热早期,即升温期,当达到临界温度以上,血流变缓,随时间增加逐渐出现血管闭塞,可见以上的担心是没必要的。也未见有肿瘤沿着测温针道发生扩散、种植的报道。

2. 预防和处理

与肿瘤治疗本身的意义相比,热疗的局部不良反应是次要的。在应用冷却水囊装置和选用合理的加热装置后,这些情况可以避免和减轻。局部皮肤的烫伤可外敷烫伤膏。通常轻度烫伤不影响随后的加热治疗,严重的烫伤应尽量避免,发生后宜暂停局部热疗。热联合化和(或)放疗后,所发生的中度体重减轻和轻度贫血,与单独的放、化疗相比没有明显的差异,可以认为是后两者造成的,因此防治方法也与后两者相同。总之,在现有的肿瘤支持治疗条件下,无论热疗本身还是热联合治疗所致的不良反应都是可以耐受的。

(八)加热治疗存在的问题及研究热点

1. 均匀、有效的加热

绝大多数 HT 治疗无效的患者都是由于没有达到有效的温度造成的。而这又与加热装置的局限性和肿瘤的解剖的特殊性有关。无论微波、射频还是超声波加温都有其局限性,如深度、范围、组织类型等,相信随着加温技术的改进,这些问题会得以解决。如采用相阵(phased array technology)和聚焦超声技术(high intensity focused ultrasound,HIFU),将肿瘤分割成多区域分别进行加热,取得

了良好的均匀加热和加热深度。另外,由于肿瘤及其周围组织的不均质性,不同组织对能量吸收的差别也造成了加热不均现象。肿瘤周边有正常的血液循环而具有相对好的散热,使其周围往往达不到治疗温度,尤其是体积小于 50 mm³ 的肿瘤,更难以达到治疗温度而对体积比较大的肿瘤效果较好。这是热单独治疗容易很快复发的主要原因,也说明热联合治疗的必要性。

2. 无损伤测温

必要的测温装置及技术是达到均匀加热的保证,也是热疗研究的需要。目前临床应用的各种测温装置都是侵入性的有创测温,均能达到 0.1℃ 精度的要求,并可做到多点、多层次的立体测温。虽然尚无因侵入性测温造成肿瘤转移和扩散的报道,但给患者增加了痛苦,而且有时加温和测温装置相互干扰,为治疗带来操作上的不便。无创测温(如超声、MRI 测温等)尚处在实验阶段,但前景是良好的,例如能否在超声加热装置的基础上增加超声测温功能,这样既具有实用性,又提高了经济效益。

3. 热增敏

使用热增敏剂是提高 HT 疗效的途径之一。通过抑制热休克蛋白的表达,阻止热耐受发生,从而提高细胞的热敏性,如 Q 物质(槲皮素,quercetin)、丝裂霉素、顺铂、苯甲醛、高糖等。但都处于实验研究阶段,用于临床尚需时日。

4. 热剂量

热疗目前还没有一个公认的科学的计量单位。加热的温度和时间是热疗的两个重要的参数,但热疗不能像放疗那样用总的施加能量来表示治疗的强度。这是由于低于有效的治疗温度(43℃),即使加热时间再长也不会杀灭肿瘤细胞,可见热剂量单位必须包括加热的质(有效的加热温度)和加热的

量(保持一定的加热时间)两个要素。目前国际上能得到广泛认可的热剂量单位是 T_{90},即指在肿瘤全部测温点的全部温度数据中有 90% 达到此温度的数值。在此基础上衍生出 CM T_{90}(达到和超过 T_{90} 的累积时间)、$CEM43T_{90}$(某段时间的 T_{90} 换算为相当于 43℃ 加热的时间)等。但是由于加热技术和测温技术的局限性,不可能做到均匀加热和对肿瘤内部每个点进行实时准确的测温,这些参数的计算会存在很大的误差。相信随着计算机技术广泛应用和无创伤测温技术的不断发展,热剂量单位一定能更加完善。

5. 热放化疗

这3种肿瘤治疗方法联合,有协同作用,并能取长补短。因此,可适当减少放、化疗的剂量以减少不良反应,临床上,取得了非常高的完全缓解率。但是,目前面临的难题是如何将三者有机地结合,取得最佳的序贯,减少多少放化疗剂量才能达到同样的抗肿瘤效果,这方面尚缺乏更多中心临床试验结果证实。

（任国欣　郭　伟）

参 考 文 献

1 Ikuo Takahashi, Yasunori Emi, Shota Hasuda, et al. Clinical application of hyperthermia combined with anticancer drugs for the treatment of solid tumors. Surgery,2002,131:78-84.

2 Falk MH, Issels RD. Hyperthermia in oncology. Int J Hyperthermia,2001,17:1-18.

3 Feyerabend T, Steeves R, Wiedemann GJ,et al. Local hyperthermia, radiation, and chemotherapy in locally advanced malignancies. Oncology,1996,53:214-220.

4 Davis RK, Gibbs FA, Sapozink MD,et al. Thermochemotherapy in inoperable head and neck cancer. Otolaryngol Head Neck Surg,1990,103:897-901.

5 毛祖彝,郑光勇,李有童,等.热疗联合化疗治疗口腔癌60例——兼论高糖的热致敏作用.实用口腔医学杂志,1991,7:67-69.

6 Amichetti M, Graiff C, Fellin G, et al. Cisplatin, hyperthermia, and radiation (trimodal therapy)in patients with locally advanced head and neck tumors: a phase Ⅰ-Ⅱ study. Int J Radiat Oncol Biol Phys,1993,26:801-807.

7 Tohnai I, Hayashi Y, Mitsudo K, et al. Prognostic evaluation of preoperative thermochemoradiotherapy for N_3 cervical lymph node metastases of oral cancer. Oncology,2002,62:234-240.

8 Hoshina H, Takagi R, Tsurumaki H, et al. Clinical result of thermochemoradiotherapy for advanced head and neck cancer. Gan To Kagaku Ryoho,2001,28:331-336.

9 Matsumoto H, Hayashi S, Shioura H, et al. Suppression of heat-induced HSF activation by CDDP in human glioblastoma cells, Int J Radiat Oncol Biol Phys,1998,41:915-920.

10 Ressel A, Schmitt O, Weiss C,et al. Therapeutic outcome and side-effects after radiotherapy. chemotherapy and/or hyperthermia treatment of head and neck tumour xenograft. Eurpean J Cancer,2002,38:594-601.

11 Ressel A, Weiss C, Feyerabend T. Tumor oxygenation after radiotherapy, chemotherapy and/or hyperthermia predicts tumor free survival. Int J Radiat Oncol Biol Phys,2001,49:1119-1125.

12 Ota I, Ohnishi K, Takahashi A, et al. Transfection with mutant P53 gene inhibits heat-induced apoptosis in a head and neck cell line of human squamous cell carcinoma. Int J Radiat Oncol Biol Phys,2000,47:495-501.

13 Okamoto K, Shinoura N, Egawa N, et al. Adenovirus-mediated transfer of P53 augments hyperthermia-induced apoptosis in U251 glioma cells. Int J Radiat Oncol Biol Phy,2001,50:525-531.

14 Qi V, Weinrib L, Ma N, et al. Adenoviral P53 gene therapy promotes heat-induced apoptosis in a nasopharyngeal carcinoma cell line. Int J Hyperthermia,2001,17:38-47.

15 Nozoe T, Saeki H, Ito S, et al. Preoperative hyperthermochemoradiotherapy for esophageal carcinoma. Surgery,2002,131:35-38.

16 李九鼎,胡自省,钟毓斌.肿瘤热疗学.郑州:河南大学出版社,2003.

17 毛祖彝.口腔颌面部恶性肿瘤的热疗.口腔颌面外科杂志,1993,230-232.

18 Vujaskovic Z, Poulson JM, Gaskin AA, et al. Temperature-dependent changes in physiologic parameters of spontaneous canine soft tissue sarcomas after combined radiotherapy and hyperthermia treatment. Int J Radiat Oncol Biol Phys,2000,46:179-185.

19 彭楠,赵彼得.临床肿瘤热疗.北京:人民军医出版社,2002.

20 Diederich CJ, Hynynen K. Ultrasound technology for hyperthermia. Ultrasound in Med Biol,1999,25:871-887.

21 任国欣,郭伟.局部热疗在头颈癌综合治疗中的应用.中国口腔颌面外科杂志,2004,52-55.

22 李名烈,张锡泽,邱蔚六,等.局部微波加温联合化疗治疗口腔颌面部鳞状细胞癌的初步报告.上海第二医科大学学报,1982,81-85.

23 任国欣.超声加热影响口腔癌对化疗药物敏感性的实验研究.华西口腔医学杂志,2006,335-338.

24 羊一飞,郭伟.超声热疗联合顺铂治疗口腔鳞癌的实验研究.中国口腔颌面外科杂志,2003,228-233.

25 任国欣,郭伟,沈国锋,等.超声加热诱导 Tca8113 细胞凋亡机制研究.上海口腔医学杂志,2006,5：356-359.